Wills 临床眼科彩色图谱及精要

Wills Eye Hospital

COLOR ATLAS & SYNOPSIS OF CLINICAL OPHTHALMOLOGY

视网膜

第 3 版

RETINA

THIRD EDITION

〔美〕米契尔·S. 芬曼 艾伦·C. 何 主编

沈丽君 主译

陈亦棋 毛剑波 刘忱怡 副主译

徐格致 主审

天津出版传媒集团

天津科技翻译出版有限公司

著作权合同登记号:图字:02-2019-195

图书在版编目(CIP)数据

视网膜 / (美)米契尔·S.芬曼
(Mitchell S. Fineman), (美)艾伦·C.何
(Allen C. Ho)主编 ; 沈丽君主译. —天津: 天津科
技翻译出版有限公司, 2022.3
(Wills 临床眼科彩色图谱及精要)
书名原文:Color Atlas and Synopsis of Clinical
Ophthalmology—Retina
ISBN 978-7-5433-4159-3

Ⅰ.①视… Ⅱ.①米… ②艾… ③沈… Ⅲ.①视网膜
-图谱 Ⅳ.①R322.9-64

中国版本图书馆 CIP 数据核字(2021)第 217697 号

Mitchell S. Fineman, etc: Wills Eye Hospital: Retina, 3rd ed. ISBN: 978-1-4963-630-84

本书提供了药物的适应证、副作用和剂量疗程,可能根据实际情况进行调整。读者须阅读药品包装盒内的使用说明书,并遵照医嘱使用。本书的作者、编辑、出版者或发行者对因使用本书信息所造成的错误、疏忽或任何后果不承担责任,对出版物的内容不做明示的或隐含的保证。作者、编辑、出版者或发行者对由本书引起的任何人身伤害或财产损害不承担任何责任。

授权单位:Wolters Kluwer Health, Inc.
出　　版:天津科技翻译出版有限公司
出 版 人:刘子媛
地　　址:天津市南开区白堤路 244 号
邮政编码:300192
电　　话:(022)87894896
传　　真:(022)87893237
网　　址:www.tsttpc.com
印　　刷:天津新华印务有限公司
发　　行:全国新华书店
版本记录:635mm×940mm　32 开本　13 印张　300 千字
2022 年 3 月第 1 版　2022 年 3 月第 1 次印刷
定价:120.00 元

(如发现印装问题,可与出版社调换)

译者名单

主　译　沈丽君

副主译　陈亦棋　毛剑波　刘忱怡

主　审　徐格致

译　者　叶　昕　吴素兰　陶继伟

　　　　吕　喆

编者名单

丛书主编

Christopher J. Rapuano, MD
Director and Attending Surgeon, Cornea Service
Co-Director, Refractive Surgery Department
Wills Eye Hospital
Professor of Ophthalmology
Sidney Kimmel Medical College at Thomas Jefferson University
Philadelphia, Pennsylvania

本书主编

Mitchell S. Fineman, MD
Associate Professor of Ophthalmology
Thomas Jefferson University
Attending Surgeon
Wills Eye Hospital
Philadelphia, Pennsylvania

Allen C. Ho, MD
Professor of Ophthalmology
Thomas Jefferson University
Director of Retina Research
Wills Eye Hospital
Philadelphia, Pennsylvania

副主编

Gary C. Brown, MD
Professor of Ophthalmology
Thomas Jefferson University
Director Emeritus, Retina Service
Wills Eye Hospital
Philadelphia, Pennsylvania

Franco M. Recchia, MD
Vitreoretinal Surgeon
Tennessee Retina, PC
Nashville, Tennessee

Carl D. Regillo, MD
Professor of Ophthalmology
Thomas Jefferson University
Director, Retina Service
Wills Eye Hospital
Philadelphia, Pennsylvania

James F. Vander, MD
Professor of Ophthalmology
Thomas Jefferson University
Attending Surgeon
Wills Eye Hospital
Philadelphia, Pennsylvania

编　者

Jayanth Sridhar
Christopher M. Aderman,
Nikolas J. S. London
M. Ali Khan
John D. Pitcher III
Mithlesh C. Sharma
Michael A. Klufas
Richard S. Kaiser
Sonia Mehta
J. Luigi Borrillo
Ehsan Rahimy

丛书中文版序

这几年我与年轻的眼科医生、我的研究生们在一起时，他们常常和我谈到现在的专业书很多，不知道如何选择。确实，随着包括眼科在内的医学科学发展日新月异，新的知识、新的技术层出不穷，让人应接不暇；随之而来的出版物，如教科书、学术著作等不断涌现，加之电子书刊、线上读物等确实让人眼花缭乱、无所适从，这就是典型的知识爆炸时代。如何在有限和宝贵的时间内选择好书并读到好书也是大家必须思考的问题。我认为符合好书的条件有三项：首先是作者，眼科临床方面的专著或教科书必须由高水平的眼科医生来编写；其次是这些高水平的医生应当在国际著名和顶级的医院工作和实践过；最后是这些书应当由顶级出版社出版发行。此外，如果是专业译著，译者除了需要具有一定的外语水准外，还必须是临床工作的亲历者和实践者，只有这样才能最真实地表达原作者的原意，才能在翻译时做到“信、达、雅”！

今天我给大家推荐一套优秀的眼科教科书，即中文版“Wills临床眼科彩色图谱及精要”丛书。我谓之优秀，是指这套书符合我前述的条件与标准。该丛书各分册均由欧美著名眼科权威专家编写，这也就符合了第一项标准——高水平编写者。再者，编者们来自著名的Wills眼科医院(Wills Eye Hospital)，它是全美排名顶尖的眼科临床诊疗机构，近年来位居全美U.S.News眼科医院排行榜最前列。凭借Wills眼科医院的精湛医疗技术和高水平学术地位，这套图书有针对性地覆盖并解决了最常遇到的眼病临床问题，包括流行病学和病因学、病史、体格检查、鉴别诊断、实验室及特殊检查、诊断、预后和处理等，涵盖了眼科学的主要领域，实用性和图谱性结合。每个分册病种齐全、图片精美，展示了Wills眼科医院的学术资源与雄厚实力。同时，该丛书由国际著名出版公司Lippincott Williams & Wilkins出版，该丛书的中译本包括《视网膜》(主译沈丽君，主审徐格致)、《神经眼科》(主译李志清，主审魏世辉)、《眼整形》(主译喻长泰、凃惠芳)、《小儿眼科》(主译杨积文)、《角膜病》(主译陈蔚，主审史伟云)、《青光眼》(主译梁亮)、《葡萄膜炎》(主译杨培增)7个分册，主译者均为我国著名的眼科专家。因此，我认为这套手册性图书是值得推荐给有志于眼科事业的学生、医生及医护从业者的优秀图书。

这里值得一提的是，这套丛书久经考验，历久弥新。本次出版的是第3版中译本，与前一版相比，一方面增加了大量清晰的MRI成像，便于更精确地定位病变位置；另一方面更专注于新近的治疗进展，有助于医生开阔眼界，提高诊治能力。

最后，诚挚期盼本书之付梓能为眼科事业的发展助力添彩。

瞿佳

2021年11月

中译本序

美国Wills眼科医院主编的“Wills临床眼科彩色图谱及精要”丛书更新到了第3版，新一版丛书中的分册《视网膜》能够与时俱进，补充了相关领域的新进展，包括对疾病的进一步认识、新近的治疗指南及新的诊疗技术等，内容更新、更充实。

《视网膜》涵盖了大部分眼底疾病，通过400余幅典型病例的眼底和影像图片将疾病的特征性改变直观地展现出来是本书尤为精彩之处。简明扼要的文字叙述对疾病的病因病理、临床表现、诊断和鉴别诊断要点、治疗和预后等做出全面又有重点的介绍，就像一本眼底疾病的“入门手册”，特别适用于医学生、眼科实习生和低年资眼科医生，有助于他们在短时间内了解和掌握常见眼底疾病的相关知识，并应用于临床实践，这也是本书最具价值之处。有鉴于此，我们将其翻译出版，希望更多感兴趣的中国读者看到此书。

徐格致

2021年8月

关于丛书

本套丛书的魅力在于说明性图片和总结性文字超强有机的结合。眼科学是一门非常视觉化的学科,适于以临床图片的形式表达。本套丛书涵盖7个眼科学专科——《视网膜》《神经眼科》《眼整形》《小儿眼科》《角膜病》《青光眼》及《葡萄膜炎》,每本书的体例稍有不同,但都采用相对一致的格式。

出版本套丛书的目的是向所有从事健康保健工作的学生、住院医生和执业医生提供眼科主要领域的最新临床总结,大量质量卓越的图片和简明概括性的文字说明将有助于实现这一目标。

丛书主编 Christopher J. Rapuano, MD

前言

玻璃体视网膜疾病是一门特殊的视觉学科，除了狭窄的瞳孔，它的研究还存在许多障碍。眼科实习生只有掌握诊断仪器(如裂隙灯显微镜和间接检眼镜)的使用方法和观察技术后才能开始探究眼后段疾病。需要有临床经验才能对正常变异和有临床意义的病理改变做出鉴别。令人遗憾的是，大多数非眼科专业的医生只有直接检眼镜，仅能看到锁孔般大小的眼底，但我们却有幸成为Wills眼科医院该领域的学生、执业医生、临床研究者和教师。

当获邀撰写一本关于玻璃体视网膜疾病的简明彩色图谱和精要时，我们便意识到挑战来自“简明”和“精选”，因为要在丰富的临床资料中进行选择，包括图片和文字。我们的目的是平衡“广”与“精”的矛盾，以便把我们的思维框架提供给读者——上百种玻璃体视网膜疾病的主要临床表现、相关临床表现、鉴别诊断、诊断性评估、预后和处理。我们希望本书成为一本“入门手册”，而不是成为一本百科辞典式参考书。

本书包含300余幅彩色图片和100余幅黑白图片。我们的目标是以最好质量的原色和对比度来展示这些图片，以减少人为因素的影响，并以注释和插图方式突出显示图片中的特定临床特征。

最后，我们希望这本彩色图谱和精要能成为医学生诊断和处理玻璃体视网膜疾病的有用帮手和学习资料。

致谢

这一版将献给我们的同事与导师 J. Arch McNamara(1955—2010)和 William Tasman(1929—2017),他们的临床技能和言传身教激励我们去关怀患者。

目录

第 1 章

年龄相关性黄斑变性

Jayanth Sridhar, Allen C. Ho

介绍

年龄相关性黄斑变性（AMD）是一种常见的、影响中心视力的视网膜变性疾病。根据定义，AMD 一般发生在 50 岁以上的人群，且随年龄增长患病率增加。西方国家 50 岁以上人群中，AMD 的患病率为 10%~35%。AMD 分为非渗出性和新生血管性 AMD。

非渗出性年龄相关性黄斑变性

玻璃膜疣是非渗出性 AMD 的临床特征，它是视网膜色素上皮（RPE）下沉积物，位于 RPE 基底膜与 Bruch 膜间（图 1-1 和图 1-2）或 Bruch 膜内。玻璃膜疣有多种类型，包括大玻璃膜疣（≥125μm）、中等玻璃膜疣（124~63μm）及小玻璃膜疣（<63μm）；黄色、闪亮的钙化玻璃膜疣；基底膜层状玻璃膜疣呈小圆形、弥漫分布，荧光素眼底血管造影（FFA）中比眼底检查更明显（图 1-3）。多发性大玻璃膜疣提示 Bruch 膜弥漫性增厚。大玻璃膜疣也称为软性玻璃膜疣，是 AMD 病情进展和视力丧失的危险因素；小玻璃膜疣又称为硬性玻璃膜疣，被视为正常的老龄化改变，不具有进展为晚期 AMD 的危险性（图 1-4）。

RPE 异常也是非渗出性 AMD 的常见眼底表现，包括非地图样萎缩、局灶性色素增生和明显的地图样萎缩（图 1-5）。RPE 因色素不均一而呈颗粒状，可能是 AMD 引起 RPE 紊乱的早期表现，可进一步发展为非地图样萎缩区，表现为边界不清的 RPE 脱色素区，但下方脉络膜血管不明显（图 1-6）。地图样萎缩是边界清晰的 RPE 脱色素区，形似蛋糕模具刀，最小直径为250μm，其下的脉络膜基质层亦有色素脱失，下方脉络膜大血管清晰可见(图 1-7)。

流行病学和病因学

- 玻璃膜疣通常发生在 50 岁以上的人群，且随年龄增长而多见。以人群为基础的研究显示:41~50 岁年龄段中早期 AMD(玻璃膜疣)的患病率约为 10%,而 61~70 岁年龄段中则增至 35%。玻璃膜疣也可见于年轻患者,可能与遗传有关。
- 玻璃膜疣物质的确切来源尚不完全清楚,但被认为是 RPE 细胞的变性产物。玻璃膜疣由脂质和糖蛋白构成,可能含有免疫成分,可钙化。RPE 改变随年龄增长而多见,常见于 60 岁以上人群。

分期

- 早期 AMD:中等玻璃膜疣不伴色素改变。
- 中期 AMD:中等玻璃膜疣伴色素改变或一个或多个大玻璃膜疣。
- 晚期 AMD:地图样萎缩(非渗出性 AMD 晚期)或脉络膜新生血管膜(新生血管性 AMD)。

病理学

- 玻璃膜疣和非渗出性 AMD 患眼做透射电子显微镜检查可见两种类型沉积物:
  - 基底膜层状沉积物:由大间距胶原组成,位于 RPE 的质膜和基底膜之间。
  - 基底膜线状沉积物:由富含脂质的物质组成,位于 RPE 基底膜外和 Bruch 膜内胶原层之间。

病史

- 玻璃膜疣患者可无视觉症状。多发性玻璃膜疣并伴有相关的 RPE 异常 (包括 RPE 颗粒状改变、RPE 萎缩或局灶性色素增生)时,常有视力波动,包括视物中央模糊。患者常主诉阅读时需要增加光照强度，且对不同的照明适应困难。
- 若无证据显示存在地图样萎缩或新生血管性 AMD，非渗出性 AMD 患者一般都有较好的中心视力,在 20/20~20/60 之间。

临床表现和荧光素眼底血管造影表现

- 眼底检查可见视网膜下淡黄色的沉积物,大小不一,从大的玻璃膜疣(≥64μm) 至小的或硬性玻璃膜疣(≤63μm)。钙化玻璃膜疣外观闪亮。大多数 AMD 患者中不同类型的玻璃膜疣并存。大玻璃膜疣常融合为更大的玻璃膜疣样色素上皮脱离。应将玻璃膜疣视为液态和动态的结构，随时间推移而出现或消退(图 1-8)。
- 玻璃膜疣患眼中 RPE 常呈不规则颗粒状外观。当玻璃膜疣尤其是玻璃膜疣样色素上皮脱离自行消退后，常可看到非地图样萎缩区或地图样萎缩区。视网膜色素斑块或局灶性色素增生提示晚期的 RPE 变性。

- 光学相干断层成像(OCT)通常显示与眼底检查中玻璃膜疣对应的局灶性视网膜下高反射沉积物(图 1–9)。
- FFA 通常表现为斑片状强荧光或弱荧光，但无荧光素渗漏。玻璃膜疣可表现为早期或晚期强荧光，取决于其上方 RPE 的完整性和玻璃膜疣自身的组织化学特性。大的软性玻璃膜疣通常表现为早期弱荧光和晚期强荧光(图 1–10)，但并非一成不变，某些玻璃膜疣甚至大玻璃膜疣也可表现为早期强荧光(图 1–11)。地图样萎缩表现为造影中边界清晰且始终不变的强荧光区(图 1–12)。

相关临床表现

- 50 岁以上的患者检查中发现玻璃膜疣时，常可观察到 AMD 的其他表现，包括 RPE 颗粒状改变和萎缩。玻璃膜疣伴有脉络膜新生血管(CNV)引起的视网膜下液、出血或脂质渗出，是新生血管性 AMD 的特有表现。

鉴别诊断

- 玻璃膜疣位于视网膜下时，应与视网膜内病变如视网膜内脂质、视网膜栓子及棉绒斑相鉴别。硬性玻璃膜疣越小，其边界越清晰，大玻璃膜疣的边界则没那么清晰。
- 玻璃膜疣还应与其他的黄斑区黄色病灶相鉴别，包括：
  - 图形样营养不良：发生于较年轻患者，病灶呈图形样。
  - Best 病：不同时期的圆形或椭圆形病灶。
  - 成人型黄斑中心凹营养不良：中心凹下黄绿色病灶，FFA 表现与 CNV 相似。

诊断性评估

- 患者若有突发性视力丧失，或新近发生视物中央模糊或变形，应做 FFA 以排除新生血管性 AMD。OCT 血管成像是一种新的非侵入性检查方法，可早期发现脉络膜新生血管膜。
- 仔细的眼底检查对排除难以察觉的新生血管性 AMD 征象尤为重要。
- 评价 AMD 患者时，OCT 是必要的诊断工具，可帮助明确有无早期新生血管性 AMD 及其对治疗的应答反应。

预后和处理

- 应告知玻璃膜疣患者其所患疾病为非渗出性 AMD，且大多数患者不会因晚期 AMD(新生血管性 AMD、CNV 或地图样萎缩)而失明。
- 多发性大玻璃膜疣患者发生 CNV 的风险更高，尤其是对侧眼曾患新生血管性 AMD(表 1–1)。在年龄相关性眼病研究(AREDS)风险最高组

(至少一眼有大玻璃膜疣及双眼都有色素异常)中,10年间发生晚期AMD、地图样萎缩累及黄斑区中心及新生血管性AMD的危险性分别为71.4%、53.9%及47.6%。

• 新生血管性AMD患者对侧眼5年间发生CNV的危险性为40%~85%。处理应包括告知患者使用Amsler方格表(图1-13)监测双眼中心视力的重要性。

• AREDS2证实补充微量营养素和抗氧化剂(配方:维生素C 500mg;维生素E 400IU;叶黄素10mg,玉米黄素2mg;锌,如氧化锌80mg;铜,如二价氧化铜2mg)对至少有一个大玻璃膜疣(直径≥125μm)的非渗出性AMD患者,可轻度减缓AMD的临床进展,并使视力丧失的危险性中度下降;但对轻度或临界性非渗出性AMD患者[多个小玻璃膜疣、非渗出性中等(64~124μm)玻璃膜疣、色素异常,或上述病变的任意组合]无效。

表1-1 玻璃膜疣眼发生CNV的风险(对侧眼有渗出性CNV)

总体估计,每年有10%的单眼玻璃膜疣患者发生CNV。以下为已经明确的CNV危险因素:

- 任一眼中非常大的玻璃膜疣(>250μm)
- 局灶性色素沉着
- 高血压
- 吸烟
- 父母或兄弟姐妹有AMD病史

• 出于对吸烟者补充β-胡萝卜素可能诱发肺癌的关注,第2个大规模临床试验(AREDS2)中以叶黄素和玉米黄素取代β-胡萝卜素,证实其减缓AMD临床进展的疗效不受影响;同时证实补充ω-3脂肪酸(总量1g,其中二十二碳六烯酸350mg、二十碳五烯酸650mg)无减缓进展的疗效。因此,AREDS原始配方中的β-胡萝卜素被叶黄素(10mg)和玉米黄素(2mg)取代。

• 存在局灶性色素沉着的患者,其病情进一步发展尤其是发生CNV并伴有视力丧失的风险更高。学者认为:在许多病例中,局灶性色素沉着可能是早期很难确诊的CNV的征象。若怀疑发生早期新生血管性AMD,可做FFA和OCT。因为早期的RPE异常和颗粒状改变可发展为非地图样萎缩和地图样萎缩,所以可能是视力丧失的预兆。

• 许多临床试验正在研究非渗出性AMD的潜在疗法,包括其他的营养补充剂,如视觉周期抑制剂、抗炎药物或补体抑制剂以及干细胞治疗。基于临床试验证据,一种眼内植入式望远镜已被批准用于地图样萎缩患者。

• 一种数字化云连接家用监护装置被证明可有效地监测病情向新生血管性AMD的转变。

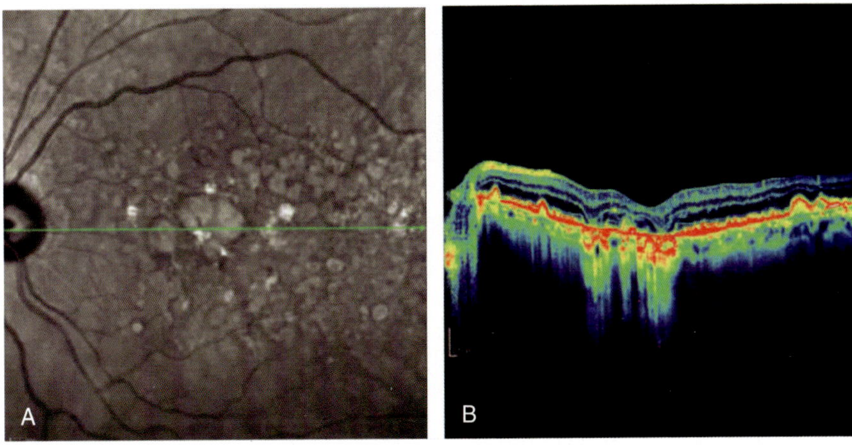

图 1-1　大玻璃膜疣。(A)眼底彩照显示以大玻璃膜疣为主，部分融合(插图)，视力为 20/25。(B)OCT 图像可见玻璃膜疣在 Bruch 膜和 RPE 层面。注意因玻璃膜疣而致 RPE 不规则隆起。

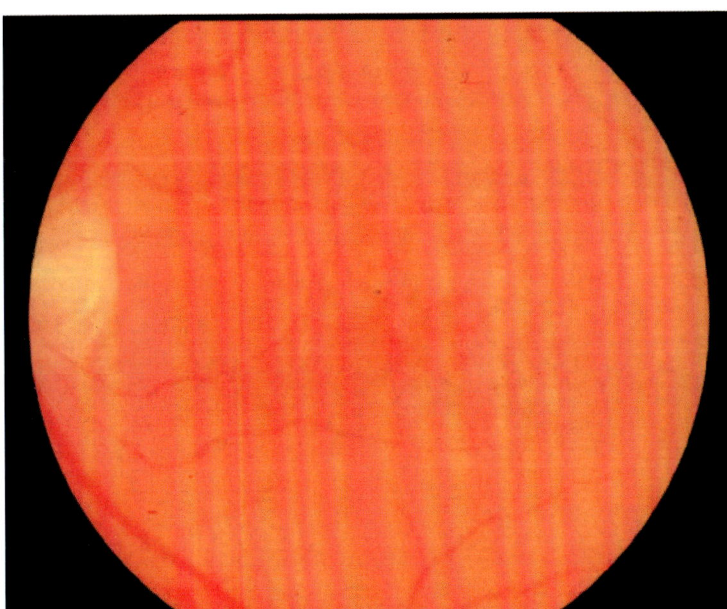

图 1-2　融合性玻璃膜疣。眼底彩照可见多发性大的、融合为主的玻璃膜疣，中心凹颞侧融合最明显。融合性玻璃膜疣是新生血管性 AMD 的危险因素。

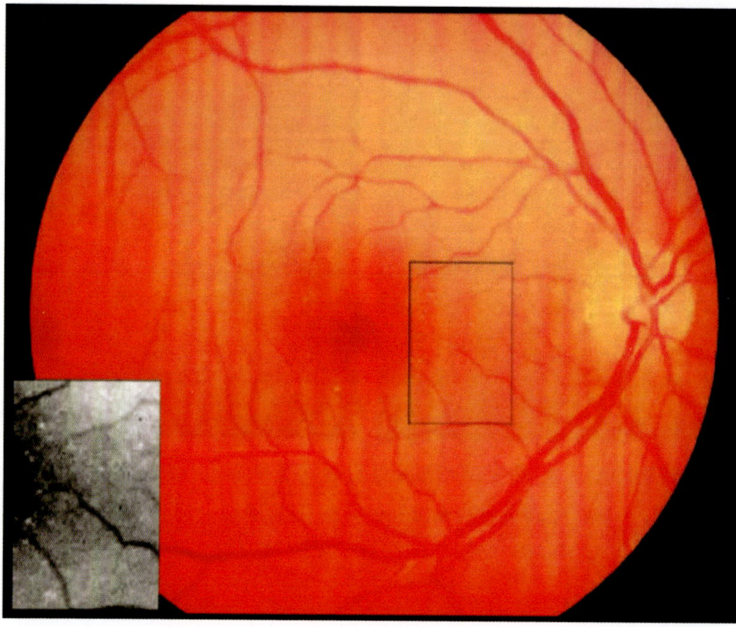

图 1-3 **基底膜层状玻璃膜疣**。眼底彩照可见多发性、小圆形、弥漫的玻璃膜疣(插图),在后极部和中周部有大片融合。基底膜层状玻璃膜疣在 FFA 中更明显。

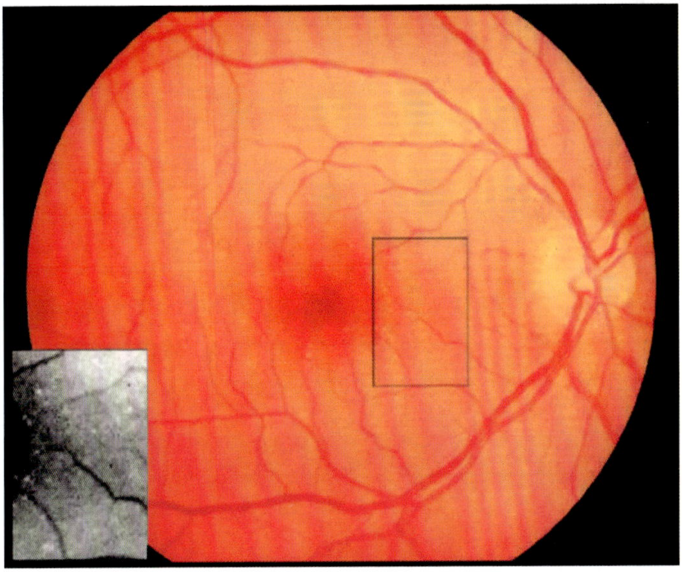

图 1–4　**硬性玻璃膜疣**。硬性玻璃膜疣(插图)较小(≤63μm),并且不是 AMD 病情进展的危险因素。

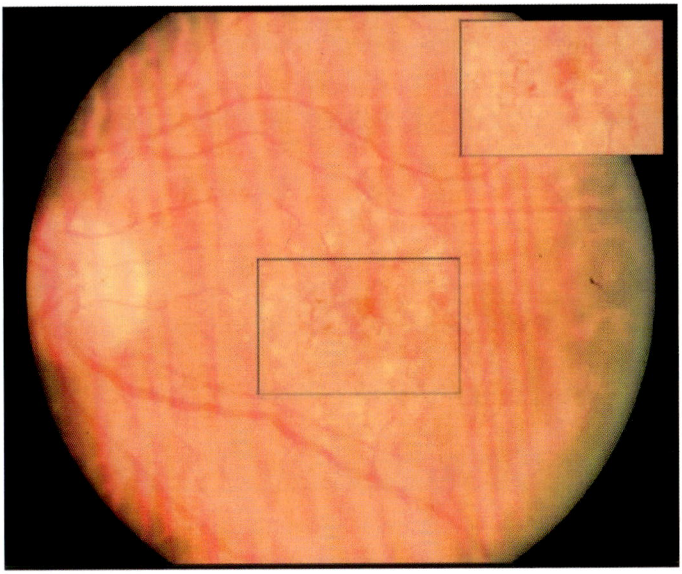

图 1–5　**局灶性色素增生**。眼底彩照可见多发性玻璃膜疣伴 RPE 改变(插图)。中心凹及紧靠其鼻侧可见局灶性色素增生。局灶性色素增生是 AMD 病情进展且致视力丧失的危险因素。

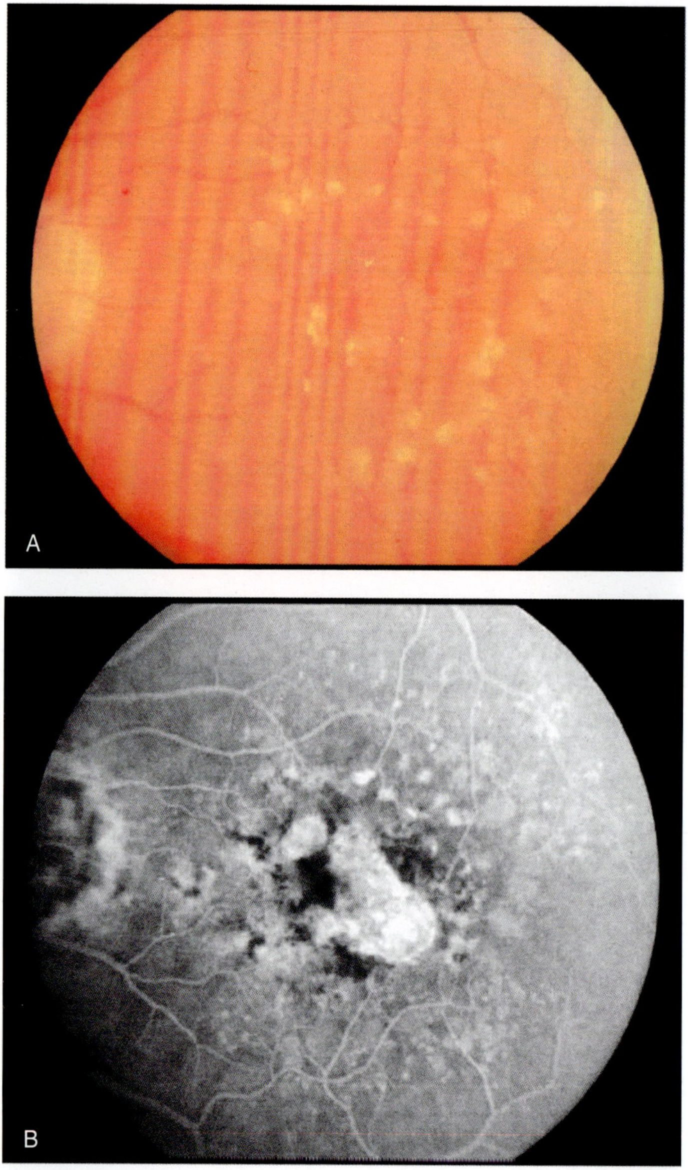

图 1-6　非地图样萎缩。(A)可见多发性大玻璃膜疣以及 RPE 改变区域。围绕中心凹上方及颞侧为两块非地图样萎缩区。病变区 RPE 变薄，但整个病灶的边界都不清晰，此时其下方脉络膜大血管尚不可见。(B)FFA 显示非地图样萎缩区透见强荧光，晚期无荧光素渗漏。

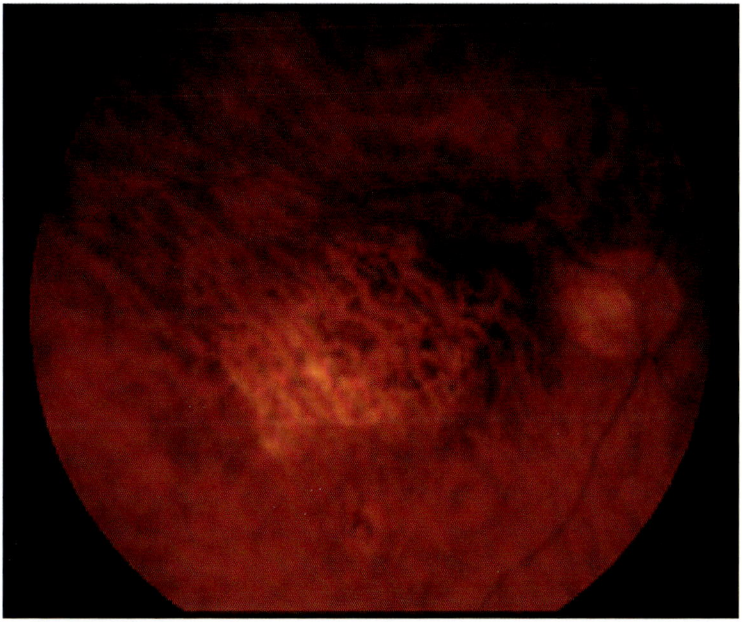

图 1–7　**终末期地图样萎缩**。大片地图样萎缩累及中心凹，其下方脉络膜大血管可见，视力为指数。

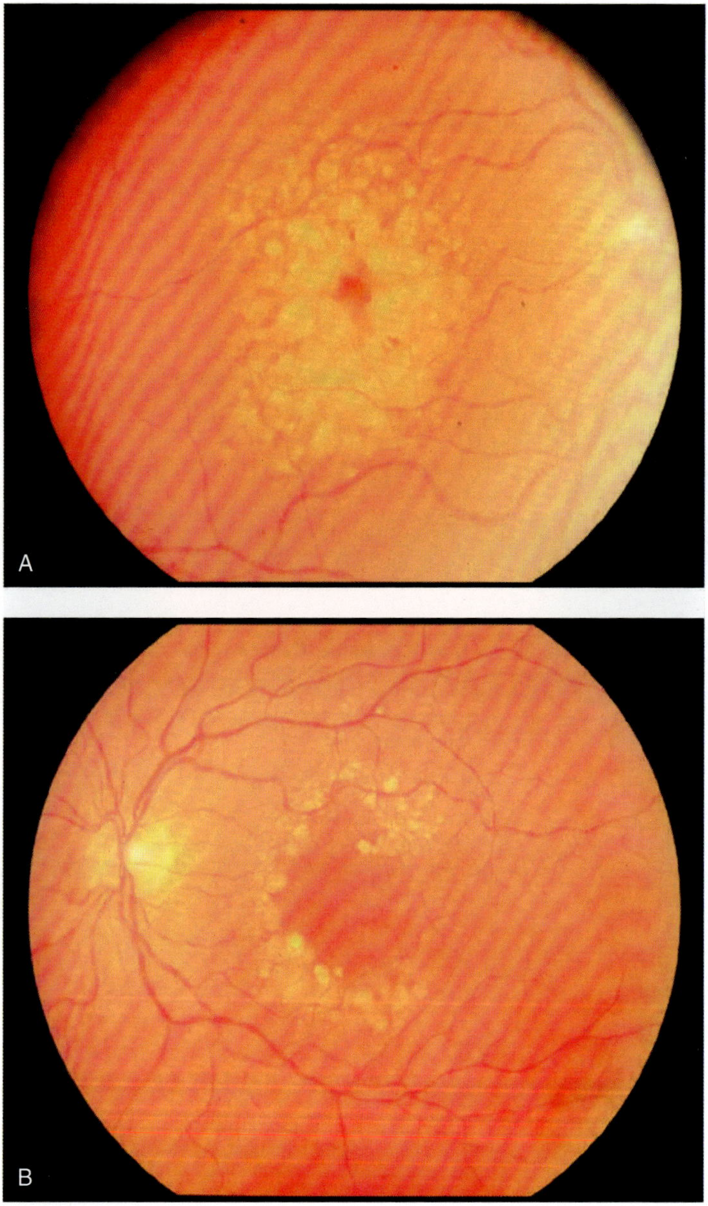

图 1–8 **玻璃膜疣样色素上皮脱离**。(A)右眼，玻璃膜疣样色素上皮脱离中可见大的融合性玻璃膜疣。中心凹中央有局灶性色素沉着，视力为 20/40。(B)同一患者左眼，玻璃膜疣样色素上皮脱离已自行消退，仍残留融合性大玻璃膜疣的边缘，视力为 20/30。

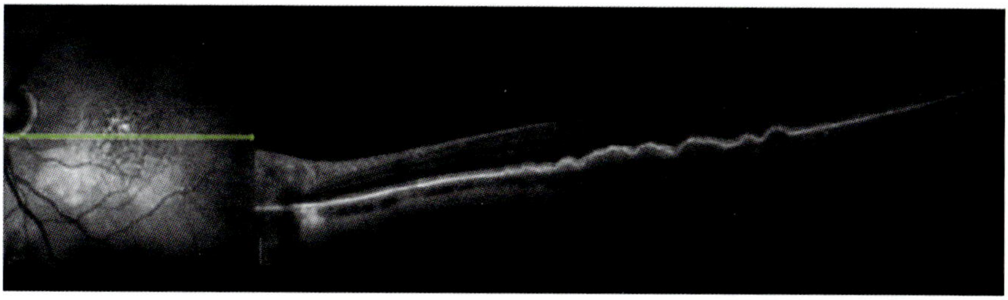

图 1-9　频域 OCT 图像。显示与玻璃膜疣对应的许多 RPE 低反射隆起。

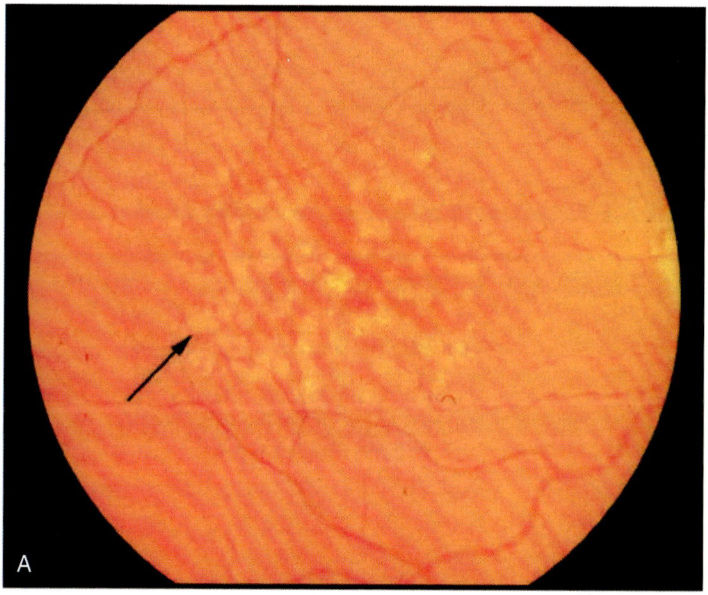

图 1-10　多发性大玻璃膜疣和融合性玻璃膜疣。(A)玻璃膜疣可自行消退并发展为色素上皮萎缩区(箭头)。玻璃膜疣自行消退后中心凹色素脱失。(待续)

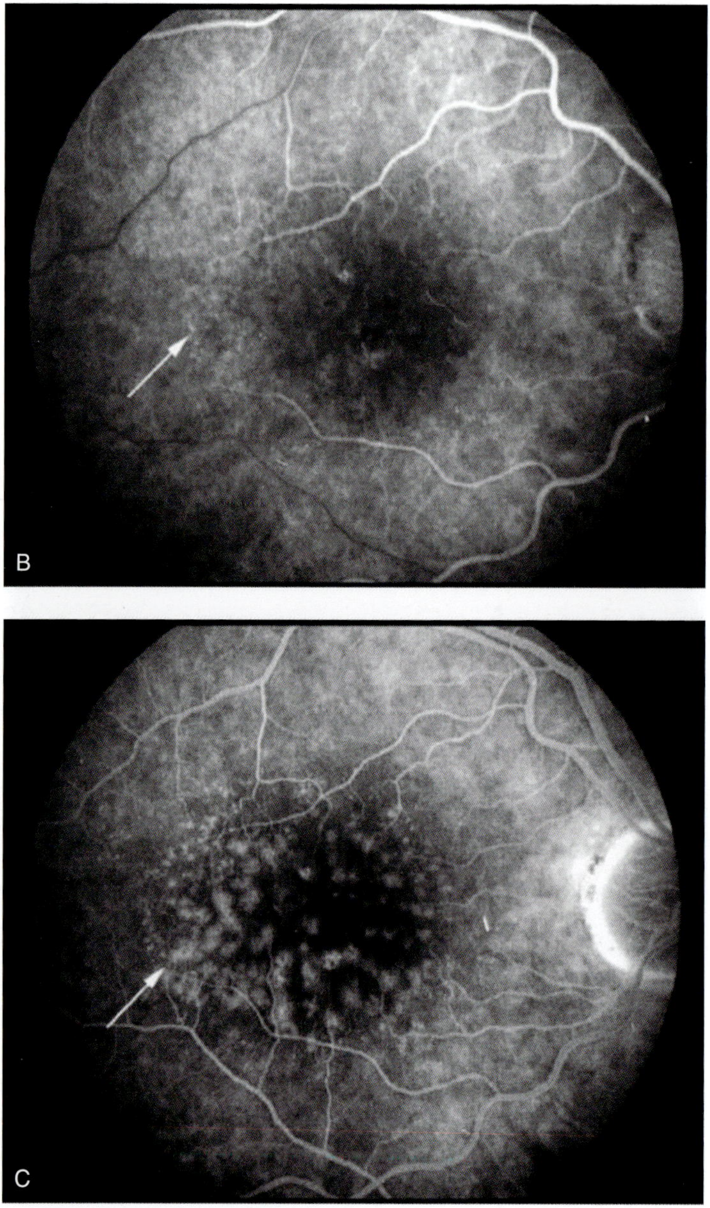

图 1-10(续) (B)FFA 早期,对应于玻璃膜疣的轻度相对弱荧光(箭头)。(C)FFA 再循环期,玻璃膜疣着染呈散在强荧光区(箭头)。

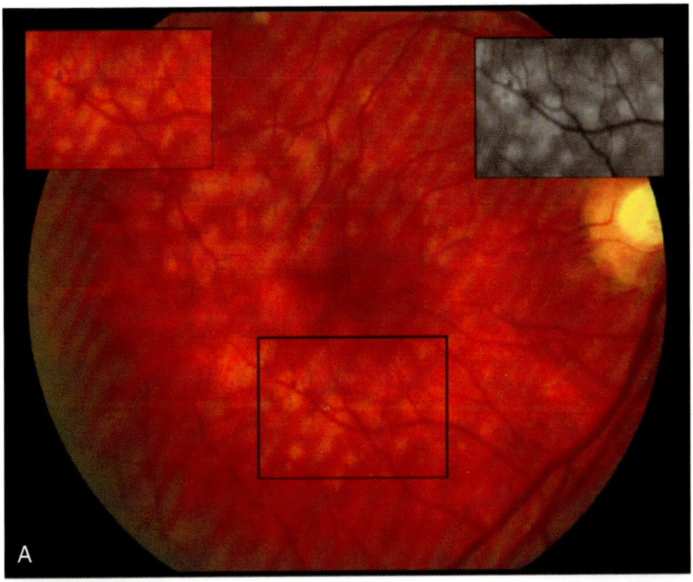

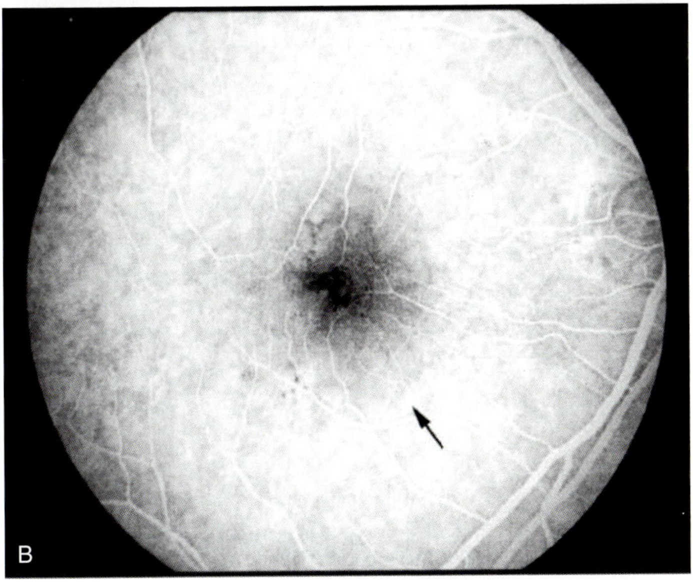

图 1-11　**多发性大玻璃膜疣。**(A)多发性大的融合性玻璃膜疣(插图),视力为 20/25。(B)FFA 显示大玻璃膜疣的早期强荧光(箭头)。(待续)

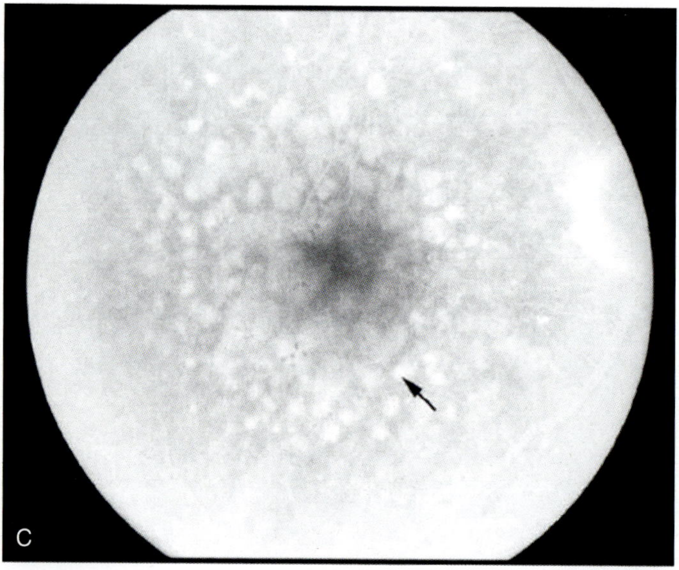

图 1-11(续) (C)FFA 晚期可见玻璃膜疣着染,但未见 CNV(箭头)。

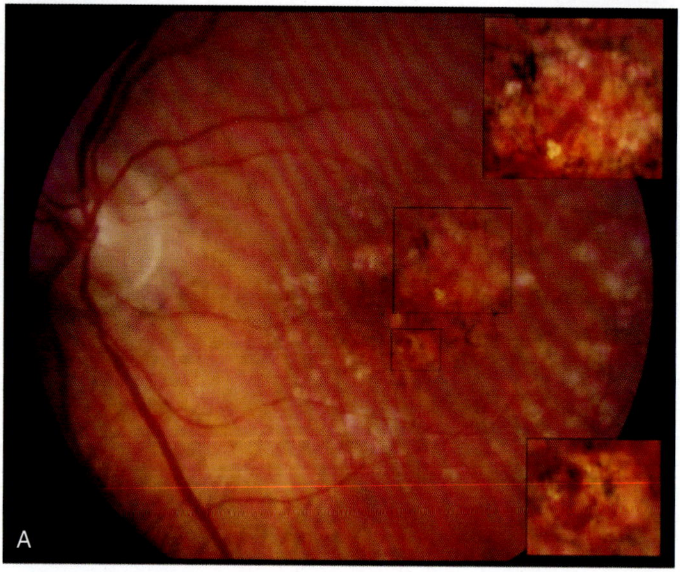

图 1-12 **萎缩性 AMD。**(A)眼底彩照显示萎缩性 AMD。注意多发性大的和中等大小的玻璃膜疣,中心凹正上方有一个地图样萎缩区(右上插图),边界清晰。其下方脉络膜大血管可见,并见局灶性色素沉着(右下插图)。(待续)

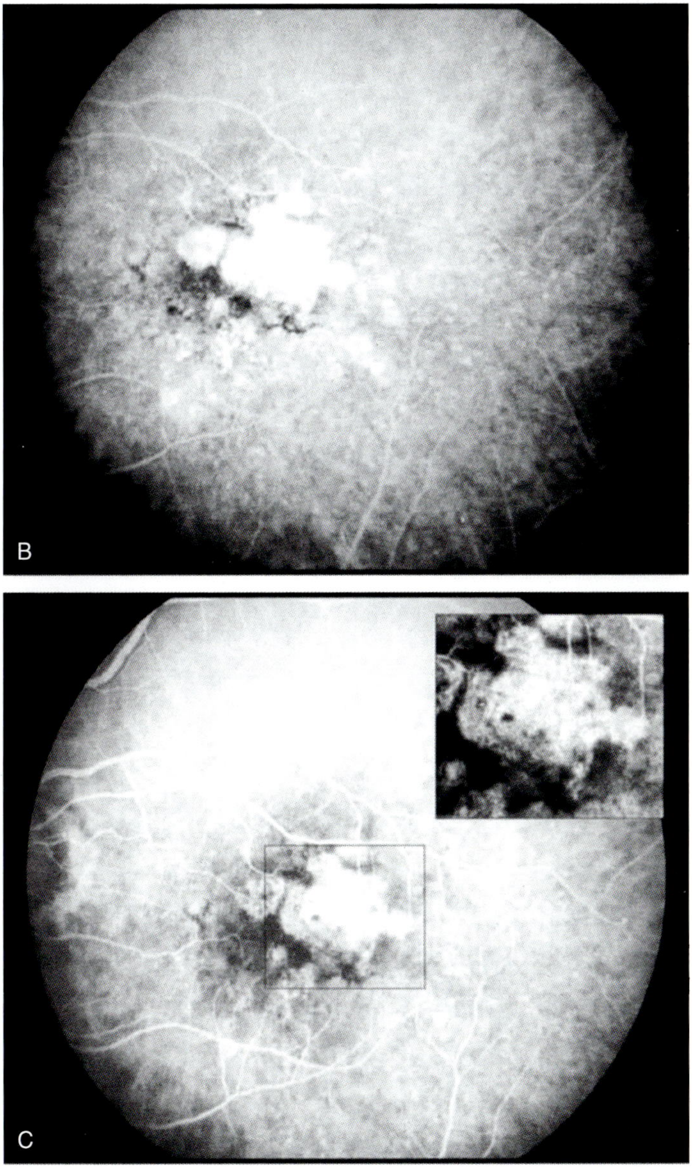

图 1-12(续)　(B)FFA 早期可见地图样萎缩区呈强荧光。(C)FFA 再循环期,地图样萎缩区呈强荧光,但未见荧光素渗漏(插图)。(待续)

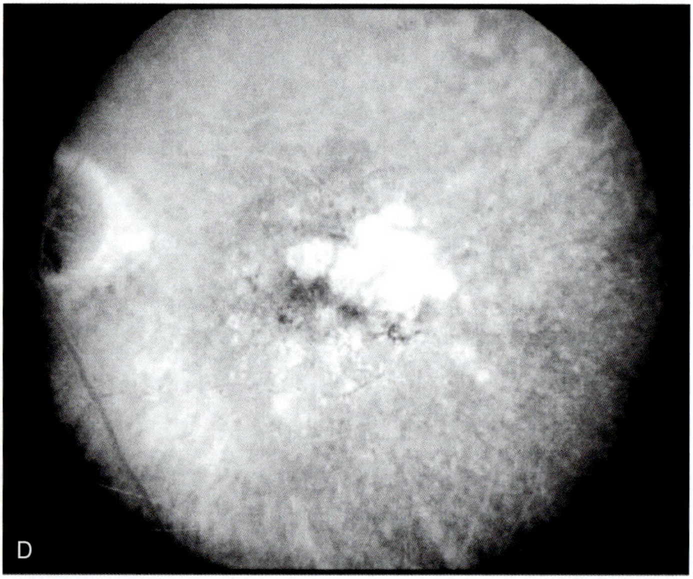

图 1-12(续) (D)FFA 晚期,脉络膜荧光衰减以及地图样萎缩区强荧光着染。

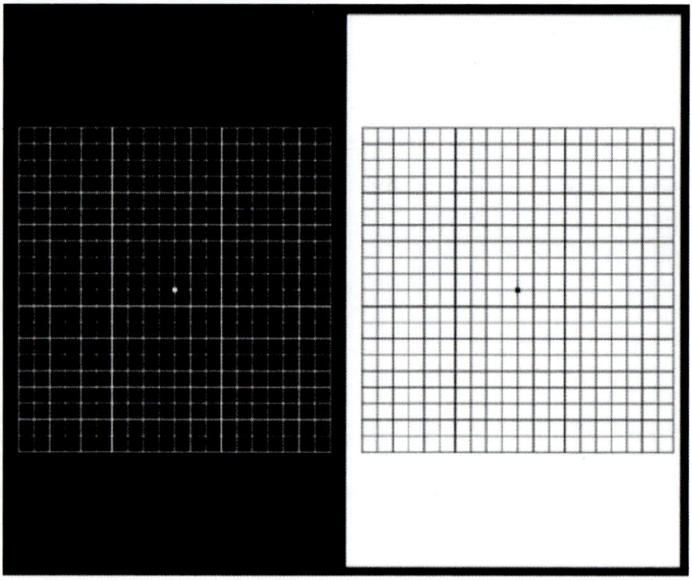

图 1-13 Amsler 方格表。指导患者监测中心视力,双眼分别检查。如有视物变形、视物模糊或视野缺损,应立即做进一步检查。

新生血管性年龄相关性黄斑变性

新生血管性 AMD 的特点是视网膜内、视网膜下或 RPE 下渗漏、出血或脂质渗出。CNV 是指异常生长的脉络膜新生血管穿过破损的 Bruch 膜并浸入视网膜下间隙。在 AMD 中,CNV 可在 Bruch 膜和 RPE 间生长蔓延,而年轻患者的 CNV(非 AMD)通常仅发生在视网膜下间隙。色素上皮脱离表现为 RPE 泡样隆起,也是新生血管性 AMD 的一种临床表现。色素上皮脱离可血管化（纤维血管性色素上皮脱离),或纯浆液性脱离不伴 CNV。盘状瘢痕是一个进行性纤维化及黄斑感光细胞功能丧失的过程,也是 CNV 和色素上皮脱离的共同转归(图 1-14)。

尽管新生血管性 AMD 发病率较低（约占所有 AMD 患者的 10%),但这种晚期 AMD 却是大多数 AMD 患者(90%)法定盲的原因。新生血管性 AMD 的发病率正在上升。2017 年,美国估计有 25 万例患者因新生血管性 AMD 致使中心视力严重丧失。到 2030 年,这个数字预计将升至每年约 50 万。

流行病学和病因学

- 在美国和大多数西方国家中,CNV 是导致老年患者中心视力丧失的首要原因。新生血管性 AMD 的病理生理机制及 CNV 的特异性刺激因子目前尚不清楚。

病理学

- CNV 通常起源于脉络膜小静脉,可穿过 Bruch 膜破裂处侵入 RPE 上方或下方。

病史

- 新生血管性 AMD 患者可有视力丧失、视物变形和视物模糊。Amsler 方格表监测对早期的视力改变更敏感。
- 若对侧眼视功能良好，患者可无视觉症状。
- 对侧眼可因新生血管性 AMD 而视力丧失。

OCT 和 FFA 临床表现

- 裂隙灯下仔细检查眼底对诊断新生血管性 AMD 很重要，因为视网膜水肿、视网膜下液、脂质渗出、视网膜内或视网膜下出血等临床征象可不易察觉。特别是若有 RPE 脱色素区或萎缩区，眼底检查很难确定有无视网膜下液体。
- 新生血管性 AMD 的 OCT 图像可见黄斑区或 RPE 增厚(图 1-15)。常见视网膜囊腔样改变、视网膜下液或 RPE 脱离。不同时间图像的定量分析和匹配对比所提供的信息，可确定治疗的应答反应。并非所有的囊腔样改变都是水肿，如长期视网膜层间积液引起的管样改变与水肿类似。

• 在开始药物治疗前先完成新生血管性 AMD 的 FFA 分类尤为重要，特别是抗血管内皮生长因子（抗 VEGF）治疗前。

典型性脉络膜新生血管

• 眼底检查可见视网膜下灰绿色病变，因新生血管壁功能不全常伴有黄斑下积液、出血或脂质渗出。偶见围绕 CNV 的暗色素环，色素环更常见于典型性 CNV。FFA 对于确定 CNV 的性质和位置是必要的。CNV 可位于中心凹下（中心凹几何中心下）、中心凹旁（距中心凹 1~199μm）或中心凹外（距中心凹≥200μm）。

• 典型性 CNV 的 FFA 特点是在脉络膜和视网膜血管充盈期出现早期荧光素渗漏（图 1-16）。渗漏可具有反映血管网的花边样外观特征（但并非诊断的必要条件），通常轮廓相当清晰。更重要的是，再循环期和晚期都必须有持续的荧光素渗漏。

隐匿性脉络膜新生血管

• 眼底检查可见 RPE 的不规则隆起，最常见的是伴有因新生血管壁功能不全引起的黄斑下积液、出血或脂质渗出；较少见的是仅有 RPE 不规则隆起，且为唯一临床征象。隐匿性 CNV 的 FFA 特点是荧光素渗漏出现晚且荧光强度低。

• 纤维血管性色素上皮脱离是隐匿性 CNV 的一种类型，FFA 特点是不规则的强荧光点并伴轻度渗漏或着染，边界不清（图 1-17）。晚期无源性渗漏是隐匿性 CNV 的第二种类型，FFA 特点是在再循环期出现荧光素渗漏并伴视网膜下间隙荧光素积存，斑点状强荧光区（图 1-18）。

• 大多数新生血管性 AMD 患者兼有典型性和隐匿性 CNV（图 1-19）。

纤维血管性色素上皮脱离和浆液性色素上皮脱离

• 纤维血管性色素上皮脱离是隐匿性 CNV 的一种类型。单纯浆液性色素上皮脱离的特点是 RPE 下液体呈泡样隆起。眼底检查在裂隙灯光线投照下可见一橘黄色环。浆液性色素上皮脱离常伴有黄斑区浆液性神经上皮脱离。FFA 显示色素上皮脱离范围内荧光素的均匀快速充盈（图 1-20）。

• 纤维血管性色素上皮脱离可伴有浆液性色素上皮脱离，常表现为 FFA 中出现一个切迹（图 1-21A，B），这个切迹代表 CNV。纤维血管性色素上皮脱离的 RPE 下液体中更可能含有浆液血液成分，这可用检眼镜看到。吲哚菁绿血管造影可能有助于显示隐匿性 CNV 和色素上皮脱离背景下的可疑 CNV（图 1-21C，D）。

基于 OCT 的分类

• 随着 OCT 的出现，根据位置的 CNV 分类进一步扩大。

• CNV 可分为 1 型(RPE 下,图 1–22A)、2 型(视网膜下,图 1–22B)及 3 型(视网膜内,也被称为视网膜血管瘤样增生,图 1–22C)。

• 新生血管性 AMD 中 2 型 CNV 最常见。

视网膜色素上皮撕裂

• RPE 撕裂可与色素上皮脱离一起被观察到。边缘卷曲时眼底检查中更明显，撕裂发生后色素上皮脱离有时变平坦。RPE 撕裂一般都有视力丧失，但有些病例短期内仍能保持良好的中心视力。FFA 显示 RPE 裸露区域早期呈强荧光，卷边和组织冗余处相对弱荧光(图 1–23)。

黄斑下出血

• 大量黄斑下出血可有卒中样中心视力丧失。黄斑下出血可以是新生血管性 AMD 的首发表现；或在发生 CNV(典型性、隐匿性或两者)后出现(图 1–24);也可继发于 RPE 撕裂。

• 眼底检查可见视网膜下出血,有时有视网膜前或 RPE 下出血,可明显隆起（高度>1mm)。出血范围可较局限，有时扩展到整个后极部或更广。视力丧失程度常与中心凹下累及的范围和黄斑下出血的面积相关。

• FFA 可能显示或不显示出血源头 CNV，因为黄斑下出血通常会遮蔽下方的正常或异常脉络膜荧光。

盘状瘢痕

• 盘状瘢痕是新生血管性 AMD 的共同转归。黄斑下纤维化瘢痕可薄可厚,可伴有长期黄斑下积液、脂质渗出、黄斑囊样水肿及黄斑下出血(图 1–14)。偶尔可见视网膜脉络膜吻合血管将下方的病理性 CNV 和纤维组织与视网膜循环连接起来。FFA 显示盘状瘢痕着染和残余活动期 CNV 的荧光素渗漏。

鉴别诊断

• 新生血管性 AMD 的临床征象，如视网膜出血、脂质渗出、黄斑水肿及黄斑下积液，可与非 AMD 疾病相混淆。例如，黄斑浆液性脱离也可见于中心性浆液性脉络膜视网膜病变,但该病常见于年轻患者。

• 视网膜出血可见于视网膜静脉阻塞性疾病、高血压性视网膜病变及糖尿病性视网膜病变，但它也是早期 CNV 的首发表现。

• 黄斑囊样水肿可以是 CNV 的首发表现。CNV 引起的黄斑囊样水肿可与人工晶状体眼黄斑囊样水肿相混淆。视网膜血管疾病如静脉阻塞性疾病、旁中心凹毛细血管扩张或糖尿病性视网膜病变引起的黄斑水肿,与新生血管性 AMD 引起的表现相似。FFA 和 OCT 是准确诊断的重要影像学工具。

• 息肉样脉络膜血管病变(PCV)是一种新生血管性黄斑病变,各种族均可发病,但多见于非裔美国人或亚裔美国人,而这些人中新生血管性 AMD 不太常见。该病特征性表现为脉络膜和视网膜下血管瘤伴浆液血液性色素上皮脱离及黄斑下渗出。吲哚菁绿血管造影可将这种特征性病变——视盘分布或黄斑区分布的囊样脉络膜血管瘤突出显示出来。PCV 可能最好采用抗 VEGF 治疗联合光动力疗法(PDT)。

- 大量黄斑下出血或视网膜内出血也可见于外伤、脉络膜肿瘤和视网膜大动脉瘤。出现上述临床表现时,除新生血管性 AMD,还应考虑上述疾病的可能。

预后和处理

- 随着抗 VEGF 治疗的出现, 新生血管性 AMD 的中心视力预后已有显著改善,周边视力通常不受影响。超过 90%的患者通过重复注射抗 VEGF 药物可维持视力,超过 1/3 的患者视力显著改善。各种临床试验正在探究新生血管性 AMD 的新治疗方法。

循证治疗和其他治疗

- 随机对照临床试验表明, 当前新生血管性 AMD 的基准化基础治疗为抗 VEGF 药物每月 1 次 (雷珠单抗, Lucentis)或每两个月 1 次(阿柏西普, Eylea)注射;频繁随访和重复用药才最有可能获得最佳的视力结果(图 1–25)。
- 雷珠单抗、阿柏西普以及尚未批准眼科用途的贝伐单抗比哌加他尼钠(Macugen)更有效,但尚未做过对比研究。目前多个临床试验正在探索通过抗 VEGF 药物联合其他药物来提升疗效。
- 激光光凝治疗:20 世纪 80 年代,黄斑光凝研究组确立热激光光凝作为边界清楚的中心凹外 CNV 的首选治疗, 但这种治疗方法的主要问题在于 CNV 复发率高达 60%,且大多数复发在中心凹下(图 1–26)。目前许多医生对中心凹外 CNV 更愿选择抗 VEGF 治疗,因其损伤小且可能更有效(图 1–27)。
- 维替泊芬 PDT: 在抗 VEGF 治疗出现之前,PDT 治疗 AMD 研究组确立了维替泊芬 PDT 作为以中心凹下典型性 CNV 为主的首选治疗。尽管仅有少数患眼获得视力改善(1 年时约 15%),但与对照眼相比,2 年时治疗眼的视力更稳定。PDT 对隐匿性 CNV 的疗效得到证实,但对不以典型性 CNV 为主的混合性 CNV 无效。目前维替泊芬 PDT 一般被视为新生血管性 AMD 潜在的辅助治疗方法, 使用时也常减少能注量。相较于新生血管性 AMD,PDT 对治疗 PCV 的作用更大。

手术治疗

- 黄斑下手术临床试验未能证实手术对清除大量黄斑下出血和 CNV 有益。无论是否联合使用血凝块溶解剂如组织纤溶酶原激活物, 通过手术方法使大量黄斑下出血移位可能改善部分患者的视力,其下方被出血遮蔽的 CNV 此时也可能得以暴露,但迄今尚未见这方面的临床试验。

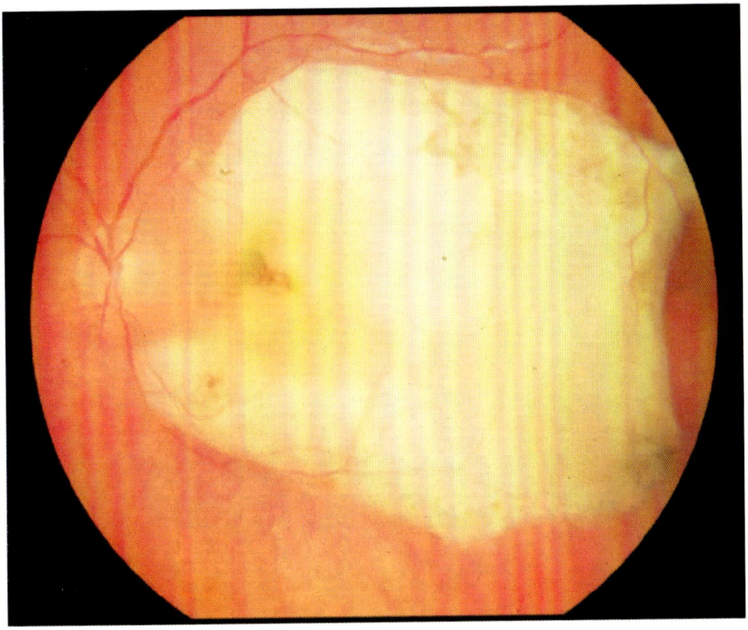

图 1-14　**盘状瘢痕。**黄斑下大片纤维化伴长期黄斑下积液。盘状瘢痕是新生血管性 AMD 的共同转归。视力为旁中心指数。

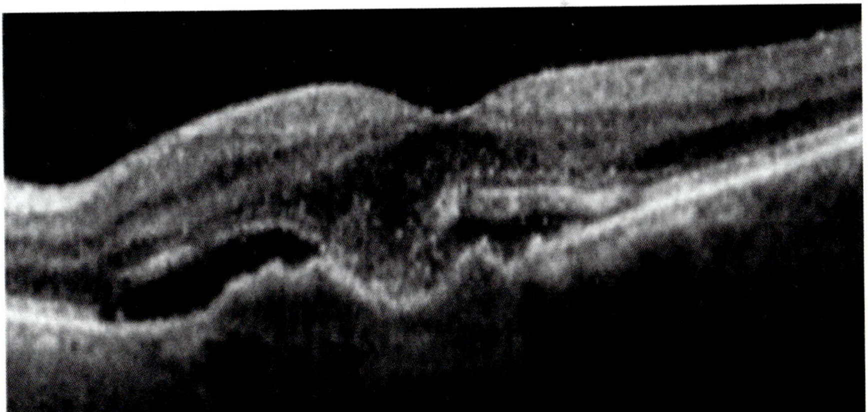

图 1-15　**新生血管性 AMD 的 OCT 图像。**可见 RPE 增厚、脱离及视网膜下液。

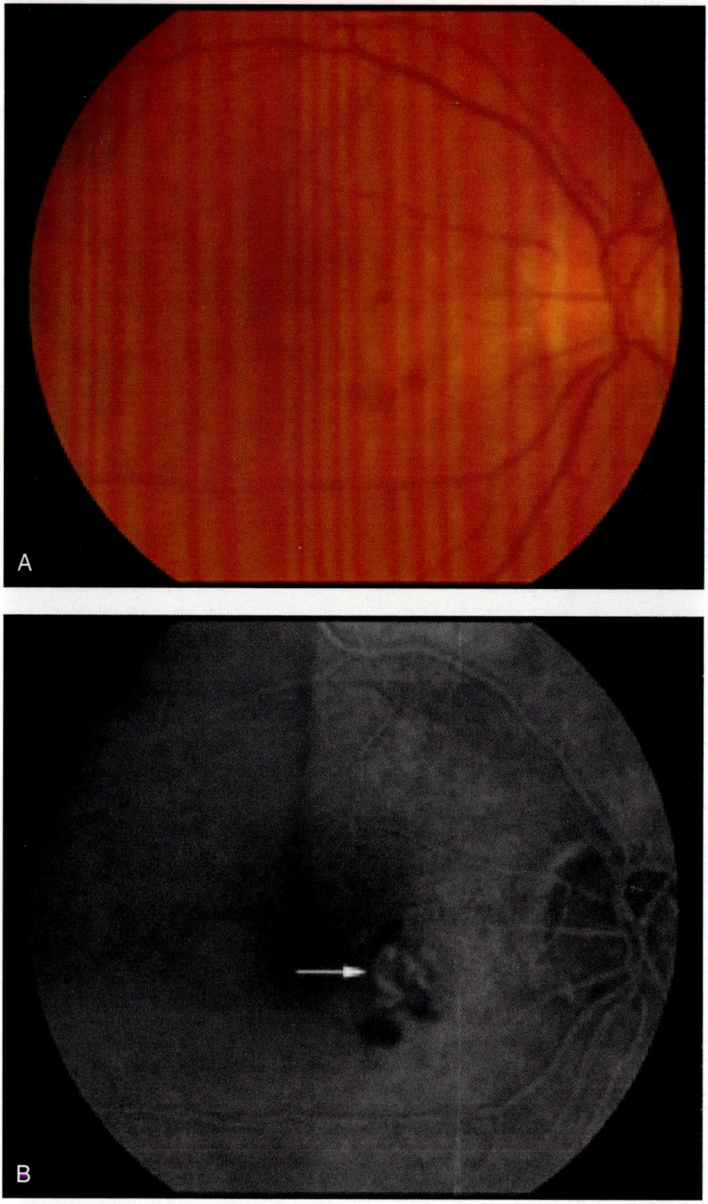

图 1-16 新生血管性 AMD,典型性 CNV。(A)可见少量黄斑下积液和视网膜内出血。(B)FFA 动静脉期可见中心凹外典型性 CNV 呈车轮状外观(箭头)及对应于视网膜出血病灶的弱荧光。(待续)

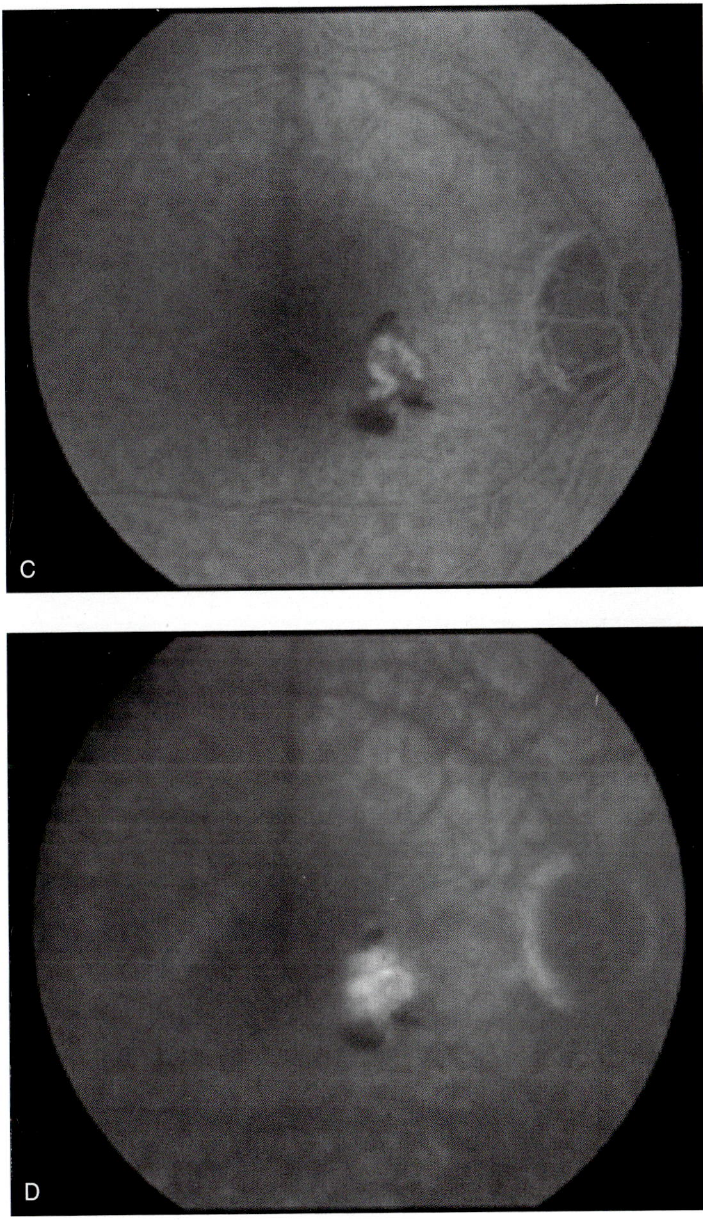

图 1-16(续)　(C)再循环期可见典型性 CNV 的早期荧光素渗漏。(D)晚期可见视网膜神经上皮下染料积存。(待续)

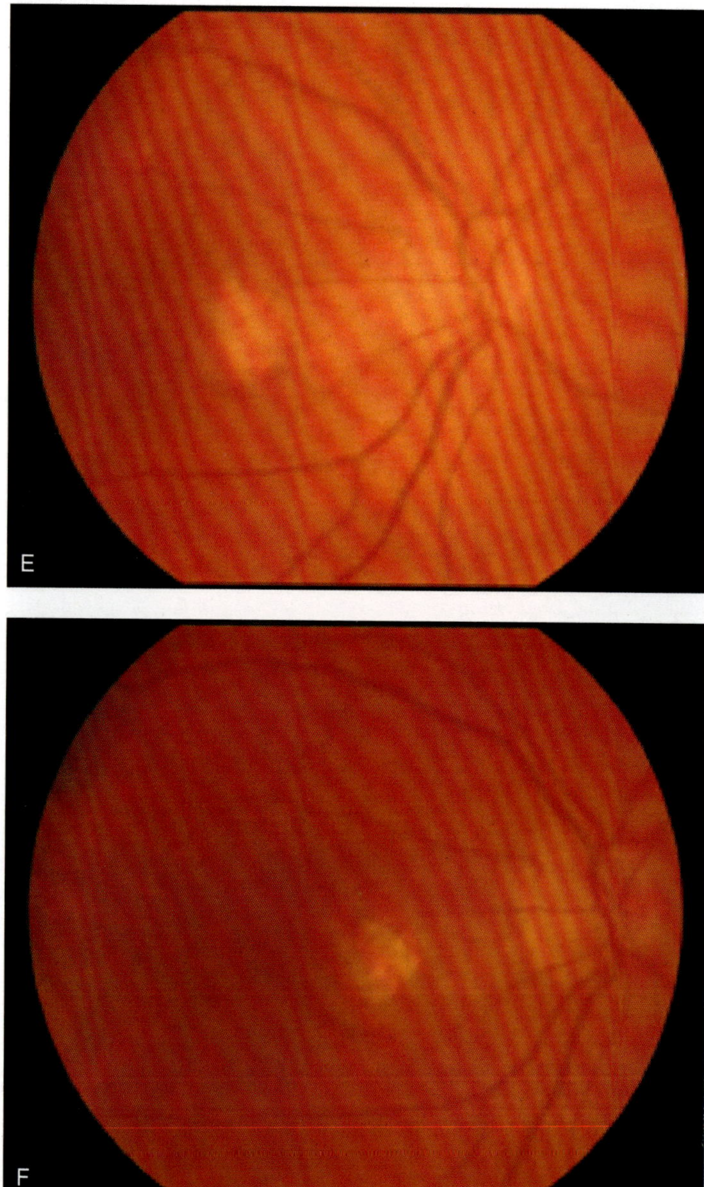

图 1–16(续) (E)行热激光光凝，光凝区视网膜变白。(F)3 周后，激光治疗区萎缩、黄斑下积液吸收。(待续)

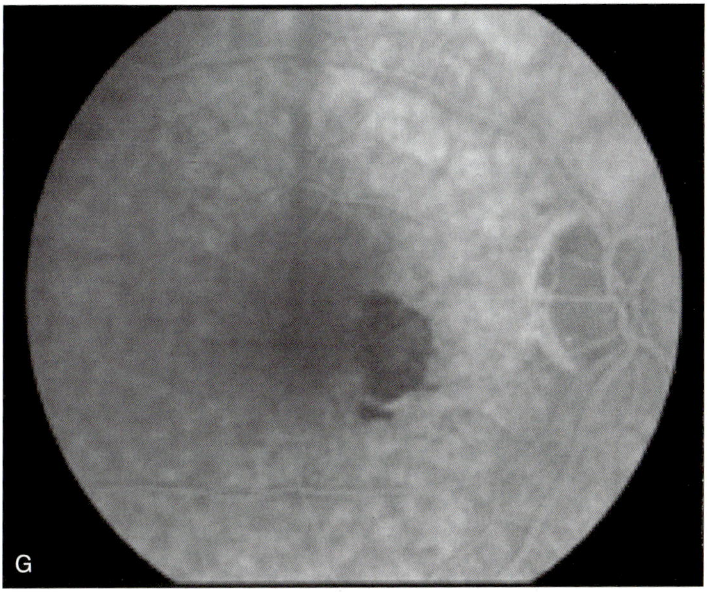

图 1-16(续)　(G)3 周时 FFA 未见 CNV 复发,但今后仍有复发风险。

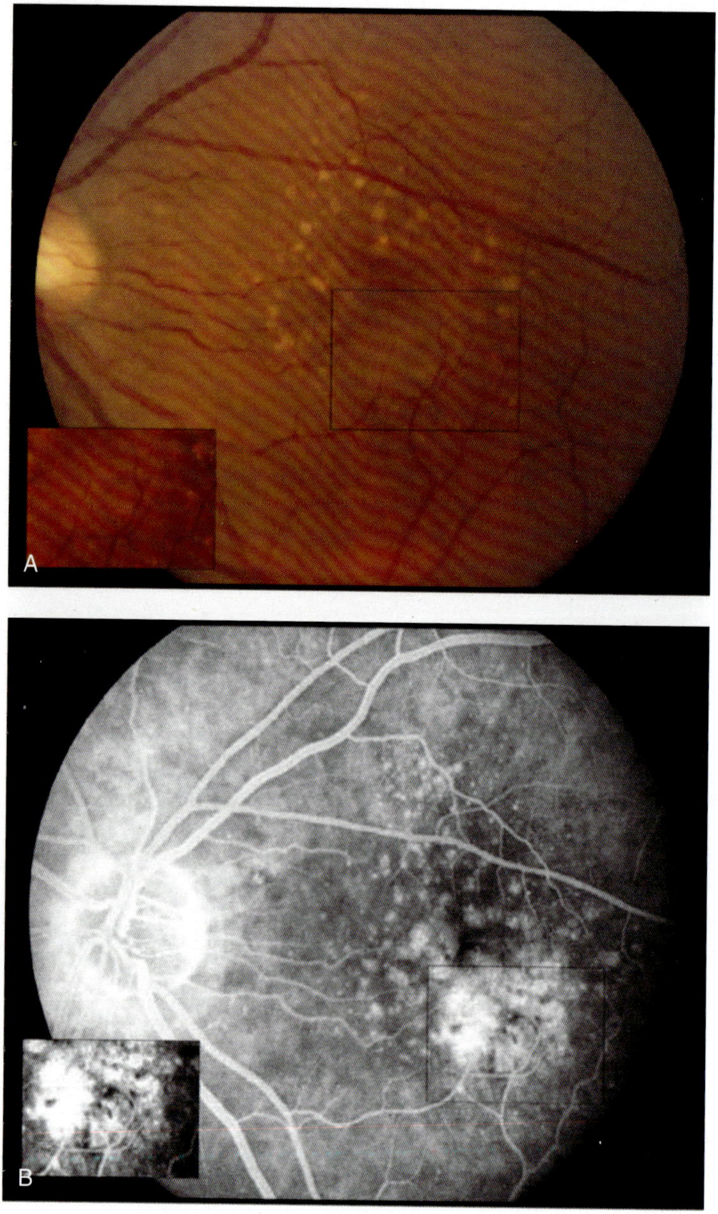

图 1–17 隐匿性 CNV。(A)眼底彩照可见玻璃膜疣和中心凹下方微浊的黄斑下积液(插图)。(B)FFA 再循环期显示中心凹下方有边界不清的斑点状强荧光,一些玻璃膜疣着染(插图)。(待续)

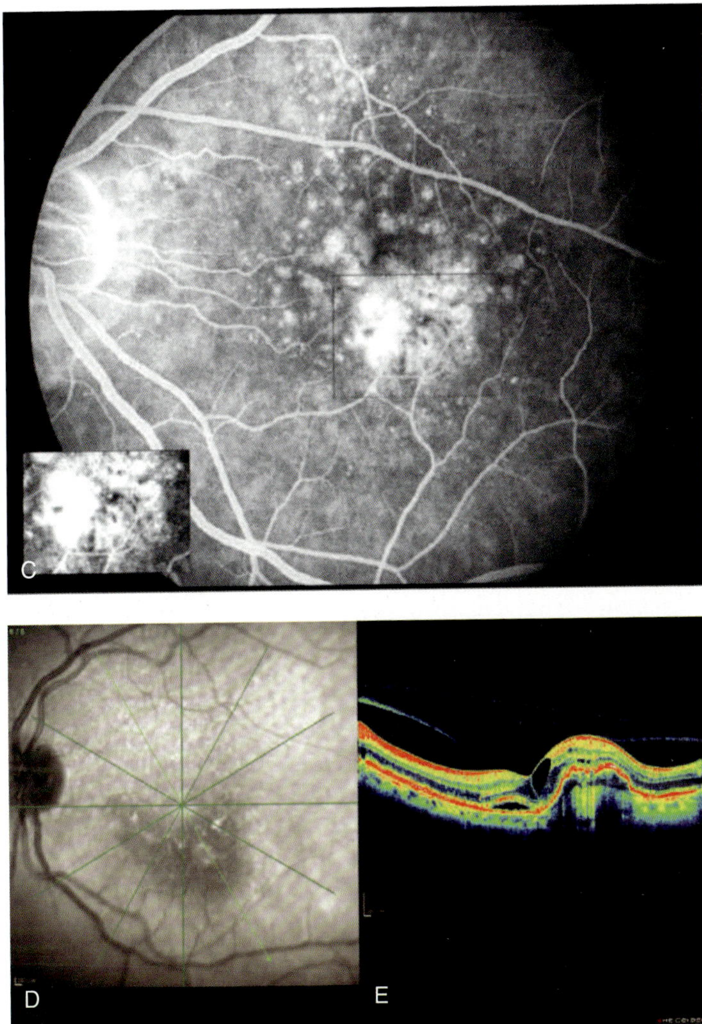

图 1-17(续)　(C)FFA 显示中心凹下有轻度荧光素渗漏。晚期可见中心凹下方边界不清的渗漏(插图)。(D)隐匿性 CNV 的无赤光眼底照。(E)OCT 图像显示视网膜层间积液、视网膜下液和视网膜色素上皮脱离。

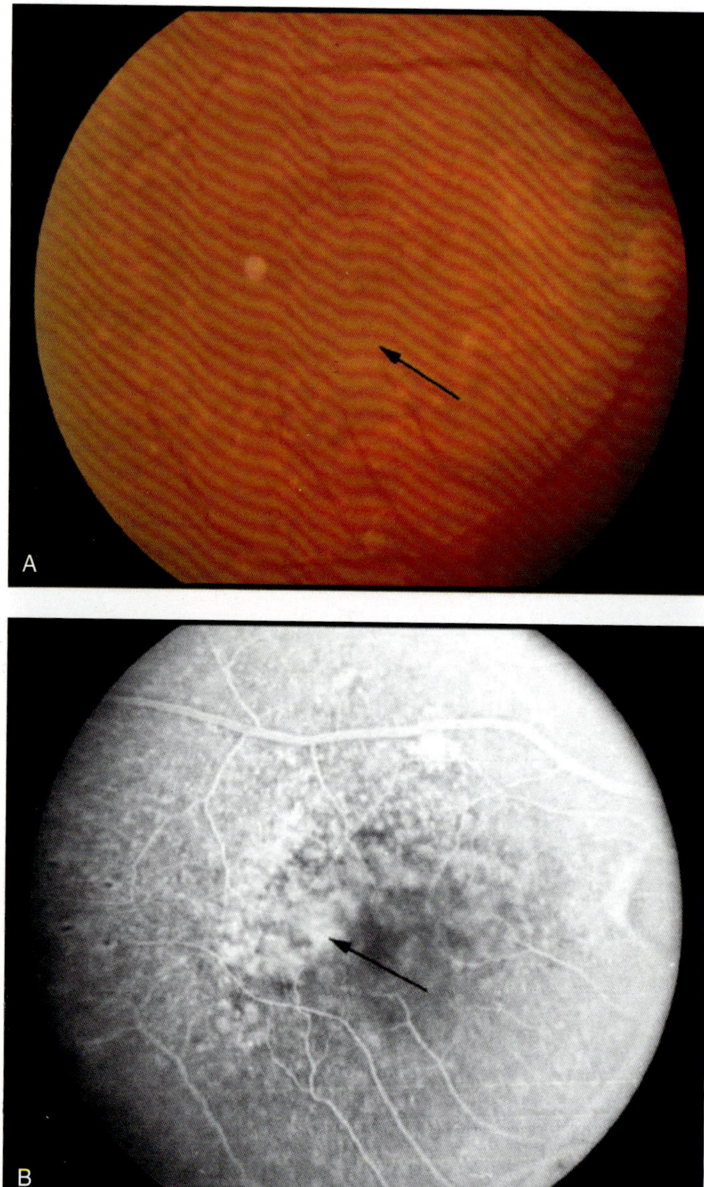

图 1-18 **隐匿性 CNV。(A)**眼底彩照可见混浊的黄斑下积液和玻璃膜疣(箭头)。**(B)** FFA 显示中心凹颞侧有边界不清的斑点状强荧光(箭头)。(待续)

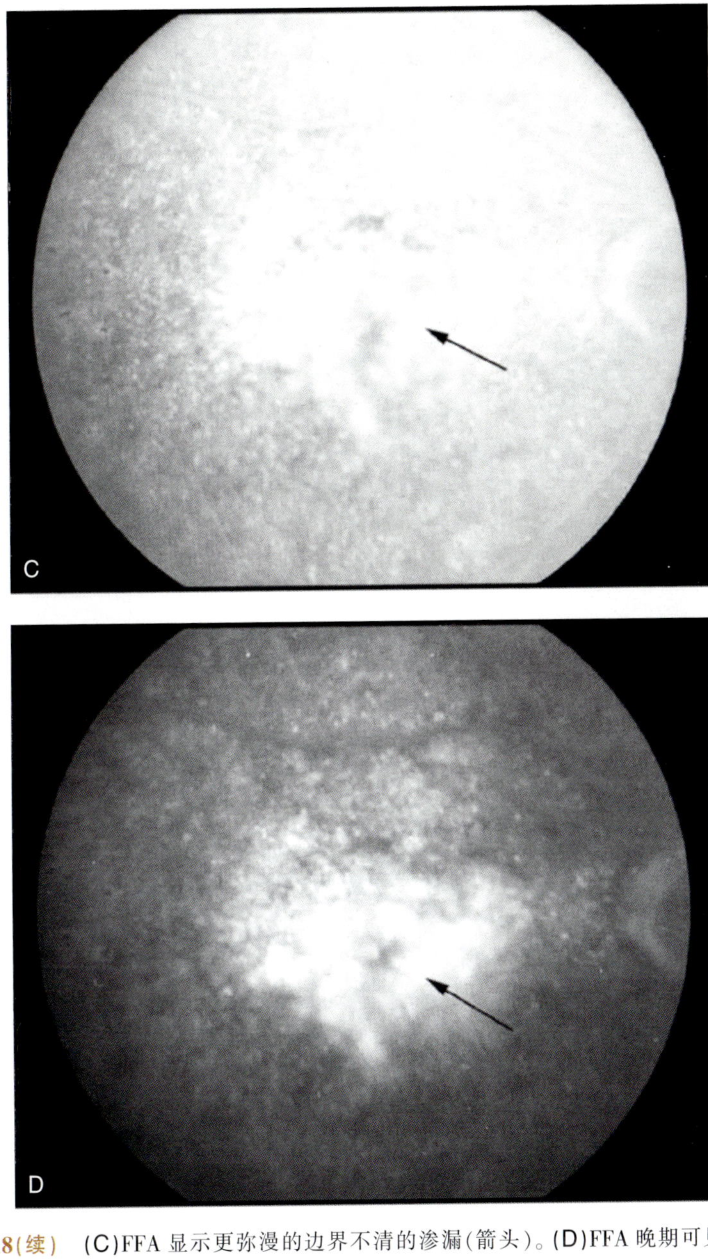

图 1-18(续)　(C)FFA 显示更弥漫的边界不清的渗漏(箭头)。(D)FFA 晚期可见边界不清的斑点状强荧光和荧光素渗漏,为隐匿性 CNV 的特征(箭头)。

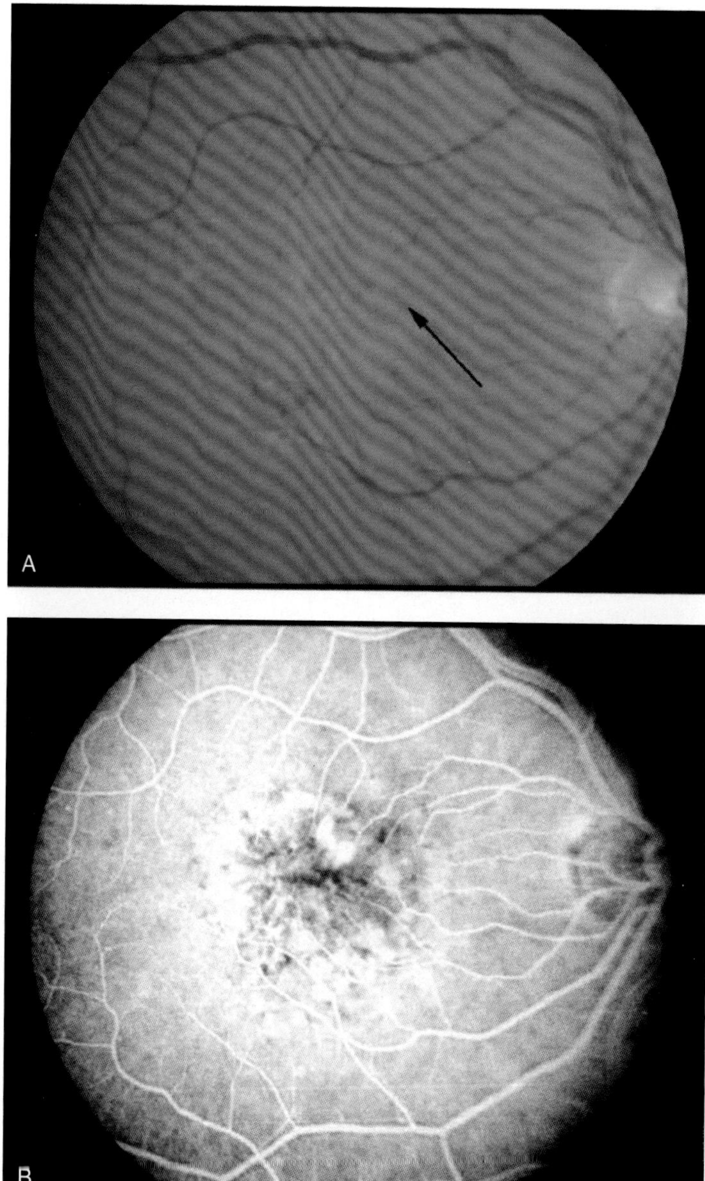

图 1–19 **典型性及隐匿性 CNV**。(A)眼底彩照可见新生血管性 AMD 引起的黄斑水肿及少量黄斑下积液(箭头)。神经上皮脱离的周边可见一些玻璃膜疣。(B)FFA 动静脉期可见与典型性、隐匿性 CNV 组合相一致的强荧光。典型性成分位于上方和颞侧。(待续)

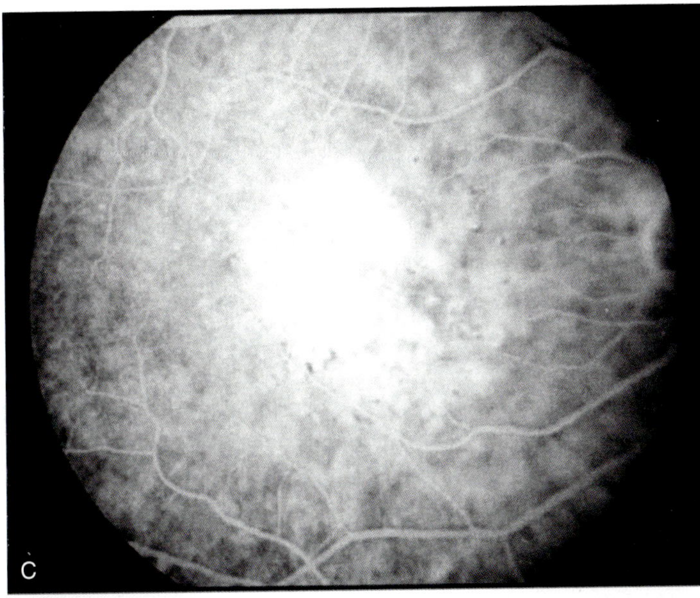

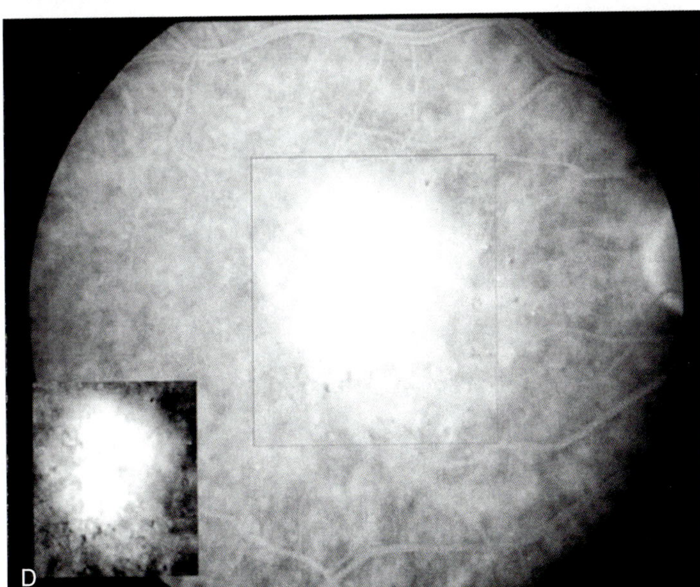

图 1–19(续)　(C)FFA 中期可见中心凹下 CNV 的荧光素渗漏。典型性成分的强荧光比隐匿性的更明亮。(D)典型性和隐匿性 CNV 渗漏的荧光素积存于脱离的神经上皮下(插图)。

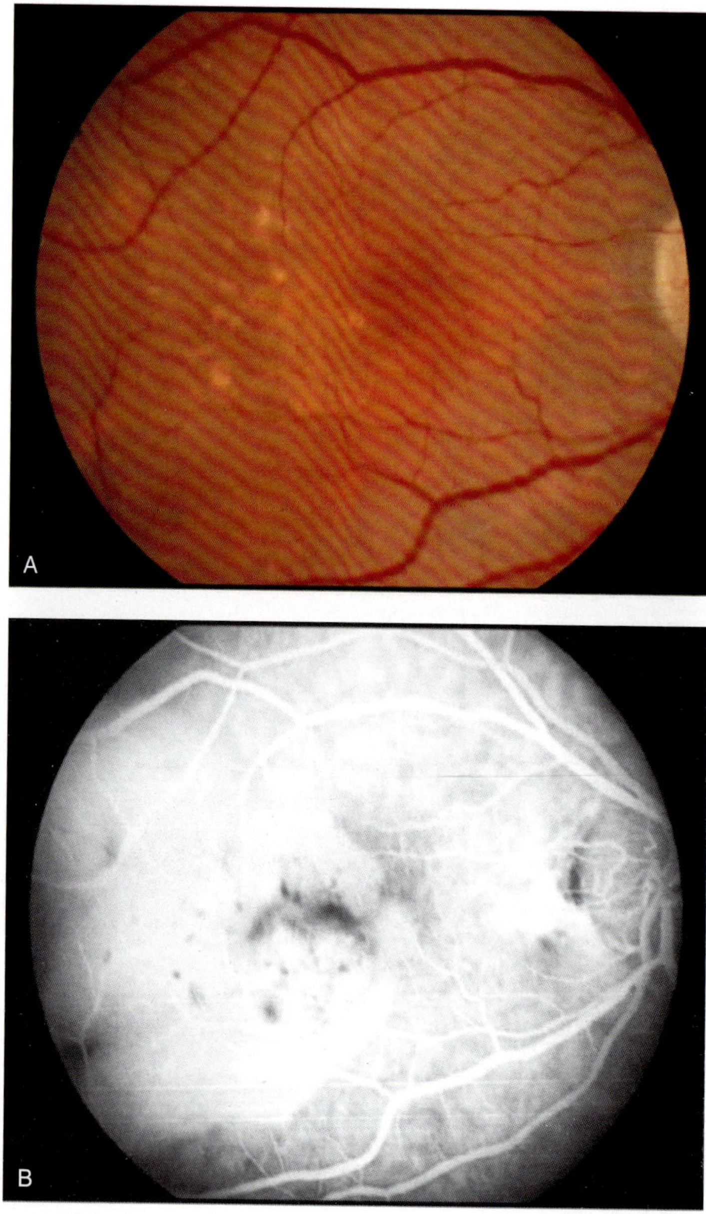

图 1-20 视网膜色素上皮脱离。(A)眼底彩照可见中心凹颞侧的视网膜色素上皮脱离伴黄斑下积液。脱离区颞侧可见一些玻璃膜疣。(B)FFA 中期可见与大片视网膜色素上皮脱离对应的强荧光。(待续)

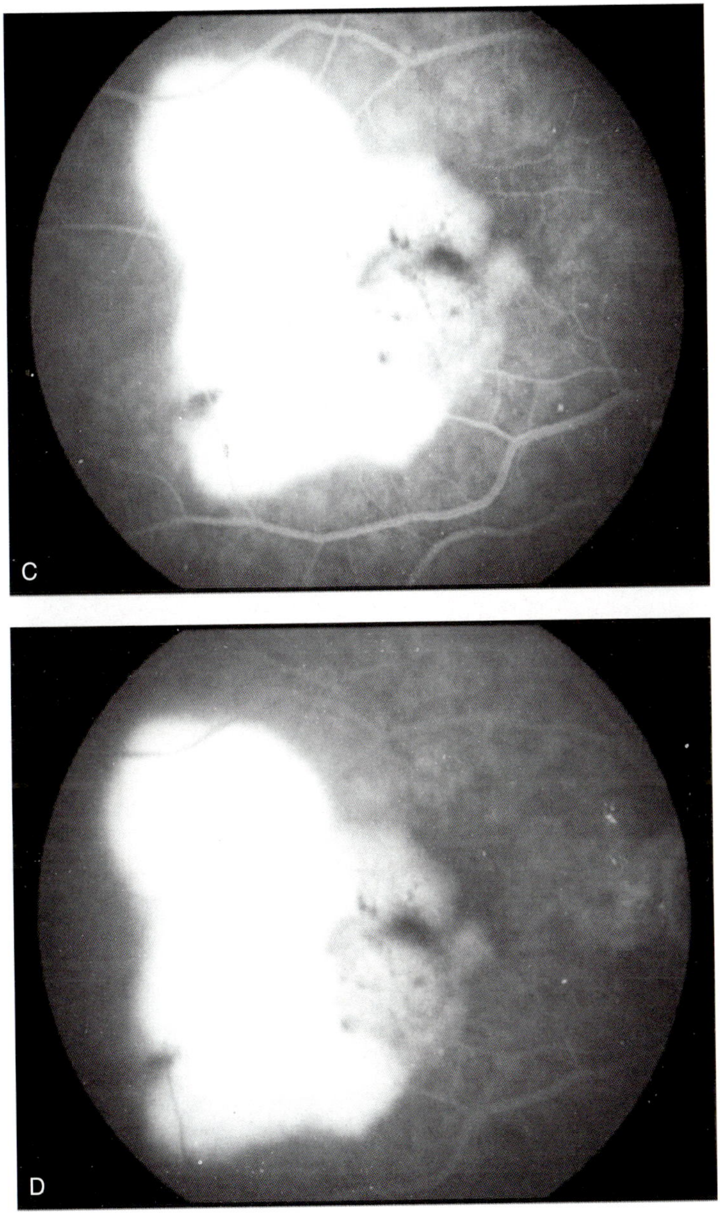

图 1-20(续)　(C)FFA 再循环期显示荧光素积存于色素上皮脱离之下及中心凹处的纤维血管成分。(D)FFA 显示浆液性和纤维血管性色素上皮脱离的范围,累及范围与再循环期图像相比没有改变。(待续)

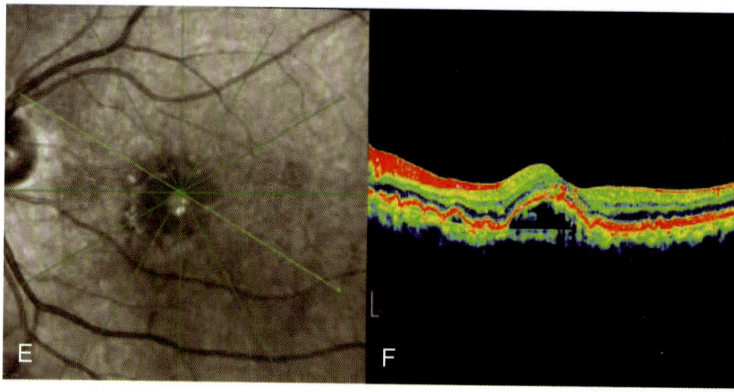

图 1–20(续) (E)无赤光眼底照可见视网膜色素上皮脱离。(F)OCT 图像显示视网膜色素上皮脱离并伴黄斑水肿。

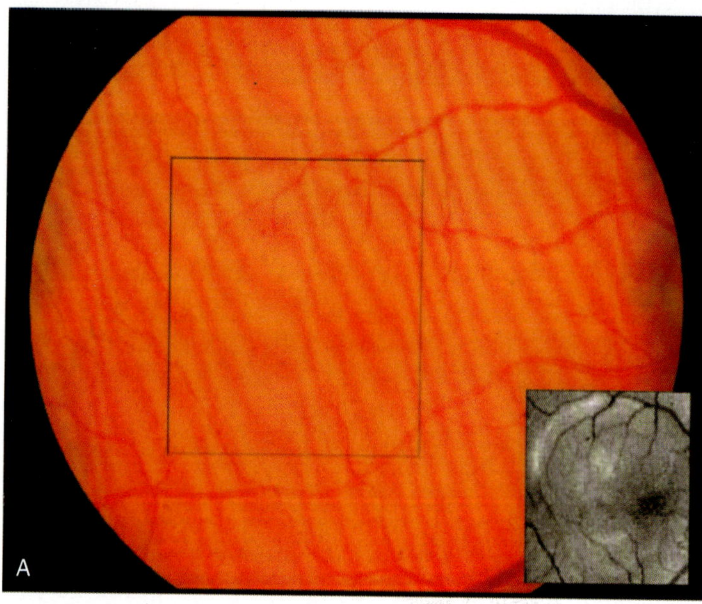

图 1–21 浆液性色素上皮脱离。(A)眼底彩照可见浆液性色素上皮脱离呈泡样隆起(插图)。(待续)

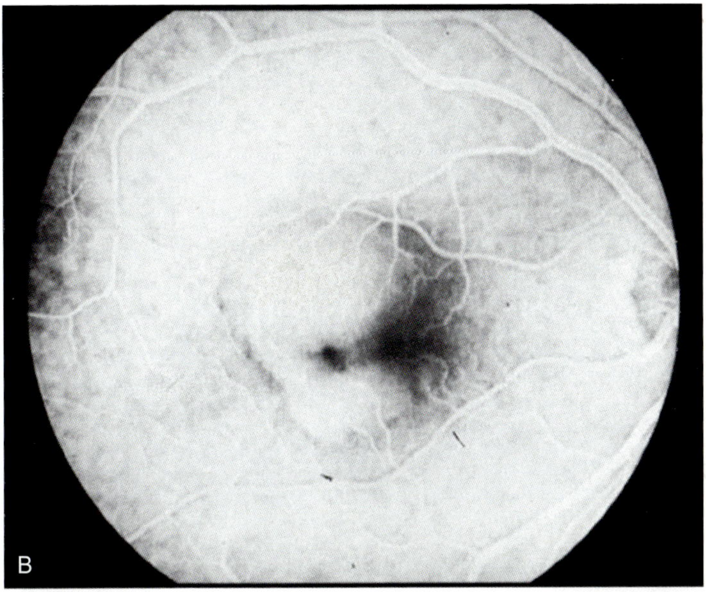

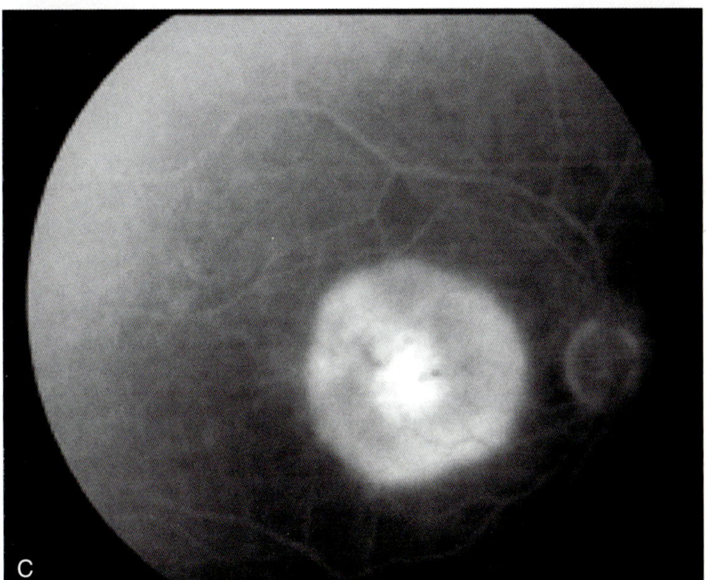

图 1-21(续)　(B)FFA 显示以中心凹区为中心的浆液性色素上皮脱离，鼻侧边缘可见一切迹。该切迹可代表 CNV 区域。(C)另 1 例色素上皮脱离患者的 FFA 图像，未见切迹。(待续)

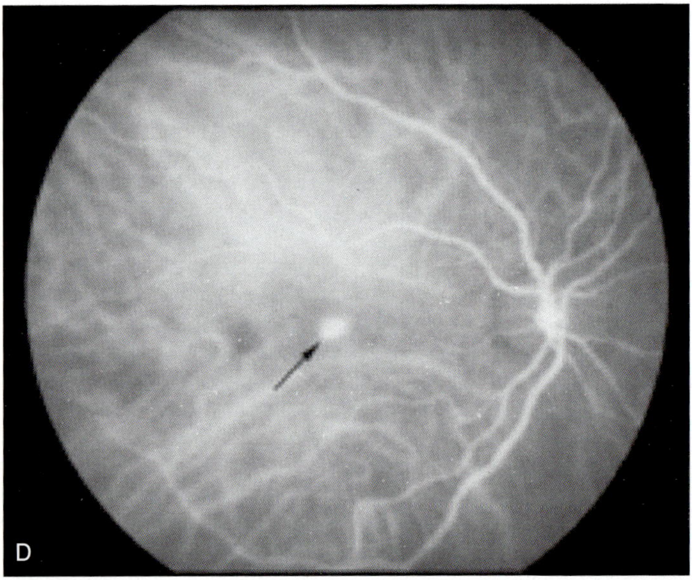

图 1-21(续) (D)吲哚菁绿血管造影显示色素上皮脱离区内有一个局灶强荧光(箭头),与推测的 CNV 相符。

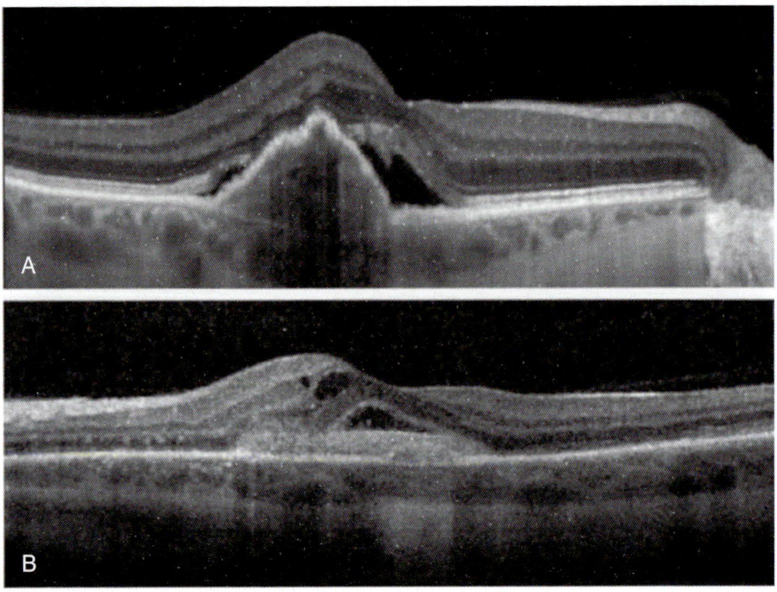

图 1-22 1~3 型 CNV 的 OCT 表现。(A)1 型 CNV,RPE 下。(B)2 型 CNV,视网膜下。(待续)

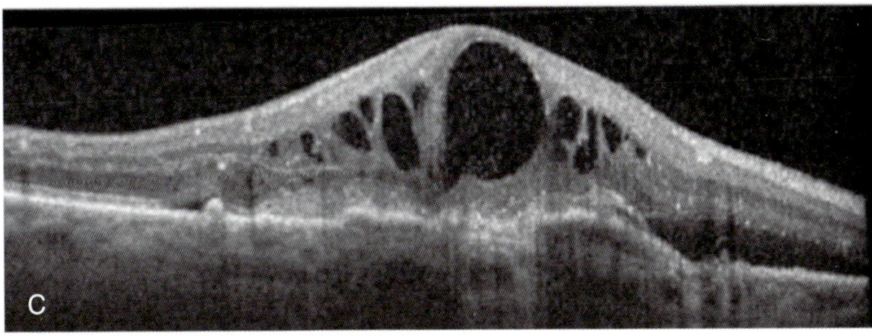

图 1–22(续)　(C)3 型 CNV，视网膜内。

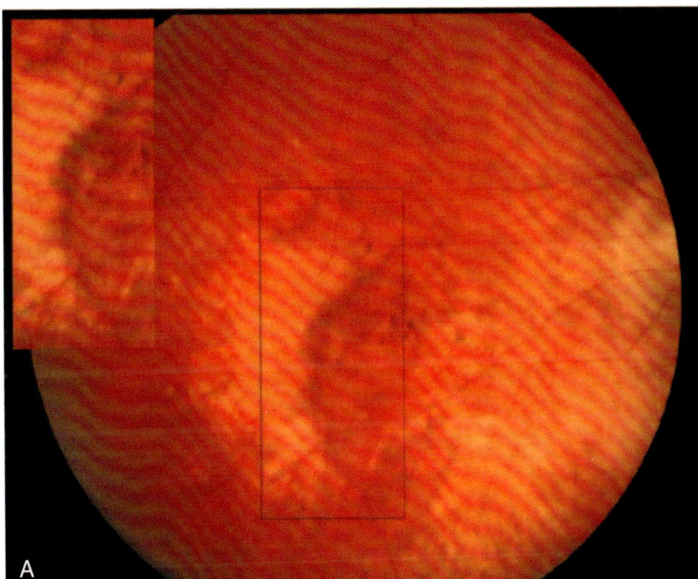

图 1–23　**视网膜色素上皮撕裂。**(A)黄斑颞侧可见视网膜色素上皮撕裂的清晰脱色素边界。穿过中心凹的弧形高色素线为卷边(插图)。(待续)

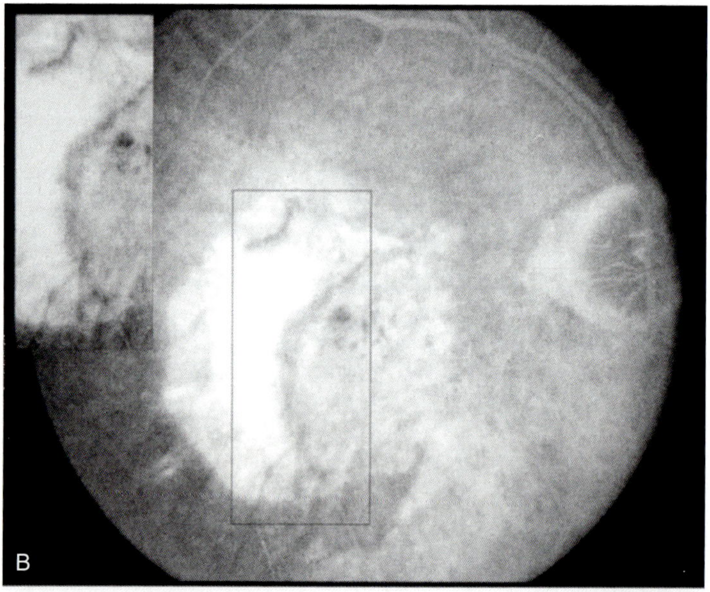

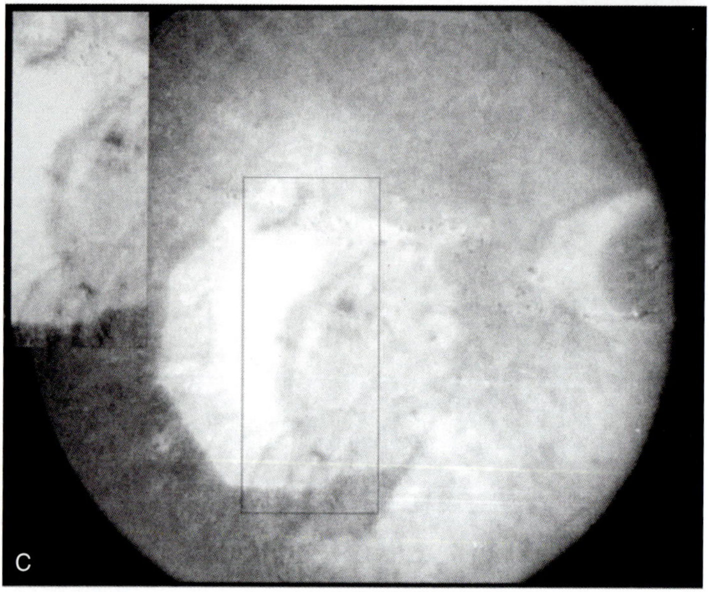

图 1–23(续) (B)FFA 早期可见与视网膜色素上皮撕裂相一致的明亮的、边界清楚的强荧光区。卷边处组织冗余,表现为穿过中心凹的相对弱荧光弧(插图)。(C)FFA 晚期显示撕裂孔颞侧边界外未见荧光素渗漏(插图)。(待续)

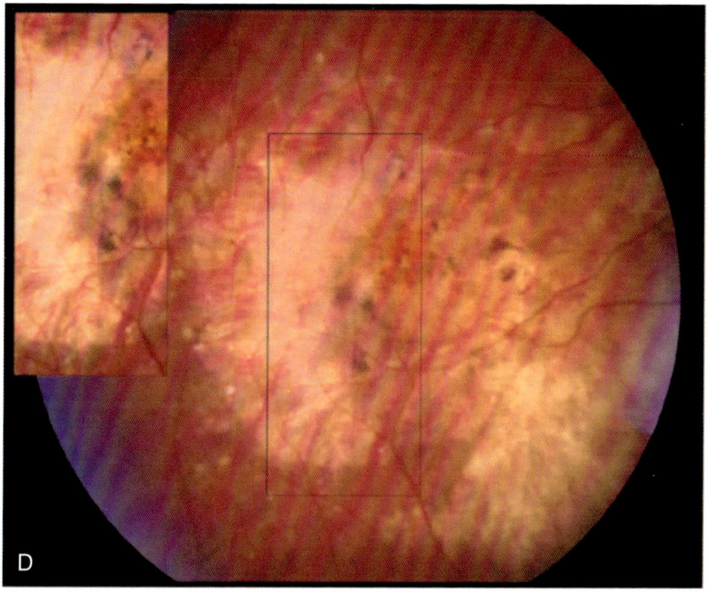

图 1-23(续) (D)30 个月后，眼底彩照可见视网膜色素上皮撕裂处黄斑下纤维化和萎缩，撕裂区域可见下方脉络膜血管(插图)。

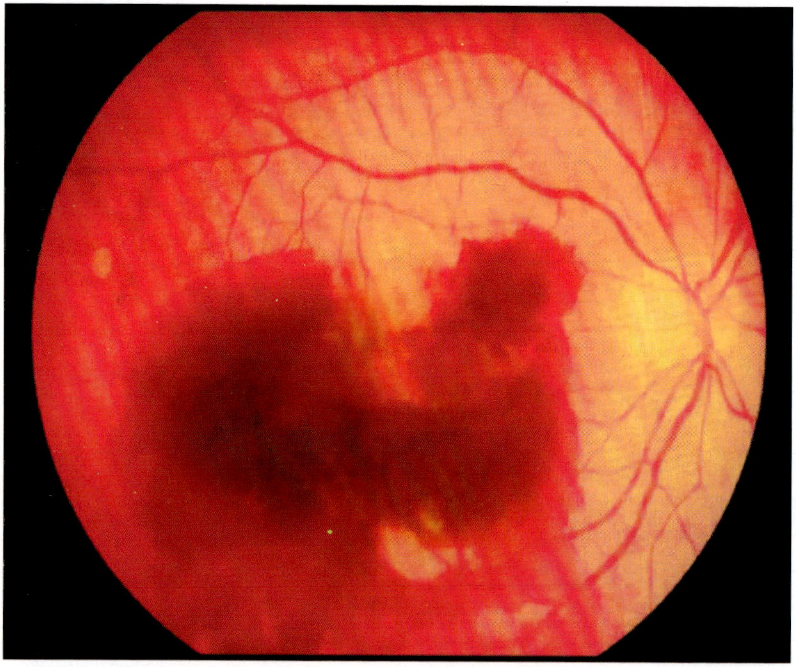

图 1-24 黄斑下出血。黄斑下出血可使新生血管性 AMD 患者的中心视力突发性显著下降。出血区域仍有部分视网膜血管可见，提示出血在视网膜下。

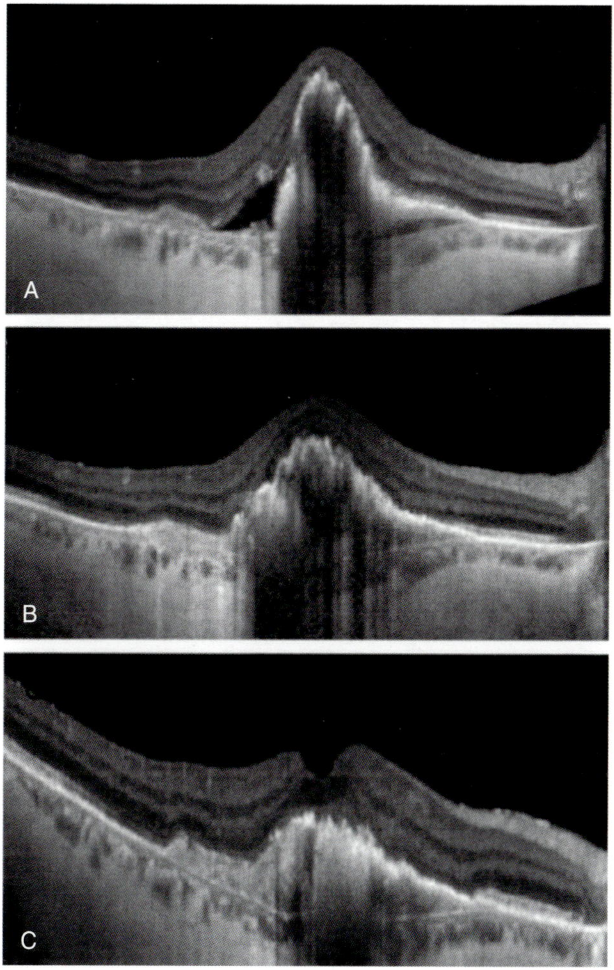

图 1–25　新生血管性 AMD 每月 1 次抗 VEGF 治疗。(A)治疗前 OCT 图像显示视网膜色素上皮脱离伴视网膜下液、中心凹变形，视力为 20/100。(B) 单次玻璃体腔注射抗 VEGF 药物后 1 个月，OCT 图像显示视网膜色素上皮脱离高度降低，视网膜下液吸收。(C)第二次注药后 1 个月，中心凹形态恢复，视力为 20/40。

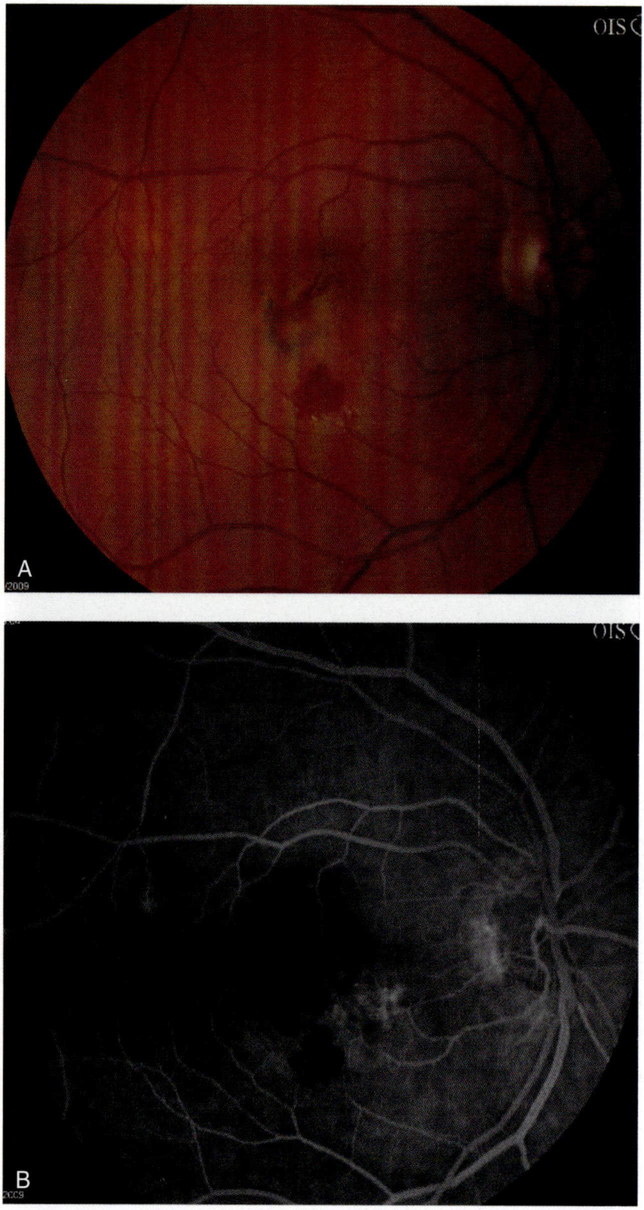

图 1–26 新生血管性 AMD 的抗 VEGF 治疗。(A)每月 1 次玻璃体腔注射雷珠单抗治疗前,眼底彩照可见黄斑区浆液性脱离和视网膜出血,视力为 20/100。(B)治疗前 FFA 显示中心凹下隐匿性 CNV。(待续)

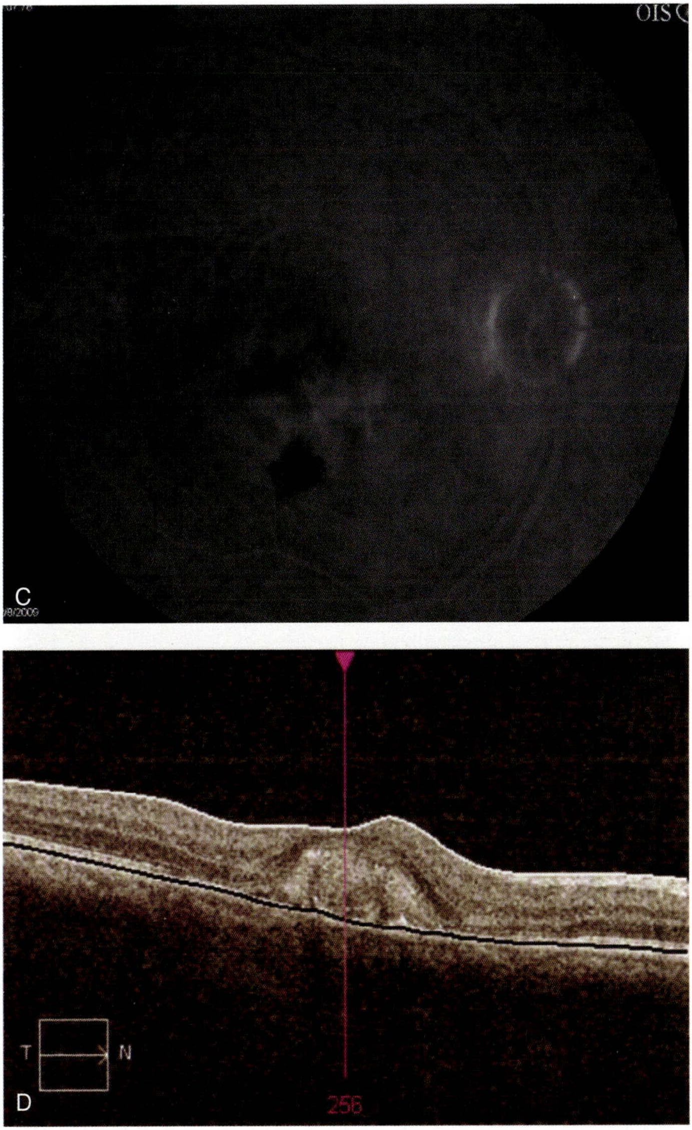

图 1-26（续）　(C)治疗前 FFA 可见神经上皮层脱离区内的荧光素渗漏。(D)治疗前 OCT 图像可见 CNV 和黄斑区增厚。（待续）

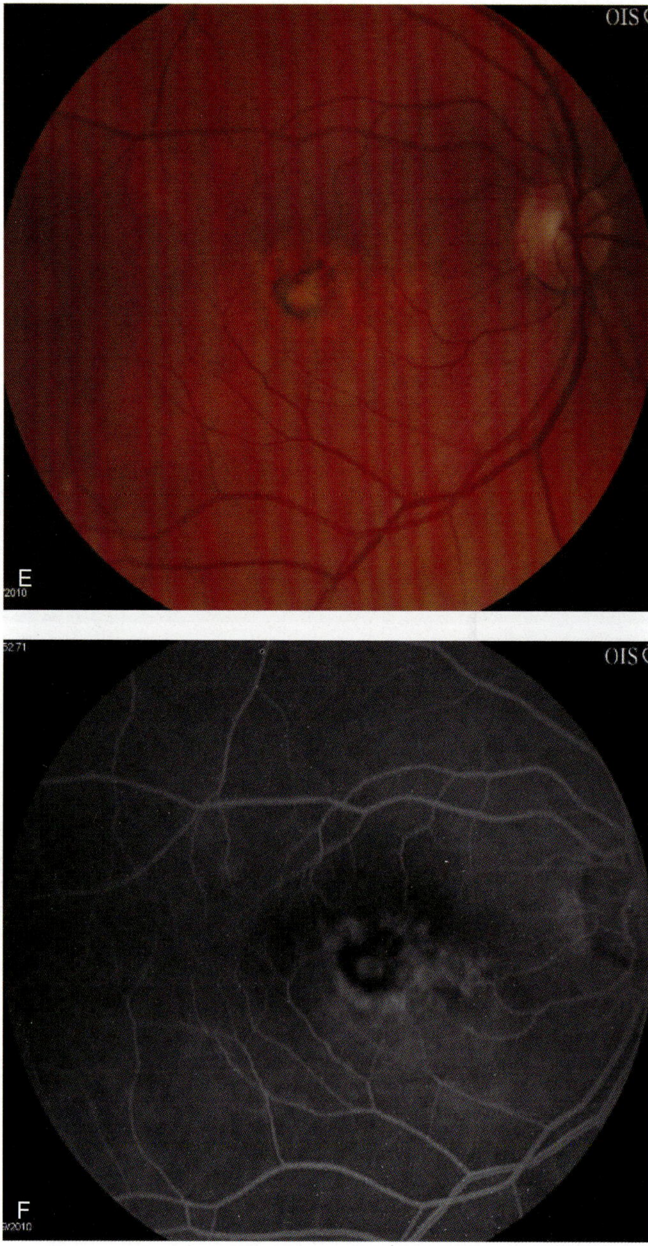

图 1–26(续) (E)治疗 1 年后眼底彩照显示黄斑下积液减少,视网膜出血消失,视力为 20/40。(F)治疗后 FFA 显示荧光素渗漏和着染均减少。(待续)

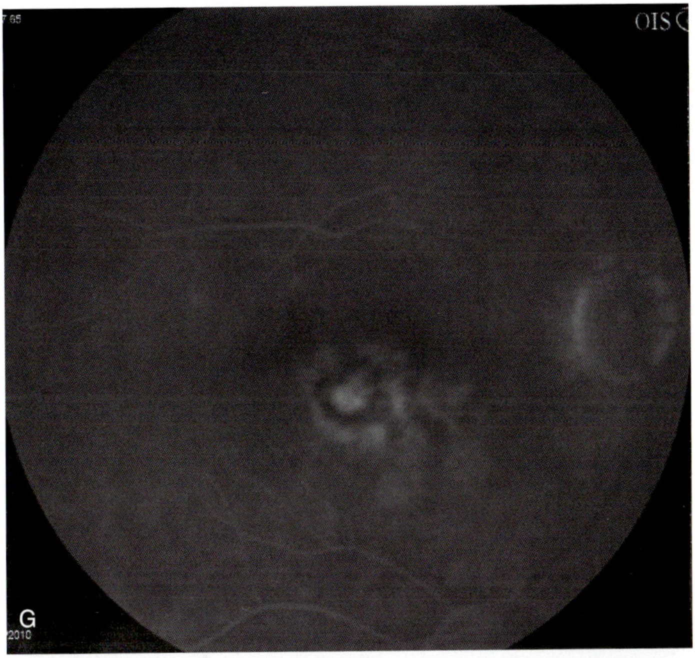

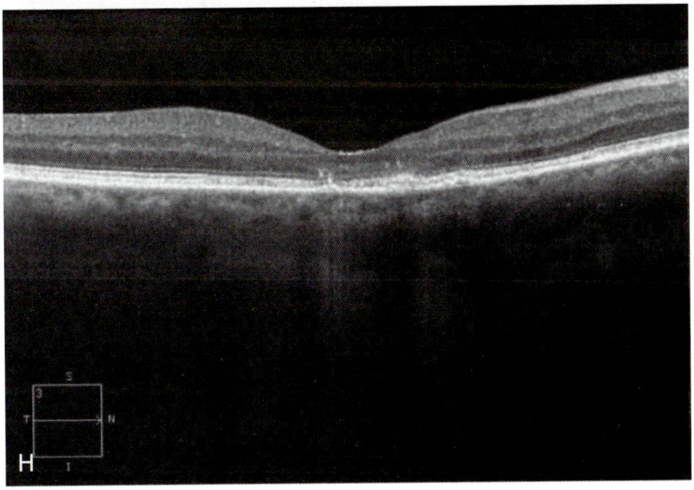

图 1–26（续）　(G)治疗后 FFA 显示荧光素渗漏和着染均减少。(H)治疗后 OCT 图像显示黄斑区厚度减少，视力为 20/40。

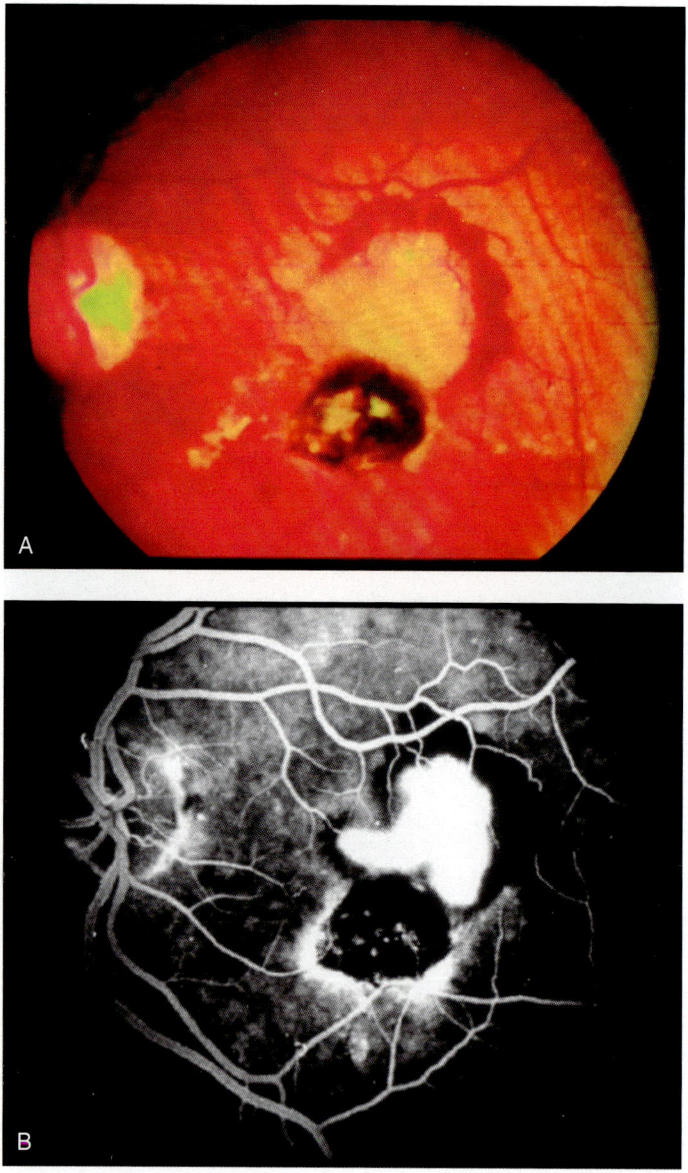

图 1-27 热激光光凝治疗后 CNV 复发。(A)眼底彩照可见先前光凝区的色素瘢痕和新的黄斑下出血,积液延伸到中心凹。(B)FFA 显示强荧光的中心凹下复发性 CNV 被一圈弱荧光围绕。陈旧性热激光瘢痕位于 CNV 下方,主要表现为弱荧光。

(毛剑波 译　沈丽君 校)

第 2 章

黄斑疾病

Christopher M. Aderman, Nikolas J. S. London, Mitchell S. Fineman

黄斑前膜

黄斑前膜是一种获得性疾病，黄斑区有半透明的纤维细胞膜形成。

流行病学和病因学

- 黄斑前膜可以是特发性的，或者继发于其他的眼内异常，包括视网膜裂孔、视网膜血管性疾病、葡萄膜炎、钝挫伤、穿通伤及手术损伤。特发性黄斑前膜最常见于 50 岁以后。
- 发病无性别差异。
- 双眼发病者约占 20%，但双眼病变的严重程度常不对称。
- 大多数患者已发生玻璃体后脱离(PVD)，PVD 被认为与膜形成有关。PVD 发生后，可能有一部分玻璃体后皮质残留在黄斑表面，或内界膜破裂使胶质细胞得以在视网膜表面增生，这些胶质细胞增生形成视网膜前膜。视网膜裂孔形成和眼外伤后，视网膜色素上皮细胞得以进入玻璃体腔，并沉积在黄斑表面，以后这些细胞转化为胶质细胞，形成黄斑前膜。

病史

- 若黄斑前膜菲薄且未引起视网膜变形，患者常无症状。随着膜进行性增厚和收缩，患者开始出现视力下降、视物变形及视物显大或视物显小。
- 大多数患者的视力保持在 20/50 以上。
- 大多数视网膜前膜进展缓慢，偶尔可自发改善。

主要临床表现

- 黄斑前膜最初表现为黄斑中央之上或毗邻处的半透明反光膜（图 2-1）。中心凹可呈“假性黄斑裂孔”外观。随着膜的成熟，它更混浊(图 2-2A)。
- 可伴视网膜浅层出血或神经纤维

层梗死。

- 膜向中央收缩引起下方视网膜皱纹和扭曲。这种皱纹和扭曲使本病有了其他命名:玻璃纸样黄斑病变、表面皱纹性视网膜病变及黄斑皱襞。如扭曲严重,可发生黄斑囊样水肿(CME),甚至牵拉性视网膜浅脱离。

鉴别诊断

- CME。
- 脉络膜新生血管(CNV)。
- 黄斑裂孔。
- 脉络膜皱褶。
- 视网膜联合错构瘤。

诊断性评估

- 一般通过视力检查、Amsler 方格表检查(测量视物变形、视物显大或视物显小)和眼底检查就足以诊断黄斑前膜。裂隙灯联合接触镜或非接触镜检查为诊断提供了极大的便利。
- OCT 是记录视网膜前膜及其进展的标准检查手段。OCT 显示视网膜前高反射光带伴视网膜变形、增厚,晚期病例可有 CME。
- FFA 清楚显示视网膜血管扭曲和渗漏,后者可引起 CME(图 2-2B,C)

预后和处理

- 大多数单眼发病者和视力在 20/50 以上者常无明显症状,不需要干预治疗。对视力在 20/60 及以下者或无法耐受视物变形者,经睫状体扁平部玻璃体切除联合膜剥除术可能有益(图 2-3)。
- 极为罕见,膜可自发脱落,症状消失。

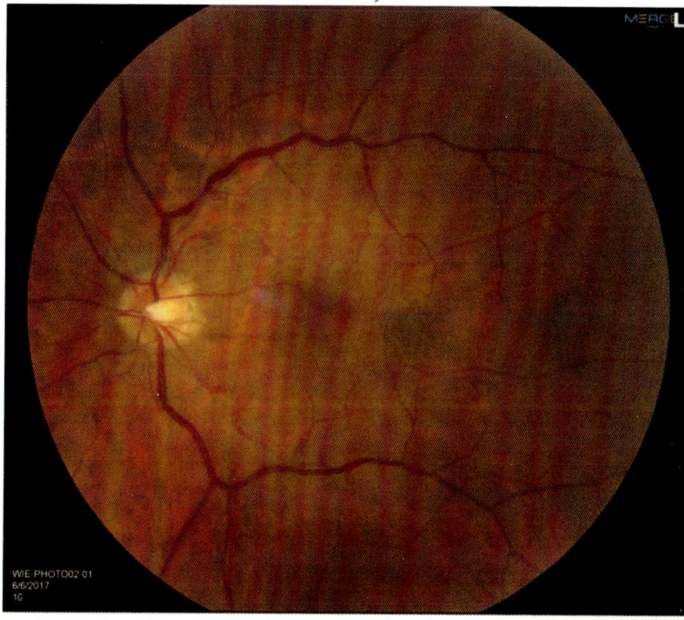

图 2–1　**黄斑前膜**。黄斑表面闪光膜引起中央区视网膜扭曲。

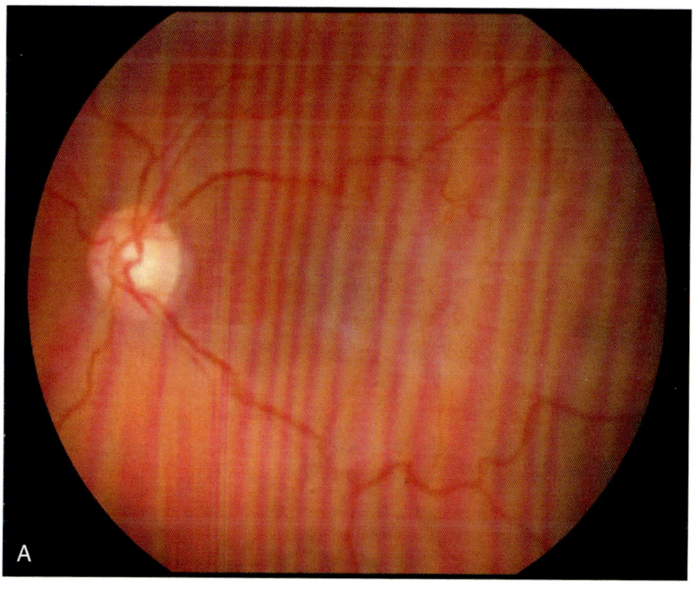

图 2–2　**黄斑前膜**。(A)黄斑表面厚膜引起中央区视网膜扭曲。(待续)

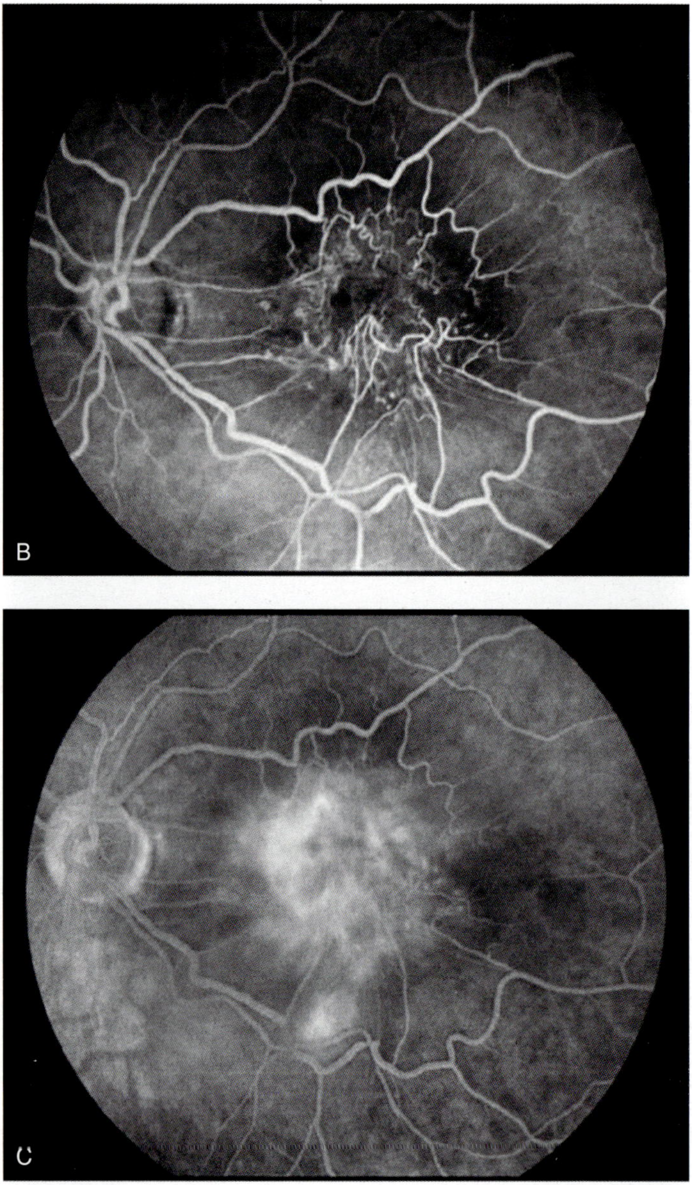

图 2-2(续) (B)FFA 显示黄斑区视网膜扭曲。(C)FFA 晚期可见来自扭曲视网膜血管的视网膜内荧光素渗漏。

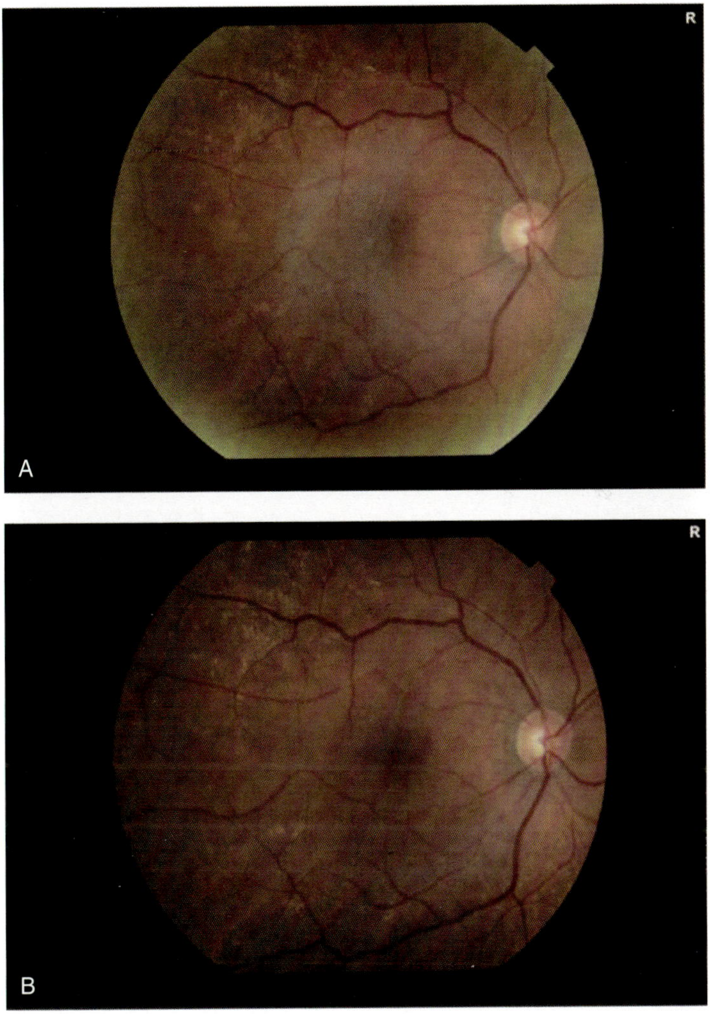

图 2-3 **黄斑前膜**。(A)膜的术前外观,视力为 6/60。注意视网膜皱褶和视网膜血管受压、迂曲。(B)膜的术后外观,视力为 6/12。视网膜血管迂曲减轻。

特发性黄斑裂孔

特发性黄斑裂孔是一种获得性疾病，是黄斑区中央的视网膜全层缺损。

流行病学和病因学

- 特发性黄斑裂孔通常发生在60~80岁，男女发病比例为1:3，女性多见。
- 双眼发病占5%~10%。
- 推测玻璃体视网膜界面的切线方向牵拉是引起特发性黄斑裂孔的原因。
- 特发性黄斑裂孔的Gass分期有助于理解疾病的进展过程和眼底表现(表2-1)。
- 如果患者一眼有黄斑全层裂孔，对侧眼有先兆黄斑孔(1期黄斑裂孔)且未发生PVD，那么对侧眼进展为2期的风险很大。如果患者一眼有黄斑全层裂孔，对侧眼视网膜正常且已发生PVD，那么对侧眼发生黄斑裂孔的风险很小。

病史

- 患者常主诉视力下降伴有中心暗点，可有视物变形。
- 一般是在常规眼科检查中另一眼被遮盖时才偶然发现患眼视力下降。

主要临床表现

- 视力可接近正常或严重下降至20/400以下，取决于黄斑裂孔的分期和严重程度。
- Amsle方格表检查常可发现视物变形或中心暗点。检眼镜和裂隙灯检查可见与黄斑裂孔分期一致的眼底表现。
  - 1期裂孔：围绕中心凹的黄色小囊或环，中心凹凹陷变浅或消失(图2-4)。
  - 2期裂孔：中心凹小的圆形或新月形缺损(图2-5)。
  - 3期裂孔：中心凹暗的圆形缺

表2-1 特发性黄斑裂孔的分期

1A期	早期，玻璃体皮质外层收缩伴中心小凹脱离(先兆黄斑孔)
1B期	玻璃体进一步收缩，中心凹前玻璃体皮质浓缩伴中心凹脱离(先兆黄斑孔)
2期	小(<400μm)的中心凹全层缺损
3期	较大(>400μm)的中央全层孔，常伴孔缘隆起，玻璃体后皮质仍附着，黄斑裂孔前可见小孔盖
4期	黄斑裂孔伴完全PVD，裂孔通常较大(>400μm)

Based on Gass JD. Reappraisal of biomicroscopic classification of stages of development of a macular hole. *Am J Opthalmol.* 1995,119:752-759.

损，孔缘下常有视网膜下液积聚（图 2-6）。

- 4 期裂孔：通常比 3 期裂孔大，并伴有 PVD(图 2-7)。

- 裂孔中央的视网膜色素上皮之上常有黄色小点(图 2-8)。

相关临床表现

- Watzke-Allen 征是指用裂隙灯窄光束照射中心凹，患者主诉中心光线中断。

鉴别诊断

- 黄斑前膜伴假孔。
- CME。
- 中心性浆液性视网膜病变(CSR)。
- 脉络膜新生血管膜。
- 日光性视网膜病变。
- 成人型卵黄样黄斑营养不良。

诊断性评估

- 通常仅凭眼底检查就可诊断。2、3 或 4 期黄斑裂孔 FFA 常显示中心凹中央早期强荧光，与裂孔基底的叶黄素脱失、RPE 脱色素和萎缩一致。OCT 可清晰辨别板层及全层裂孔(图 2-9)。

预后和处理

- 1 期黄斑裂孔不需要处理，因为 50%的病例可自发愈合。更晚分期的黄斑裂孔也可自发愈合，但极为罕见。

- 更晚分期(2 期及以上)的黄斑裂孔可行玻璃体切割术。手术包括：标准的经睫状体平坦部玻璃体切割术，剥除玻璃体后皮质及注入长效气体如 C3F8。也可以联合内界膜剥除术。术后患者应保持面朝下体位 1 周，以便气泡可顶压裂孔。近期证据表明，面朝下体位不像过去认为的那么关键，但需要进一步研究。黄斑裂孔手术的成功率达 80%~90%，裂孔闭合并有视力改善(图 2-10)。

- 预后不良的因素包括长期裂孔(如大于 1 年)和大裂孔。

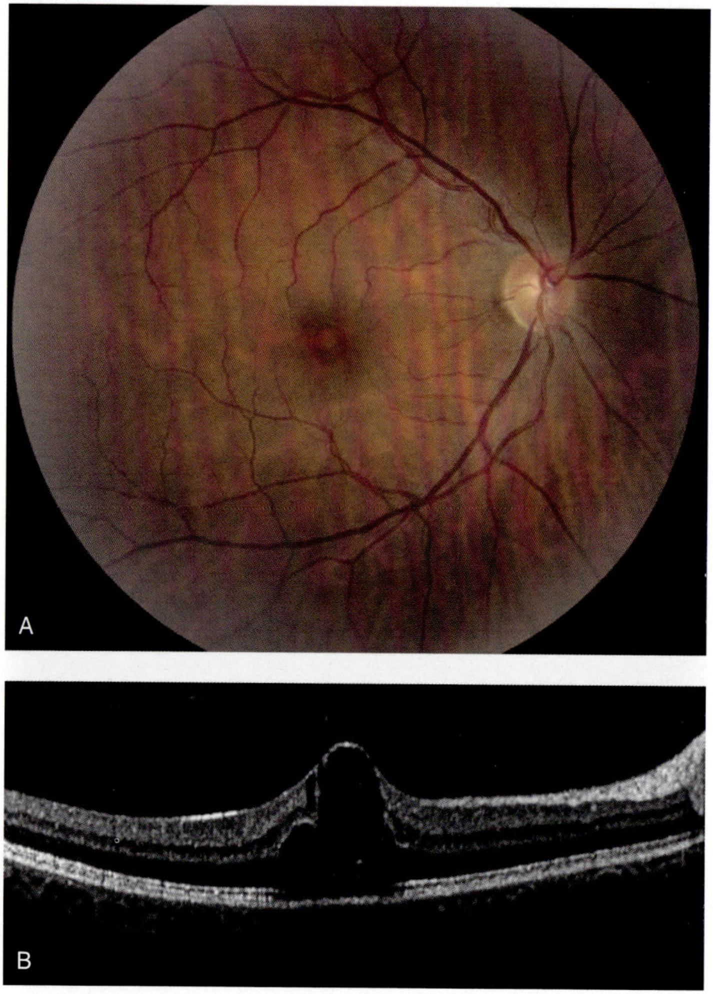

图 2-4 **特发性黄斑裂孔，1 期**。(A)1 期黄斑裂孔可见围绕中心凹的黄色环。视力仍保持在 6/7.5。(B)1 期黄斑裂孔的 OCT 图像。

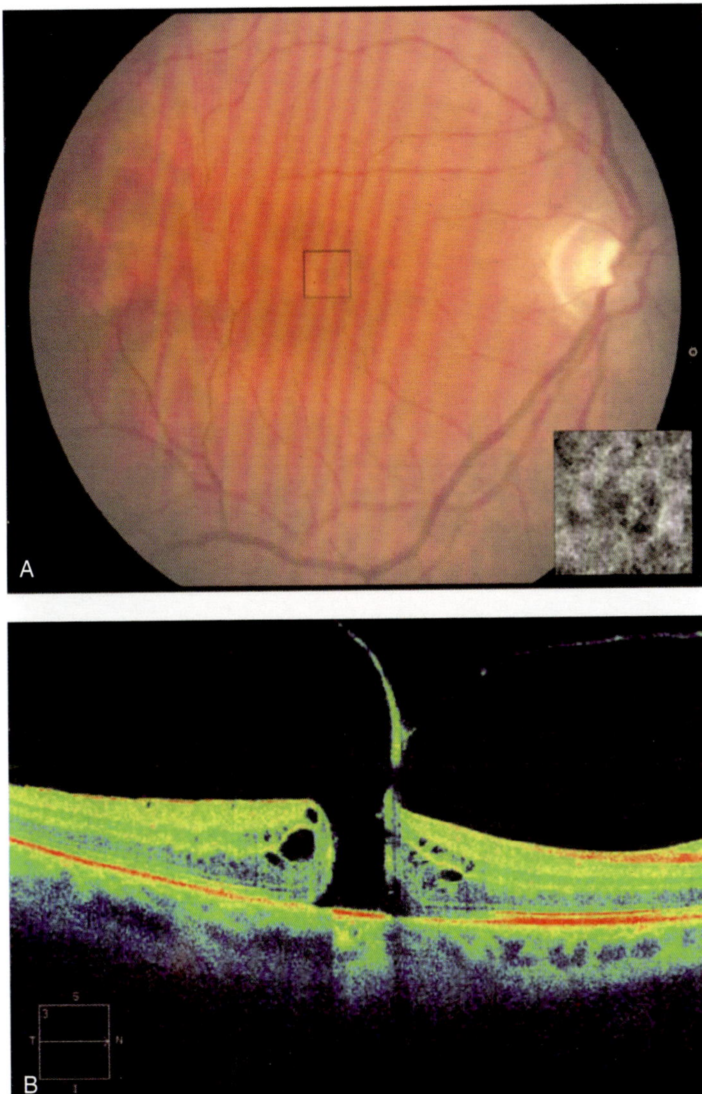

图 2-5　**特发性黄斑裂孔，2 期。**(A)2 期黄斑裂孔表现为中心凹的小圆形缺损（插图）。(B)OCT 图像显示 2 期黄斑裂孔且一侧孔缘仍有持续性牵拉。

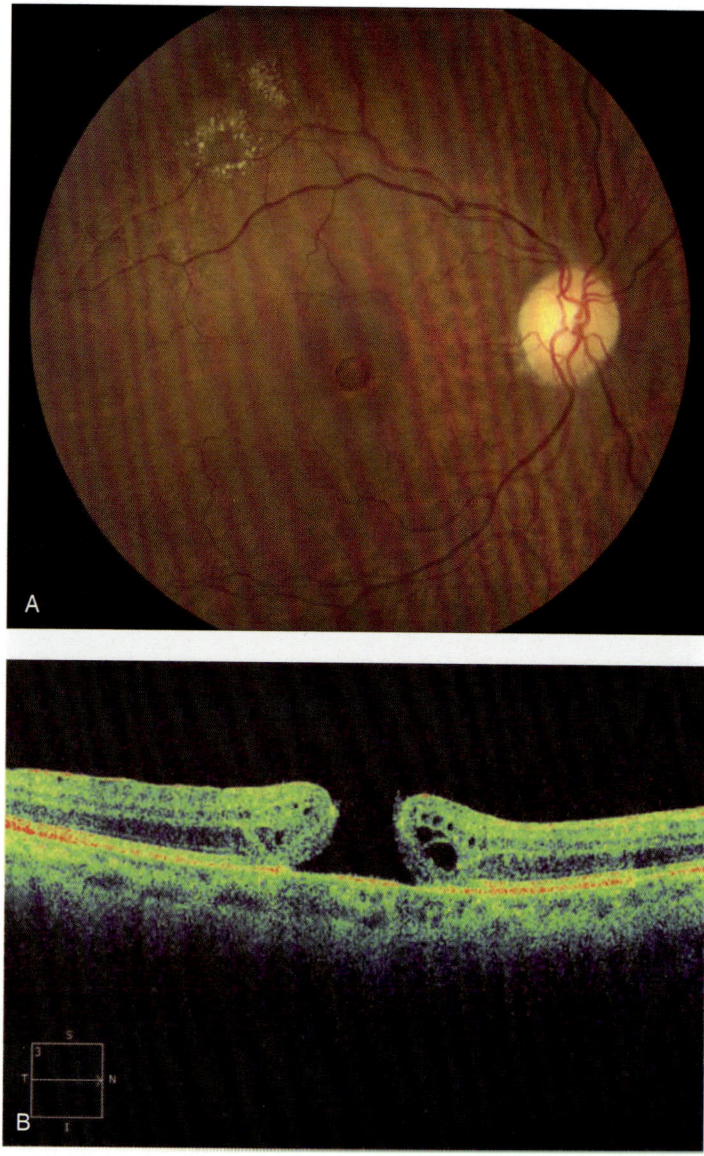

图 2-6 特发性黄斑裂孔,3 期。(A)3 期黄斑裂孔,孔周有视网膜下液。(B)3 期黄斑裂孔的 OCT 图像。

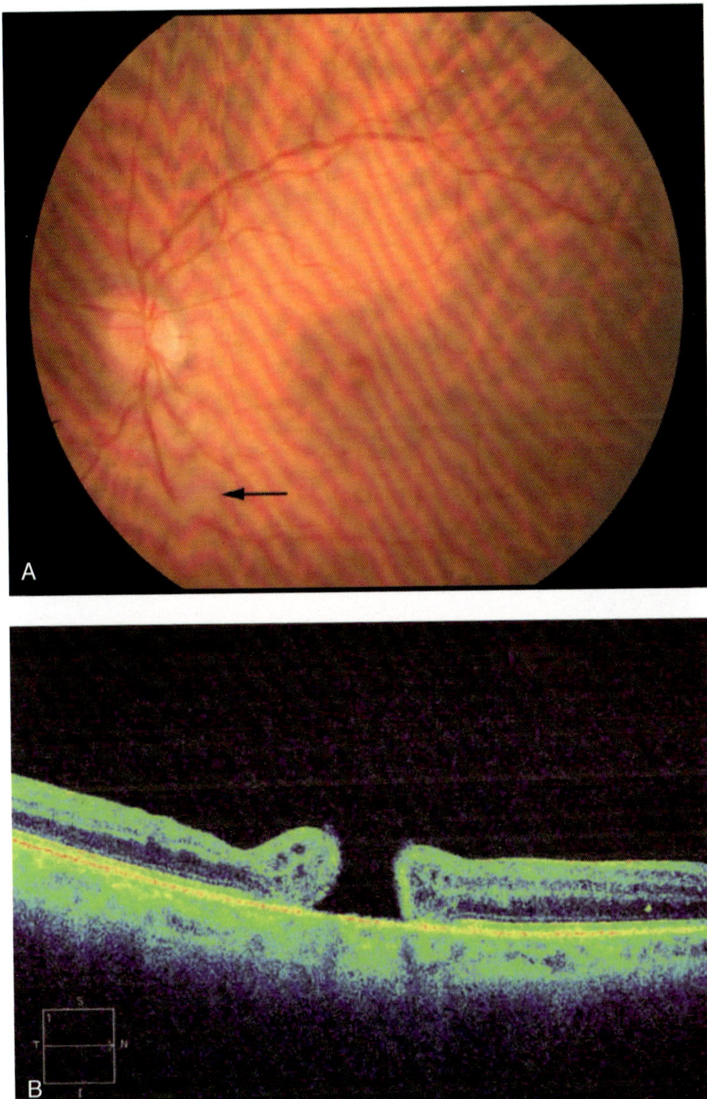

图 2–7　**特发性黄斑裂孔，4 期。**(A)4 期黄斑裂孔，注意颞下方血管弓视网膜前已脱离的浓缩玻璃体(箭头)。(B)4 期黄斑裂孔的 OCT 图像。

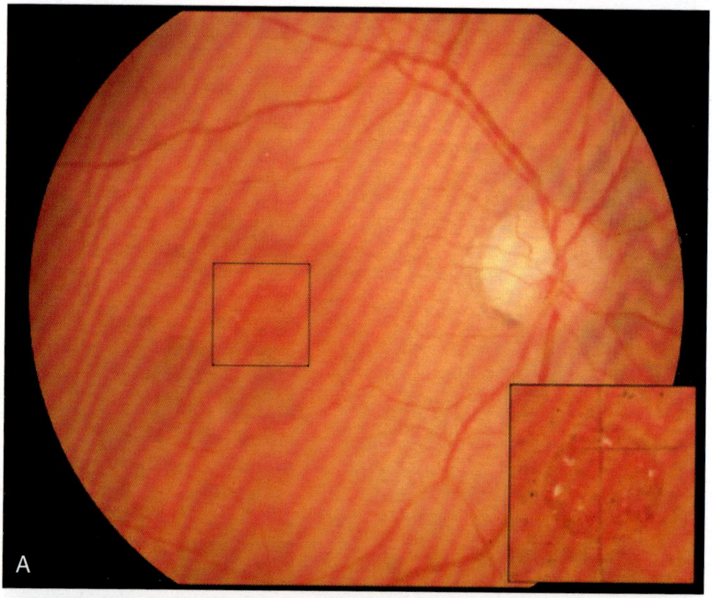

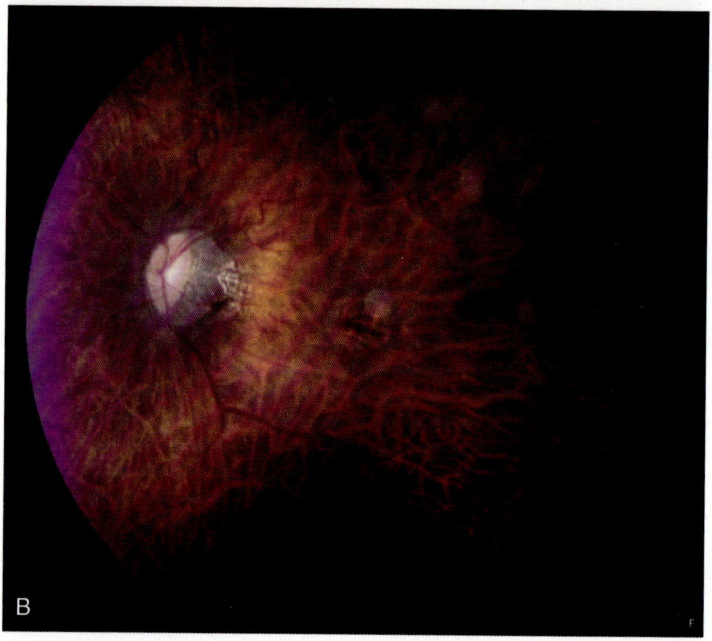

图 2-8 **特发性黄斑裂孔，长期**。(A)长期的 4 期黄斑裂孔伴视网膜下沉积物(插图)。(B)围绕黄斑裂孔的视网膜色素上皮环提示病变的长期性。

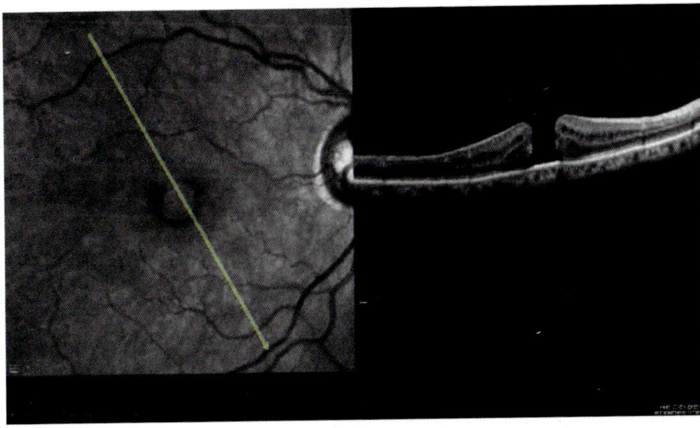

图 2–9　**特发性黄斑裂孔。**4 期黄斑裂孔的 OCT 图像显示视网膜全层缺损。

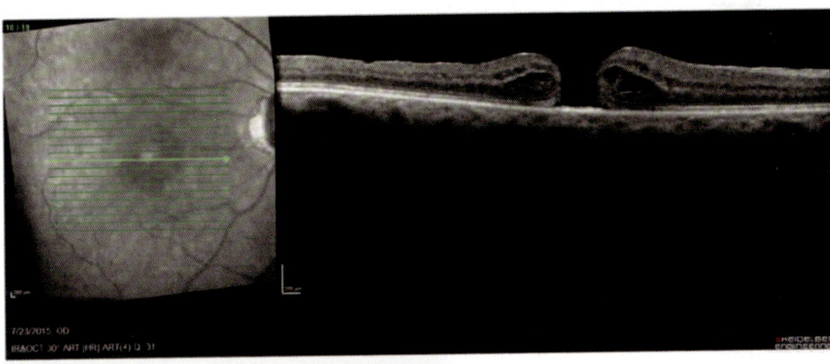

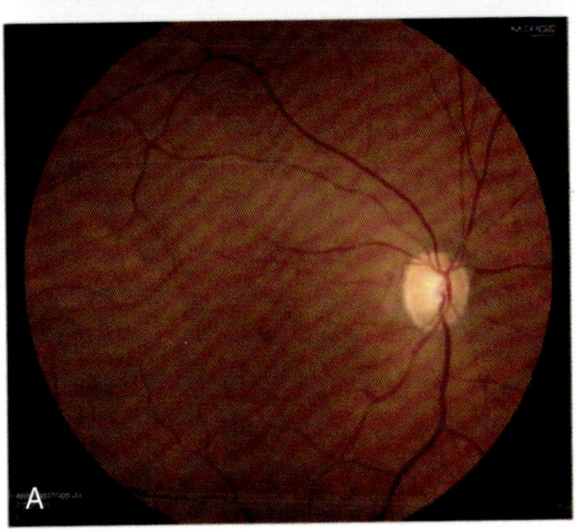

图 2–10　**特发性黄斑裂孔。**(A)黄斑裂孔的术前 OCT 图像和眼底彩照。绿色箭头指示 OCT 扫描方向。(待续)

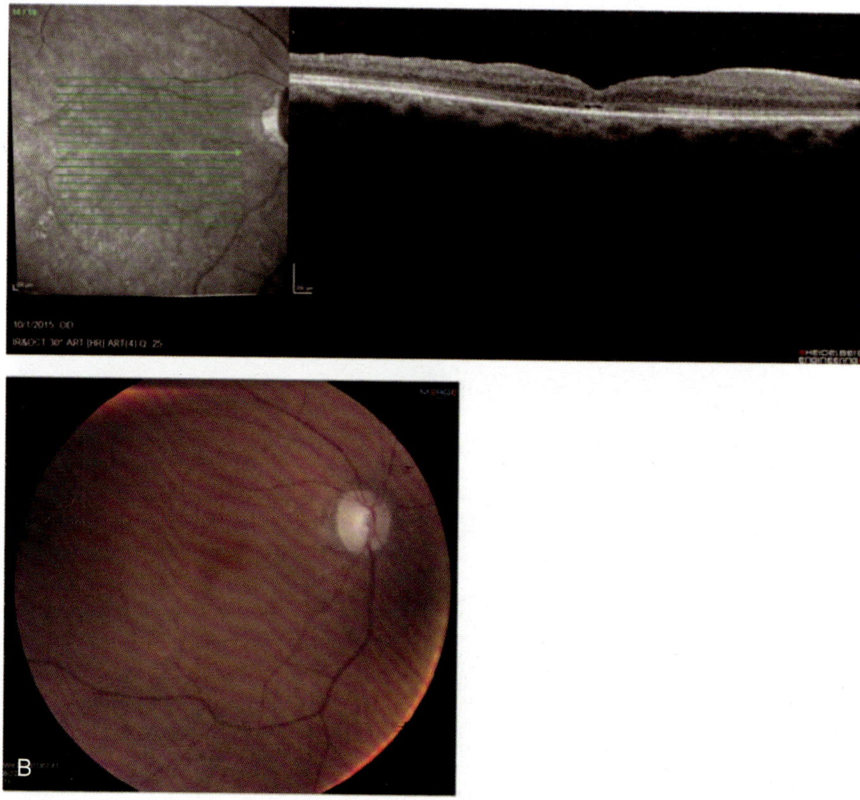

图 2-10(续) (B)3 期黄斑裂孔的术后表现，注意裂孔已闭合，视力从 6/30 提高至 6/12。

玻璃体黄斑牵引综合征

国际玻璃体黄斑牵引研究组(Duker 等,Ophthalmology,2013 年国际研究组分类)已提出基于 OCT 解剖形态的玻璃体黄斑界面异常分类,包括玻璃体黄斑粘连(VMA)、玻璃体黄斑牵引(VMT)、黄斑全层裂孔、黄斑板层裂孔及假性黄斑裂孔。

玻璃体黄斑粘连

- 表现为不完全玻璃体后脱离(PVD 1 期),且视网膜内表面无形态改变。
- 可以是局灶性(<1500μm)或广泛性(>1500μm)。
- 不需要干预治疗。

玻璃体黄斑牵引

流行病学和病因学

- VMT 与 PVD 的发病年龄相仿。PVD 在 50 岁以前不常见,超过 50%见于 70 岁以上者。

病史

- VMT 患者有进行性视物变形和视力丧失,视觉症状通常比黄斑前膜严重。

主要临床表现

- PVD 的进展导致对黄斑的过度牵拉和中心凹形态改变,包括黄斑增厚、黄斑劈裂及 CME,但不会发生所有视网膜层次的全层中断(图 2-11)。

鉴别诊断

- 黄斑前膜或假性黄斑裂孔。
- 黄斑裂孔。
- 视网膜和视网膜色素上皮联合错构瘤。

诊断性评估

- FFA 可见视网膜血管扭曲和荧光素渗漏,可有 CME 和视神经水肿。
- 频域 OCT 可帮助明确 VMT,同时可明确是否伴黄斑水肿和牵拉性视网膜脱离。

预后和处理

- 偶有发生,PVD 后自发缓解。
- 当视力降至 20/70 或更差时,建议手术治疗。在玻璃体切割术中,玻璃体后皮质以及黄斑区的所有视网膜前膜均被清除。视网膜结构可恢复正常外观,视力可有改善,但因黄斑水肿残留,视力通常不能完全恢复。
- 玻璃体腔注射奥克纤溶酶这种酶促玻璃体溶解术方式对 VMT 患者疗效有限。

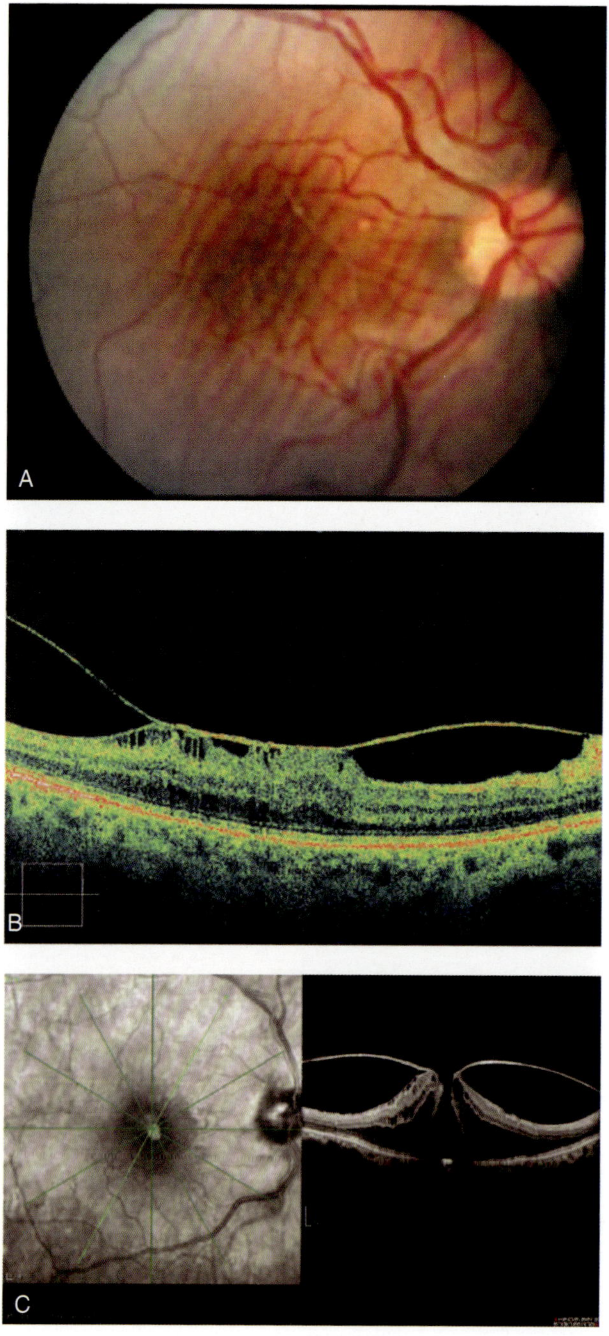

图 2-11 **玻璃体黄斑牵引综合征**。(A)玻璃体黏附于黄斑前膜，使中心凹降起并导致黄斑扭曲变形。(B)VMT 的 OCT 图像。(C) 严重 VMT 可引起继发性黄斑裂孔形成。

黄斑囊样水肿

黄斑囊样水肿(CME)是中心凹周围视网膜内液体积聚的结果。临床和FFA均可见液体积聚在囊样腔隙内。

流行病学和病因学

- CME 最常见于白内障术后。其他眼部手术如小梁切除术、激光光凝及冷凝也可以引起 CME。
- CME 也可见于糖尿病性视网膜病变、CNV、葡萄膜炎、视网膜静脉阻塞、旁中心凹毛细血管扩张、视网膜色素变性以及其他疾病。

病史

- 白内障术后 CME 通常发生在术后 6~10 周，患者经历了术后初期的视力改善,接着中心视力下降。

主要临床表现

- 当白内障术后发生 CME 时,眼前段常无异常表现。
- 裂隙灯检查可见中心凹周围的囊样腔隙(图 2-12A),以窄光束照射中心凹邻近区域时看得最清楚;也可见黄斑中央增厚;偶尔可见中心凹无血管区边缘的细小圆形视网膜内出血。

相关临床表现

- 白内障术后 CME 可无相关临床表现。但更常见于有并发症的白内障手术后，包括术中晶状体后囊膜破裂和玻璃体丢失。临床表现如下：手术切口的玻璃体嵌顿、虹膜嵌顿、虹膜萎缩及后囊破口。
- 可能提示 CME 其他病因的相关临床表现,例如:视网膜色素变性中可见色素迁移至视网膜中周部；视网膜静脉阻塞性疾病中可见弥漫的视网膜内出血。

鉴别诊断

- CNV。
- 糖尿病性黄斑水肿。

诊断性评估

- OCT 检测 CME 的灵敏度很高，甚至可追踪其变化,有助于将治疗的应答反应量化。
- FFA 也有助于确诊 CME,表现为荧光素积聚在中心凹周围呈花瓣状(图 2-12B)。视盘常有荧光素渗漏(图 2-12C),常被称为“Irvine-Gass 综合征”。单纯的 CME 中心凹无血管区不扩大。
- 常规白内障术后,多达 60%的患者 FFA 可见 CME。没有并发症的白内障手术后,2%~10%的患者发生有临床意义的 CME,即患者有症状。

预后和处理

- 大多数术后 CME 在 6 个月内自

行消退。若患者有视力下降症状，可干预治疗。

- 对于术后 CME，目前还没有一个被普遍接受的治疗方案。最常用的治疗是糖皮质激素滴眼或球周用药、非甾体消炎药（NSAID）滴眼及口服碳酸酐酶抑制剂，各种方法给药次数不同，但上述药物可联合使用。典型的启动方案是醋酸泼尼松龙联合 NSAID 滴眼，一天 4 次，数周或数月内逐渐减量。治疗无应答的病例，可考虑球周或玻璃体腔注射糖皮质激素，此外，也可考虑玻璃体腔注射抗 VEGF 药物，或小剂量乙酰唑胺全身用药。
- 采用 Nd:YAG 激光玻璃体溶解术这种手术干预方式，可切断嵌顿在白内障手术切口的细玻璃体条索；或者采用玻璃体切割术处理更广泛的玻璃体、虹膜嵌顿或 VMA，可使 CME 消退。

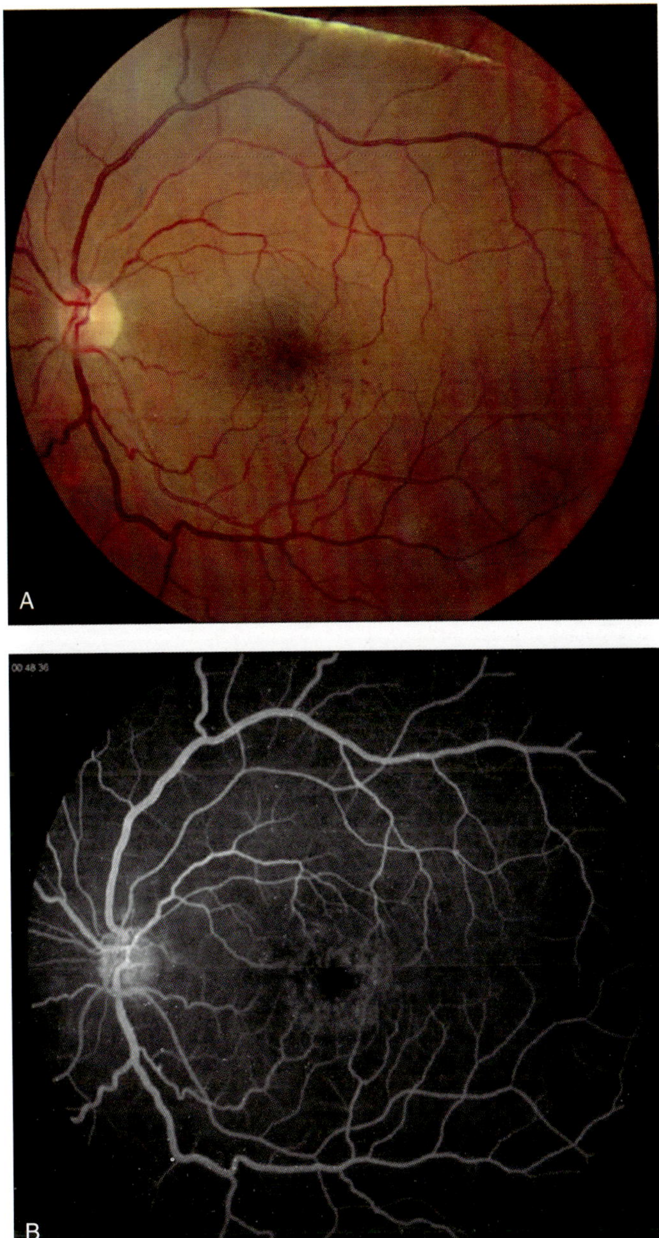

图 2-12　**黄斑囊样水肿。**(A)正常中心凹反光消失，黄斑中央可见囊样改变。(B)FFA 动静脉早期显示中心凹周边区域荧光素渗漏。(待续)

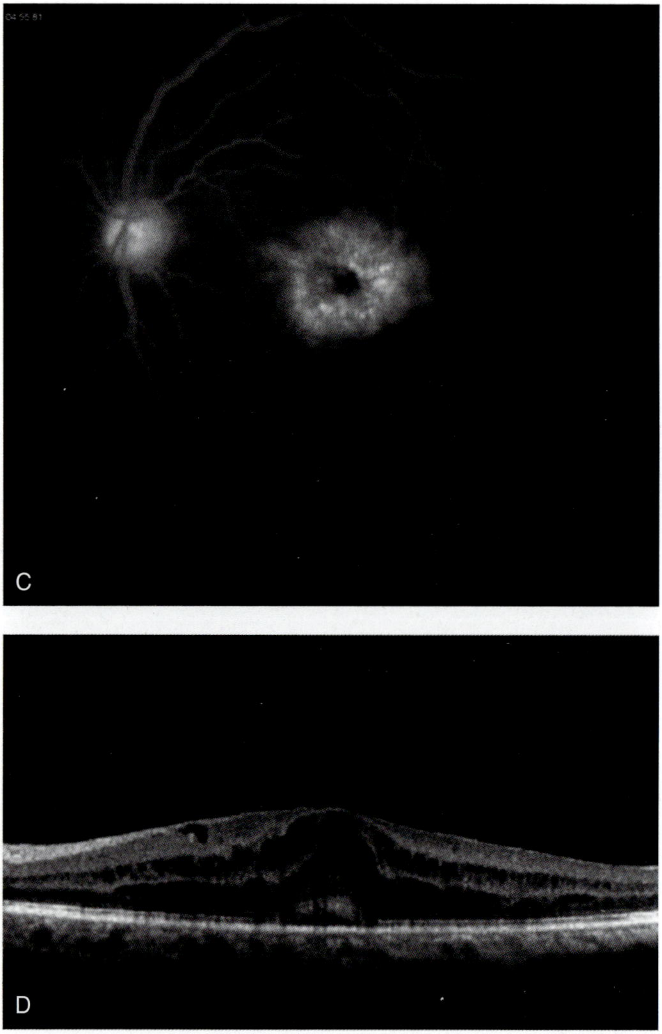

图 2-12(续) (C)FFA 晚期除可见视盘荧光素渗漏外,还可见花瓣状荧光素渗漏。(D) CME 的 OCT 图像。

息肉样脉络膜血管病变

息肉样脉络膜血管病变(PCV)是一种特发性黄斑出血性疾病。

流行病学和病因学

- PCV 是脉络膜内层血管病变,脉络膜毛细血管层深部存在分支血管网伴末端动脉瘤样扩张。据推测,PCV 是 CNV 的一种类型。但是息肉样CNV 与其他类型的 CNV 表现不同，与其他原因引起的 CNV 相比，视力预后较好。
- PCV 最早在黑人老年女性中发现,目前已知各种族均可发病,但好发于肤色较深的个体。
- 无性别差异。
- 息肉样 CNV 的平均发病年龄小于年龄相关性黄斑变性,但发病年龄范围更广(从 25 岁以下至 85 岁以上)。通常双眼发病,但有患者随访多年仍为单眼受累。

病史

- 若发生黄斑区浆液血液性并发症,PCV 患者将出现视力下降和视物变形。

主要临床表现

- PCV 患者可长期反复发作急性浆液血液性视网膜脱离和视网膜色素上皮脱离。裂隙灯显微镜下可见血管病变，表现为橘红色的球形或息肉样病灶。病变好发于视盘周围，但也可发生于黄斑甚至周边部。
- 极为少见，可发生大疱性或浆液血液性全视网膜脱离,伴或不伴玻璃体积血。

相关临床表现

- 严重 PCV 视力下降者常伴有全身性高血压。

鉴别诊断

- 年龄相关性黄斑变性伴 CNV。
- 周边渗出性出血性脉络膜视网膜病变。
- 中心性浆液性脉络膜视网膜病变。
- 视网膜色素上皮脱离。

诊断性评估

- 眼底检查可见视网膜神经上皮和色素上皮的浆液血液性脱离（图 2-13A)。
- FFA 通常不是有效的影像学检查方法，因为脉络膜毛细血管的荧光常掩盖血管病变(图 2-13B,C)。

• 吲哚菁绿(ICG)血管造影能更好地显示脉络膜血管,通常可以清楚显示活动性病变。OCT 及深度增强成像对随访黄斑累及情况有用。

预后和处理

• 浆液血液性病变可自行消退,不进展为纤维增生。血管病变在疾病非活动期可消退,给诊断带来困难。相反,血管病变也可继续生长并反复出血,最后发展为纤维血管性瘢痕,患者视力严重丧失。PCV 如伴有高血压,治疗高血压对于限制疾病的严重程度可能很重要。

• 可考虑激光光凝治疗,尤其是对远离中心凹的浆液血液性并发症。对中心凹外的活动性息肉样 CNV 或动脉瘤样改变的治疗常可使整个病变消退,这与年龄相关性黄斑变性 CNV 的治疗不同,后者必须治疗整个病变才能防止进一步的出血。

• 尽管累及黄斑时常采用玻璃体腔注射抗 VEGF 药物,但对 PCV 疗效有限。抗 VEGF 治疗作为其他治疗方法的辅助治疗可能更有效。中心凹下病变可考虑光动力学疗法。

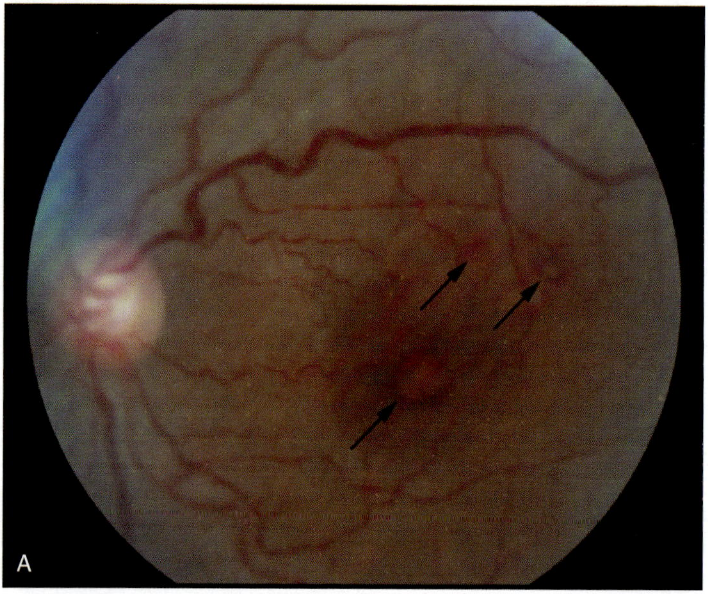

图 2-13 **息肉样脉络膜血管病变。**(A)黄斑区可见浆液血液性视网膜脱离(箭头)。(待续)

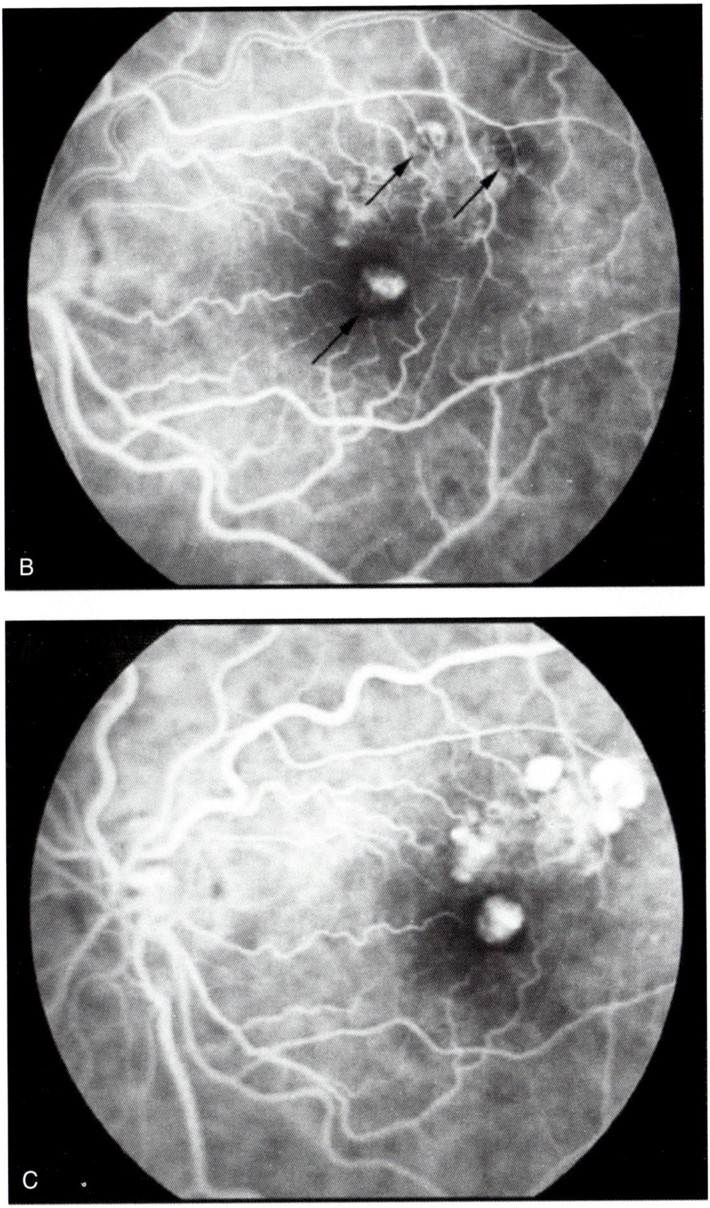

图 2–13(续)　(B)FFA 静脉充盈期可见脉络膜分支血管网(箭头)。(C)FFA 晚期可见脉络膜荧光素渗漏和末端动脉瘤样扩张。

病理性近视

病理性近视也称为变性性近视，是近视患者(屈光度常大于-6D，且眼轴进行性变长)中的一种视网膜变性疾病，病变包括视网膜色素上皮和脉络膜变薄、视网膜色素上皮萎缩、CNV和视网膜下出血。

流行病学和病因学

- 全球范围内病理性近视的患病率高达3%，不同种族和民族间有所不同。
- 病理性近视女性更多见。

病史

- 病理性近视患者因黄斑区进行性萎缩导致中心视力缓慢丧失。突发性视力丧失可由黄斑区视网膜下出血或穿过Bruch膜裂孔生长的CNV造成。
- 如果不伴CNV，视网膜下出血吸收后视力可自发改善。

主要临床表现

- 病理性近视的临床表现被认为是由眼球进行性变长引起的。标志性征象是毗邻视神经的视网膜色素上皮萎缩形成的所谓“近视弧形斑”(图2-14A)。该萎缩区通常位于视盘颞侧，也可位于围绕视盘的任何方位，并扩展至黄斑中央。视盘本身可被垂直地或倾斜地拉长，或两者兼有(图2-14B)。
- 黄斑中央异常可致视力丧失。后极部地图样萎缩区可累及中心凹。漆裂纹是Bruch膜自发性线样破裂，可位于中心凹(图2-14B)。4%的高度近视患眼中有漆裂纹。不伴CNV时，自发的视网膜下出血可能由漆裂纹引起(图2-14C)。Fuchs斑是视网膜下圆形的色素增生区，偶尔伴周围萎缩，被认为是以前发生视网膜下出血或CNV的区域。10%的高度近视患眼在30岁以后可观察到Fuchs斑。

相关临床表现

- 在眼轴长度大于26.5mm的患眼中，CNV发生率为5%~10%(图2-14D)。CNV常伴漆裂纹，可有后极部葡萄肿，表现为后极部的凹陷和脉络膜视网膜萎缩(图2-14E)。
- 视网膜周边部可出现弥漫性色素改变，以及斑块样或弥漫性脉络膜视网膜变性区(图2-14F，G)。在病理性近视患者中，PVD更常见且发生更早。尽管病理性近视中格子样变性不常见，但若存在，将增加视网膜裂孔和视网膜脱离的风险。

鉴别诊断

- 视盘倾斜综合征。
- 视盘缺损。
- 拟眼组织胞浆菌病。

- 年龄相关性黄斑变性。

诊断性评估

- 病史、屈光不正及眼轴长度测量结合大量的眼底征象有助于诊断病理性近视。
- FFA 和 OCT 有助于评估 CNV。

预后和处理

- 目前尚无任何治疗被证实能够阻止近视进展及其引起的视网膜变性。有报道巩膜加固术和切除术可限制眼球变长，但稳定或改善视力的疗效未被证实。
- 抗 VEGF 治疗对近视性 CNV 有效。激光光凝是二线治疗，应慎重考虑，因为不进行激光治疗，CNV 常可维持为小病灶，而且光凝萎缩斑的扩大可致视力进一步丧失。
- 维替泊芬光动力学疗法对中心凹下 CNV 可能有用。
- 病理性近视中的 CNV 病灶与年龄相关性黄斑变性中的不同，即便不治疗仍可保持稳定，且无明显视力丧失。

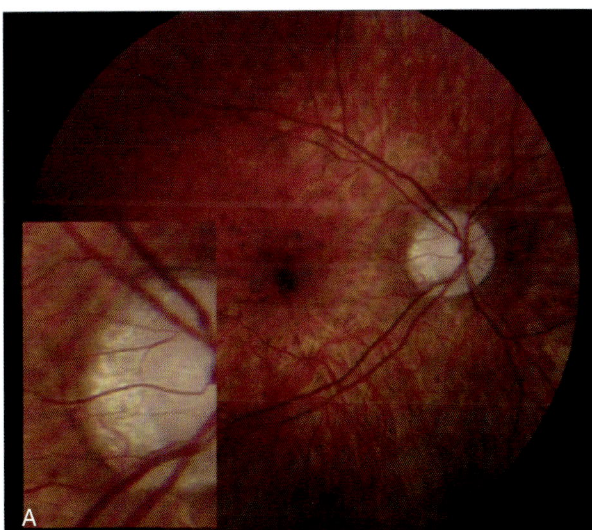

图 2–14 **病理性近视。**(A)颞侧近视弧形斑。注意视网膜色素上皮“变薄”(插图显示视神经的真实边界)。(待续)

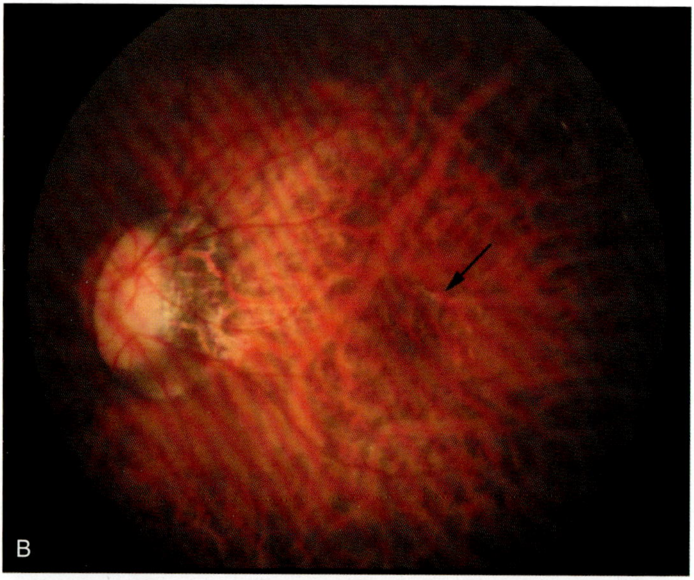

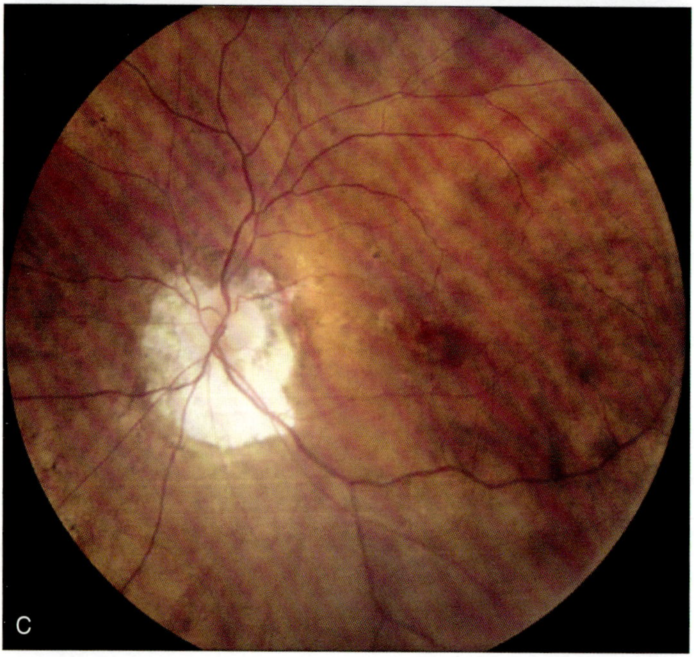

图 2-14(续) (B)明显倾斜的视盘，伴颞侧近视弧形斑和中心凹上的漆裂纹(箭头)。(C)漆裂纹引起的自发视网膜下(中心凹)出血，不伴 CNV。(待续)

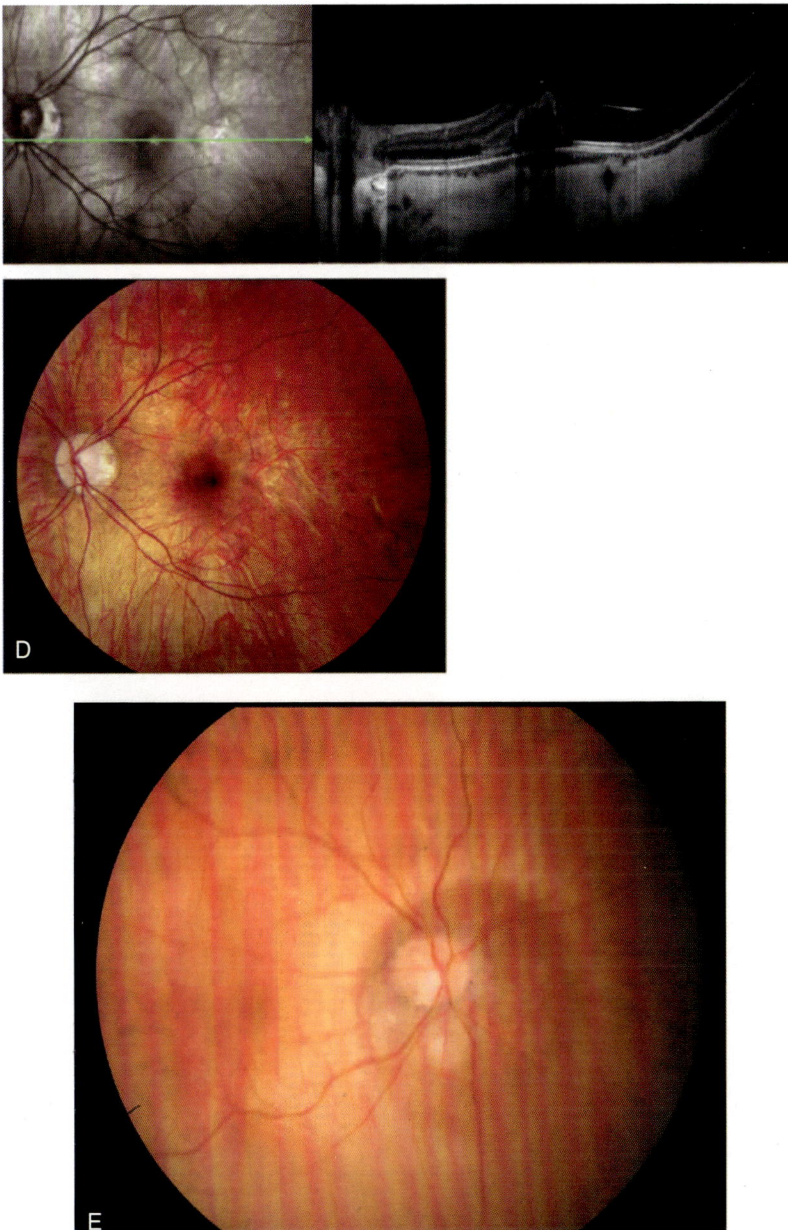

图 2-14(续)　(D)OCT 图像和眼底彩照显示中心凹下 CNV 伴色素沉着。(E)围绕视神经的后巩膜葡萄肿。(待续)

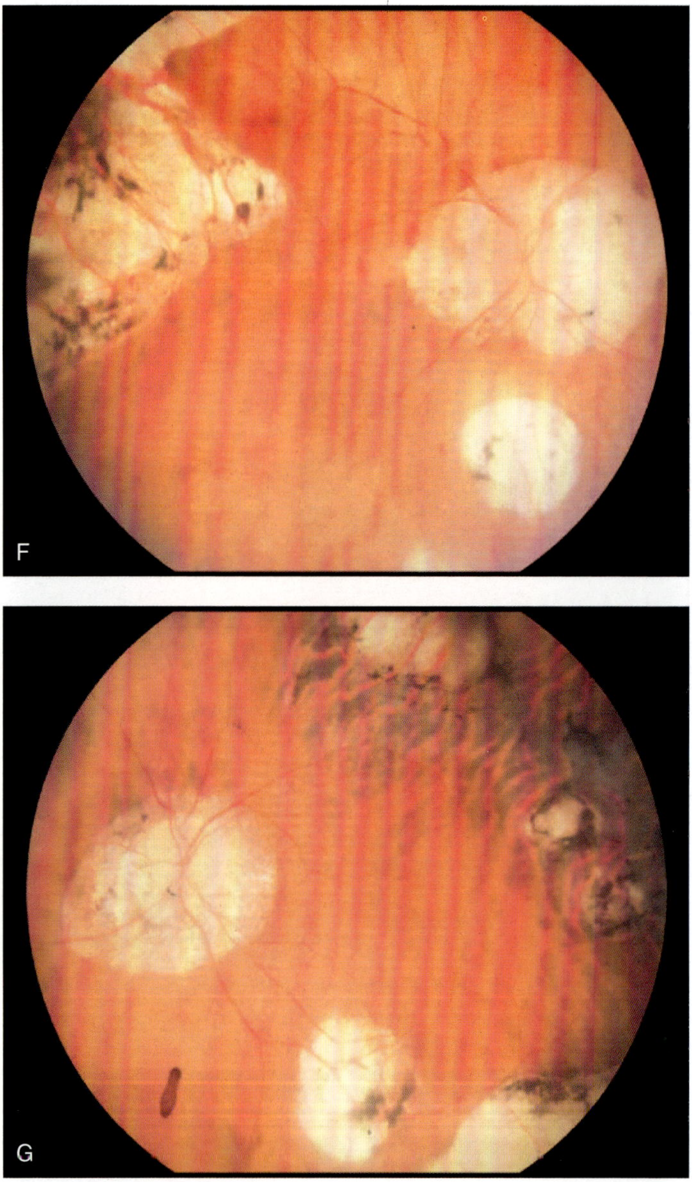

图 2-14(续) (F)右眼后极部和周边部可见广泛的脉络膜视网膜萎缩。(G)左眼后极部和周边部可见广泛的脉络膜视网膜萎缩。

血管样条纹

血管样条纹是从视盘辐射出的红色或棕色不规则线条，它们代表着增厚和钙化的 Bruch 膜破裂。

流行病学和病因学

- 50%的血管样条纹为特发性，但也可与某些全身性疾病相伴发生。血管样条纹最常伴随的全身性疾病是弹性假黄瘤病或 Grönblad-Strandberg 综合征，其他还有 Paget 骨病、镰状细胞性贫血及 Ehlers-Danlos 综合征。

病史

- 患者无症状，直至血管样条纹继发 CNV。发生 CNV 时，患者主诉中心视力下降和视物变形。

主要临床表现

- 血管样条纹从视神经发出，呈淡橘红色至暗红褐色（图 2-15），可穿过黄斑区延伸至周边部。条纹可以很窄，也可以达视网膜血管径的 4 倍。通常双眼发病。随着时间的推移，条纹变得更萎缩。

相关临床表现

- 血管样条纹可伴 CNV（图 2-16），并且 CNV 破裂、视网膜下出血及瘢痕形成是其视力丧失的首要原因（图 2-17）。
- 弹性假黄瘤病还可有其他的眼底表现。眼底呈细点样外观，被称为橘皮样改变，最常见于颞侧中周部（图 2-18）。
    - 本病患者有皮肤弹性组织异常，颈部和关节屈面有松弛的皮肤皱褶；由于血管壁弹力组织异常可能患有心血管疾病；可发生消化道出血。
- Paget 病（畸形性骨炎）患者有异常的骨破坏和形成。患者通常有头痛、颅骨扩大，指趾骨增粗、骨折及心血管并发症。约 10%的 Paget 病患者在疾病晚期发生血管样条纹。患者也可因骨骼膨大压迫视神经而致视力丧失。
- 1%~2%的镰状细胞血红蛋白病患者可发生血管样条纹。Ehlers-Danlos 综合征患者由于胶原组织异常而有皮肤高弹性和关节过度屈曲性。

鉴别诊断

- 外伤性脉络膜裂伤。

诊断性评估

- FFA 早期，血管样条纹因上方视网膜色素上皮萎缩而表现为强荧光线条。任何伴发 Bruch 膜破裂的疾病都可发生 CNV。FFA 典型表现为 CNV 的早期强荧光并伴荧光素渗漏。
- 吲哚菁绿血管造影后期可突出显示血管样条纹，通常比 FFA 清楚。

预后和处理

- 患者一旦出现血管样条纹就面临发生 CNV 的风险，因为没有措施可以预防 CNV 的发生。如果患者发生中心凹外或中心凹旁 CNV，可考虑玻璃体腔注射抗 VEGF 药物和(或)标准激光光凝。血管样条纹伴有中心凹下 CNV 若抗 VEGF 治疗无效，光动力学疗法可能有用。

- 血管样条纹患者应特别注意避免眼部外伤（图 2–19）。应佩戴防护眼镜，因为这些患者眼部遭受直接打击极易发生脉络膜破裂和出血。血管样条纹患者应做常规体检以评估全身性并发症，因为某些并发症如心血管疾病和消化道出血可能危及生命。

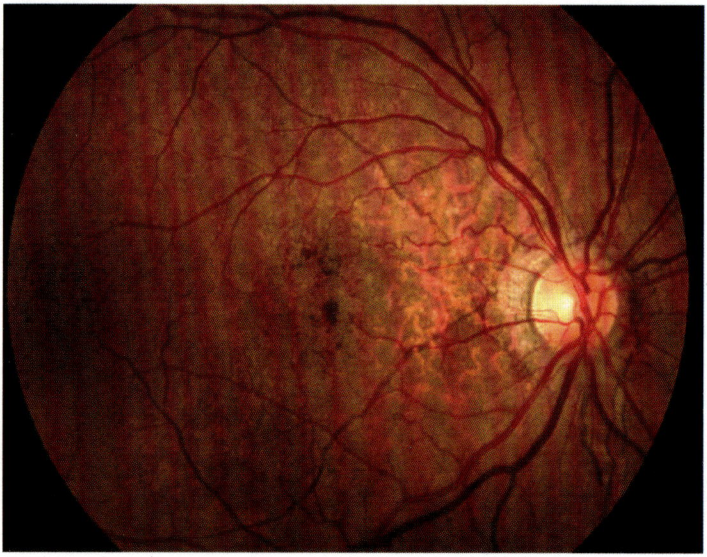

图 2–15 **血管样条纹，橙色条纹。**橙色线条从视神经辐射出，并延伸通过后极部。

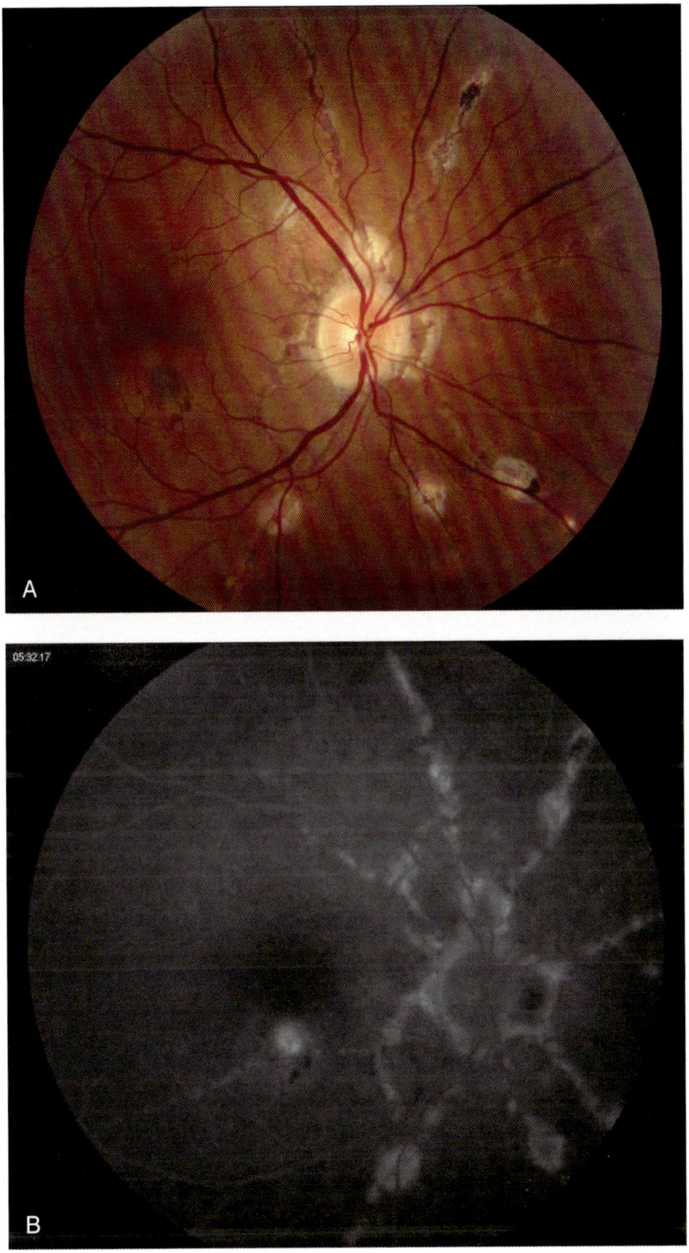

图 2–16　**血管样条纹。**(A) 毗邻血管样条纹处的视网膜下出血和视网膜隆起高度提示 CNV。(B)FFA 证实为 CNV。

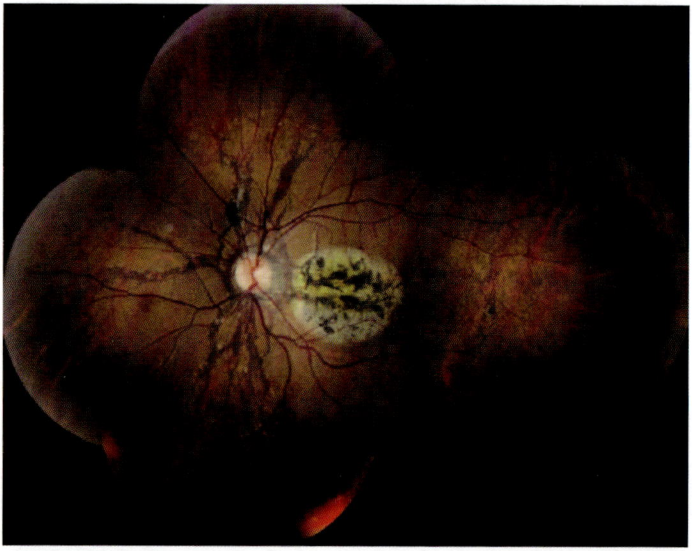

图 2-17 **血管样条纹,CNV。**CNV 破裂和出血后严重的黄斑瘢痕(注意颞侧的橘皮样外观)。

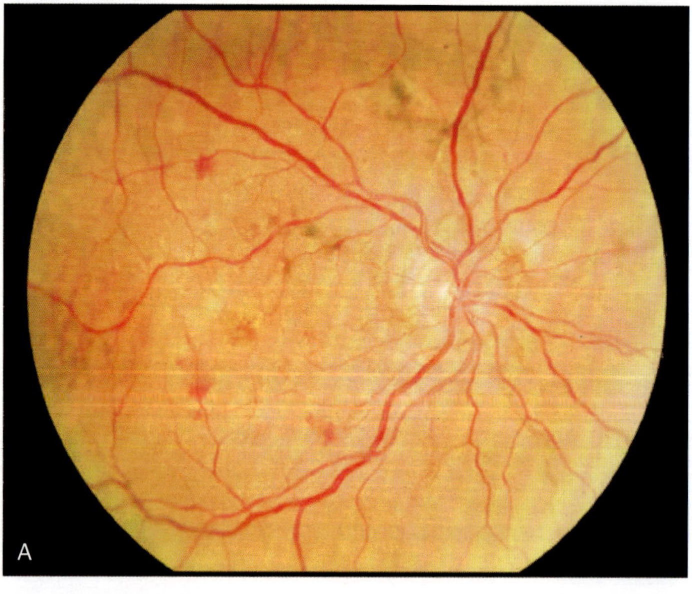

图 2-18 **血管样条纹。**(A)色素性条纹伴有视网膜下出血。(待续)

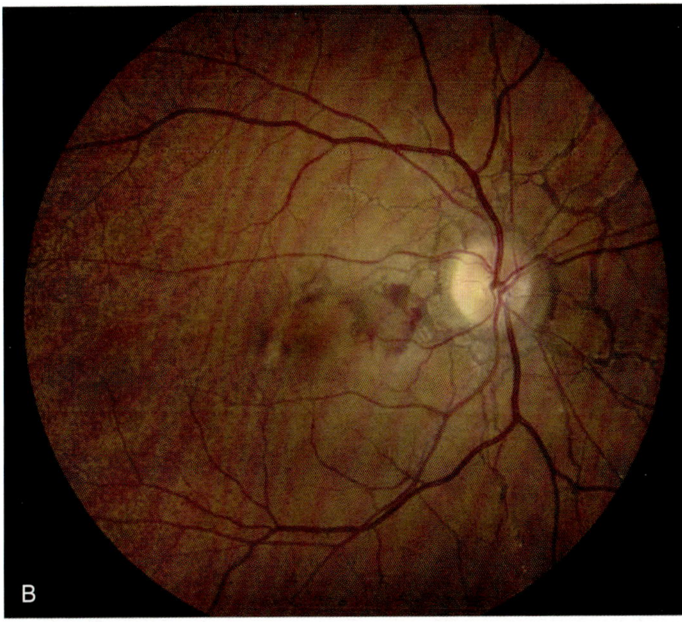

图 2-18(续) (B)颞侧周边部的橘皮样外观。

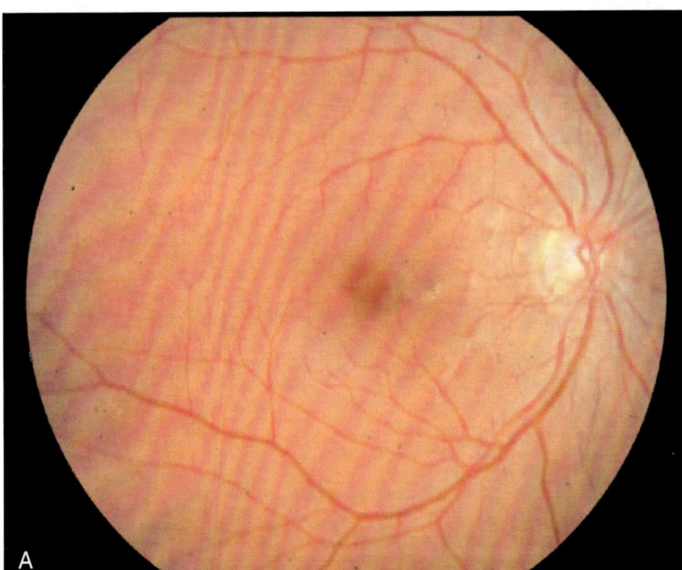

图 2-19 **血管样条纹，外伤性视网膜下出血。**(A)双眼血管样条纹患者(A:右眼;B:左眼)左眼拳击伤后出现广泛视网膜下出血。(待续)

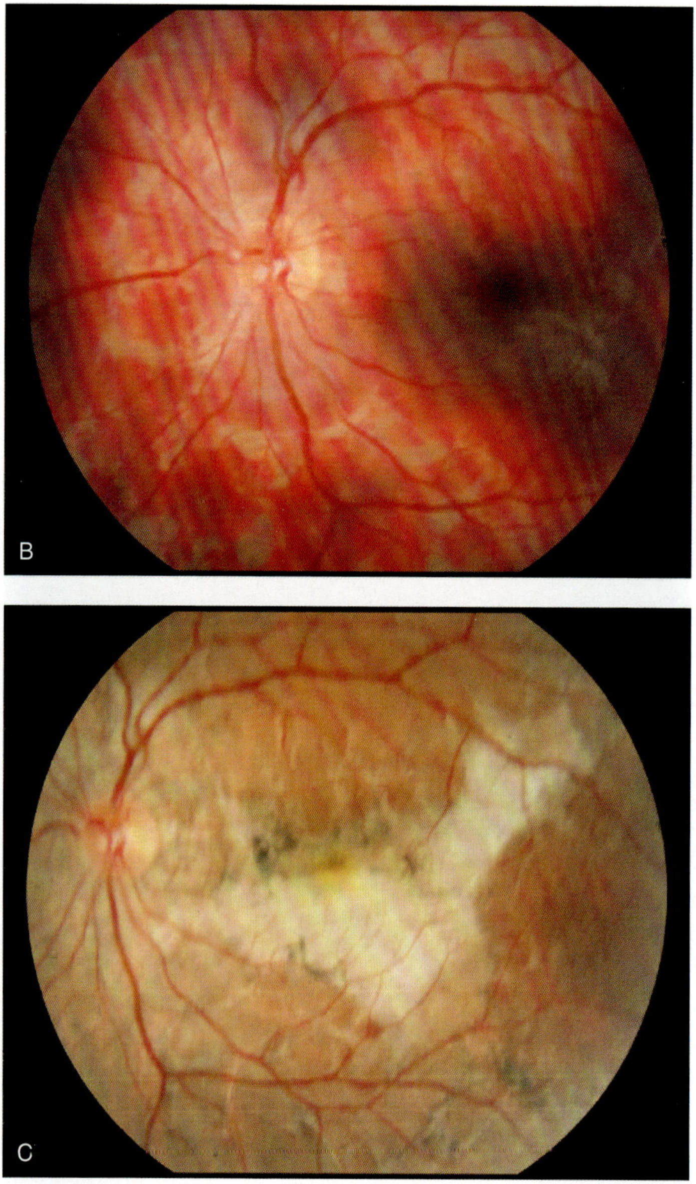

图 2–19(续) 出血最终吸收,但引起严重的瘢痕(C)和视力丧失。

中心性浆液性视网膜病变

中心性浆液性视网膜病变(CSR)是一种局限性视网膜神经上皮浆液性脱离,通常局限于后极部。可伴有视网膜色素上皮浆液性脱离。CSR 通常是一种特发性疾病,但也可见于使用糖皮质激素时。

流行病学和病因学

- CSR 常发生于青年至中年的健康男性,但女性也可发生。CSR 的确切病因尚不清楚。因为有液体的重吸收障碍,所以可能存在视网膜色素上皮和脉络膜的弥漫性异常。
- CSR 和全身使用糖皮质激素间存在很强的关联,包括口服、皮肤外用、吸入及关节腔注射糖皮质激素。
- 据报道,CSR 在 A 型性格患者中更常见。

病史

- 患者可无症状,除非黄斑中央受累。有症状者主诉突发视力下降伴视物变形,可有视物显大或视物显小。色觉常受影响,并可有相对暗点。

主要临床表现

- 眼底检查可见浆液性脱离致黄斑隆起(图 2-20)。慢性或反复发作者可有视网膜色素上皮萎缩斑块。

相关临床表现

- 病变处可有黄点,脱离视网膜的背面可有纤维蛋白沉积物(图 2-21)。
- 因以前发作的浆液性脱离,患眼或对侧眼或双眼常有色素上皮团块(图 2-22)。
- 偶尔可伴有视网膜色素上皮浆液性脱离(图 2-23)。
- 极少数患者有弥漫性后极部脱离,液体因重力积聚于下方(图 2-24)。视网膜下液因重力下沉使视网膜色素上皮产生“沟”样改变。

鉴别诊断

- CNV,尤其是老年患者。
- 视神经小凹伴黄斑区视网膜神经上皮脱离。
- 后巩膜炎。
- Harada 病。
- 孔源性视网膜脱离。
- 局限性脉络膜血管瘤。
- 无色素性脉络膜黑色素瘤。

诊断性评估

- OCT 显示视网膜下液常位于黄斑区,并常伴色素上皮脱离。
- CSR 可见各种荧光血管造影改变。最常见的改变是点状强荧光逐渐扩大(图 2-25)。造影过程中视网膜色素上皮水平的点状强荧光不断增强，晚期神经上皮层脱离区内有荧光素积存。

• 另一种不常见的强荧光模式表现为“冒烟样”，染料从视网膜色素上皮垂直向上扩散(图 2-26A~D)。偶尔可见多个渗漏点。

预后和处理

• 应立即停用糖皮质激素。大多数患者在 1~3 个月内可自行消退，但可遗留轻微的症状，包括中心视力下降、对比敏感度下降、色觉减退和视物变形。极少见视力严重丧失。复发见于 20%~40%的患者。

• 如果患者视力持续下降且液体未吸收超过 3~4 个月，FFA 中的渗漏点可给予光凝(图 2-26E)。

• 对治疗无应答的中心凹下病变，可考虑光动力学疗法。患者因职业需要希望改善视力或恢复立体视时，可考虑早期治疗。激光光凝后必须密切随访，因为治疗部位可发生 CNV。最近口服依普利酮已显示对慢性 CSR 有效，在激光治疗或观察之外，提供了一个新选择。

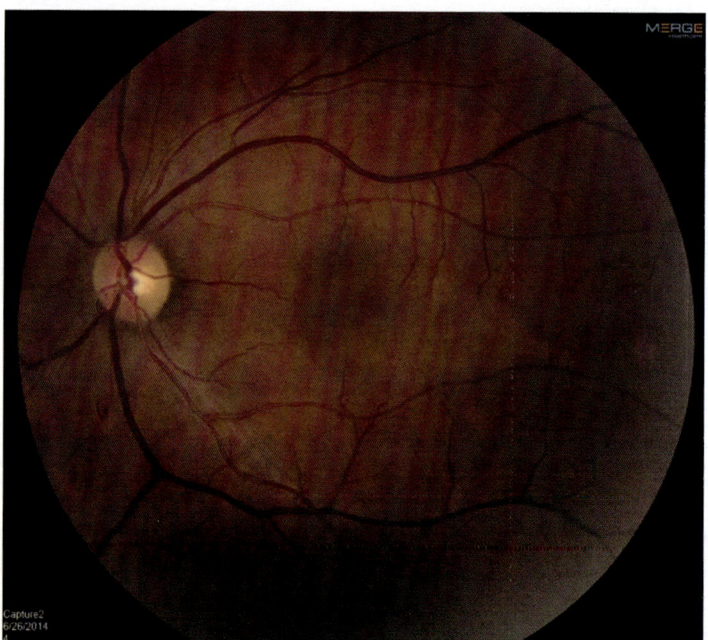

图 2-20 CSR，黄斑浆液性脱离。黄斑区视网膜浆液性脱离。

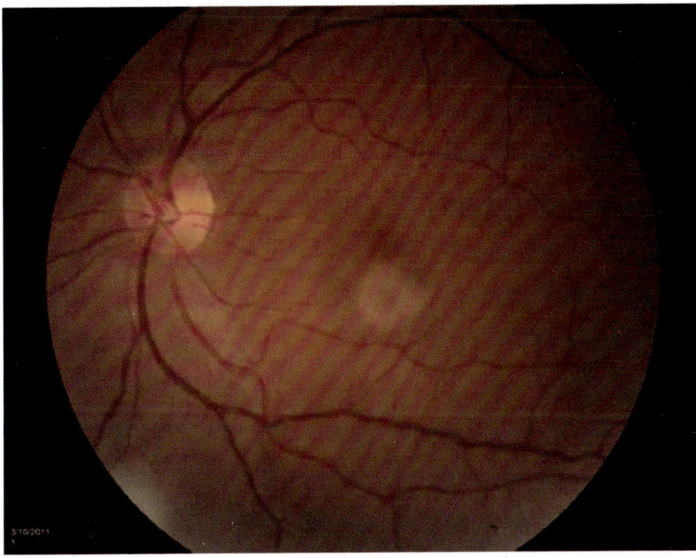

图 2-21　**CSR，纤维蛋白形成。**黄斑浆液性脱离区的视网膜下纤维蛋白沉积物。

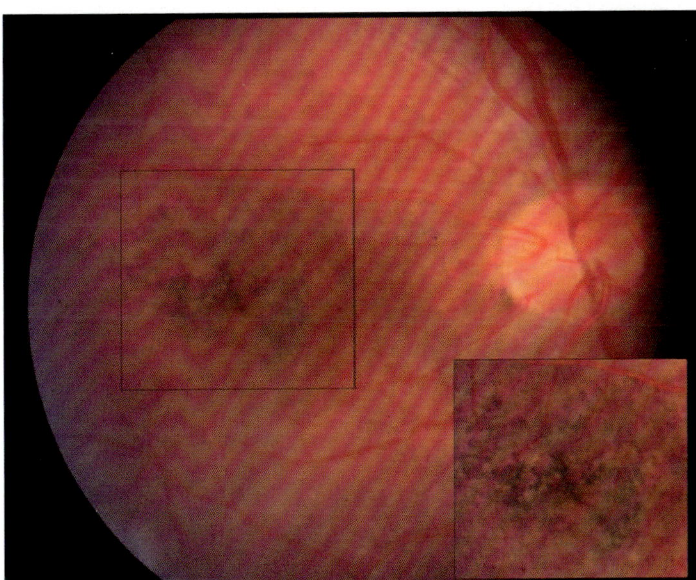

图 2-22　**CSR，视网膜色素上皮改变。**浆液性脱离吸收后黄斑区视网膜色素上皮团块（插图）。

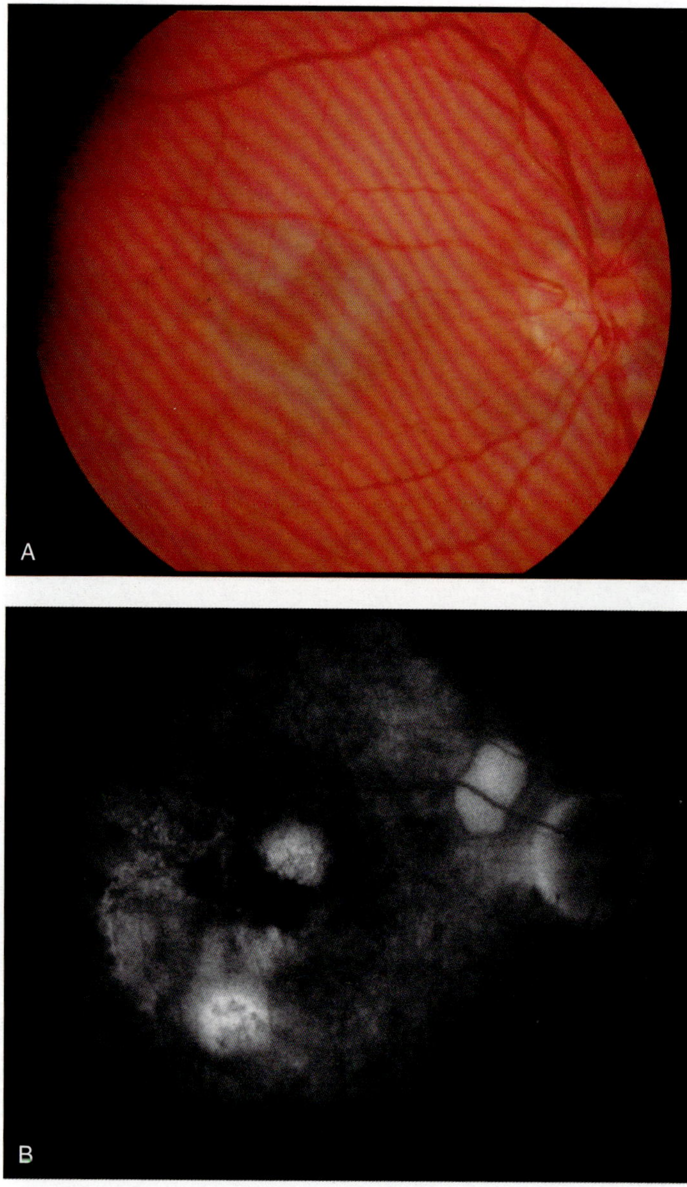

图 2-23 CSR。(A)图 2-22 同一患者的疾病早期,注意视神经颞上方的视网膜色素上皮浆液性脱离和黄斑浆液性脱离区的纤维蛋白积聚。(B)FFA 证实了毗邻视神经的视网膜色素上皮浆液性脱离。

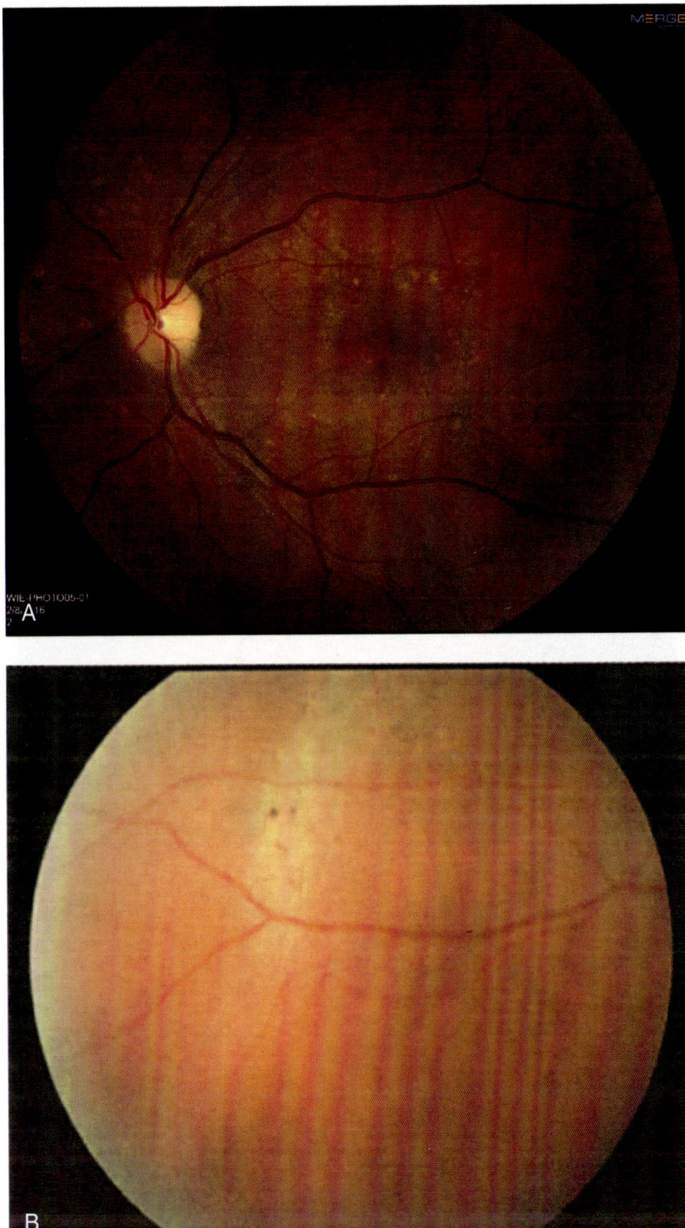

图 2–24　CSR。(A,B)复发性 CSR(注意黄斑区小的浆液性脱离),既往发生过浆液性脱离,液体因重力积聚于下方,可被延伸至下方周边部的视网膜色素上皮改变所证实。(待续)

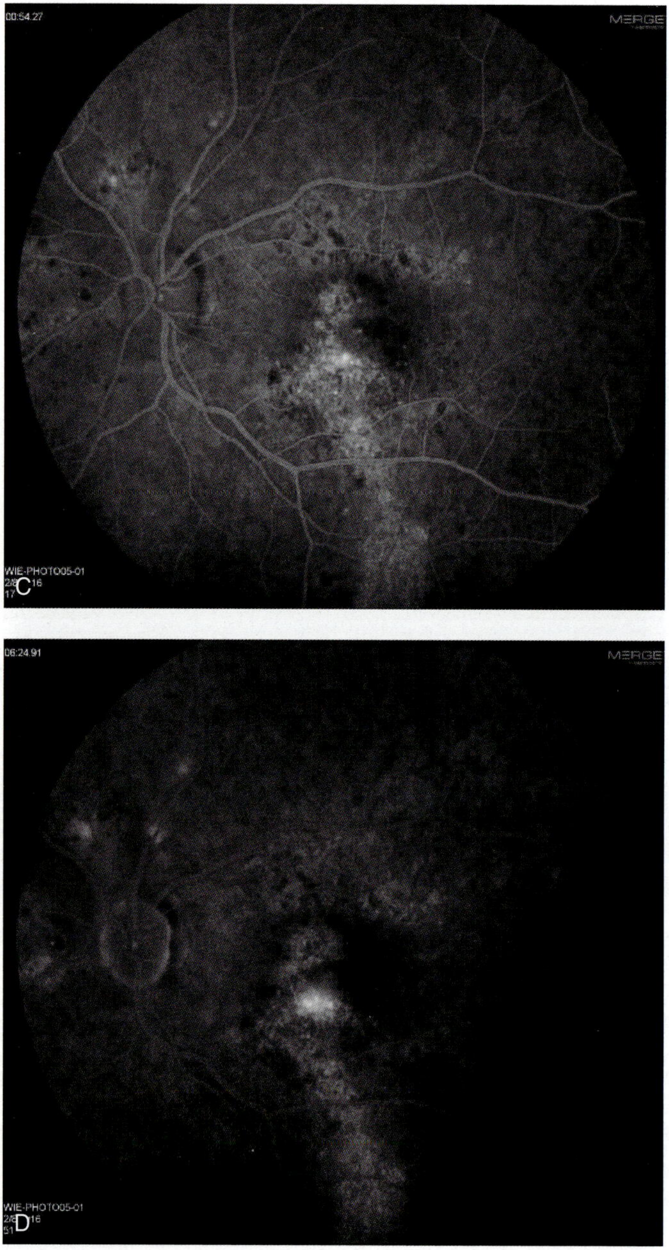

图 2-24(续) (C,D)由于液体聚集引起视网膜色素上皮改变,在 FFA 中表现为从黄斑延伸至下方周边部的强荧光。

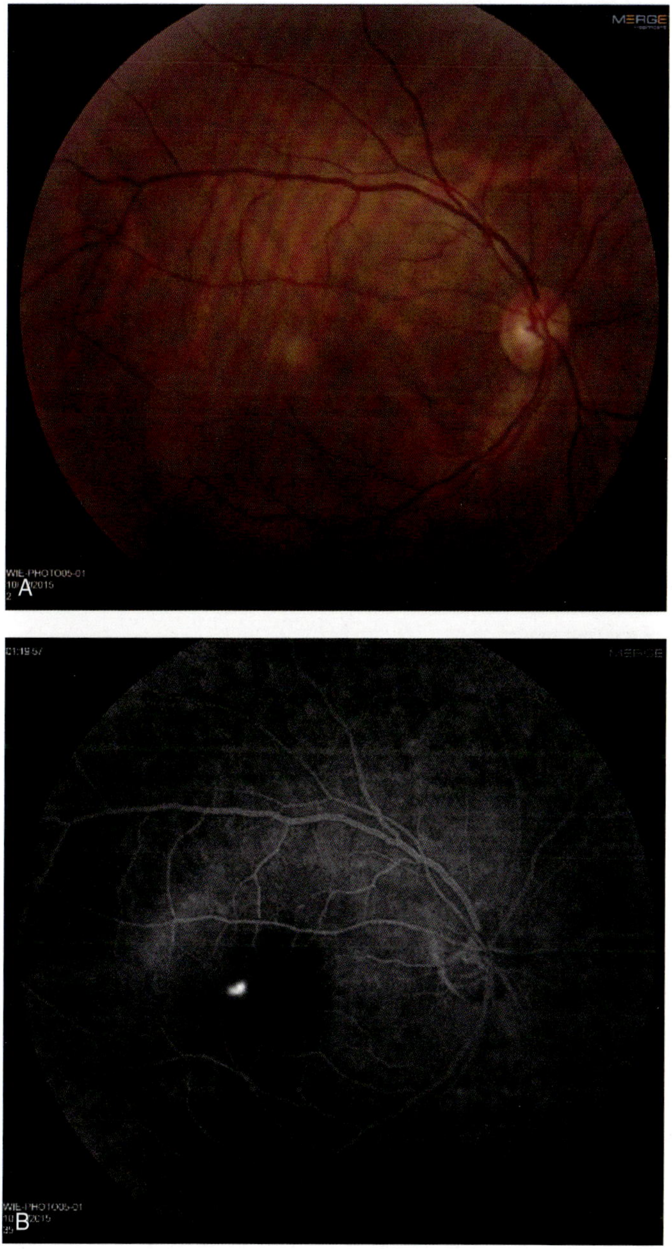

图 2-25 CSR。(A)黄斑大范围浆液性脱离和视网膜下纤维蛋白。(B~D)FFA 可见点状强荧光逐渐扩大。(待续)

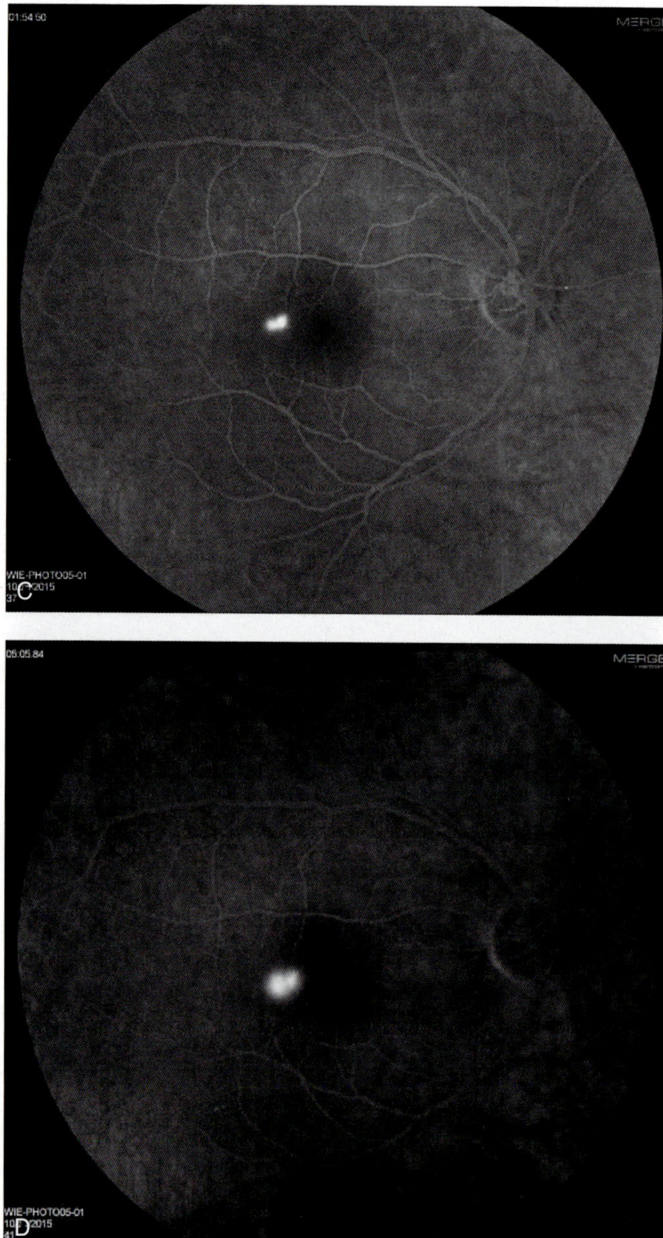

图 2–25(续)

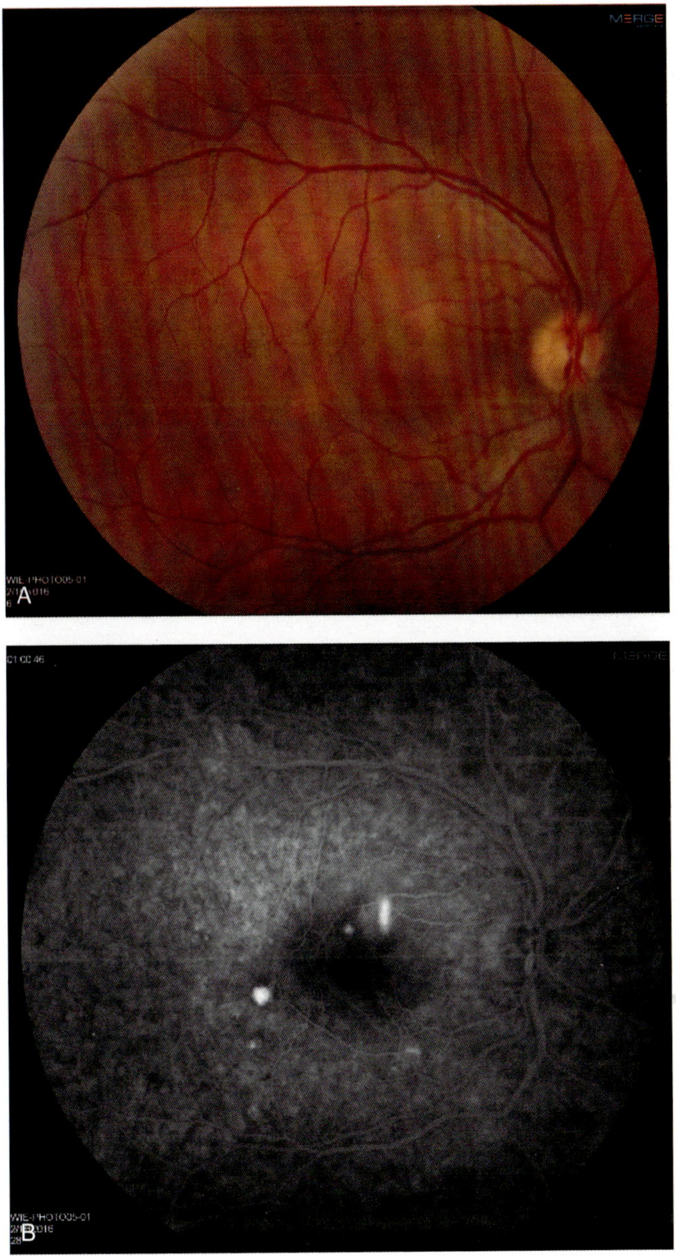

图 2–26　CSR，“冒烟样”渗漏。(A)黄斑小范围浆液性脱离伴视网膜色素上皮改变。(B，C)FFA 显示染料渗漏呈冒烟样形态。(待续)

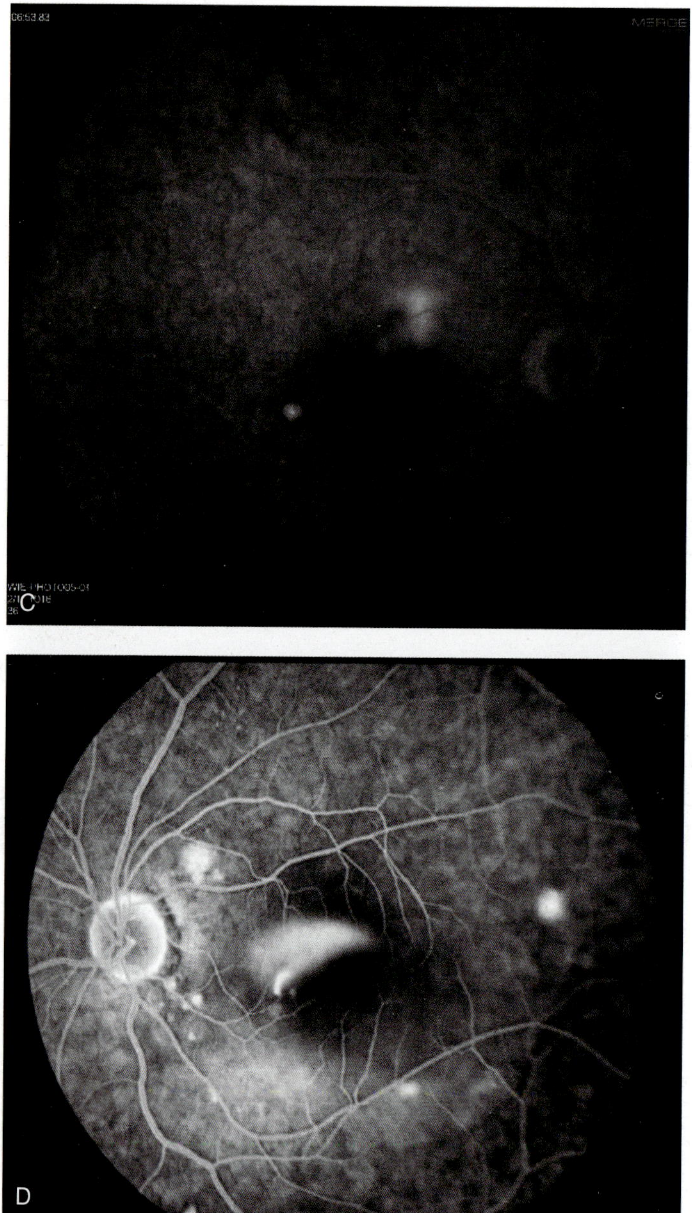

图 2-26(续) (D)FFA 可见多个渗漏点,既有圆点扩大型渗漏,又有“冒烟样”渗漏。(待续)

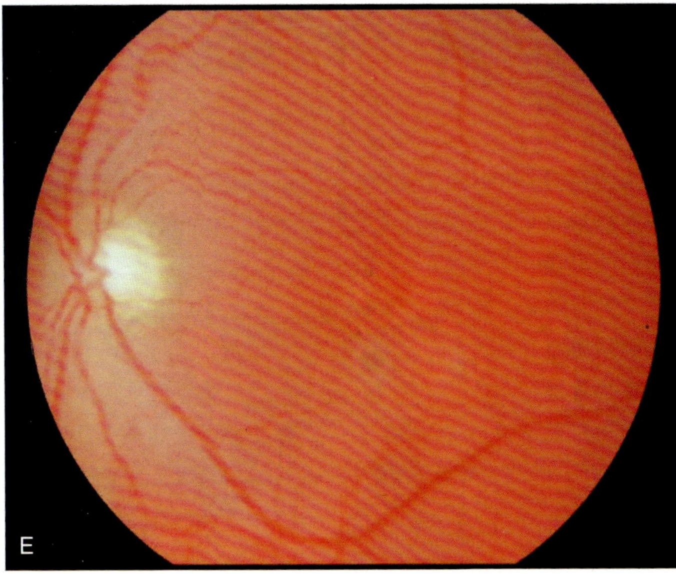

图 2-26(续)　(E)激光光凝后 10 周，视网膜下液完全吸收，但残留视网膜色素上皮改变。视力从 6/30 提高到 6/9。

脉络膜皱褶

脉络膜内层、Bruch 膜、视网膜色素上皮和视网膜内层的皱褶或皱纹称为脉络膜或脉络膜视网膜皱褶。

流行病学和病因学

- 脉络膜皱褶通常是特发性，但也可见于其他眼部异常，包括：
    - 远视。
    - 眼眶肿瘤。
    - 后巩膜炎。
    - 巩膜扣带术。
    - 脉络膜肿瘤。
    - 低眼压症。
    - CNV。
    - 脉络膜视网膜瘢痕。
- 单眼或双眼发病。

病史

- 长期存在脉络膜皱褶的患者通常无任何症状。急性发生的脉络膜皱褶常有症状，表现为视力下降和视物变形。

主要临床表现

- 后极部可见明暗相间的条纹（图 2-27A）。皱褶可呈水平、垂直或斜向（图 2-27B）。

相关临床表现

- 如果脉络膜皱褶是特发性或与远视有关，可无相关临床表现。如果存在其他眼部疾病，则另有引起皱褶疾病的征象，如眼眶肿瘤的突眼。

鉴别诊断

- 视网膜皱褶（例如，由黄斑前膜或视网膜脱离导致的）。

诊断性评估

- FFA 可见强荧光带与弱荧光带相间。皱褶嵴呈强荧光，槽呈弱荧光（图 2-27C）。

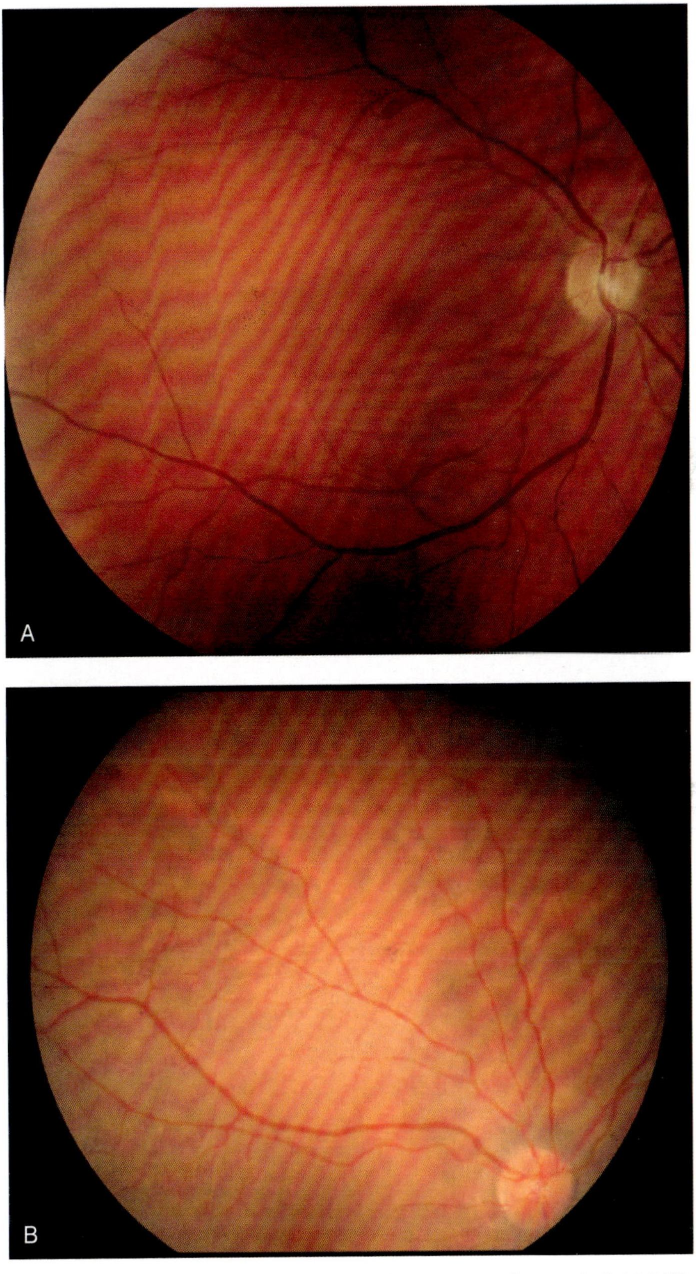

图 2–27　**脉络膜皱褶**。(A)跨过黄斑的明暗相间条纹。(B)黄斑上方的斜向明暗相间条纹。(待续)

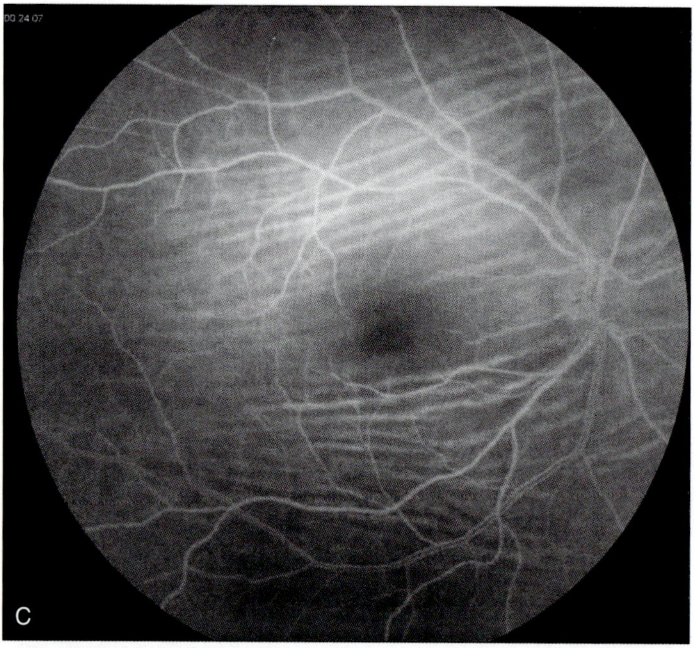

图 2–27(续) 右眼(C)和左眼(D)可见强荧光带和弱荧光带相间。

低眼压性黄斑病变

低眼压性黄斑病变是一种由慢性低眼压(IOP)引起后极部脉络膜视网膜皱褶的疾病。

流行病学和病因学

- 因伤口渗漏、睫状体离断或青光眼术后过度滤过引起的慢性低眼压，可致继发性视网膜改变。

病史

- 患者因视网膜脉络膜皱褶而有中心视力丧失。

主要临床表现

- 宽的脉络膜视网膜皱褶以分支形式从视盘向颞侧辐射(图 2-28)。鼻侧的皱褶通常与视盘同心排列或不规则排列。
- 黄斑区视网膜围绕中心凹呈放射状皱褶,有别于脉络膜皱褶。
- 视盘周边脉络膜常肿胀，形似视盘水肿。

相关临床表现

- 低眼压,常低于 5mmHg(1mmHg≈0.133kPa)。可有与手术或外伤一致的眼前段征象。

鉴别诊断

- 其他原因引起的脉络膜视网膜皱褶：
  - 特发性。
  - 远视。
  - 眼眶肿瘤。
  - 后巩膜炎。
  - 巩膜扣带术。
  - 脉络膜肿瘤。
  - 低眼压。
  - CNV。
  - 脉络膜视网膜瘢痕。

诊断性评估

- FFA 可见与皱褶一致、强弱荧光相间的线条。可见视盘强荧光和黄斑渗漏。
- 对于视力下降而其他检查正常的患者,OCT 有助于诊断。OCT 可显示视网膜皱褶或黄斑水肿。

预后和处理

- 手术纠正低眼压性黄斑病变的根本病因，通常可使皱褶消退及视力改善。长期存在的皱褶经过治疗后也可消退，但可因视网膜色素上皮长期皱褶而残留线样视网膜色素上皮改变。

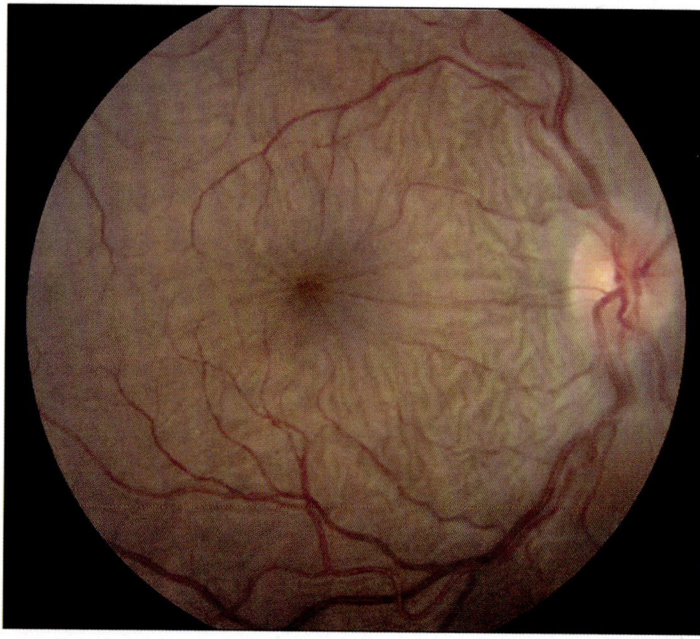

图 2-28 **低眼压性黄斑病变**。青光眼术后低眼压性黄斑病变的患者，可见水平和斜向黄斑皱褶。

（陈亦棋 译 沈丽君 校）

第3章

糖尿病性视网膜病变

James F. Vander, Mitchell S. Fineman

糖尿病性视网膜病变

糖尿病性视网膜病变包含了糖尿病一系列广泛的眼底表现。它是一个临床术语，包含了渗出、出血、缺血、增殖及牵拉等视网膜血管性疾病的表现。本病被人为地分为增殖性和非增殖性两种类型。

流行病学和病因学

- 糖尿病性视网膜病变是美国和西欧国家55岁以下成人的首要致盲原因。不同性别和种族均有发病，但与白种人相比，非裔美国人、西班牙裔、美国印第安人及亚裔美国人中更常见，且病情更严重。
- 1型糖尿病是一种针对胰腺中胰岛素分泌细胞的自身免疫疾病，更常见于有家族史或某些基因标志物的个体。家族史和基因同样是2型糖尿病的危险因素，但生活方式因素如肥胖、饮食及缺乏锻炼，也对2型糖尿病的发病起一定作用。
- 糖尿病性视网膜病变的最佳预测因素是病程。1型糖尿病患者首次诊断后约5年内无发生视网膜病变的风险；10年后高达50%的患者有不同程度的视网膜病变；15年后95%的患者有不同程度的视网膜病变。病程少于10年时，增殖性视网膜病变非常少见，25年时40%的患者可有增殖性病变。
- 2型糖尿病的趋势非常类似。但许多2型糖尿病患者在确诊前就已患多年无症状的隐匿型糖尿病，因此，甚至在初次诊断糖尿病时就可能已有视网膜病变。
- 血糖控制也是糖尿病性视网膜病变的预测因素。血红蛋白A1c水平是反映血糖控制的指标，当其值≤7%时，糖尿病性视网膜病变发病迟、进展慢。

● 年龄是发生糖尿病性视网膜病变的另一个重要危险因素。青春期前糖尿病性视网膜病变极为罕见，但青春期后患病率急剧升高，超过50%的患者在20岁出头时便发生了视网膜病变。

病理生理学

● 高血糖是发生糖尿病性视网膜病变的关键因素。视网膜病变的发病机制可能与以下因素有关：

- 相对的高凝状态。
- 红细胞异常。
- 过度的蛋白质糖基化。
- 过多的葡萄糖被醛糖还原酶转化。

● 病理组织学检查始终可见视网膜毛细血管基底膜的增厚及周细胞的丧失。

病史

● 患者常无症状，但可有视物模糊或飞蚊症。大量玻璃体积血或视网膜脱离可引起更严重的视力丧失。

非增殖性糖尿病性视网膜病变

主要临床表现

● 非增殖性糖尿病性视网膜病变(NPDR)是糖尿病性视网膜病变临床表现不太严重时的首选术语，又被人为地分为轻度、中度和重度。

轻度 NPDR

● 糖尿病性视网膜病变的最早期眼底表现。其临床特征反映了视网膜毛细血管的高通透性，可表现为：

- 视网膜内出血：点状出血是小的、位于视网膜中层的出血(图3-1)。
- 渍样出血：稍大，边界模糊。
- 火焰状出血：浅层出血，位于神经纤维层。
- 微血管瘤：视网膜毛细血管的囊样扩张。
- 脂蛋白渗出：也被称为黄色硬性渗出(HYE；图3-2和图3-3)。
- 黄斑水肿：是糖尿病性视网膜病变致法定盲的最常见原因，可发生在糖尿病性视网膜病变的任何阶段。黄斑水肿可用高倍裂隙灯联合前置镜或三面镜来做良好的立体视观察，其表现为黄斑增厚(图3-4)。OCT近期已被用于筛选黄斑水肿和评估治疗应答。

中度 NPDR

● 与轻度NPDR相比，中度视网膜病变的特征是视网膜内出血的数量增加和面积扩大；更多的渗出证据，表现为更多的HYE(图3-5)；黄斑水肿。(虽然有确立各分级间过渡点的标准眼底像，但应记住这种分级所反映的疾病严重程度是连续的。）在中度 NPDR 中开始看到毛细血管闭塞的证据，反映在出现：

- 棉绒斑（图 3–6）。
- 静脉扩张和串珠（图 3–7）。
- 视网膜内微血管异常（IRMA）：扁平的、视网膜内的、不规则的血管。（有时很难区分 IRMA 与视网膜新生血管，FFA 有助于鉴别，图 3–8B。）
- 中度 NPDR 的视力丧失可能因黄斑水肿，或者较少见地因中心凹旁正常毛细血管床的丧失（黄斑缺血）所致，常见的是两种因素都存在。

重度 NPDR

- 在重度 NPDR 中，糖尿病性视网膜病变在渗出方面进一步恶化，特别是出现毛细血管闭塞改变的证据。除了水肿和渗出外，还有更广泛的视网膜内出血、静脉串珠和 IRMA，这些临床表现被用于界定重度 NPDR（图 3–8 至图 3–10）。某些眼底表现预示着疾病向增殖性糖尿病性视网膜病变进展（表 3–1）。

表 3–1　4–2–1法则

具有以下眼底表现：
4 个象限的严重视网膜出血
或者
2 个象限的静脉串珠
或者
1 个象限的 IRMA
表明 1 年内发生增殖性糖尿病性视网膜病变的风险达 50%

相关临床表现

- 角膜：角膜敏感度下降，增加了角膜擦伤的风险。
- 白内障：核性和皮质性白内障的形成通常是慢性、进行性；与非糖尿病者相比，发生年龄更轻；血糖的显著升高可引起急性皮质性白内障。
- 青光眼：原发性开角型青光眼的发病率增加。
- 颅神经麻痹：单条麻痹，最常见展神经（第Ⅳ对脑神经）麻痹。

鉴别诊断

- 引起视网膜毛细血管渗漏和闭塞的其他原因：
  - 高血压性视网膜病变。
  - 视网膜静脉阻塞（分支或中央静脉）（图 3–11）。
  - 血红蛋白病。
  - 贫血或白血病。
  - 眼缺血综合征。
  - 放射性视网膜病变（图 3–12）。
  - 特发性旁中心凹毛细血管扩张症。
  - Coats 病。
  - 血管炎（如结节病、狼疮病）。

诊断性评估

- 评估 NPDR 时，一个重要方面是使用裂隙灯配合前置镜或三面镜对后极部和中周部视网膜进行放大的、立体的观察，关键是明确是否存在有临床意义的黄斑水肿(CSME，表 3-2)。
- 评估 NPDR 时，FFA 仍是一种有价值的辅助检查。适应证包括：
  - 确定局灶和弥漫性渗漏的位置，指导治疗(图 3-13)。
  - 排除中心凹旁毛细血管丧失。
  - 探明不能解释视力丧失的机制。
  - 评估局灶光凝后视力丧失的危险因素。
  - 排除血管炎或其他诊断的可能性。
- OCT 是另一种辅助检查，对糖尿病性黄斑水肿的处理很重要：
  - OCT 提供了一种非荧光对比的影像学方法，可检测视网膜内和视网膜下液体，量化液体的范围，评估玻璃体视网膜界面和监测治疗应答 (图 3-14)。频域 OCT 比时域 OCT 更具优势，目前更受青睐。
  - OCT 定义的中心区域增厚的出现，使糖尿病性黄斑水肿(DME)"累及中心凹"成为一个有用的、被普遍接受的术语。尽管它通常临床可见，但一般采用 OCT 进行量化评估，OCT 已成为确定是否需要治疗、评估治疗应答及研究新疗法有效性的标准检查方法。
  - OCT 血管成像是一种从 OCT 演变而来的非侵入性检查方法，可评估黄斑灌注情况，在糖尿病性视网膜病变中具有潜在的应用价值。

表 3-2 有临床意义的黄斑水肿(CSME)

黄斑中心凹 500μm 范围内的视网膜增厚
或者
黄斑中心凹 500μm 范围内的渗出且邻近视网膜增厚
或者
中心小凹一个视盘范围内有视网膜增厚，且范围内至少有一个视盘

备注：CSME 是基于黄斑的立体观察做出诊断，与视力或 FFA 无关。

预后和处理

- NPDR 趋向于在数月至数年间逐渐进展。随着视网膜病变的加重，视力丧失的风险也随之增加。治疗全身性疾病可减少，但并不能消除疾病进展和视力丧失的风险(表 3-3)。抗 VEGF 药物和某些糖皮质激素玻璃体腔用药已被证实可减轻或逆转糖尿病性视网膜病变的严重程度。
- 黄斑光凝曾是黄斑水肿的标准治疗方法，近年来被药物疗法取代 (图 3-15)。糖尿病性视网膜病变早期治疗研究 (ETDRS) 指南已被广泛采用(表 3-4)。重复治疗的实用性和时机

表 3-3 糖尿病控制和并发症临床试验(DCCT)

DCCT 显示加强控制血糖可减少:
- 76%视网膜病变的发生
- 80%视网膜病变的进展
- 肾病发生的风险约为 60%
- 神经病变发生的风险约为 60%

却未被一致认可。

- ETDRS 提出了三个问题:

1. 在糖尿病性视网膜病变中,阿司匹林的作用是什么?回答:它既不改善也不加重视网膜病变。

2.早期光凝(与 DRS 高危标准比较,表 3-5)治疗重度 NPDR 和早期增殖性视网膜病变有什么作用?回答:尚无定论。未发现早期全视网膜光凝(PRP)的明显益处。只有某些临床情形(例如,随访依从性差,对侧眼进展很快)才有理由选择早期 PRP。

表 3-4 糖尿病性视网膜病变早期治疗研究(ETDRS)

ETDRS 治疗黄斑水肿:
- 一般可稳定视力,但常不能改善视力
- 包括对局灶渗漏区的直接光凝和弥漫性毛细血管渗漏区的格栅样光凝,确定治疗方式一般依据 FFA
- 中心凹旁毛细血管显著缺失时应避免治疗
- 黄斑增厚的消退可能需要数月,渗出消退时间更长

表 3-5 糖尿病性视网膜病变临床研究(DRCR)

- 作为黄斑水肿的首选治疗,黄斑光凝优于玻璃体腔重复注射曲安奈德
- 对于 CMSE, 抗 VEGF 治疗的疗效优于激光治疗

3.激光治疗(PRP 或黄斑局灶光凝,或两者)黄斑水肿有什么作用?回答:RPR 对黄斑水肿无治疗作用。黄斑光凝有益,可使中度视力丧失的风险降低 50%。有 CSME 的患者应当治疗。

- 最近,玻璃体腔注射药物已成为大多数 DME 患者的另一种治疗选择。单次玻璃体腔注射抗 VEGF 药物已基本取代黄斑光凝成为治疗累及黄斑中心凹 DME 的标准。仍有一些“有临床意义”的水肿,如 ETDRS 定义的无或很少量累及中心凹的 DME,局灶光凝便能很好地处理。但在大多数病例中,玻璃体腔注射药物已成为首选,通常是唯一的治疗方法。糖尿病性视网膜病变临床研究(DRCR)已对许多药物的实用性做了评估。

- 抗 VEGF 药物如贝伐单抗、雷珠单抗及阿柏西普的重复注射已被证实具有显著的疗效(图 3-16)。研究显示,与空白对照组相比,雷珠单抗(RISE,RIDE)和阿柏西普(VISTA-DME,VIVID-DME)治疗 DME 均可明显改善视力。DRCR-T 试验结果显示

3种药物治疗DME均有效，如果基线视力≤20/50，阿柏西普具有微弱优势。

- 地塞米松玻璃体内植入剂(Ozurdex)和醋酸氟轻松玻璃体内植入剂(Iluvien)已被证实在减轻累及中心凹的DME上优于黄斑光凝。这些药物治疗一般被视为单一抗VEGF治疗的二线治疗。潜在的副作用包括白内障进展和高眼压,有时可以很明显,治疗时应将其纳入考虑。

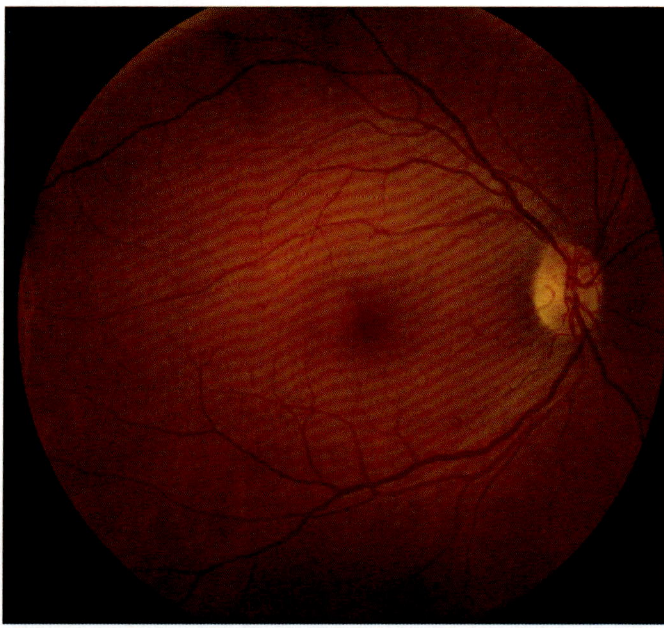

图 3-1 最轻度NPDR。

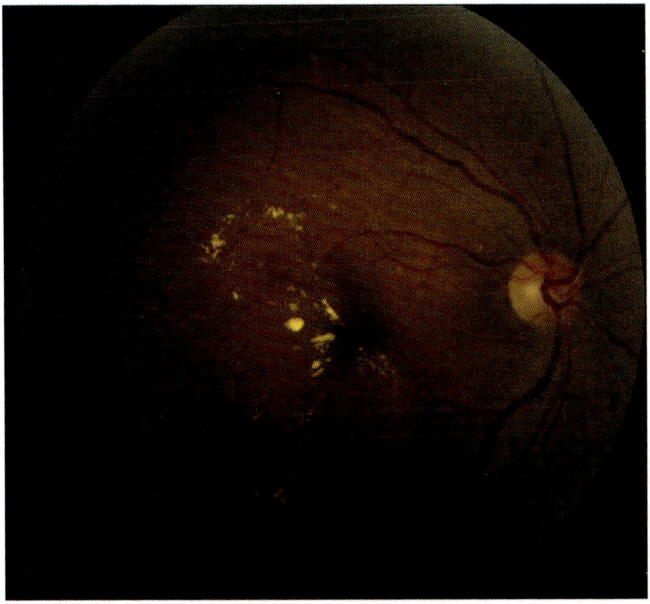

图 3-2　NPDR 伴视网膜出血和黄色硬性渗出(HYE)。

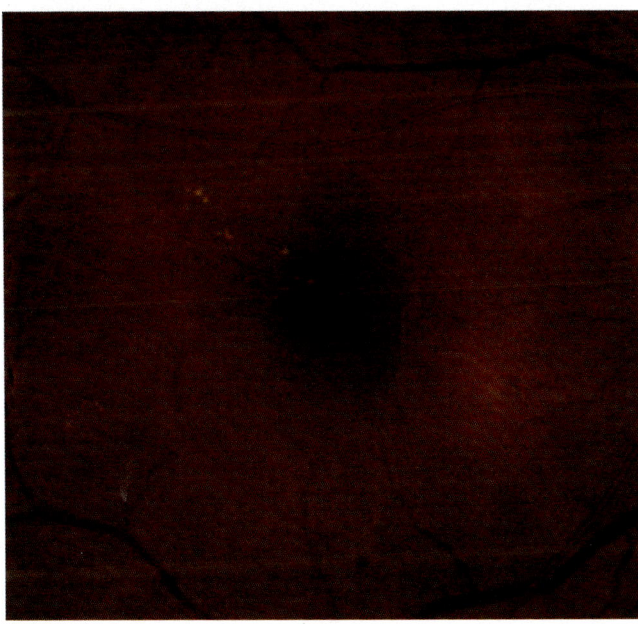

图 3-3　NPDR 黄斑中心凹附近不易察觉的 HYE。

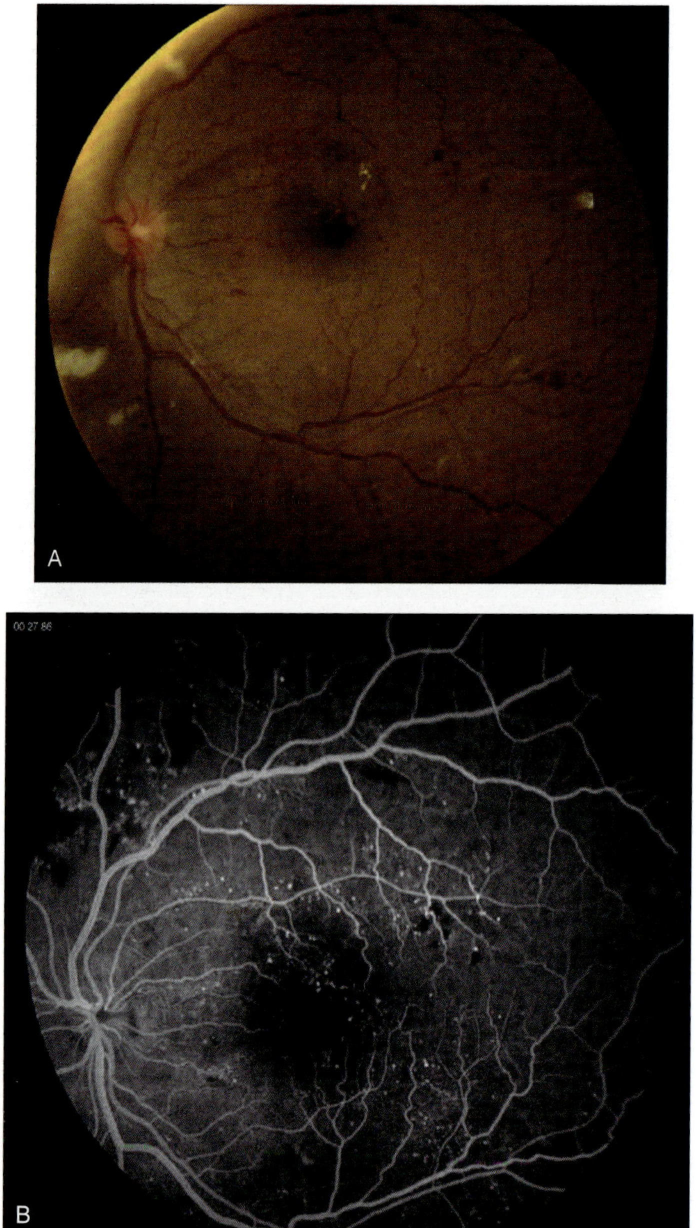

图 3-4 (A)NPDR 中的视网膜出血、HYE 和水肿。(B)FFA 静脉期可见大量微血管瘤的针尖样点状强荧光。(待续)

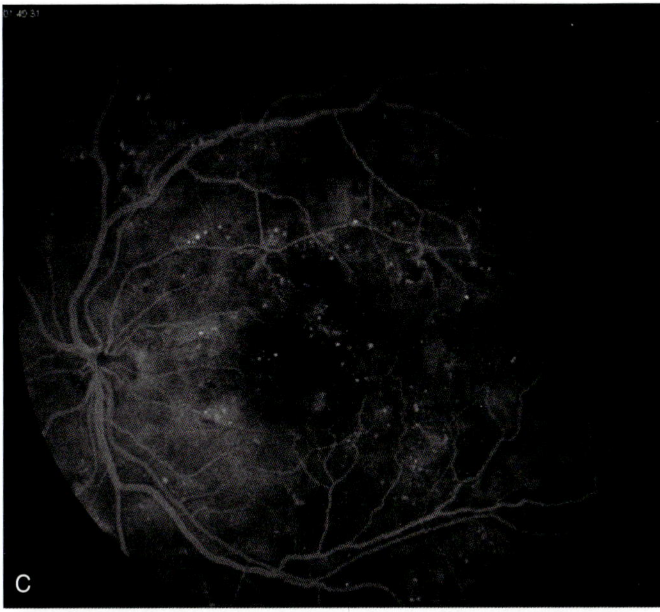

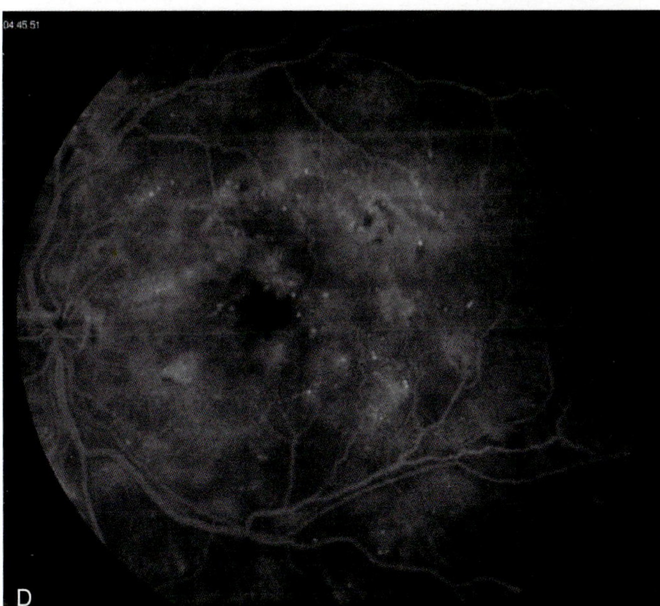

图 3-4(续)　(C)微血管瘤渗漏,伴强荧光点模糊。(D)晚期可见更广泛的渗漏。

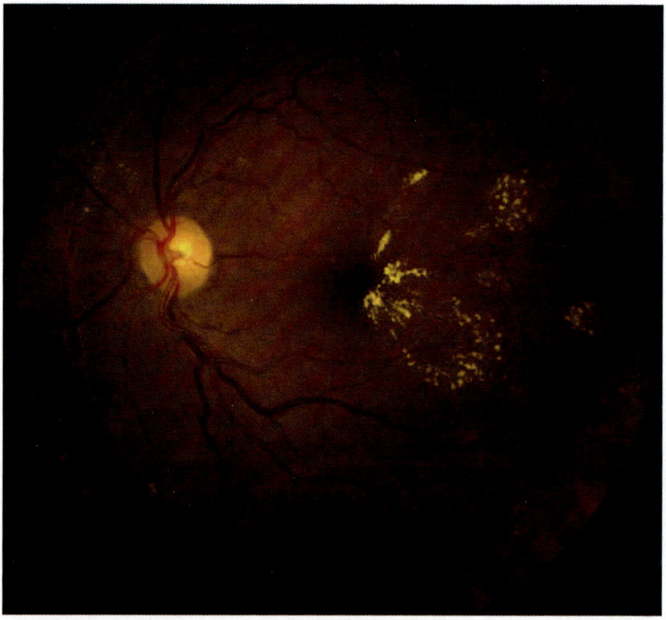

图 3-5 黄斑水肿和 HYE，中心凹反光减弱。

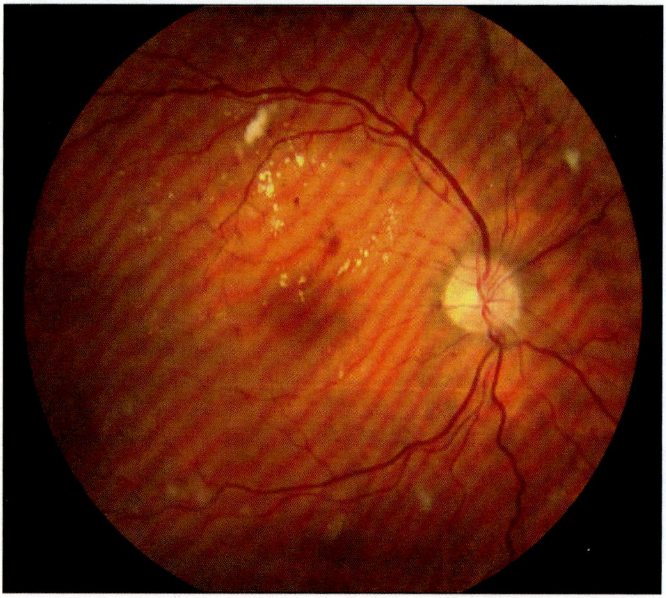

图 3-6 除出血和 HYE 外，还可见棉绒斑。

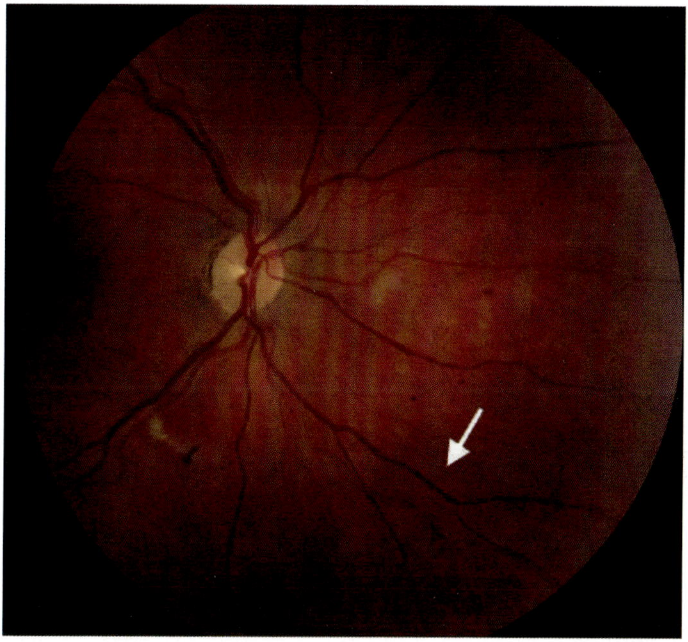

图 3–7　静脉串珠(箭头)提示更严重的 NPDR。

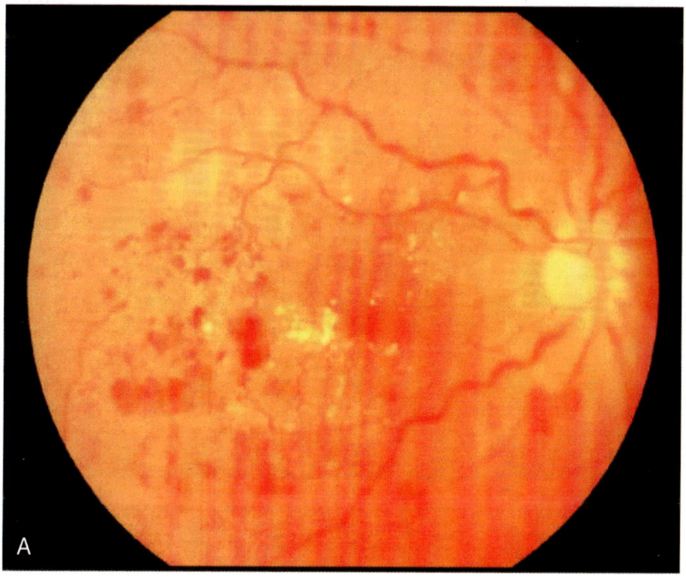

图 3–8　(A)重度 NPDR。(待续)

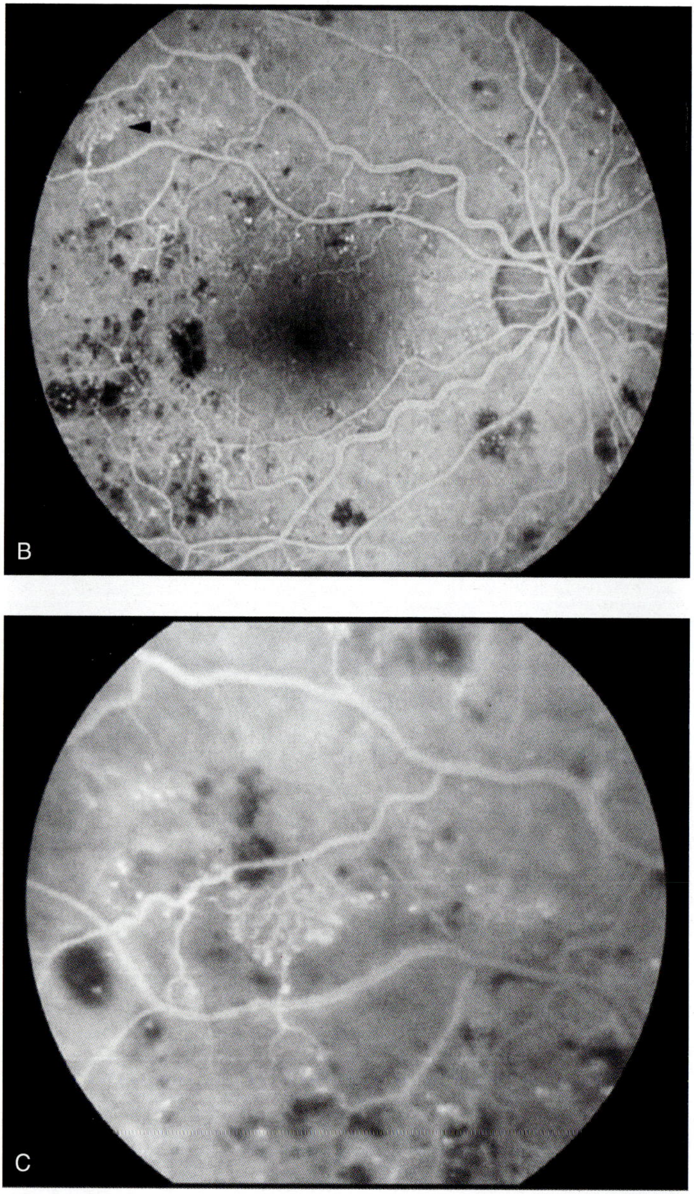

图 3-8(续) (B)FFA 可见大量的微血管瘤和斑片状毛细血管无灌注区。注意沿颞上血管弓的异常血管(IRMA)(箭头)。(C)B 图中所见 IRMA 的高倍图像,IRMA 无渗漏,可与新生血管鉴别。

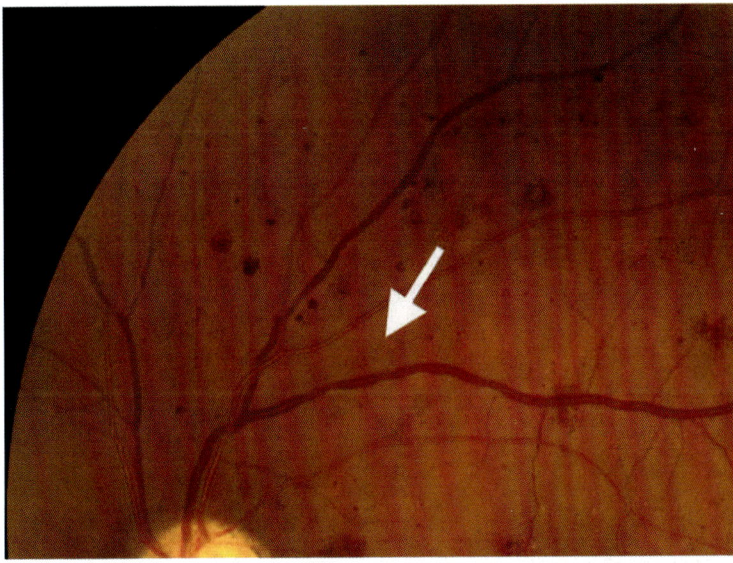

图 3-9　重度 NPDR 中可见视网膜小静脉腊肠样改变(箭头)。

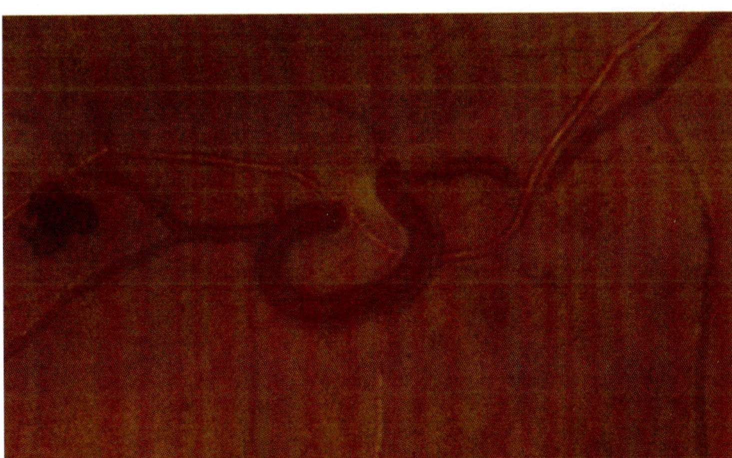

图 3-10　静脉襻。

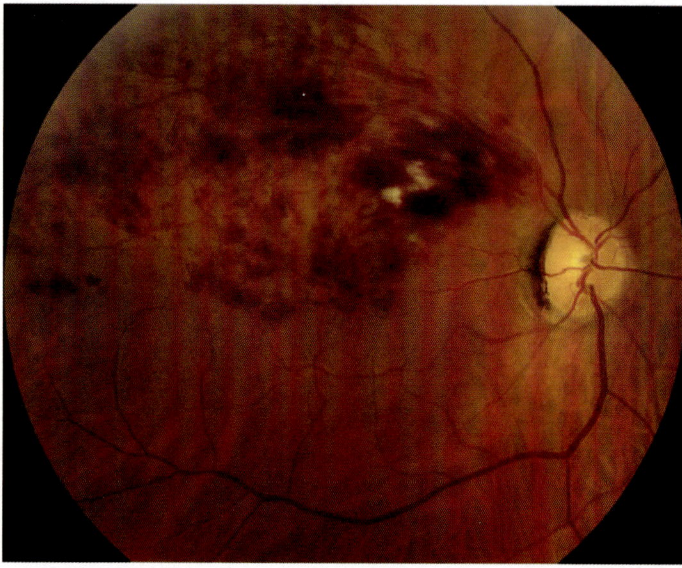

图 3-11 视网膜分支静脉阻塞的出血及棉绒斑。注意眼底异常呈节段性分布。

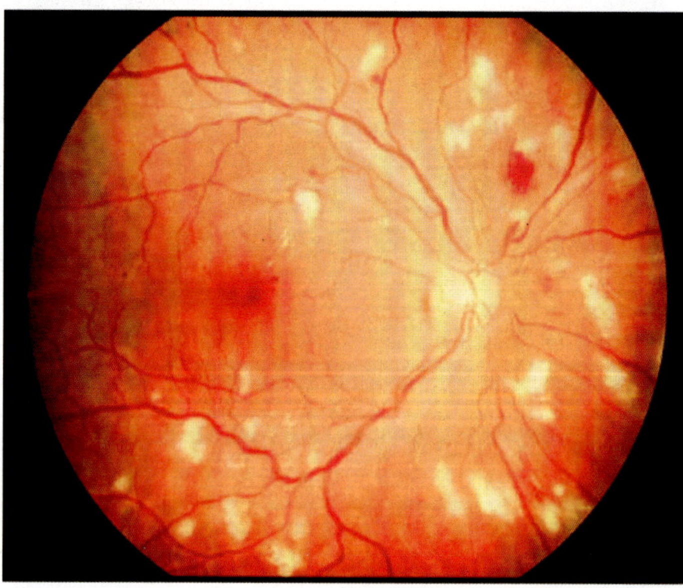

图 3-12 非糖尿病患者中的大量棉绒斑和少量出血，有脑部肿瘤放疗史。

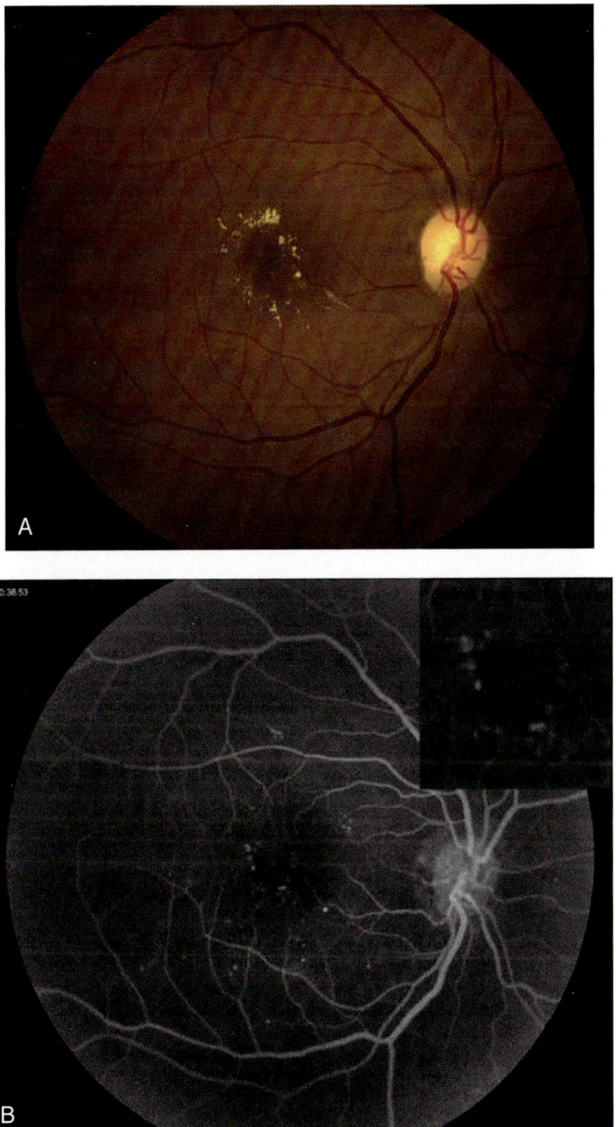

图 3-13　(A)视网膜出血和 HYE,伴黄斑水肿。(B)中心凹无血管区扩大伴黄斑中心附近的微血管瘤(插图)。(待续)

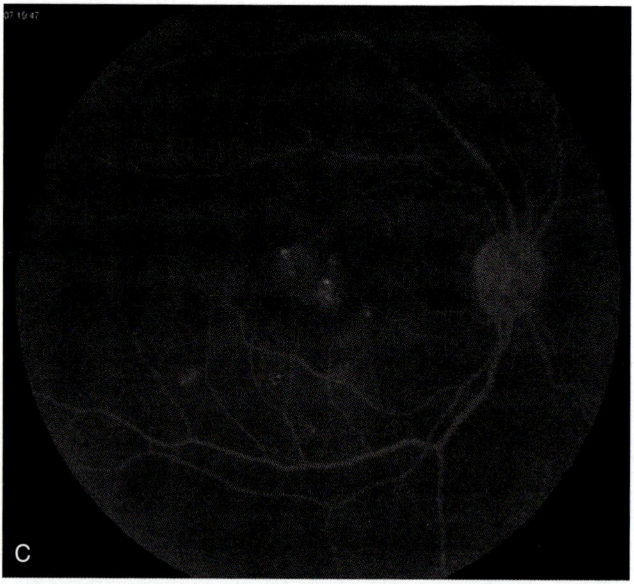

图 3-13(续) (C)微血管瘤的晚期荧光素渗漏。

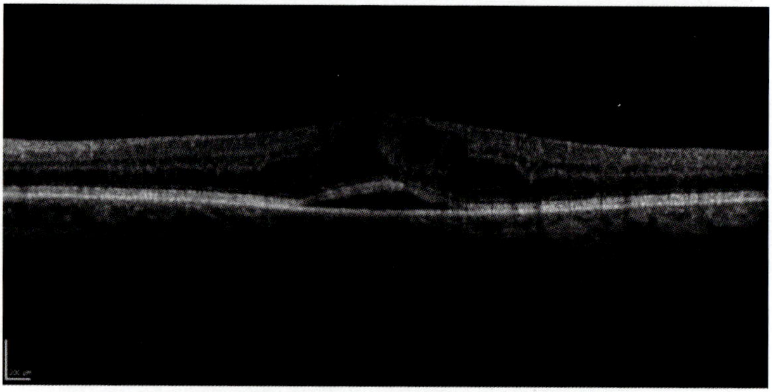

图 3-14 OCT 图像显示黄斑中心的囊样水肿。

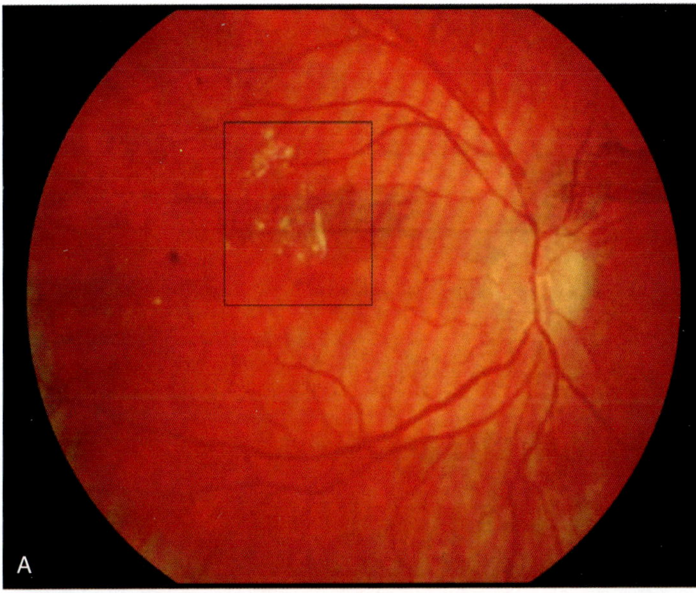

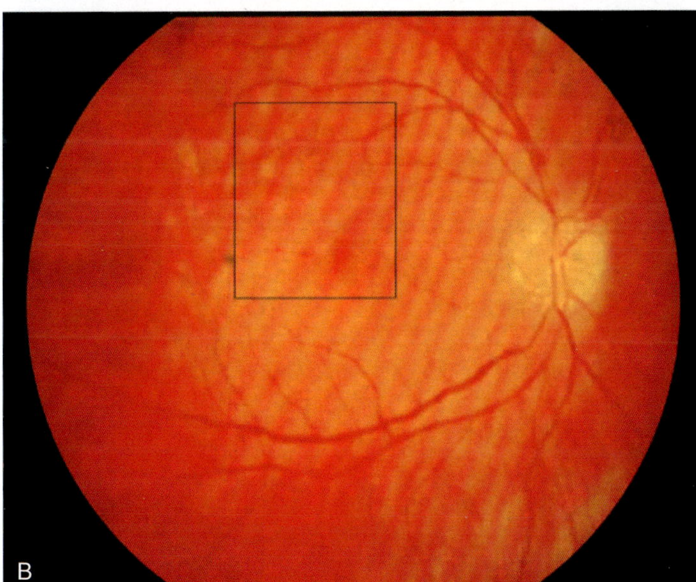

图 3-15　(A)NPDR 中的黄斑水肿和 HYE。(B)激光治疗后数月，水肿吸收，HYE 仍可见。

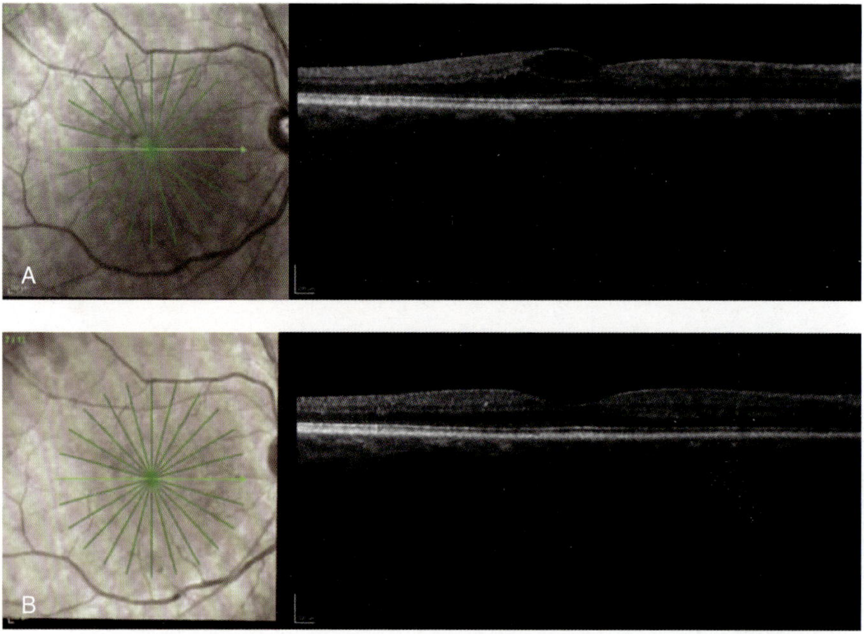

图 3-16 (A)黄斑囊样水肿的 OCT 图像。(B)玻璃体腔注射贝伐单抗 1 周后,黄斑厚度明显下降。

增殖性糖尿病性视网膜病变

增殖性糖尿病性视网膜病变(PDR)指糖尿病在眼部的最严重表现,它是正常视网膜灌注丧失后发生眼底新生血管增生的结果。这种新生血管组织的发生反映了玻璃体、视网膜中血管生成抑制因子和刺激因子间平衡的改变。多种局部化学介质(细胞因子)相信也起了作用。

主要临床表现

- **视盘新生血管(NVD)**:发生在视盘表面或距视盘一个视盘直径距离的新生血管被定义为 NVD (图 3–17 至图 3–19;图 3–21)。短路血管可能发生在视盘上(例如,在视网膜静脉阻塞之后),很容易与 NVD 混淆。NVD 通常有花边样不规则外观,可高出视盘表面。真正的 NVD 应与糖尿病性视盘病变中的充血性视盘水肿相鉴别。
- **视网膜新生血管(NVE)**:本术语指除 NVD 外眼底任何部位的视网膜新生血管 (图 3–20 和图 3–21)。在 PDR 中,尽管 NVE 也可发生在极周边,但好发于后极部或中周部。NVE 好发于灌注区和无灌注区交界处,FFA 很容易显示出来。
- **虹膜新生血管**:发生虹膜新生血管是一个不祥之兆(图 3–22)。累及前房角可引起新生血管性青光眼,导致失明和眼痛。
- **玻璃体积血**:NVD 或 NVE 可发生出血,并引起视网膜前或玻璃体积血。NVD 和 NVE 越广泛,玻璃体积血的可能性越大。出血通常是自发的,引起突发飞蚊症状。视网膜前出血反映了血液被封存在视网膜内表面与完整的玻璃体后皮质间(图 3–23),故一般发生在较年轻的患者中。视网膜前出血可产生一个致密、边界清楚的盲点(图 3–24)。通常情况下,视网膜前出血随后发生破裂,产生更弥漫的飞蚊症——这是玻璃体积血的特征(图 3–25 和图 3–27)。玻璃体积血常反复发生,可导致显著的视力丧失。

治疗

- 增殖性视网膜病变的治疗应遵循 DRS 的指导 (表 3–6 和表 3–7)。由 DRS 确立,PRP 在历史上曾是首选治疗(图 3–28 至图 3–30)。
- 近期,对于高危 PDR,抗 VEGF 治疗已成为 PRP 的替代治疗。DRCR Protocol S 结果显示抗 VEGF 药物雷珠单抗治疗 PDR 的疗效不劣于 PRP。雷珠单抗与 PRP 相比,尽管两组的视力结果相似,但在视野缺损发生率、DME 发生率和需要玻璃体切割术方面,雷珠单抗组均更低。
- 对于长期不能吸收的玻璃体积血或纤维血管瘢痕,或两者兼有,可考虑

表3-6 糖尿病性视网膜病变研究(DRS)

DRS显示：
严重视力丧失（定义为视力≤5/200）的风险特征为：
NVD>1/4~1/3视盘面积
任何NVD伴相关联的VH
NVE伴相关联的VH
这些特征被称为高危特征(HRC)
HRC患者做PRP可使严重视力丧失的风险降低50%

NVD,视盘新生血管;NVE,视网膜新生血管;PRP,全视网膜光凝;VH,玻璃体积血。

表3-7 全视网膜光凝(PRP)论据

PRP:
不能改善视力
可引起黄斑水肿加重,周边视力和夜视力的丧失
补充治疗的适应证未明
并非总能使NVD/NVE消退
PDR引起NVI甚至无NVD/NVE,也是PRP的适应证

NVD,视盘新生血管;NVE,视网膜新生血管;NVI,虹膜新生血管;PDR,增殖性糖尿病性视网膜病变。

玻璃体切割术。玻璃体腔注射抗VEGF药物可诱导新生血管迅速消退,常被用作预期玻璃体切割术的术前辅助用药。

黄斑缺血

- 糖尿病性黄斑缺血无有效治疗。这种病变更常见于PDR患眼,但同样可见于NPDR。FFA可见不规则扩大的中心凹无血管区(图3-31)。

视网膜脱离

- 新生血管组织的发展在玻璃体与视网膜间产生异常牢固的粘连，随着玻璃体和纤维血管增殖组织的收缩,对视网膜的牵拉逐渐加重,足够的牵引力最终导致视网膜脱离。牵拉性视网膜脱离通常呈凹面、僵硬的外观,并有视网膜条纹从牵拉最强处辐射出来。当牵拉性视网膜脱离累及黄斑时,视力严重丧失。
- 如牵拉力强大到产生视网膜全层裂孔，就会引起牵拉孔源性视网膜脱离。复合性视网膜脱离比单纯的牵拉性视网膜脱离发展更快。在牵拉孔源性视网膜脱离中，视网膜的活动度更大,随眼球转动可见视网膜波动。

增殖性糖尿病性视网膜病变玻璃体切割术适应证

- 明确的适应证。
  - 持续的或复发性玻璃体积血(图3-25和图3-26)。
  - 牵拉性黄斑脱离（图3-32和图3-33)。
  - 牵拉孔源性视网膜脱离(图3-34)。
- 可能的适应证。
  - PRP或抗VEGF治疗无应答的

严重增殖(图 3-35)。

- 牵拉性视网膜脱离威胁黄斑。
- 持续的黄斑水肿伴紧绷的玻璃体后皮质或玻璃体黄斑牵引,OCT中明显。

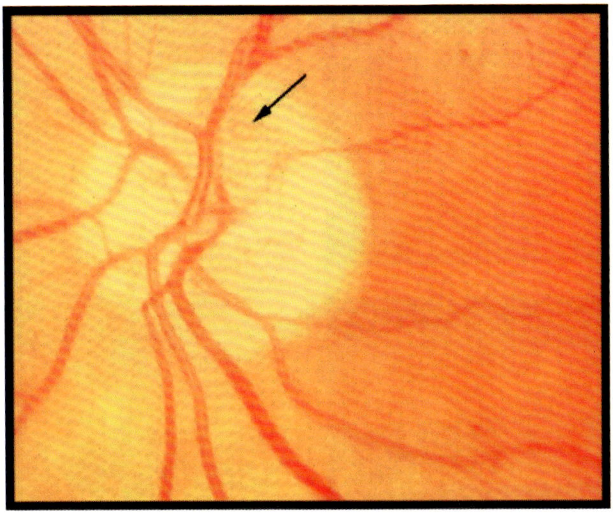

图 3-17　视盘新生血管(NVD)。糖尿病性视网膜病变研究定义的中度 NVD,箭头指示 NVD(标准图像 10A,由糖尿病性视网膜病变研究组提供)。

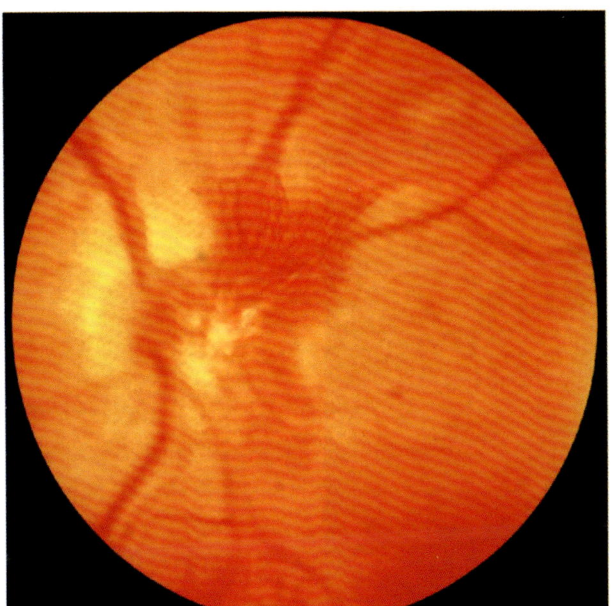

图 3-18　视盘中明显隆起的 NVD。

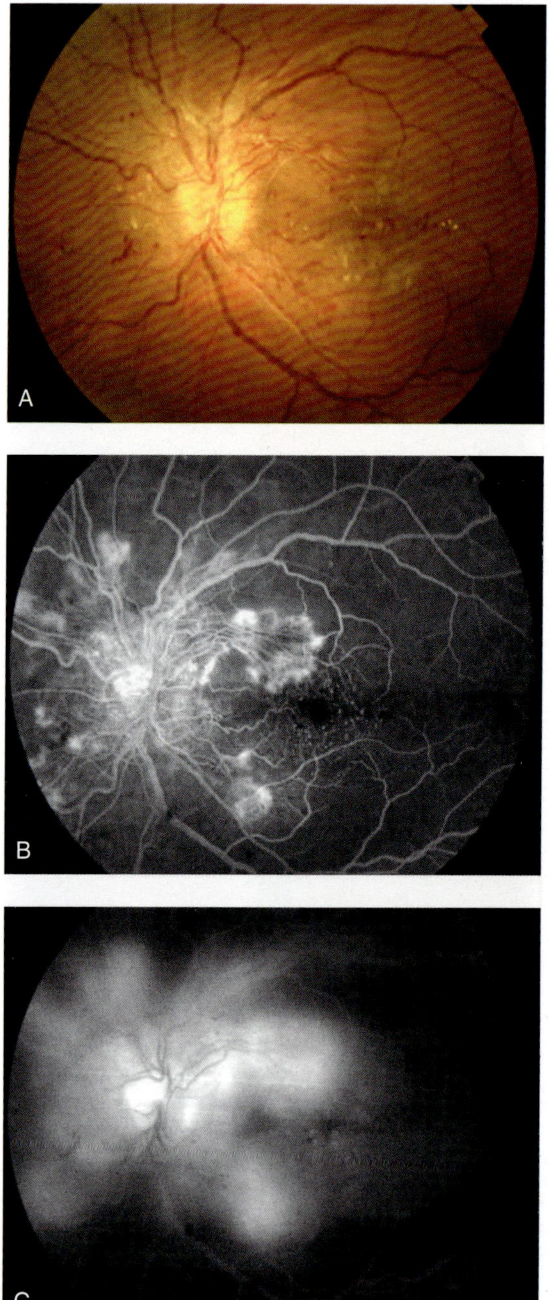

图 3-19 (A)PDR 伴有黄斑水肿、黄色硬性渗出及 NVD。(B)FFA 确认 NVD 和中心凹无血管区的不规则扩大。(C)晚期 NVD 的明显渗漏和严重的黄斑水肿。

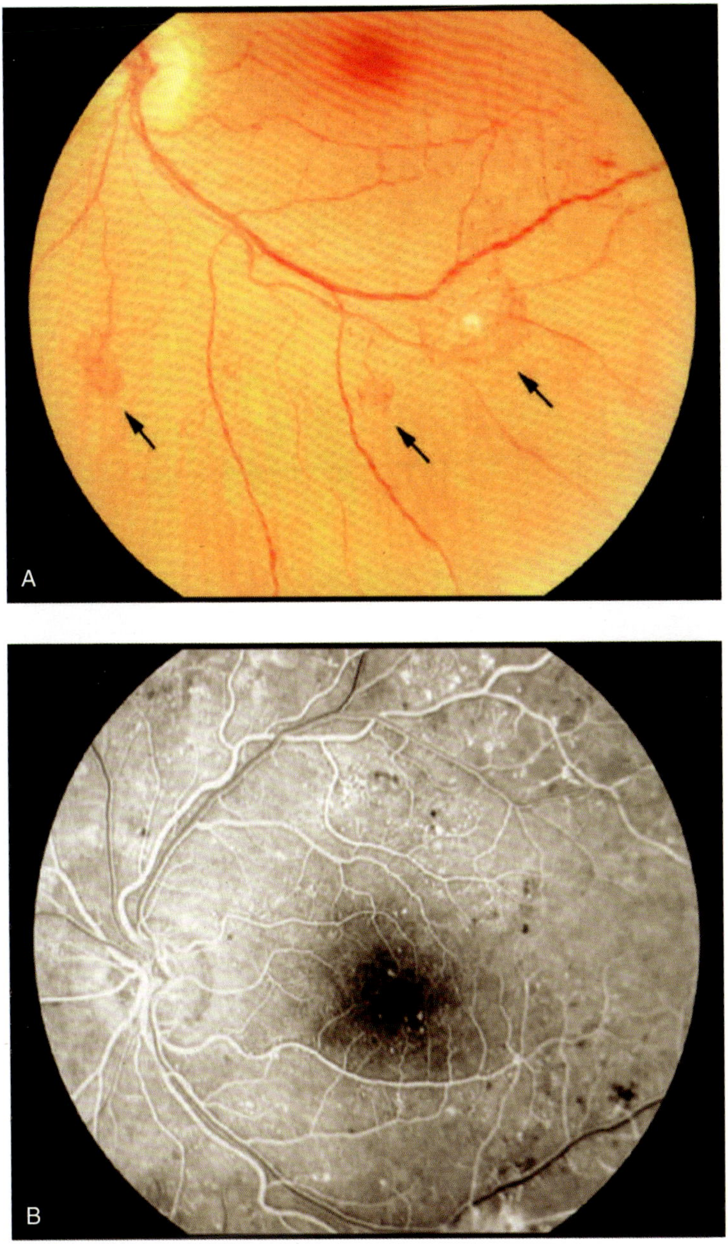

图 3–20　(A)斑片状 NVE(箭头),注意 NVE 周边眼底的外观平淡。(B)FFA 显示黄斑区微血管瘤,但缺血轻微。(待续)

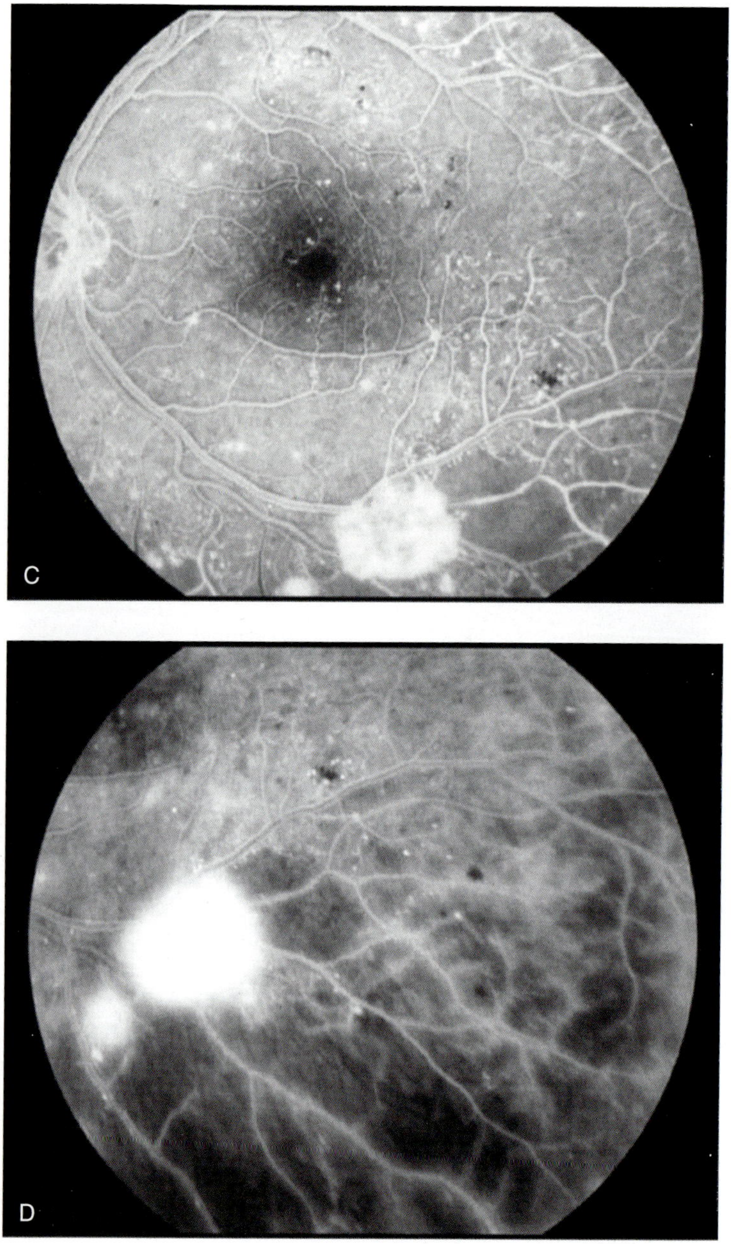

图 3-20(续) (C)NVE 的强荧光。(D)注意 NVE 周边有明显的毛细血管无灌注区。

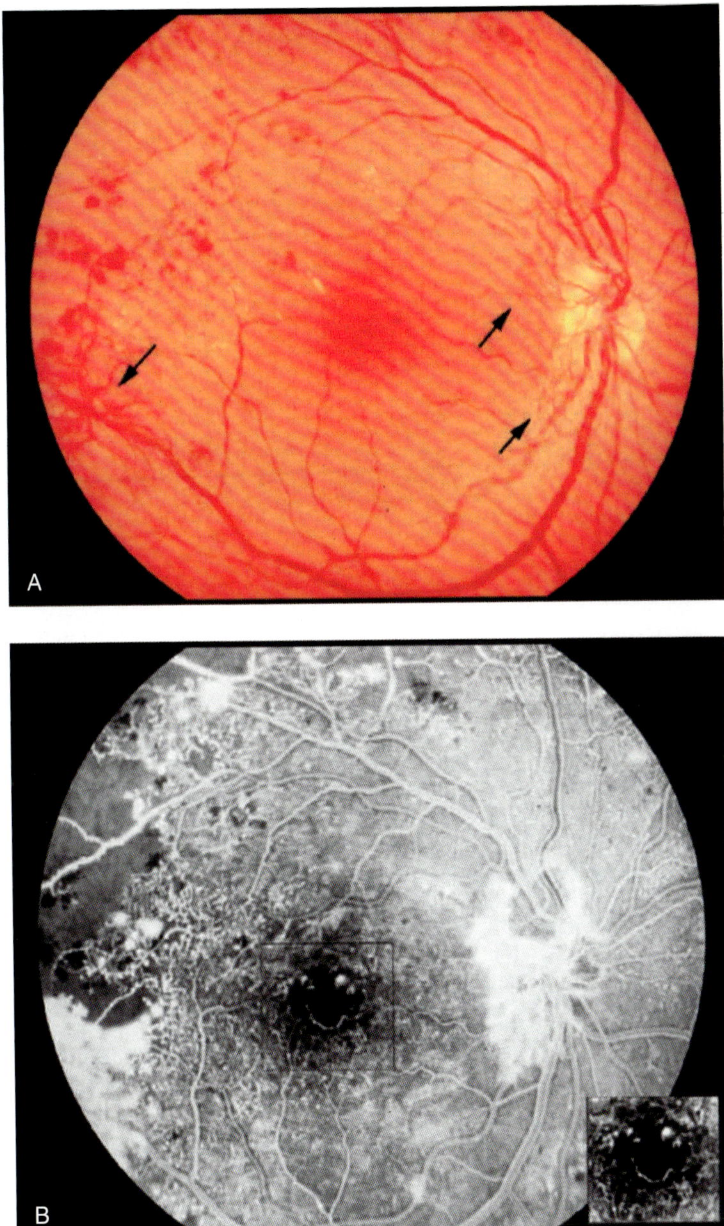

图 3–21　(A)PDR 伴 NVD 和 NVE(箭头)。(B)FFA 显示 NVD 和 NVE 的强荧光。注意黄斑中心的不规则毛细血管床。(待续)

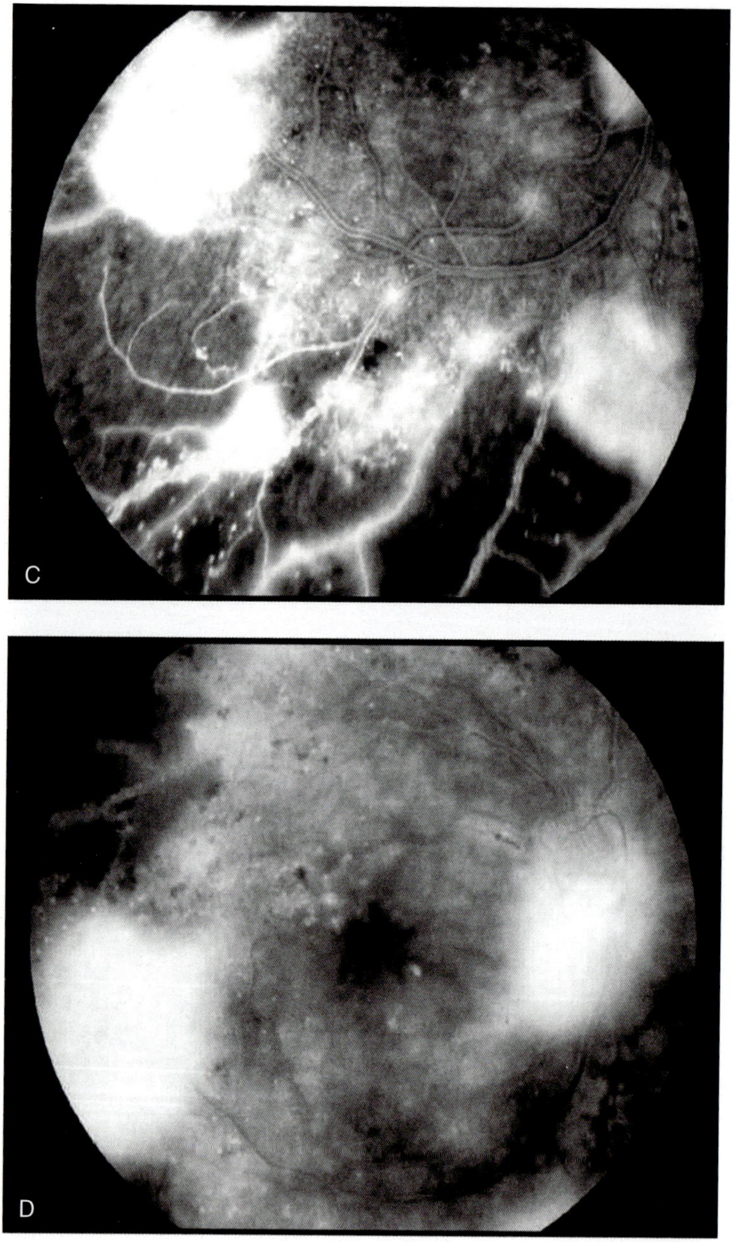

图 3-21（续） (C)NVE 的明显强荧光伴周边无灌注区。(D) 明显的晚期强荧光来自 NVD 和 NVE 的渗漏,并伴黄斑水肿。

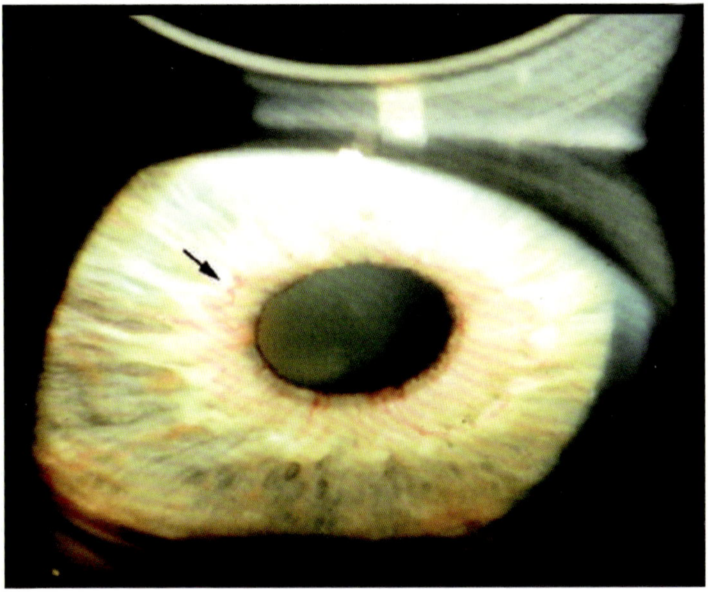

图 3-22 房角镜可见 PDR 的虹膜新生血管(NVI),箭头指示 NVI 位于瞳孔边缘。

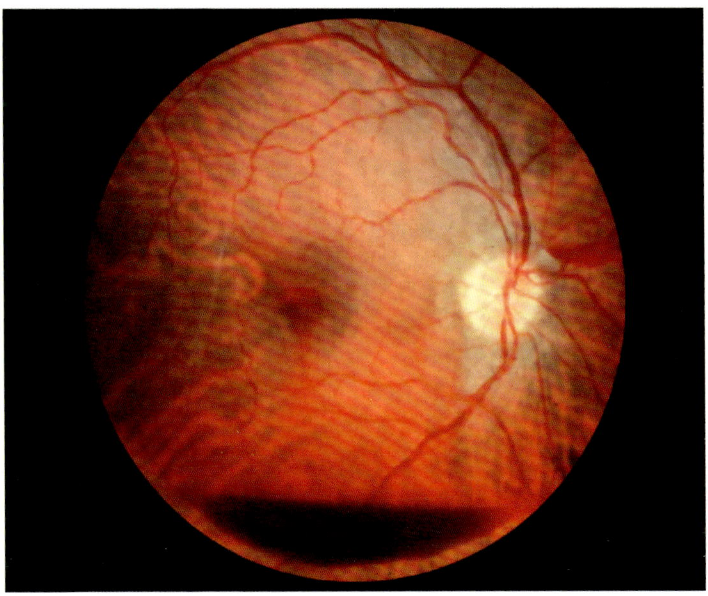

图 3-23 PDR 的舟状视网膜前出血。

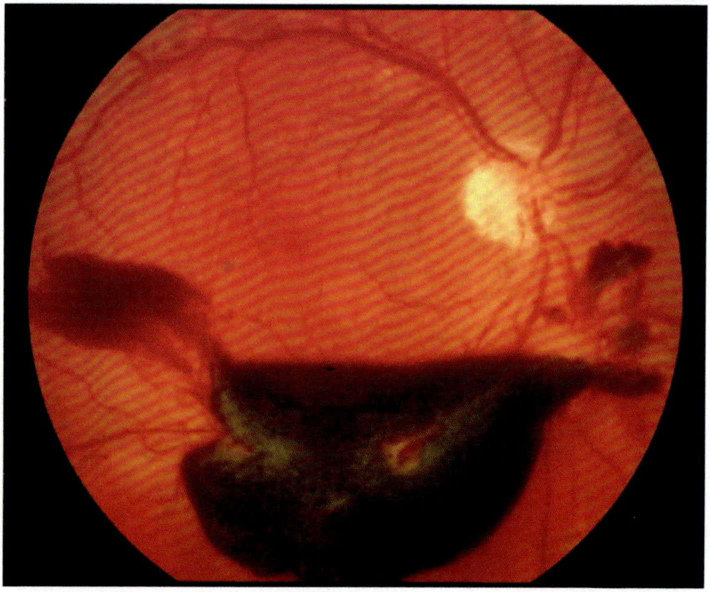

图 3-24 PDR 大量视网膜前出血产生大的、致密的暗点。

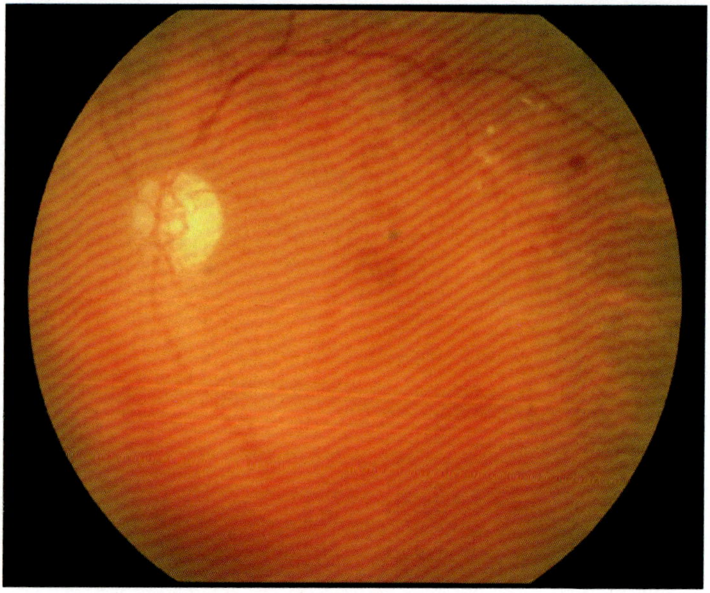

图 3-25 PDR 的轻度玻璃体积血。

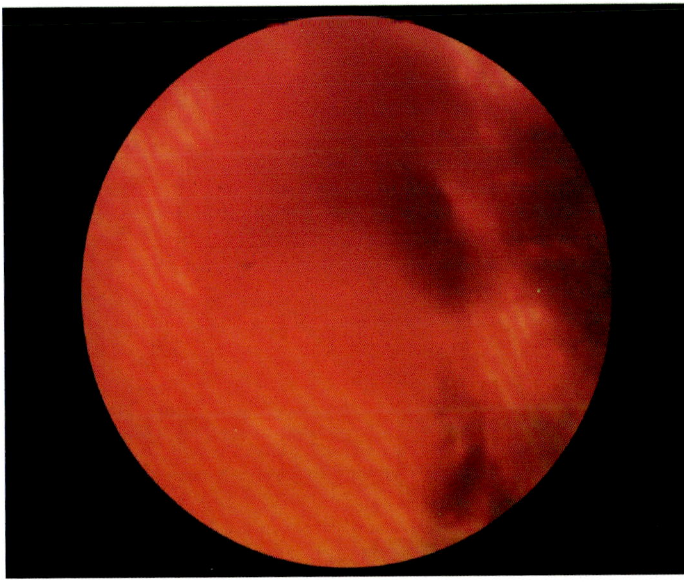

图 3–26　更致密的玻璃体积血。

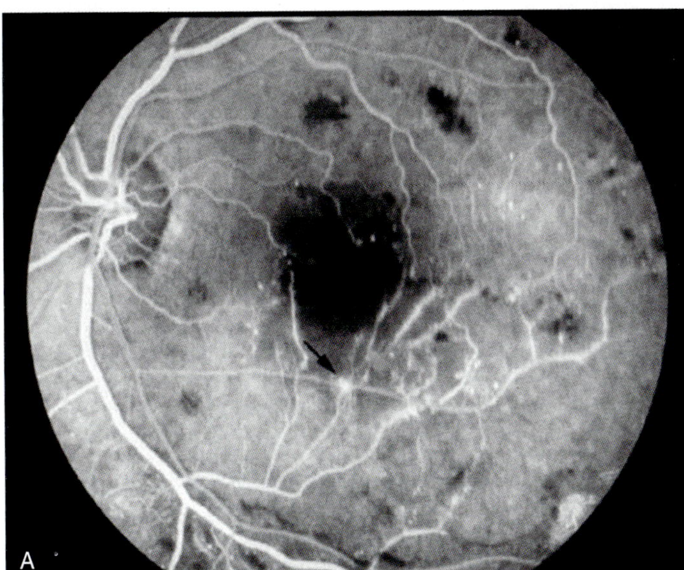

图 3–27　(A)FFA 早期可见糖尿病性视网膜病变的中心凹无血管区扩大。注意中心凹下方的强荧光点(箭头)。(待续)

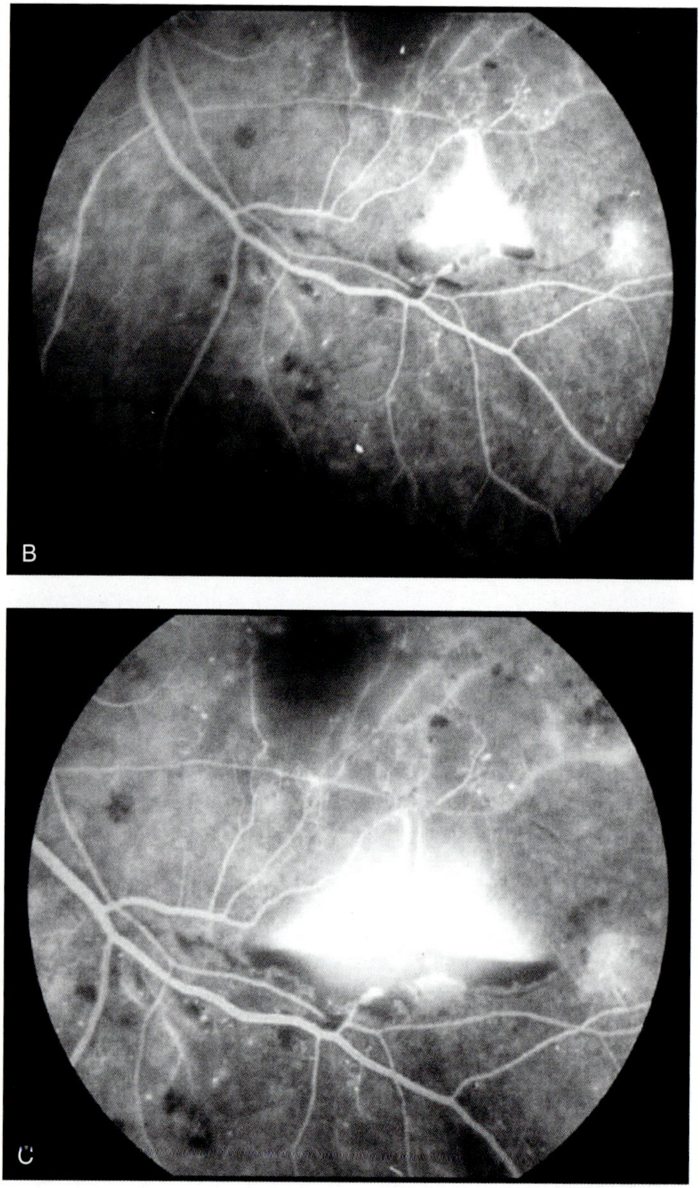

图 3-27(续) (B)因小片 NVE 发生自发性视网膜前出血,造影中突然出现强荧光和水平线条样弱荧光。(C)造影中随着出血扩大,强荧光和弱荧光区也扩大。

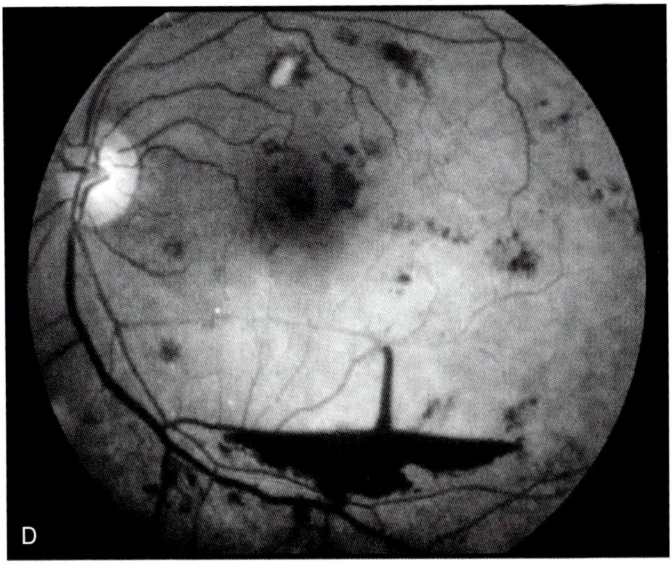

图 3–27(续)　(D)无赤光眼底照显示新鲜的视网膜前出血。照片摄于(C)后不久。

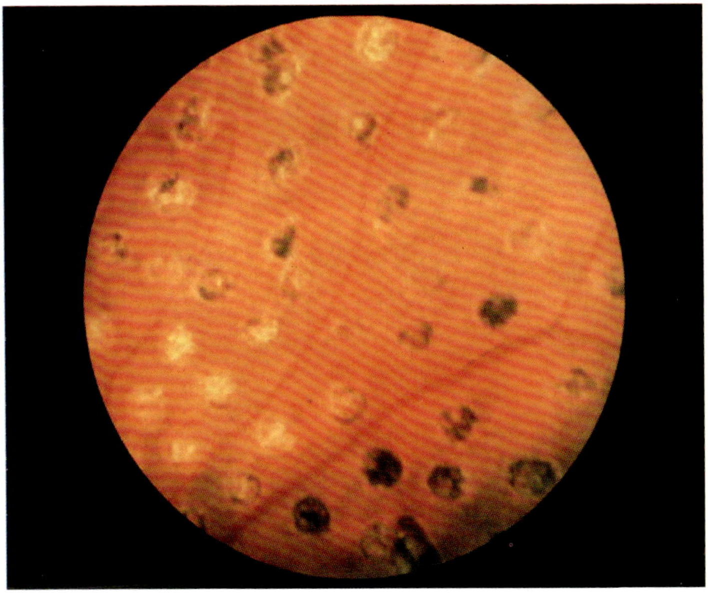

图 3–28　PRP 的光凝斑,相互隔一个光斑宽度。

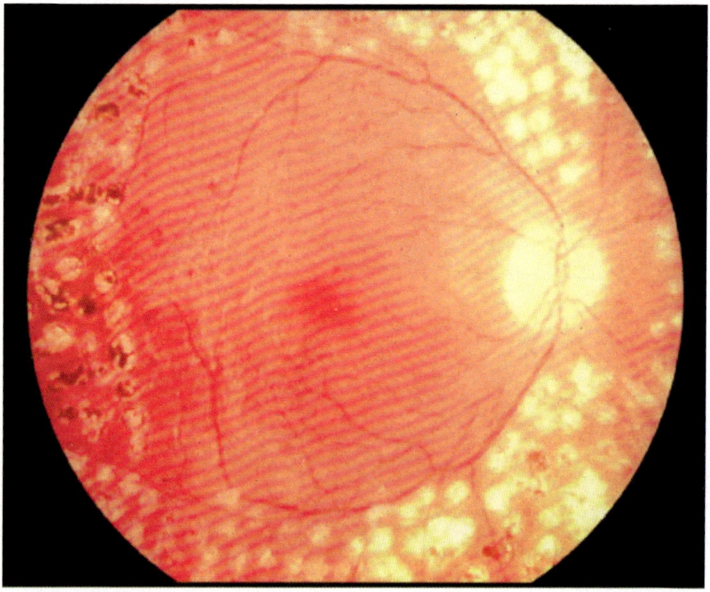

图 3–29 PDR 的 PRP 瘢痕。注意 PRP 回避了黄斑区。

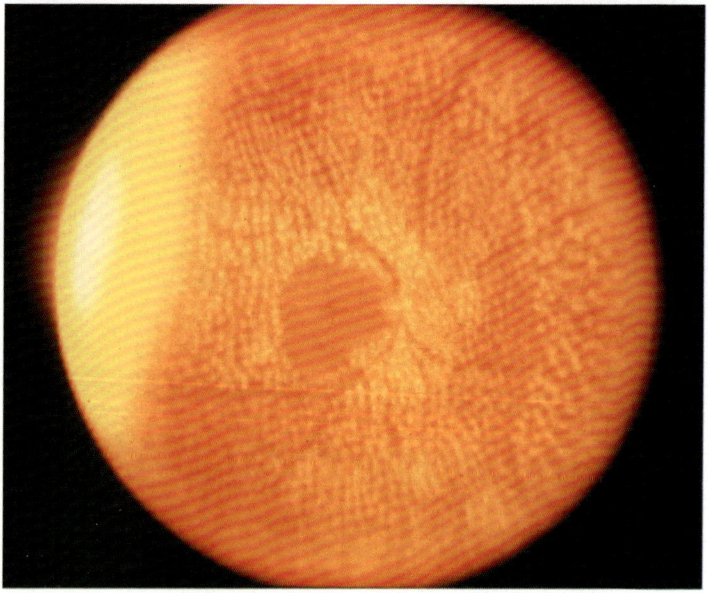

图 3–30 充分 PRP 后的广角眼底像。

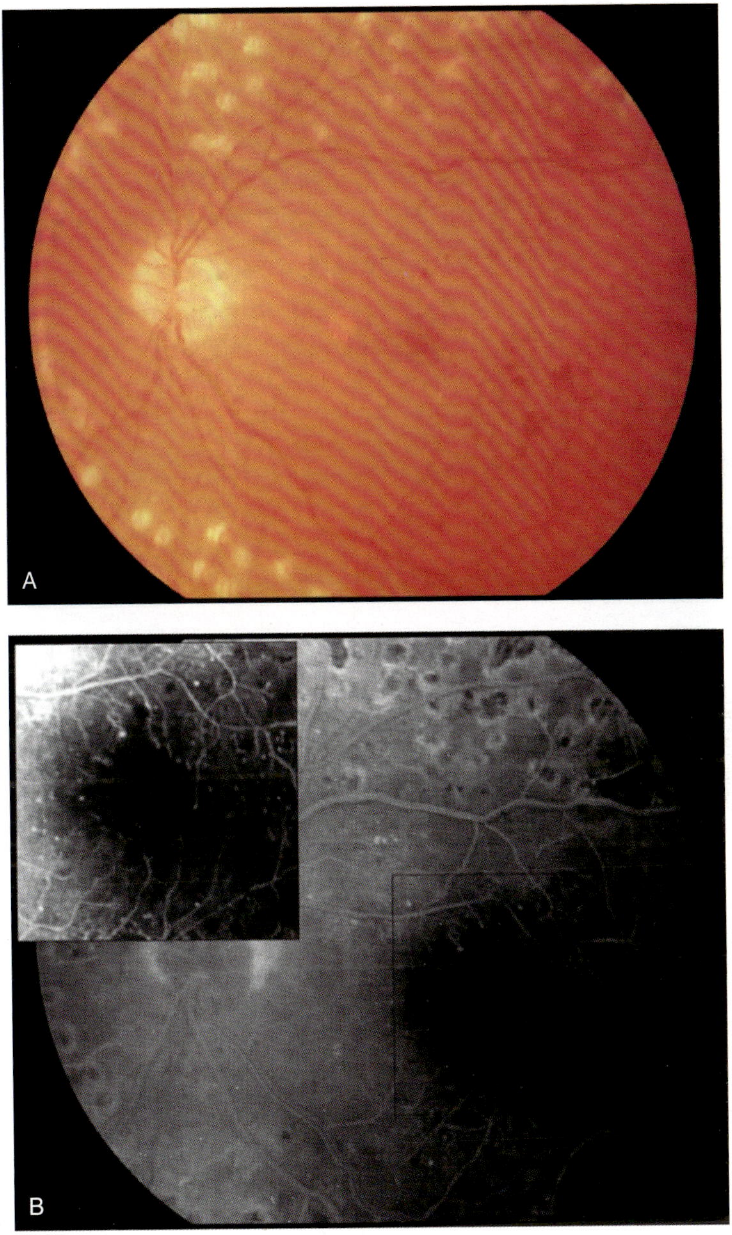

图 3–31　(A)PRP 后的后极部。未见黄斑增厚，但视力降至 20/80。(B)FFA 显示中心凹无血管区的不规则扩大(插图)，从而认定缺血是视力丧失的原因。

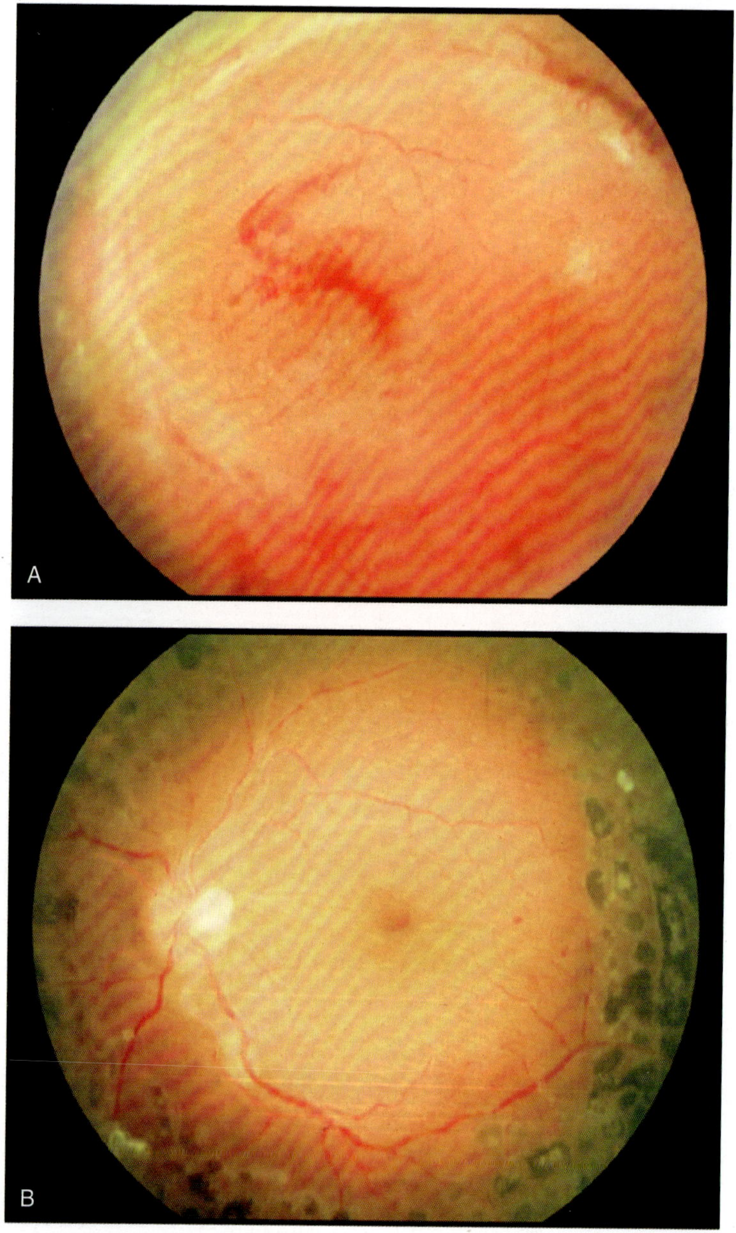

图 3-32 (A)牵拉性视网膜脱离累及黄斑。(B)玻璃体切割术、剥膜和 PRP 后的外观。

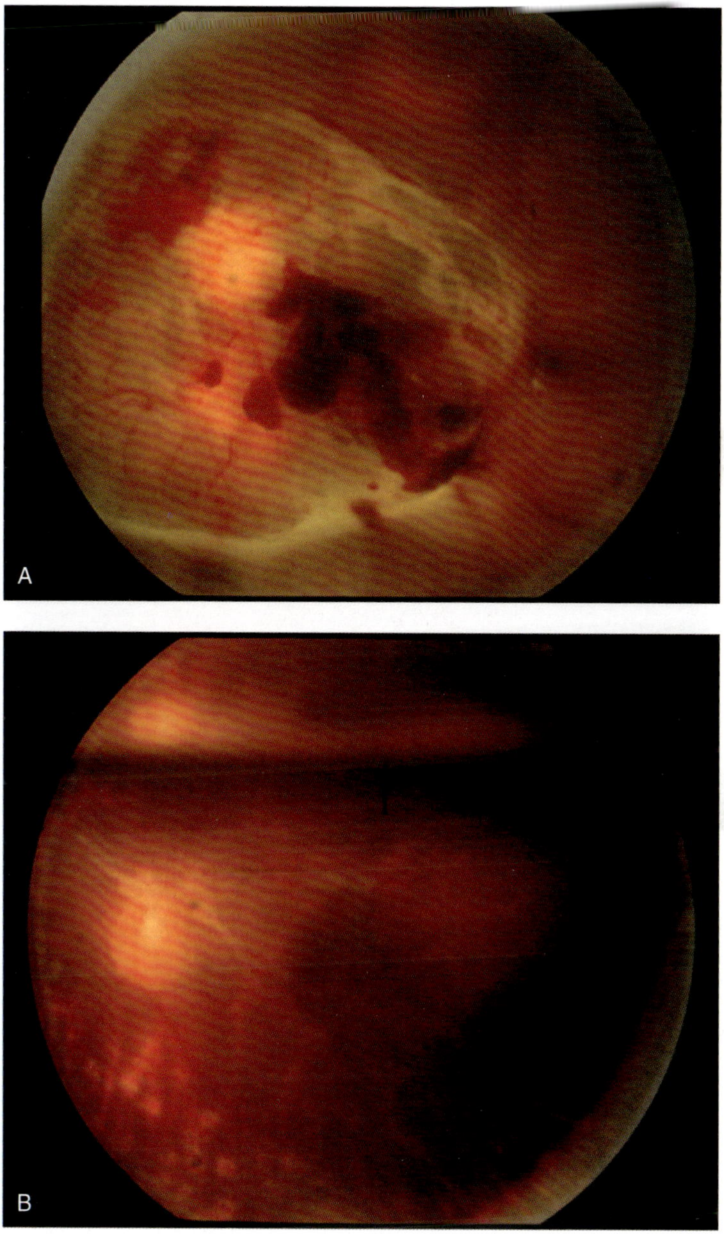

图 3-33　(A)明显的黄斑牵拉，玻璃体手术中还发现视网膜全层裂孔。(B)术后可见视网膜复位、PRP 和玻璃体腔中残余气泡(箭头)。

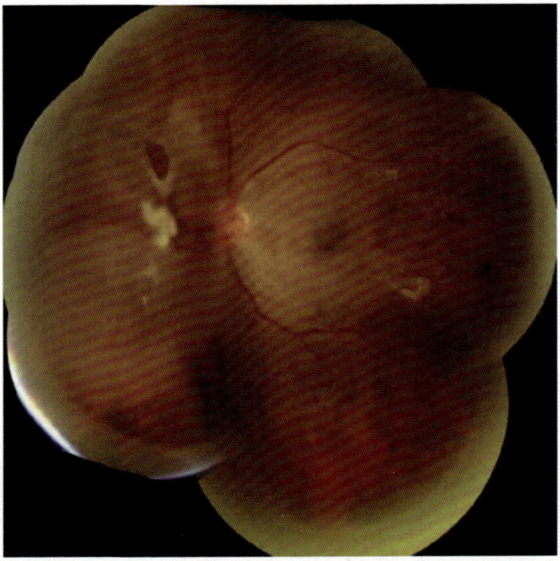

图 3–34　广角眼底照显示 PDR 的牵拉孔源性视网膜脱离。注意鼻侧的视网膜全层裂孔及毗邻白色纤维血管组织的牵引。

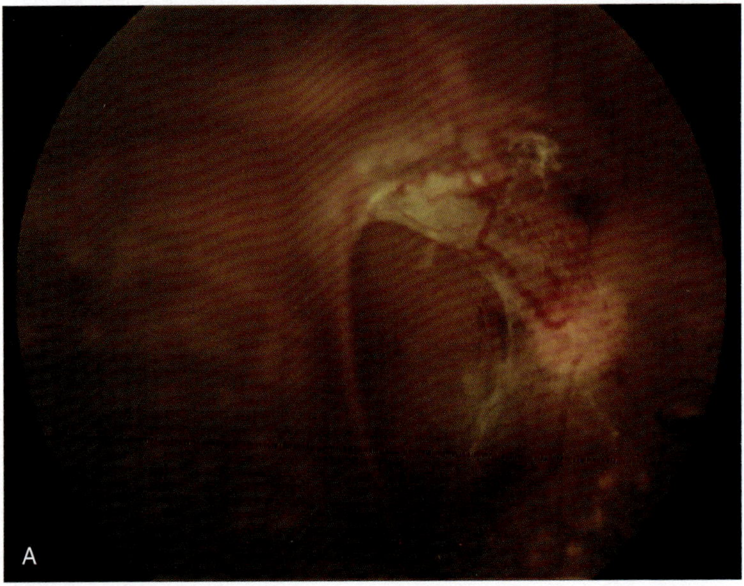

图 3–35　(A)高度隆起和血管化 NVD 的术前外观。(待续)

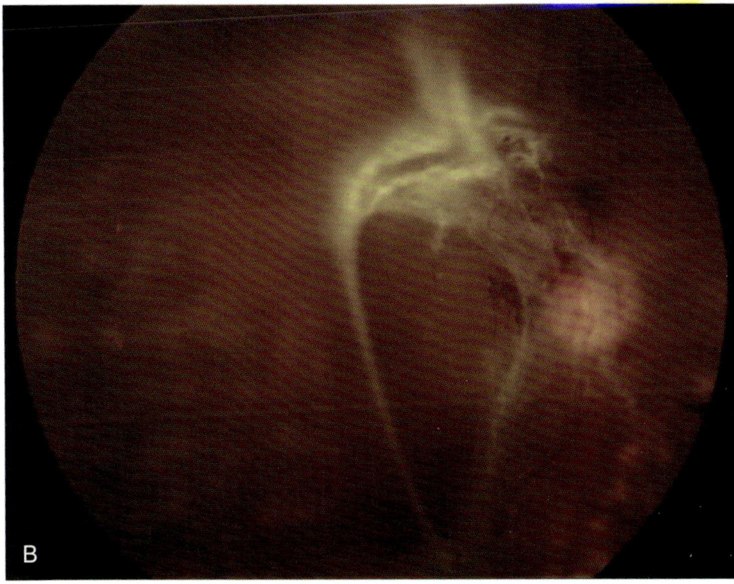

图 3-35(续)　(B)玻璃体腔注射贝伐单抗 2 天后,NVD 看起来是白色的,为玻璃体切割术中清除纤维血管组织的操作提供了极大的便利。

糖尿病性视盘病变

糖尿病性视盘病变是指糖尿病患者发生单侧或双侧视盘水肿，可伴轻微或轻度视神经功能障碍，但无眼部炎症或颅内压升高。

流行病学和病因学

- 约70%的患者为1型糖尿病，60%为单眼发病。
- 病因未明，但有学者认为这是一种轻度的非动脉炎性前部缺血性视神经病变(AION)。

病史

- 患者可有视物模糊，或无症状。
- 罕见一过性黑蒙。
- 无神经系统症状。

主要临床表现

- 视盘肿胀，伴表面血管突出和细小出血。
- 可有传入性瞳孔障碍，但一般不严重。
- 视力丧失常较轻，75%的病例视力≥20/40。

相关临床表现

- 常有与AION相似的视盘拥挤，它与糖尿病性视网膜病变的严重程度不相关。

鉴别诊断

- PDR所致的视盘新生血管。
- AION。
- 视神经炎。
- 视盘玻璃膜疣。
- 视盘水肿。

诊断性评估

- 一般可凭临床做出诊断，无须进一步检查。若为不典型病例，可做影像学检查如磁共振扫描。
- 视野检查有助于记录和随访视野改变。
- FFA可以鉴别糖尿病性视盘病变与NVD，但极少需要。糖尿病性视盘病变FFA表现为着染，无明显渗漏，而NVD显示荧光素渗漏至玻璃体腔。

预后和处理

- 无须治疗。通常在数周或数月后出现明显的自发恢复，但许多患者遗留轻微的视神经萎缩或永久性视野缺损。
- 患者应随访监测，以便排除快速进展至PDR的可能，这可以发生在少数患者中。

（吕喆 译　刘忱怡 校）

第 4 章

视网膜血管性疾病

M. Ali Khan, Gary C. Brown

棉绒斑

棉绒斑是指视网膜终末小动脉内血流急性中断所致的白色视网膜改变。

流行病学和病因学

- 患病率不明。40%以上的糖尿病性视网膜病变可见棉绒斑,也可见于急性全身性动脉性高血压。

病理生理学

- 栓塞。
- 高血压性小动脉坏死。
- 炎症。
- 参见本节“诊断性评估”。

临床表现

- 视力:尽管患者可有突发的与病灶相对应的暗点,但中心视力常不受影响。
- 瞳孔改变:常无传入性瞳孔障碍。
- 眼底改变:棉绒斑出现在眼底后极部(非周边部视网膜),表现为视网膜浅层的白色混浊,典型者小于 1/4 的视盘面积(图 4-1)。如果棉绒斑继发于糖尿病、全身性动脉性高血压或视网膜静脉阻塞,一般同时可见视网膜出血。棉绒斑一般在 5~7 周后消退,但继发于糖尿病性视网膜病变时可持续更久。

诊断性评估

- OCT 显示病变位于视网膜神经纤维层。
- FFA 帮助很少,表现为与棉绒斑对应的相对弱荧光区。

鉴别诊断

- 已报道的病因:
    - 糖尿病性视网膜病变:44%的

病例可出现棉绒斑。

- 全身性动脉性高血压：成人中舒张压常需达到 105~110mmHg 或更高时才可引起棉绒斑。
- 视网膜静脉阻塞：中央、分支静脉。
- 栓子：颈动脉源性或心源性。
- 炎症：巨细胞动脉炎、Wegener 肉芽肿病、结节性多动脉炎、系统性红斑狼疮、硬皮病、眼眶毛霉菌病、弓形虫性视网膜炎。
- 凝血病：镰状细胞病、高胱氨酸尿症、狼疮抗凝物综合征、蛋白 S 缺乏症、蛋白 C 缺乏症、抗凝血酶Ⅲ缺乏症、V 因子 Leiden 突变。
- 人类免疫缺陷病毒，获得性免疫缺陷综合征。
- 药物：干扰素治疗，内皮素受体拮抗剂。
- 其他：偏头痛、莱姆病、低血压、转移癌、静脉注射毒品（长期）、视盘水肿、急性胰腺炎、重度贫血、放射性视网膜病变、钩端螺旋体病、Purtscher 视网膜病变。

- 炎症性视网膜炎的表现可与棉绒斑类似，可见于弓形虫病和巨细胞病毒感染，但后者通常有视网膜出血。
- 炎症性病灶如白点综合征的表现也可相似，但玻璃体细胞常见于炎症性疾病，而非棉绒斑。
- 全身实验室检查（类似于急性视网膜中央动脉阻塞，除非有糖尿病性视网膜病变、急性全身性动脉性高血压及视网膜静脉阻塞的明显病因）有助于完善鉴别诊断。

预后和处理

- 棉绒斑的原发病（如糖尿病性视网膜病变或视网膜静脉阻塞）相关损害可导致严重视力丧失。
- 中心视力预后好，除非存在大量棉绒斑，这可见于某些疾病如系统性红斑狼疮、胰腺炎、Purtscher 视网膜病变或静脉吸毒。
- 当糖尿病性视网膜病变和视网膜静脉阻塞作为已知病因可被排除时，95%的病例可查出相关的严重全身性疾病。因此，若无明显的病因时全身检查很关键，即便只有一处棉绒斑。

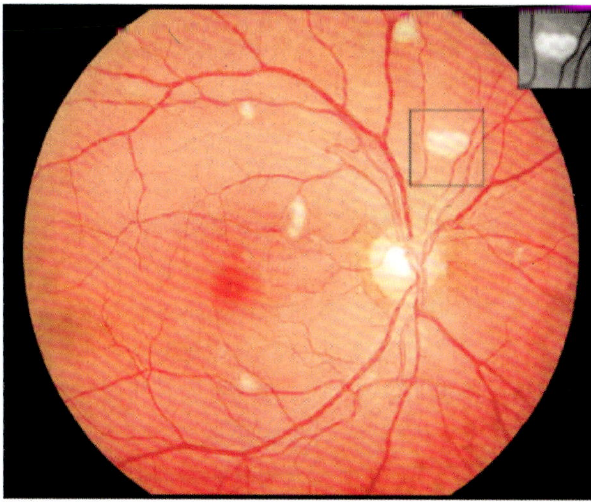

图 4-1　**棉绒斑**。人免疫缺陷病毒感染患者的眼底可见多发的棉绒斑(插图)。

高血压性视网膜病变

高血压性视网膜病变是指全身性动脉性高血压引起的视网膜血管改变。急性高血压性视网膜病变也可伴有高血压性脉络膜病变。血压一天中存在波动，高血压药物治疗也有覆盖时段。因此，可能需要连续多次测量血压才能更好地了解患者的高血压昼夜节律。

流行病学

- 高血压性视网膜病变可分为慢性和急性两种。最常用的是 Keith-Wagener-Barker 分级法，高血压性视网膜病变分级如下：
  - 1 级：视网膜动脉狭窄（图 4-2）。
  - 2 级：视网膜动静脉压迹（图 4-3）。
  - 3 级：视网膜出血、棉绒斑及硬性渗出（图 4-4）。
  - 4 级：3 级改变加视盘水肿（图 4-5）。
  - 临床中 1、2 级常见，反映了慢性改变；3、4 级不常见，是血压急性升高的反映。

病理生理学

- **1 级和 2 级**：可见视网膜动脉管壁玻璃样变和增厚，致使 1 级中出现血管变直，2 级中出现动脉压迫静脉（动静脉压迹）。并非每个动静脉交叉都会出现动静脉压迹，只有动脉位于静脉前面时才会出现，后极部动静脉交叉中大约 2/3 会出现动静脉压迹。
- **3 级**：3 级高血压性视网膜病变的成年患者，舒张压一般至少在 105~110mmHg。此时视网膜动脉已丧失血流自我调节能力，高压力被传递至远端的视网膜小动脉和毛细血管床。儿童中收缩压达到 90~100mmHg 时便可见相似的临床表现。
- **4 级**：4 级高血压性视网膜病变的成年患者，舒张压一般至少在 130~140mmHg。在 3 级和 4 级中，血压升高损伤血管壁，导致纤维素样坏死（血管腔内出现纤维蛋白血栓）。高血压性脉络膜病变的病理过程相似，导致其上方的视网膜色素上皮坏死，称为“Elschnig 斑”。

临床表现

- 1、2 级是慢性改变，而 3、4 级改变表明有急性视网膜血管失代偿。
- 3 级和 4 级改变可伴有高血压性脉络膜病变（Elschnig 斑）。Elschnig 斑在急性期呈黄色、圆形，最终演变为色素性病灶。

鉴别诊断

- 糖尿病性视网膜病变、放射性视网膜病变、静脉阻塞性疾病、颈动脉阻塞（眼缺血综合征）及胶原血管性疾病，都可与高血压性视网膜病变的眼底改变相似。

诊断性评估

- 一旦怀疑此病，血压测量就很关键。若急性改变(3、4 级)典型而当时测量的血压却不高，应考虑血压近期控制不佳或一日内其他时间段控制不佳的可能性。

预后和处理

- 1、2 级高血压性视网膜病变视力通常不受影响，3 级可有轻度视力下降。
- 由于视网膜水肿、黄斑中央硬性渗出(星芒状)和(或)浆液性视网膜脱离，4 级视力明显下降。引起 4 级改变的高血压若不治疗，18 个月死亡率达 94%。4 级高血压性视网膜病变可能是高血压急症的首发临床表现，建议急诊处理。
- 高血压性视网膜病变的治疗是通过恢复正常血压从而纠正病因，3、4 级患眼中的眼底异常可在数周至数月内消退，但 1 级和 2 级中的眼底改变常无变化。
- 3、4 级高血压性视网膜病变中的视力丧失，激光治疗无效。4 级患者纠正血压便可有视力改善，但由于高血压性视网膜病变、高血压性脉络膜病变及视神经病变中的血管闭塞，可遗留永久性视力丧失。口服硝苯地平被建议用于治疗高血压急症，包括急性的 4 级高血压性视网膜病变。
- 理论上，3 级或 4 级患者玻璃体腔注射 VEGF-A 抑制剂，可以稳定视网膜血管壁。在撰写本文时，这种干预治疗缺乏相关数据。

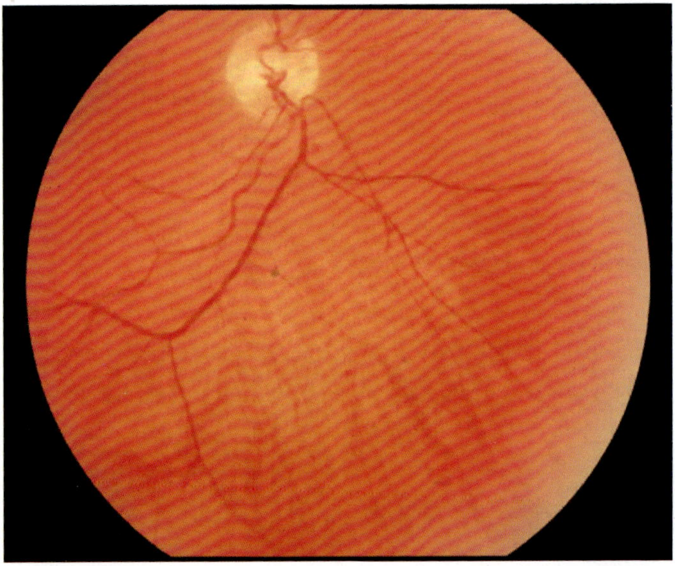

图 4-2 **高血压性视网膜病变,1 级。**视网膜动脉明显狭窄、变直。可见小片视网膜出血,但非高血压所致,而是背景期糖尿病性视网膜病变所致。

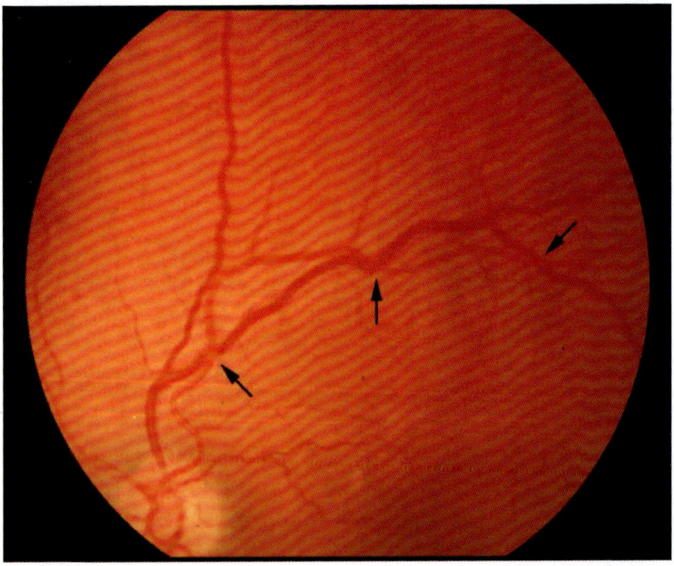

图 4-3 **高血压性视网膜病变,2 级。**可见明显的动静脉压迹(箭头)。可见小片视网膜出血,但非高血压所致,而是糖尿病性视网膜病变所致。

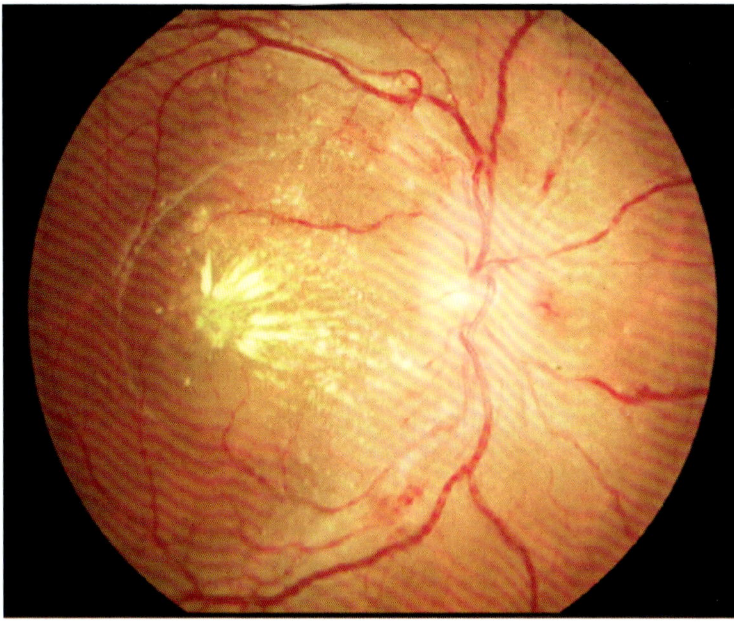

图 4-4　**高血压性视网膜病变,3 级**。可见棉绒斑、视网膜出血、黄斑区视网膜内脂质沉积呈星芒状和浆液性视网膜脱离。视盘肿胀,这种临床特征可区分 3 级与 4 级高血压性视网膜病变。

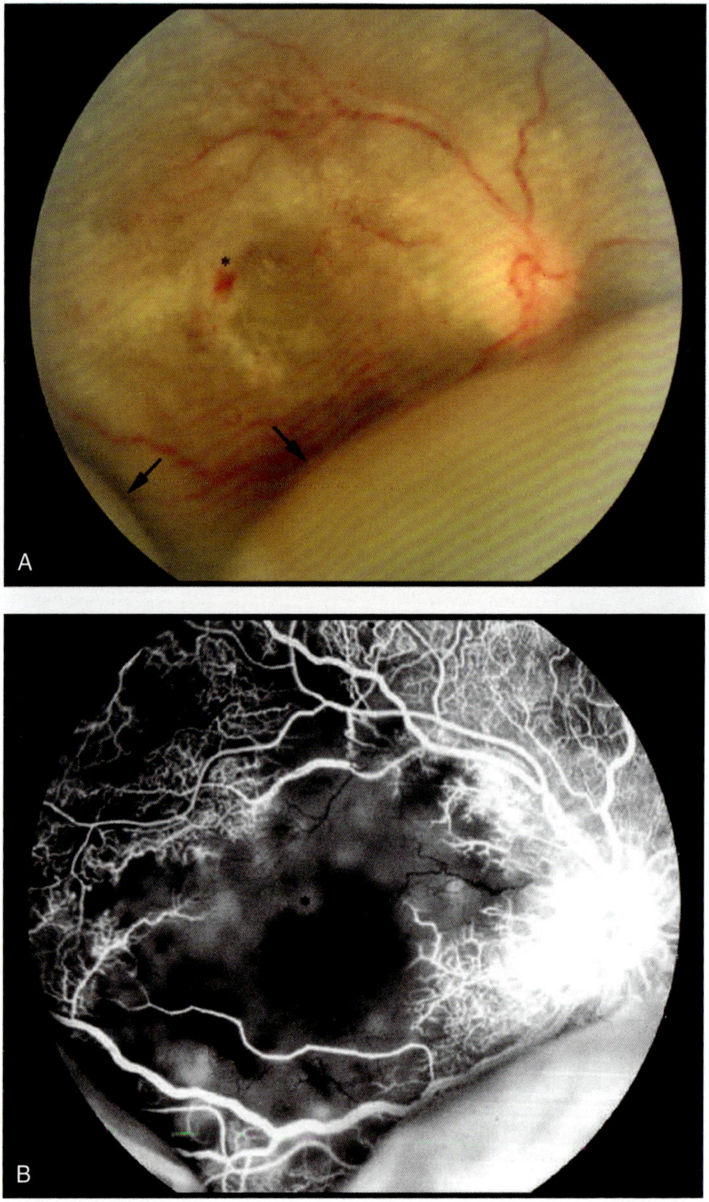

图 4-5 高血压性视网膜病变，4 级。(A)可见视网膜出血、视盘水肿、下方渗出性视网膜脱离(箭头)。黄斑区可见黄色 Elschnig 斑(星号)。(B)与图 A 对应的 FFA，黄斑区可见明显的视网膜毛细血管无灌注(黄斑缺血)及与 Elschnig 斑对应的局灶强荧光(星号)。(待续)

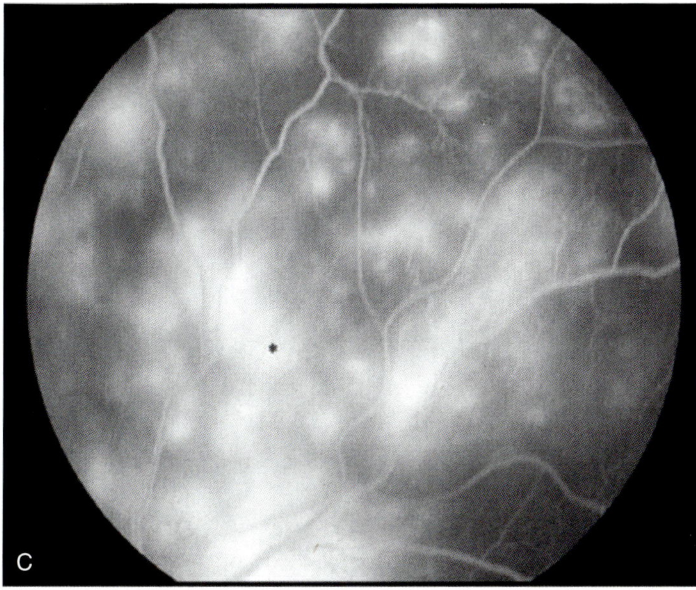

图 4-5(续)　(C)图 A 同一眼上方眼底的 FFA,可见许多与 Elschnig 斑(星号)对应的局灶强荧光。

睫状视网膜动脉阻塞

睫状视网膜动脉阻塞是指睫状视网膜动脉内血流的急性中断。

流行病学和病因学

- 睫状视网膜动脉阻塞通常发生在65岁以上患者中，但也可见于任何年龄。
- 眼科门诊中占比约为1:100 000。
- 99%以上的病例为单眼发病。无遗传性。

病理生理学

- 栓塞。
- 高血压性动脉坏死。
- 炎症(如巨细胞动脉炎)。
- 动脉粥样硬化斑块下出血。
- 合并视网膜中央静脉阻塞。

临床表现

- 视力：通常有急性发生的数秒钟内单眼无痛性视野丧失的病史。约10%的患眼在发生视网膜中央动脉阻塞前有一过性视力丧失(一过性黑蒙)的病史。
- 瞳孔改变：取决于阻塞血管的支配区域，可立即出现传入性瞳孔障碍。
- 眼底改变：有3种类型：
  - 单独睫状视网膜动脉阻塞(图4-6)：视网膜浅层变白，常位于乳斑束内，但这可能需要数小时才会出现。
  - 睫状视网膜动脉阻塞合并视网膜中央静脉阻塞。
  - 睫状视网膜动脉阻塞合并急性前部缺血性视神经病变(图4-7)：这种情况必须特别关注巨细胞动脉炎的可能。
- 视网膜动脉内栓子：患病率不明。
- 胆固醇栓子：以Mayo诊所Robert Hollenhorst命名的Hollenhorst斑，为闪亮、黄色的栓子，通常来自颈动脉。最可能的情形如下：

  1.动脉粥样硬化引起湍流。

  2.湍流引起颈动脉内皮损伤。

  3.斑块从暴露的颈动脉粥样硬化病灶上脱落，随血流移至并停留在视网膜中央动脉或视网膜分支动脉。

  4.血小板-纤维蛋白血栓可发生凝血酶诱导的血小板聚集，于是形成更大的栓子，引起更严重的阻塞。

  5.最终血管内皮细胞修复损伤，粥样硬化病灶不再暴露于血流里。

  6.湍流。
- 钙化栓子：大的白色斑块，通常来自心脏瓣膜。
- 血小板-纤维蛋白栓子：长条形、白色无反光；可来自颈动脉或心脏瓣膜。

鉴别诊断

- 弓形虫或巨细胞病毒引起的感染性或炎症性视网膜炎临床表现相似，后者通常有视网膜出血。

- 玻璃体细胞通常见于炎症性疾病，而非急性睫状视网膜动脉阻塞。

诊断性评估

- FFA：正常情况下，睫状视网膜动脉在脉络膜充盈早期即充满荧光。睫状视网膜动脉阻塞通常表现为受累血管在视网膜动静脉期无灌注。
- 全身检查：与急性视网膜分支或中央动脉阻塞相似。
  - 栓子：颈动脉源性和心源性。
  - 炎症：巨细胞动脉炎、Wegener 肉芽肿病、结节性多动脉炎、系统性红斑狼疮、眼眶毛霉菌病、弓形虫视网膜炎。
  - 凝血病：镰状细胞病、高胱氨酸尿症、狼疮抗凝物综合征、蛋白 S 缺乏症、蛋白 C 缺乏症、抗凝血酶Ⅲ缺乏症。
  - 其他：纤维肌性增生、Sydenham 舞蹈病、Fabry 病、偏头痛、莱姆病、低血压。

预后和处理

- 单独睫状视网膜动脉阻塞时，90%的患眼视力可恢复至 20/40 或以上；合并视网膜中央静脉阻塞时，70%的患眼视力可恢复至 20/40 或以上；合并前部缺血性视神经病变时，视力常在手动至指数间。
- 在改善视力方面无有效治疗。
- 尽管缺乏有效的眼部治疗，但仍应当做全身检查。巨细胞动脉炎可能只占 1%~2%，因其对侧眼可在数小时至数天内发生视网膜动脉阻塞，故应积极评估其可能性。

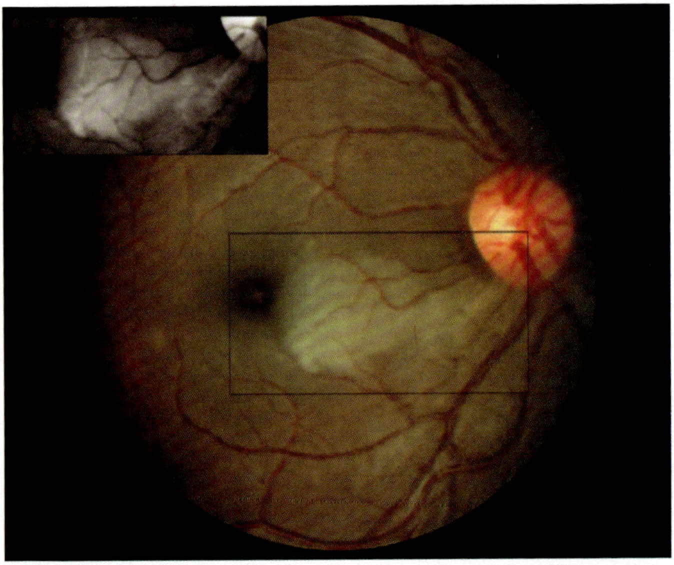

图 4-6 睫状视网膜动脉阻塞。单独睫状视网膜动脉阻塞。注意视网膜变白，提示缺血性视网膜水肿（插图）。

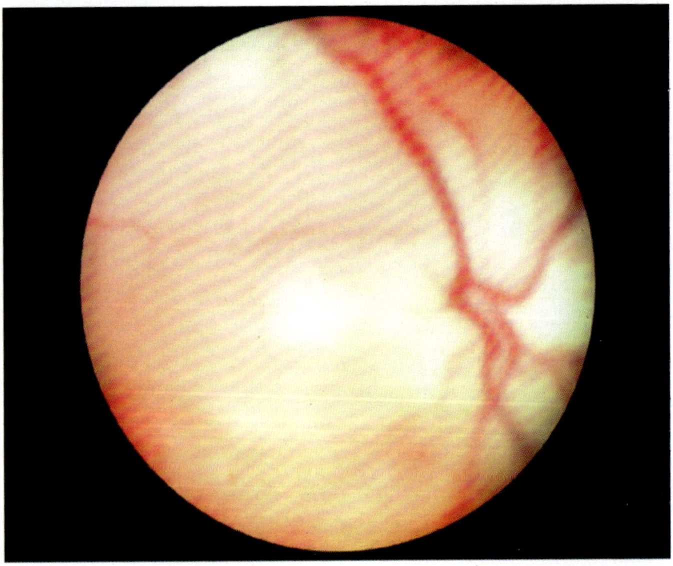

图 4-7 睫状视网膜动脉阻塞和缺血性视神经病变。睫状视网膜动脉阻塞合并前部缺血性视神经病变。注意视盘水肿和苍白。

视网膜分支动脉阻塞

视网膜分支动脉阻塞是指视网膜分支动脉内血流的急性中断。

流行病学和病因学

- 视网膜分支动脉阻塞通常发生在 65 岁以上患者中，但也可见于任何年龄。
- 眼科门诊中占比为 1:20 000~1:15 000。
- 99%的病例单眼发病，无遗传性。

病理生理学

- 栓塞。
- 高血压性动脉坏死。
- 炎症(如巨细胞动脉炎)。
- 动脉粥样硬化斑块下出血。

临床表现

- 视力：通常有急性发生的数秒钟内单眼无痛性视野丧失的病史。约10%的患眼有一过性视力丧失（一过性黑蒙)的病史。
- 瞳孔改变：取决于阻塞血管的支配区域，可立即出现传入性瞳孔障碍。
- 眼底改变：视网膜浅层变白（图 4–8A)需要数小时才会出现。视网膜动脉内栓子(患病率不明)：
  - 胆固醇栓子(Hollenhorst 斑)：闪亮、黄色的栓子，通常来自颈动脉。
  - 钙化栓子：大的白色斑块，通常来自心脏瓣膜(图 4–9)。
  - 血小板–纤维蛋白栓子：长条形、白色无反光；可来自颈动脉或心脏瓣膜(图 4–8A)。

鉴别诊断

- 弓形虫或巨细胞病毒等引起的感染性或炎症性视网膜炎临床表现相似，后者通常有视网膜出血。
- 玻璃体细胞通常见于炎症性疾病，而非急性视网膜分支动脉阻塞。

诊断性评估

- FFA：与其余的正常眼底相比，阻塞区域中视网膜动脉和静脉充盈延迟(图 4–8B)。缺血性视网膜血管可着染(图 4–8C)。
- 全身检查：与急性睫状视网膜动脉或视网膜中央动脉阻塞相似。
  - 栓子：颈动脉源性和心源性。
  - 炎症：巨细胞动脉炎、Wegener 肉芽肿病、结节性多动脉炎、系统性红斑狼疮、眼眶毛霉菌病、弓形虫视网膜炎、Susac 综合征。
  - 凝血病：镰状细胞病、高半胱氨酸尿症、狼疮抗凝物综合征、蛋白 S 缺乏症、蛋白 C 缺乏症、抗凝血酶Ⅲ缺乏症。
  - 其他：纤维肌性增生、Sydenham 舞蹈病、Fabry 病、偏头痛、莱姆病、低血压。

预后和处理

- 尽管与阻塞区域一致的视野缺损常可持续存在，但大多数患者不经治疗视力便可恢复到20/40或以上。
- 在改善视力方面无有效治疗。
- 尽管缺乏有效的眼部治疗，但仍应当做全身检查。巨细胞动脉炎可能只占1%~2%，因其对侧眼可在数小时至数天内发生视网膜动脉阻塞，故应积极评估其可能性。

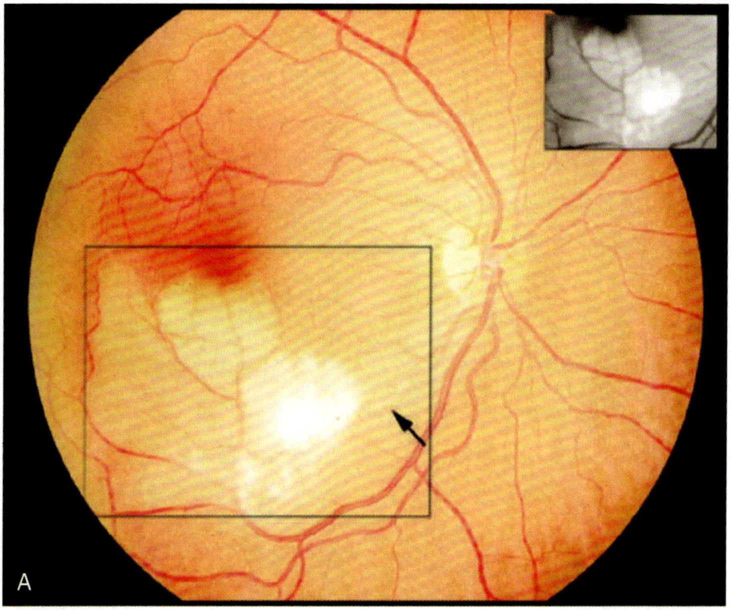

图4-8 **视网膜分支动脉阻塞。**(A)视网膜分支动脉阻塞引起的视网膜变白(插图)。注意近端的视网膜动脉内血小板-纤维蛋白栓子(箭头)。(待续)

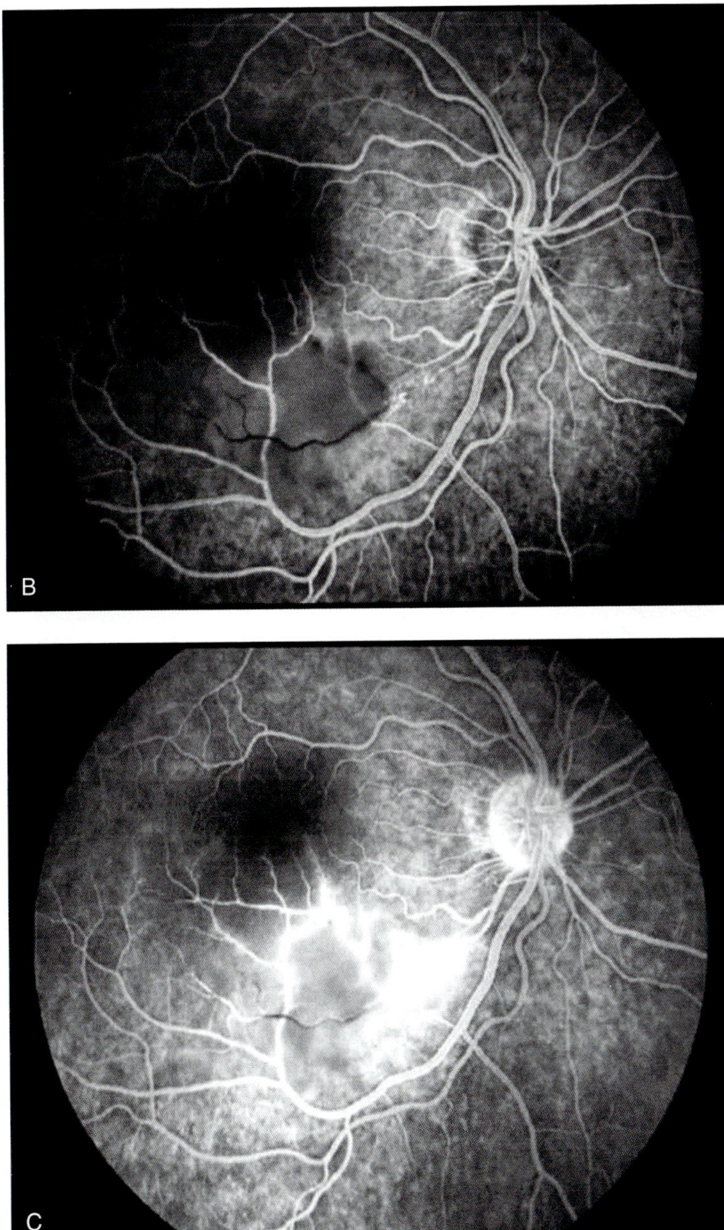

图 4–8(续)　(B)与图 A 对应的 FFA 显示阻塞血管支配区域中视网膜小动脉和毛细血管无灌注。(C)阻塞区域中颞下支动脉着染。

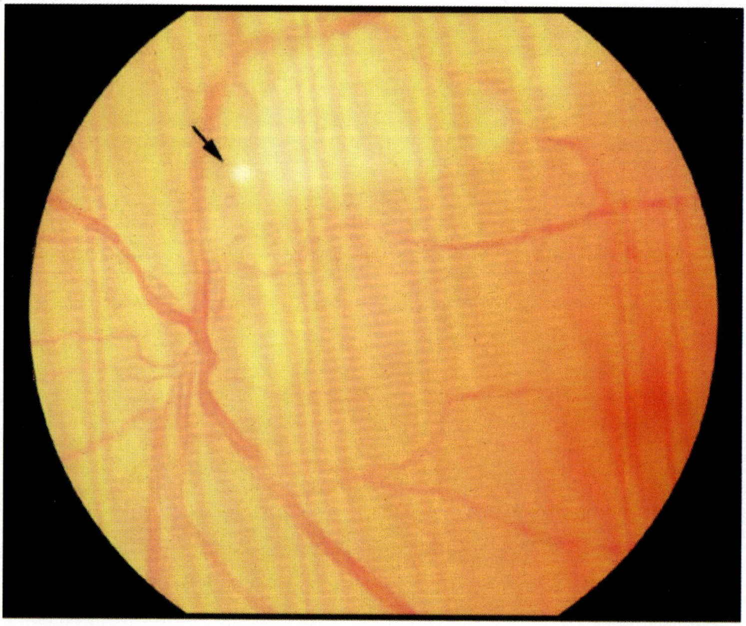

图 4-9 **视网膜分支动脉阻塞,钙化栓子。**视网膜分支动脉阻塞合并动脉内钙化斑块(箭头)。

视网膜中央动脉阻塞

视网膜中央动脉阻塞是指视网膜中央动脉血流的急性中断。

流行病学和病因学

- 视网膜中央动脉阻塞通常发生在 65 岁以上患者中，但也可见于任何年龄。
- 眼科门诊中占比约为 1:10 000。
- 99%的病例单眼发病。
- 无遗传性。

病理生理学

- 栓塞。
- 高血压性动脉坏死。
- 视网膜中央动脉夹层动脉瘤。
- 炎症(如巨细胞动脉炎)。
- 动脉粥样硬化斑块下出血。
- 血管痉挛。

临床表现

- 视力：通常有急性发生的数秒钟内单眼无痛性视力丧失的病史。约 10%的患眼有一过性视力丧失（一过性黑蒙)的病史。
- 瞳孔改变：传入性瞳孔障碍通常立即出现。
- 眼底改变：
  - 视网膜浅层变白：需要数小时才会出现。
  - 黄斑中心凹呈樱桃红斑(图 4-10)。
  - 睫状视网膜动脉使中心凹免于受累(图 4-11)：见于 10%的病例。
  - 视网膜动脉栓子：见于 20%的病例。
  - 胆固醇栓子 (Hollenhorst 斑)：闪亮、黄色(图 4-12)的栓子，通常来自颈动脉。
  - 钙化栓子：大的白色斑块，通常来自心脏瓣膜。
  - 血小板-纤维蛋白栓子：长条形、白色无反光；可来自颈动脉或心脏瓣膜(见图 4-8A)。

鉴别诊断

- 急性眼动脉阻塞(无樱桃红斑)。
- Tay-Sach 病(有樱桃红斑，但见于年龄小于 1 岁的婴儿，且伴有严重的神经功能障碍)。

诊断性评估

- FFA：显示视网膜动脉和静脉充盈延迟(正常情况下，颞侧血管弓静脉应在染料进入相应的视网膜动脉后 11 秒内完全充盈)。
- 视网膜电图：a 波振幅正常，b 波振幅降低。
- 全身检查：
  - 栓子：颈动脉源性和心源性。
  - 炎症：巨细胞动脉炎、Wegener 肉芽肿病、结节性多动脉炎、系统性红斑狼疮、眼眶毛霉菌病。

- 凝血病：镰状细胞病、高半胱氨酸尿症、狼疮抗凝物综合征、蛋白 S 缺乏症、蛋白 C 缺乏症、抗凝血酶Ⅲ缺乏症。
- 其他：纤维肌性增生、Sydenham 舞蹈病、Fabry 病、莱姆病、低血压。
- 血管痉挛：偏头痛。

预后和处理

- 视力预后通常很差，大多数患者视力在手动至指数间，并残留小的颞侧视岛。若有睫状视网膜动脉使中心凹免受累及，则 80%的患眼在 2 周内视力恢复至 20/50~20/20。尽管如此，在后一种情形中通常仍有严重的视野丧失。约 18%的患眼病情进展，在急性阻塞后 4~6 周内出现虹膜新生血管。
- 在改善视力方面无有效治疗。多种治疗方法曾被推荐，但疗效未得到随机临床试验证实。例如，眼球手指按摩、前房穿刺和高压氧治疗曾被推荐，但疗效甚微。一项前瞻性随机对照试验显示纤溶药物治疗不能改善视力，并且仍在研究中。玻璃体切割术中做栓子切除术或联合 YAG 激光可在动脉上造口取出栓子，但玻璃体积血的发生率很高，且结果多变。
- 尽管缺乏有效的眼部治疗，但仍应做全身检查。巨细胞动脉炎可能只占 1%~2%，因其对侧眼可在数小时至数天内发生视网膜动脉阻塞，故应积极评估其可能性。关于全身检查，应注意急性视网膜中央动脉阻塞患者的高心血管疾病死亡率。
- 如果出现虹膜新生血管，应考虑做全视网膜光凝(PRP)来预防新生血管性青光眼。约 2/3 接受治疗的患者虹膜新生血管消退。

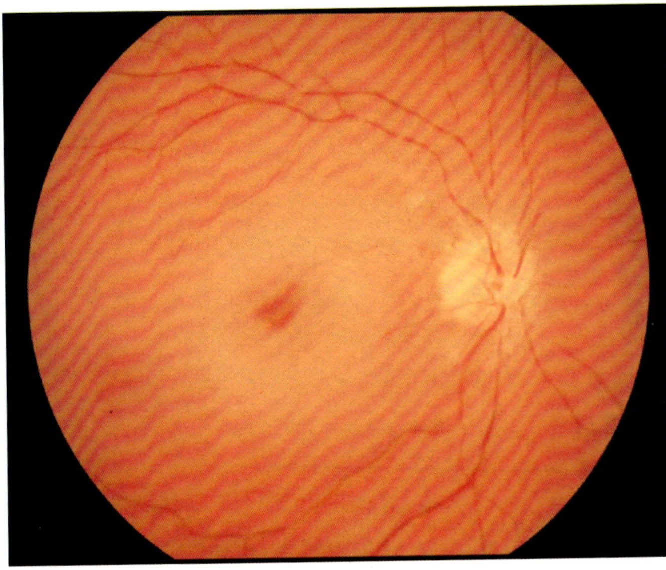

图 4-10　急性视网膜中央动脉阻塞。可见视网膜浅层混浊和中心凹樱桃红斑。注意视网膜动脉内节段状血流(如货车车厢)。

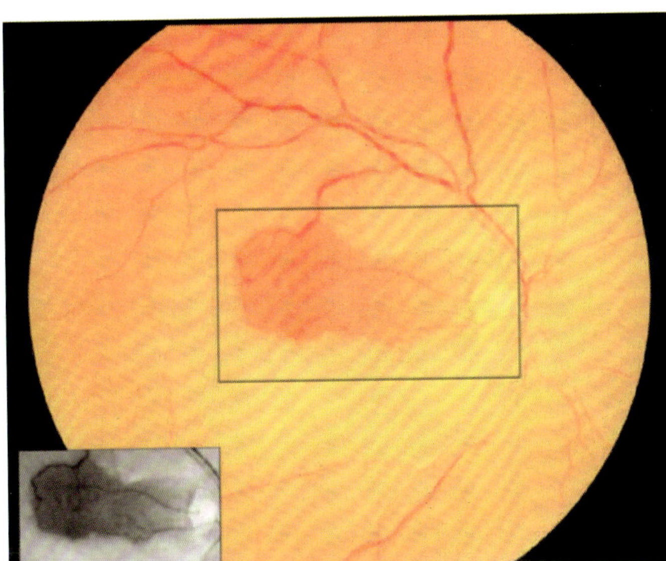

图 4-11　视网膜中央动脉阻塞,睫状视网膜动脉供血区未累及。急性视网膜中央动脉阻塞(插图),睫状视网膜动脉使黄斑中心凹免于受累。对比图 4-6。

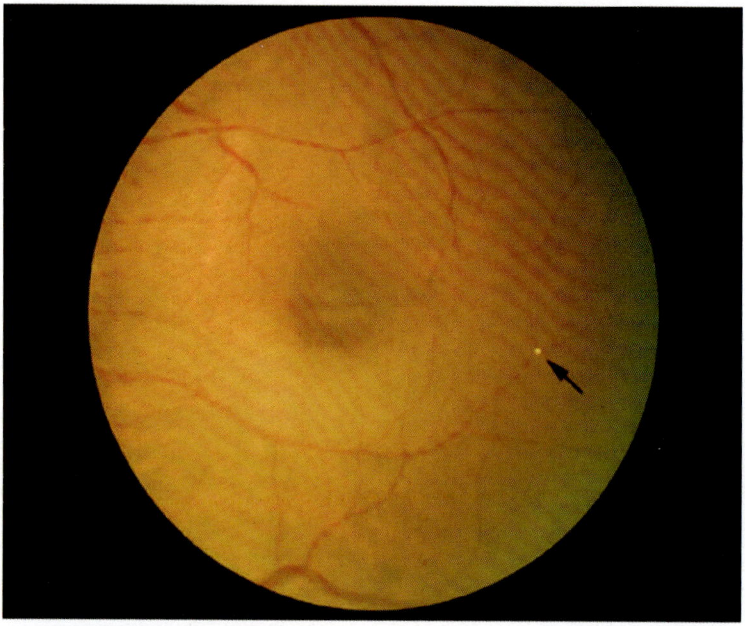

图 4-12 Hollenhorst 斑。视网膜小动脉内闪亮的胆固醇栓子(Hollenhorst 斑)(箭头)。这些栓子通常停留在视网膜小动脉分叉处。

急性眼动脉阻塞

急性眼动脉阻塞是指眼动脉内血流的急性中断。

流行病学和病因学

- 眼科门诊中占比约为 1:100 000。
- 平均发病年龄在 50~60 岁。
- 无遗传性。

病理生理学

- 栓塞。
- 外伤。
- 感染(如眼眶毛霉菌病)。
- 炎症(如胶原性血管病、巨细胞动脉炎)。
- 其他(参见急性视网膜中央动脉阻塞的原因)。

临床表现

- 视力：通常有急性发生的数秒钟至数分钟单眼无痛性视力丧失的病史。90%的病例视力为无光感。
- 瞳孔改变：传入性瞳孔障碍。
- 眼底改变：后极部视网膜浅层变白，常比急性视网膜中央动脉阻塞更明显，因为急性眼动脉阻塞时视网膜色素上皮也变混浊(图 4–13A)。中心凹樱桃红斑的出现情况不一，1/3 的患者没有樱桃红斑；1/3 的患者有轻度樱桃红斑；1/3 的患者有明显的樱桃红斑。
- 视网膜动脉栓子的出现情况不一。急性阻塞数周内，在后极部或其他部位出现“椒盐样”视网膜色素上皮改变。仅是视网膜中央动脉阻塞不会继发色素上皮改变。

鉴别诊断

- 参考表 4–1。

诊断性评估

- FFA。
    - 脉络膜充盈延迟：荧光染料出现在脉络膜后，应在 5 秒钟内完全充盈(图 4–13B)。
    - 视网膜动脉和静脉充盈延迟。
    - 脉络膜缺血引起的晚期局灶或弥散性视网膜色素上皮着染。

表 4–1　急性眼动脉阻塞的鉴别诊断

	视网膜中央动脉阻塞	眼动脉阻塞
视力	指数至手动	无光感
眼底	视网膜混浊+樱桃红斑	明显混浊±樱桃红斑
FFA	视网膜血管充盈延迟	脉络膜和视网膜血管充盈延迟
视网膜电图	b波降低	a波和b波降低

- 视网膜电图:a 波振幅降低或消失（视网膜外层缺血）,b 波振幅降低或消失(视网膜内层缺血)。
- 全身检查：与急性视网膜中央动脉阻塞相似。
  - 栓子:颈动脉源性和心源性。
  - 炎症:巨细胞动脉炎、Wegener 肉芽肿病、结节性多动脉炎、系统性红斑狼疮、眼眶毛霉菌病、弓形虫视网膜炎。
  - 凝血病:镰状细胞病、高半胱氨酸尿症、狼疮抗凝物综合征、蛋白 S 缺乏症、蛋白 C 缺乏症、抗凝血酶Ⅲ缺乏症。
  - 其他：纤维肌性增生、Sydenham 舞蹈病、Fabry 病、偏头痛、莱姆病、低血压。
- 最常见病因为球后注射的医源性并发症。

预后和处理

- 尽管极少数情况下可有自发逆转，但大多数病例的长期视力通常在无光感至光感间。在改善视力方面无有效治疗。尽管缺乏有效的眼部治疗，但仍应当做全身检查。
- 发病后前几个月应定期随访，观察有无虹膜新生血管。如出现虹膜新生血管，应考虑 PRP(虹膜新生血管的发病率未知)。

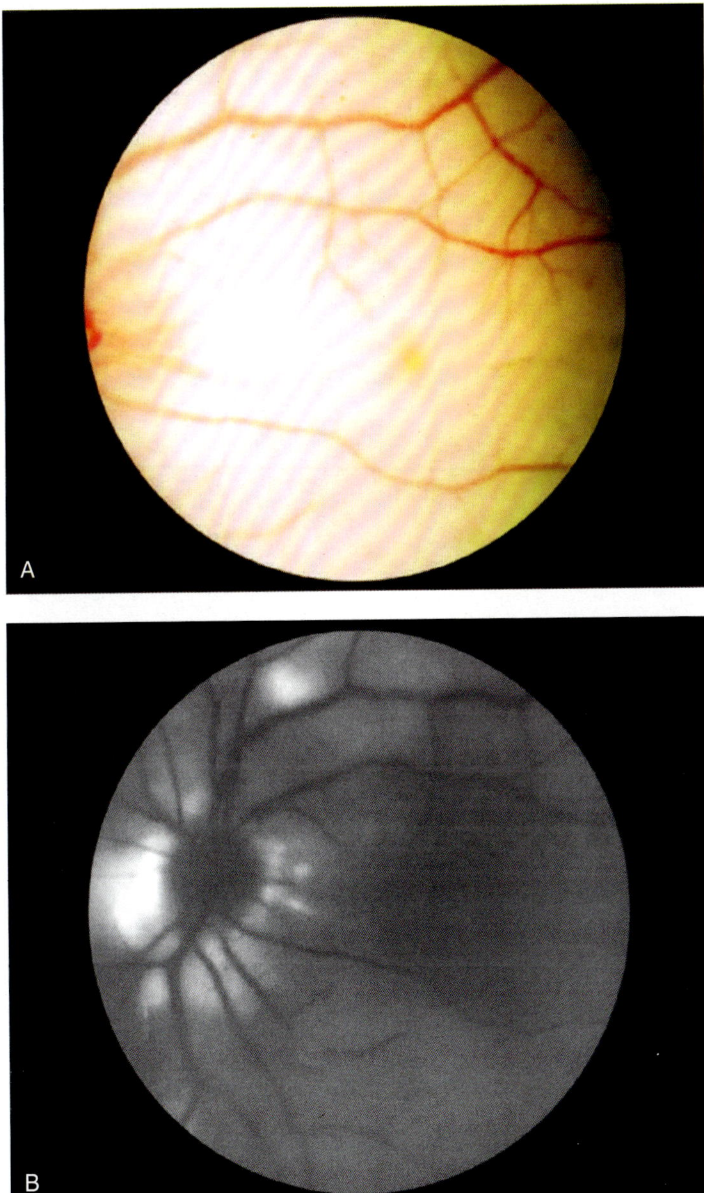

图 4-13　**急性眼动脉阻塞。**(A)视网膜明显变白，无樱桃红斑。视力为无光感。(B)与图 A 对应的 FFA，视网膜血管和大多数脉络膜血管在注射染料后 116 秒仍无染料充盈。可见视盘周围组织着染，可能来自巩膜表层血管和脉络膜循环间的交通支。

视网膜中央动脉阻塞合并中央静脉阻塞

本病是指视网膜中央动脉血流和视网膜中央静脉血流同时急性中断。

流行病学和病因学

- 患病率不明。
- 无遗传性。

病理生理学

- 本病的病理生理学过程不明。

临床表现

- 视力：通常有急性或亚急性发生的数秒钟至数日单眼无痛性视野丧失的病史。
- 瞳孔改变：通常有传入性瞳孔障碍。
- 眼底改变(图 4–14)。
  - 后极部视网膜浅层变白。
  - 黄斑中心凹樱桃红斑。
  - 视网膜静脉扩张、迂曲。
  - 视网膜出血。
  - 黄斑水肿。

鉴别诊断

- 炎症性视网膜炎，包括巨细胞病毒性视网膜炎。
- 视网膜中央静脉阻塞(无樱桃红斑)。

诊断性评估

- FFA：与剩余的正常眼底相比，阻塞区域可见视网膜动脉和静脉充盈延迟，常有严重的视网膜毛细血管无灌注。
- 全身检查：与急性视网膜中央动脉阻塞相似。
  - 栓子：颈动脉源性和心源性。
  - 炎症：巨细胞动脉炎、Wegener 肉芽肿病、结节性多动脉炎、系统性红斑狼疮、眼眶毛霉菌病、弓形虫视网膜炎。
  - 凝血病：镰状细胞病、高半胱氨酸尿症、狼疮抗凝物综合征、S 蛋白缺乏症、C 蛋白缺乏症、抗凝血酶Ⅲ缺乏症、凝血因子 V Leiden 突变。
  - 其他：纤维肌性增生、Sydenham 舞蹈病、Fabry 病、偏头痛、莱姆病、低血压、医源性并发症(球后注射)。

预后和处理

- 虽有例外，但通常来说视力在指数至光感间。在阻塞后平均 6 周时，约 80%的患眼出现虹膜新生血管。
- 目前在改善视力方面无有效治疗。尽管缺乏有效的眼部治疗，但仍应当做全身检查。发病后前几个月应定期随访，观察有无虹膜新生血管。
- 如出现虹膜新生血管，应考虑 PRP。
- 若视力为指数或更差，在虹膜新生血管出现之前便可考虑 PRP。

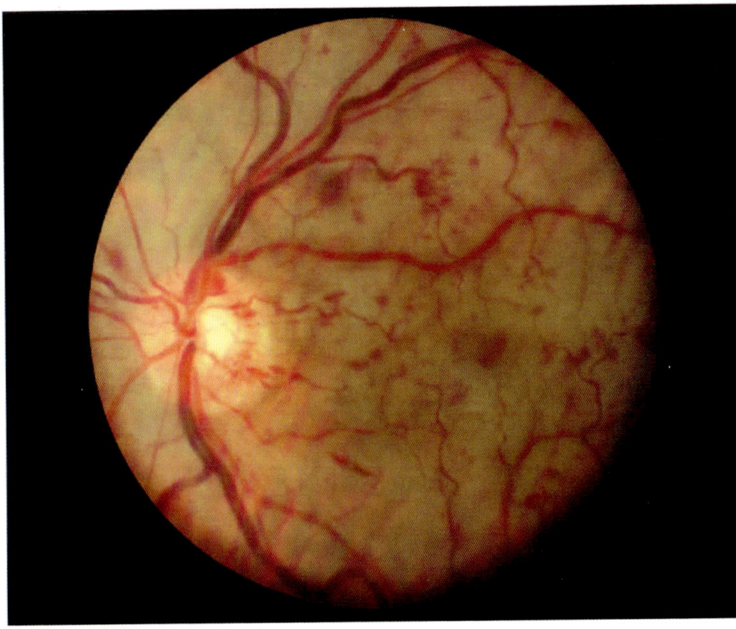

图 4-14　**视网膜中央动脉合并中央静脉阻塞**。视网膜静脉扩张迂曲，可见视网膜出血，视网膜浅层混浊的映衬使中心凹呈樱桃红斑。

眼缺血综合征

眼缺血综合征被用于描述颈动脉或眼动脉明显阻塞引起的眼部症状和体征。其他名称包括静脉瘀滞性视网膜病变、缺血性眼炎和缺血性眼病。

流行病学和病因学

- 美国每年发病约2000例。
- 80%单眼发病,20%双眼发病。
- 颈动脉阻塞患者的发病率约为5%,本病50岁以下少见。
- 平均发病年龄为65岁。
- 无遗传性。

病理生理学

- 本病涉及颈动脉或眼动脉的阻塞,或两者均有阻塞。血管阻塞70%以上才会出现血流紊乱;阻塞90%时,视网膜中央动脉灌注压下降50%。半数患者同侧颈总动脉或颈内动脉100%阻塞。病因包括:
  - 动脉粥样硬化(90%以上的病例)。
  - 巨细胞动脉炎。

临床表现

- 症状和体征。
  - 视力:有数周到数月的视力下降,但12%的患者表现为急性视力下降伴樱桃红斑。
  - 眶周疼痛:约40%的患者出现"眼痛",并被描述为钝痛。
  - 眩光刺激后视力恢复时间延长。
  - 瞳孔改变:通常有传入性瞳孔障碍。
- 眼前节。
  - 虹膜新生血管(67%)。
  - 前房细胞(20%)。
- 眼后节。
  - 大多数患者视网膜动脉变细。
  - 大多数患者视网膜静脉扩张,但不迂曲(图4-15A)。
  - 大多数患者有微血管瘤(后极部或周边部,或兼有)(图4-15C)。
  - 视网膜点状或渍状出血(80%),通常分布于中周部。
  - 视盘和(或)视网膜新生血管(35%)。
  - 后极部视网膜浅层变白(12%)。
  - 黄斑水肿(图4-15B)(11%)。
  - 自发性视网膜动脉搏动(4%)。
- 相关的全身性异常。
  - 全身性动脉性高血压(65%)。
  - 心脏病(50%)。
  - 糖尿病(50%)。
  - 卒中病史(20%)。
  - 严重的外周血管疾病(20%)。

鉴别诊断

- 视网膜中央静脉阻塞:通常有视网膜静脉迂曲,比眼缺血综合征更明显的视网膜出血和黄斑水肿。轻压眼睑或视网膜血管测压时很小的压力就能诱发出眼缺血综合征的视网膜动脉搏动，而视网膜中央静脉阻塞所需的压力大得多。

- 糖尿病性视网膜病变。
- 放射性视网膜病变。

诊断性评估

- FFA:60%的病例脉络膜充盈延迟(图 4–16)。95%的病例视网膜动脉和静脉充盈延迟(图 4–16)。85%的病例晚期有视网膜血管着染，动脉更明显(图 4–17)。
- 视网膜电图:a 波振幅降低或消失(外层视网膜缺血),b 波振幅降低或消失(内层视网膜缺血)。
- 全身检查：颈动脉非侵入性检查对颈动脉 50%以上狭窄的检出率达 90%。如果非侵入性检查结果模棱两可或考虑做颈动脉手术,应行颈动脉造影或磁共振血管造影。

预后

- 眼部:确诊后 1 年内,75%的患眼视力降至指数或更差。
- 全身:5 年死亡率达 40%,心脏疾病是最常见的死亡原因。

处理

- 如果出现虹膜新生血管且前房角开放,应做 PRP。RPR 可使 36%的患者虹膜新生血管消退。应评估颈动脉内膜切除术的可能性。在适合手术者中,1/3 视力提高,1/3 视力稳定,1/3 即便实施颈动脉内膜切除术仍继续丧失视力。
- 若颈动脉已 100%阻塞，颈动脉内膜切除术便无效;颅外与颅内血管(如颞浅动脉与大脑中动脉)旁路手术同样无效。切记不要忽视心脏状况,因为心脏疾病是死亡的首要原因。
- 颈动脉内膜切除术适应证：有症状者(一过性黑蒙、短暂性脑缺血发作或非致残性卒中),同侧颈动脉狭窄达 70%~99%者(表 4–2)。抗血小板治疗的适应证是有症状但颈动脉狭窄小于 70%的患者。
- 部分病例可以考虑颈动脉支架治疗。

表 4–2 颈动脉高度狭窄伴有临床症状患者的治疗结局

	颈动脉内膜切除术	抗血小板药物
围术期死亡率	2%	1%
2年内发生严重卒中	9%	26%

Data from North American Symptomatic Carotid Endarterectomy Trial(NASCET).

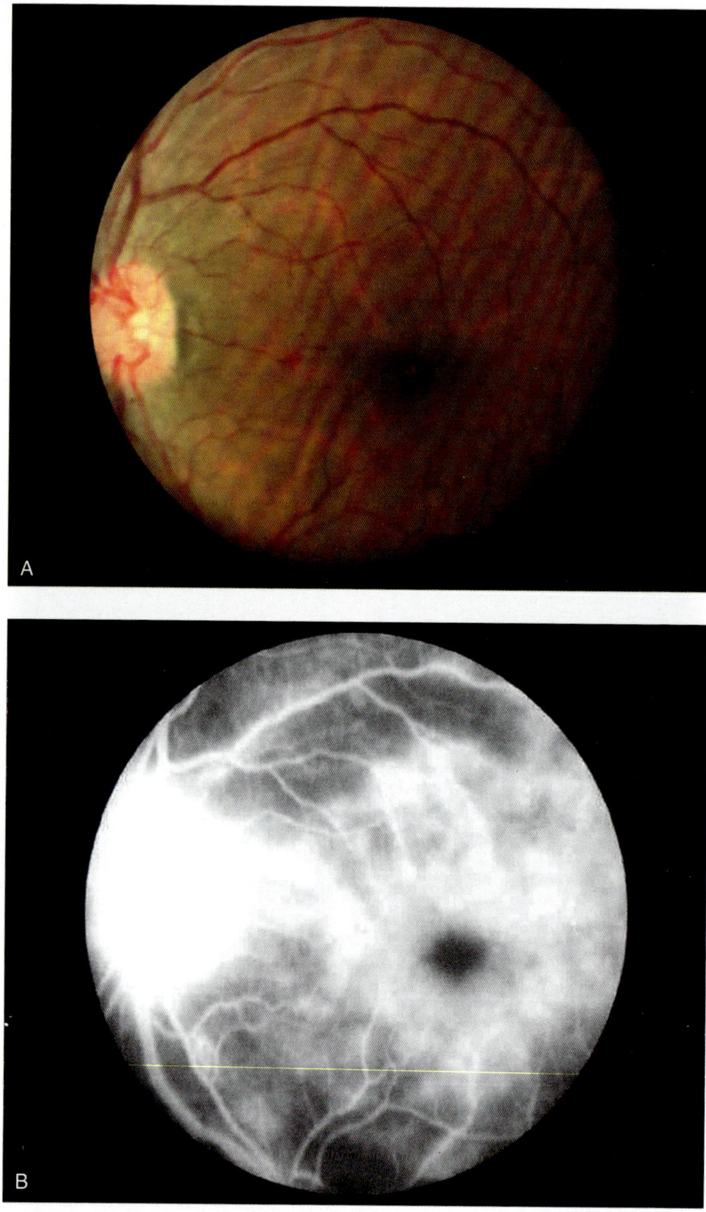

图 4-15 **眼缺血综合征。**(A)视网膜静脉轻度扩张但不迂曲,视网膜动脉变细。黄斑区可见少量视网膜出血。(B)与图 A 对应的 FFA 显示明显的视盘强荧光和黄斑水肿。(待续)

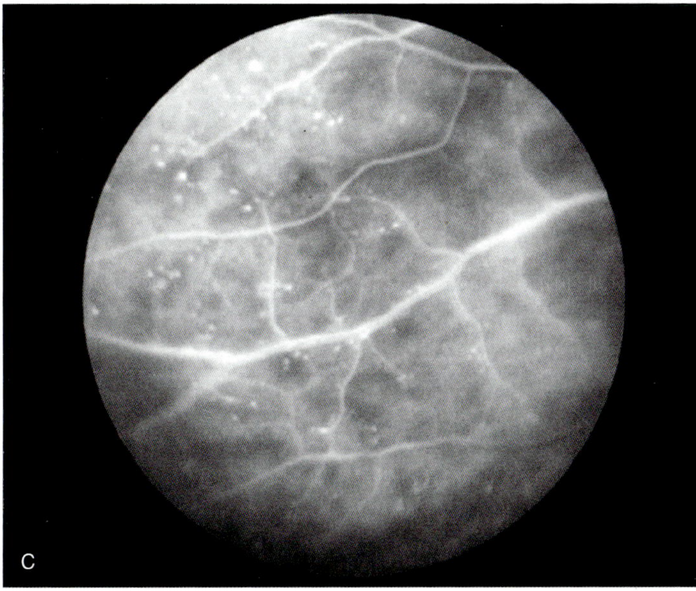

图 4–15(续)　(C)眼缺血综合征的 FFA 显示中周部眼底微血管瘤的针尖点状强荧光。

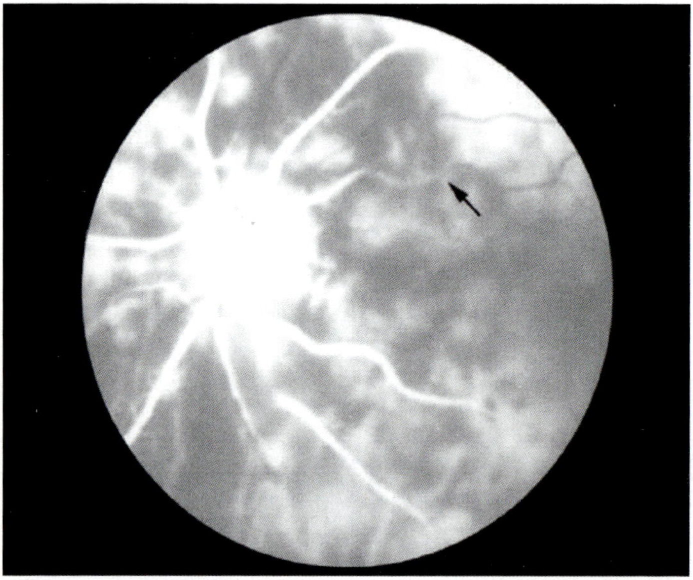

图 4-16 **眼缺血综合征**。眼缺血综合征的 FFA 显示视网膜动脉和脉络膜血管充盈延迟。注意视网膜小动脉内荧光染料的异常前缘(箭头)。

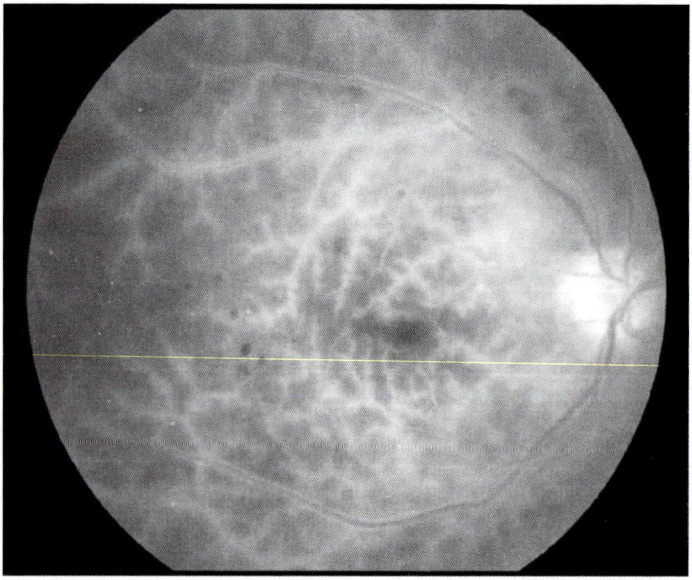

图 4-17 **眼缺血综合征**。FFA 晚期视网膜血管着染。

视网膜分支静脉阻塞

视网膜分支静脉阻塞是指视网膜分支静脉内血流的急性中断。

流行病学和病因学

- 视网膜分支静脉阻塞通常发生在65岁以上患者中，但也可见于任何年龄。Beaver Dam 眼科研究中，患病率为 0.6%，5 年发病率同样也是 0.6%。无遗传性。

病理生理学

- 视网膜分支静脉阻塞通常发生在视网膜动静脉交叉处。通常认为视网膜分支动脉对分支静脉的压迫引起了湍流，随后发生内皮细胞损伤，使得易于形成血栓。
- 视网膜分支静脉阻塞不发生在动静脉交叉时，应考虑炎症性病因，如结节病。

临床表现

- 视力：一般有数天内出现的单眼无痛性视力丧失的病史。
- 瞳孔改变：可能有传入性瞳孔障碍，取决于静脉阻塞的范围和视网膜缺血的程度。
- 眼前节改变：5%~10%的半侧性视网膜静脉阻塞和 1%~2%的视网膜分支静脉阻塞可发生虹膜新生血管。
- 眼后节改变：阻塞血管引流区中常有视网膜静脉充血、迂曲及视网膜出血和水肿（图 4-18A）。黄斑分支静脉阻塞临床上可能不易察觉，仅有很少量出血、毛细血管扩张或黄斑水肿。
- 视盘或视网膜新生血管或两者可发生在阻塞后数月至数年。玻璃体对视网膜或视盘新生血管的牵拉可引起玻璃体积血，伴或不伴牵拉性视网膜脱离。

鉴别诊断

- 视网膜海绵状血管瘤偶尔与视网膜分支静脉阻塞表现相似。

诊断性评估

- FFA：阻塞血管引流区中视网膜动脉和静脉充盈延迟。可见网膜毛细血管无灌注（图 4-18B）。
- OCT：可显示是否有黄斑水肿。可有视网膜缺血的证据，如急性旁中心中间型黄斑病变（PAMM）。
- OCTA：可见中心凹无血管区（FAZ）扩大、与缺血吻合的血流信号丧失区以及慢性病例中的微血管异常。
- 全身检查：包括对全身性动脉性高血压和体重增加的评估。青光眼病史也与视网膜分支静脉阻塞有关。

预后和处理

- 在分支静脉阻塞研究（BVOS）中，未治疗患眼的平均视力为 20/70。

• 视力结果很大程度上取决于有无继发性黄斑囊样水肿和黄斑缺血。

• 处理包括治疗作为深层病因的全身性疾病,如高血压。

黄斑水肿

• 视网膜分支静脉阻塞继发黄斑水肿的治疗选择包括抗 VEGF 治疗、玻璃体腔注射类固醇激素治疗(地塞米松植入)和黄斑区格栅样光凝。按照 BVOS 的研究,对存在黄斑水肿、视力低于 20/40 及出现症状至少 3 个月的患者可考虑格栅样光凝。

• 基于观察性临床研究和随机临床试验记录的视力收益,抗 VEGF 治疗被认为是视网膜分支静脉阻塞继发黄斑水肿的一线治疗(图 4-19)。

• 各种治疗方法的不同副作用应予以考虑。例如,光凝治疗可造成黄斑区瘢痕,而类固醇激素治疗可发生高眼压和白内障进展。

新生血管

• 如果眼后节出现新生血管,应考虑对阻塞分支静脉引流区做扇形光凝。FFA 可显示无灌注区,从而指导激光治疗。该治疗可使今后的玻璃体积血发生率从约 60%降至 30%。

• 如果出现虹膜或房角新生血管,应行扇形光凝以预防新生血管性青光眼。此外,同时给予抗 VEGF 治疗常被作为使已有新生血管消退的权宜之计,特别是对那些激光治疗的观察受到前房积血或高眼压所致角膜水肿影响的患者。

• 预计会出现抗 VEGF 治疗与激光治疗对新生血管疗效的对照研究。

玻璃体积血

• 玻璃体积血可继发于视网膜新生血管。积血不吸收的患者可能需要行睫状体平坦部玻璃体切割术。

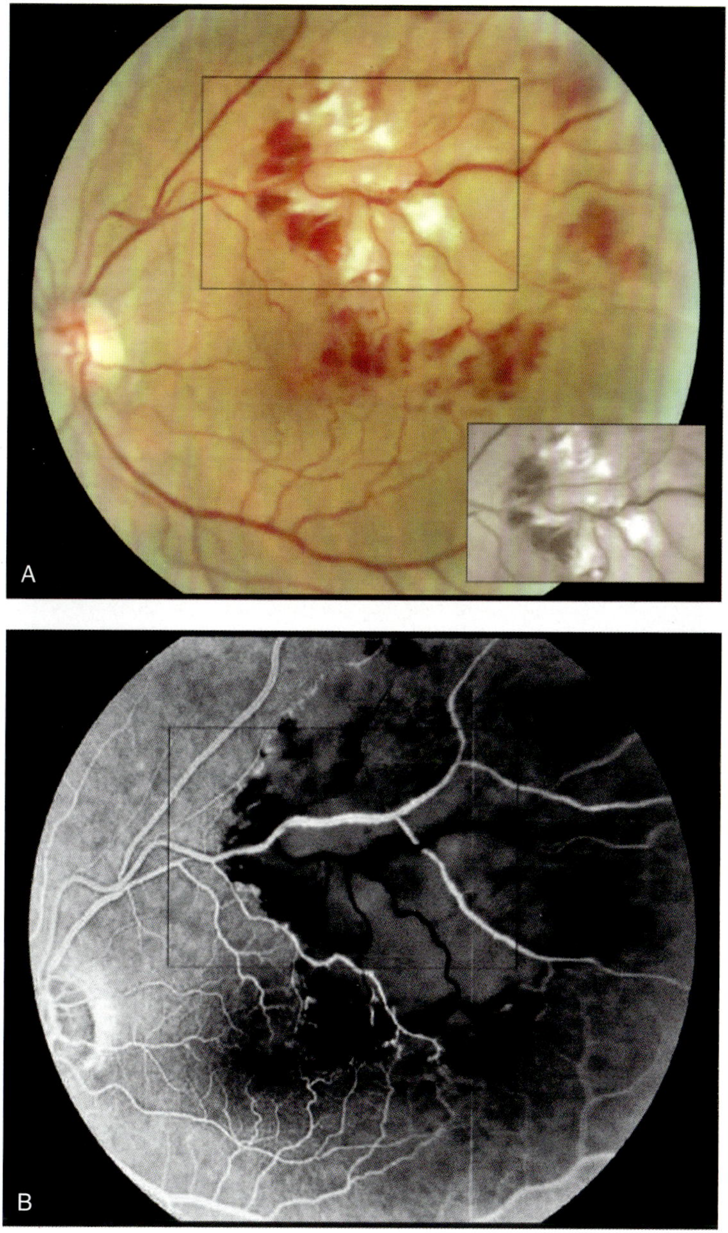

图 4-18　**视网膜分支静脉阻塞。**(A) 阻塞静脉引流区中可见视网膜出血和棉绒斑（插图）。(B)与图 A 对应的 FFA，阻塞静脉引流区中可见视网膜毛细血管无灌注。

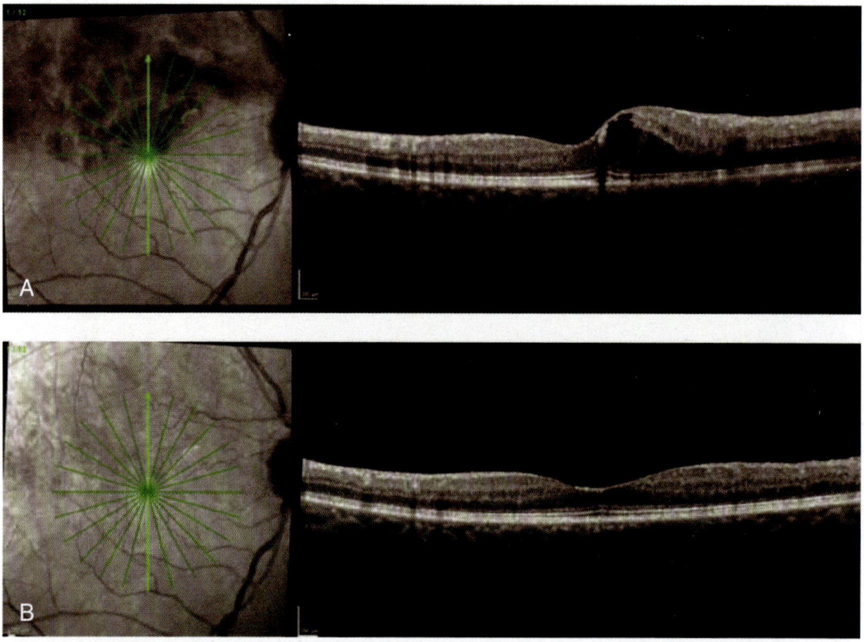

图 4-19 视网膜分支静脉阻塞继发黄斑水肿。(A)OCT 显示视网膜层间积液。(B)抗 VEGF 治疗后,视网膜层间的囊样水肿吸收,对应的红外眼底像上视网膜出血也有所改善。

视网膜中央静脉阻塞

视网膜中央静脉阻塞是指视网膜中央静脉内血流的中断。

流行病学和病因学

- 视网膜中央静脉阻塞通常发生在 65 岁以上患者中,但也可见于任何年龄。
- Beaver Dam 眼科研究中,患病率为 0.1%,5 年发病率为 0.2%。
- 约 10%的患者最终双眼发病,有深层病因的全身性异常者更常见。
- 无遗传性。

病理生理学

- 视网膜中央静脉阻塞患眼的病理组织学研究显示，筛板处或附近有静脉内血栓。通常认为视网膜中央动脉对中央静脉的压迫引起了湍流，随后发生内皮细胞损伤,使得易于形成血栓。
- 眼压升高也使视网膜中央静脉阻塞易于发生,理论上筛板受压向后凸,引起湍流、内皮细胞损伤和血栓形成。

临床表现

- 视力：一般有数小时至数天或数周出现的单眼无痛性视力丧失的病史。非缺血型视网膜中央静脉阻塞(图 4-20)的视力通常在 20/200 以上,而缺血型(图 4-21A~E)的视力为指数以下。
    - 约 20%的非缺血型视网膜中央静脉阻塞最终进展为缺血型。
- 瞳孔改变：可能有传入性瞳孔障碍,其严重程度随视力下降和缺血加重而增大。
- 眼前节改变:约 20%的患者在阻塞后平均 3~5 个月出现虹膜新生血管(虹膜红变)。
- 眼后节改变:
    - 视网膜静脉扩张、迂曲。
    - 视网膜出血,后极部最明显。
    - 视网膜水肿,黄斑区最明显。
    - 阻塞后数月可发生视盘或视网膜新生血管,或两者,或视盘侧支循环(图 4-21F)。

鉴别诊断

- 鉴别诊断包括眼缺血综合征（表 4-3)和糖尿病性视网膜病变,但糖尿病性视网膜病变通常为双眼受累,有明显的硬性渗出(视网膜中央静脉阻塞中罕见),微血管瘤也比视网膜中央静脉阻塞时多。

诊断性评估

- FFA 显示视网膜静脉充盈延迟和视网膜内荧光素渗漏，随着造影的进行以黄斑区最为明显。缺血更严重的病例中，视网膜毛细血管无灌注区面积增大。当视网膜毛细血管无灌注

表 4-3 视网膜中央静脉阻塞鉴别诊断

	视网膜中央静脉阻塞	眼缺血综合征
视力	20/20至手动	20/20至无光感
虹膜新生血管	20%	67%
视网膜出血	轻度到重度	轻度
视网膜静脉迂曲	常有	无
黄斑水肿	轻度到重度	轻度
FFA		
脉络膜充盈	正常	延迟
视网膜动静脉期	延迟	延迟
晚期动脉着染	无	有

(在七方位眼底像中)超过75个视盘面积时,虹膜新生血管的发生率增至50%以上。

- OCT可显示是否有黄斑水肿。可有视网膜缺血的证据,如PAMM。
- OCTA可见中心凹无血管区(FAZ)扩大、与缺血吻合的血流信号丧失区,以及慢性病例中的微血管异常。
- 视网膜电图:a波振幅正常,但当缺血加重时,可出现b波振幅降低。
- 全身检查:
  - 全身性动脉性高血压。
  - 糖尿病。
  - 高黏滞综合征(如真性红细胞增多症、原发性巨球蛋白血症、浆细胞病如多发性骨髓瘤)。
  - 高脂血症。
  - 炎症或感染(如结节病、系统性红斑狼疮、梅毒)。
  - 高凝状态(如狼疮抗凝物综合征、蛋白S缺乏症、蛋白C缺乏症、抗凝血酶Ⅲ缺乏症、高同型半胱氨酸血症)。

预后和处理

- 视力结果很大程度上取决于有无继发性黄斑囊样水肿和黄斑缺血。
- 处理包括治疗作为深层病因的全身性疾病,如高血压和糖尿病。

黄斑水肿

- 视网膜中央静脉阻塞(CRVO)继发黄斑水肿的治疗选择包括抗VEGF治疗和玻璃体腔注射类固醇激素治疗(曲安奈德和地塞米松)。视网膜中央静脉阻塞研究对黄斑区格栅样光凝治疗CRVO继发黄斑水肿进行了评估,结果显示无视力改善。
- 基于观察性临床研究和随机临床试验记录的视力收益,抗VEGF治疗被认为是 CRVO 继发黄斑水肿的一线治疗。除了对黄斑水肿有好处外，有报道抗 VEGF 治疗可促进 CRVO 患眼的视网膜再灌注，但这仍需大样本验证性研究证实(图 4–22)。

- 各种治疗方法的不同副作用应予以考虑。例如，类固醇激素治疗可发生高眼压和白内障进展。

新生血管

- 如果眼后节出现新生血管，应考虑 PRP。FFA 可显示无灌注区，从而指导激光治疗。
- 如果出现虹膜或房角新生血管，应行 PRP 以预防新生血管性青光眼。此外，同时给予抗 VEGF 治疗常被作为使已有新生血管消退的权宜之计，特别是对那些激光治疗的观察受到前房积血或高眼压所致角膜水肿影响的患者。
- 预计会出现抗 VEGF 治疗与激光治疗对新生血管疗效的对照研究。

玻璃体积血

- 玻璃体积血可继发于视网膜新生血管。积血不吸收的患者可能需要行睫状体平坦部玻璃体切割术。

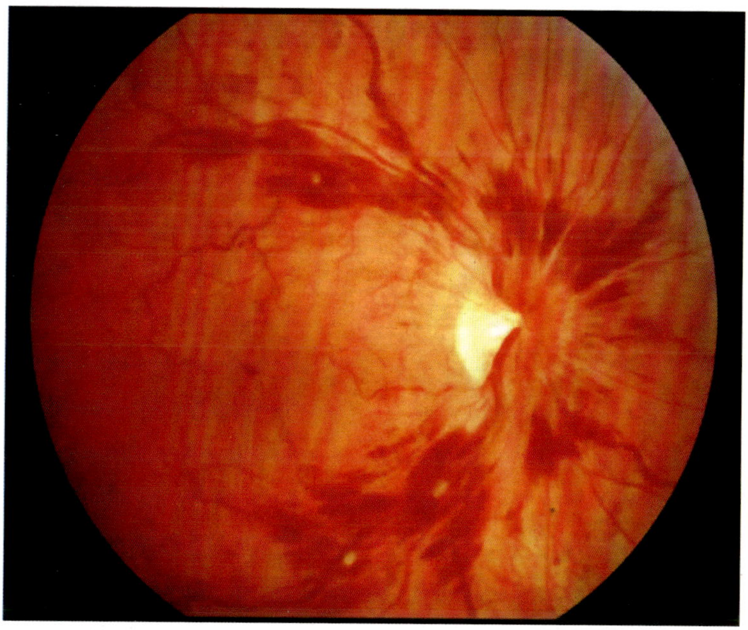

图 4–20 **非缺血型视网膜中央静脉阻塞**。注意围绕视盘 4 个象限都有视网膜出血，患眼视力为 20/50。

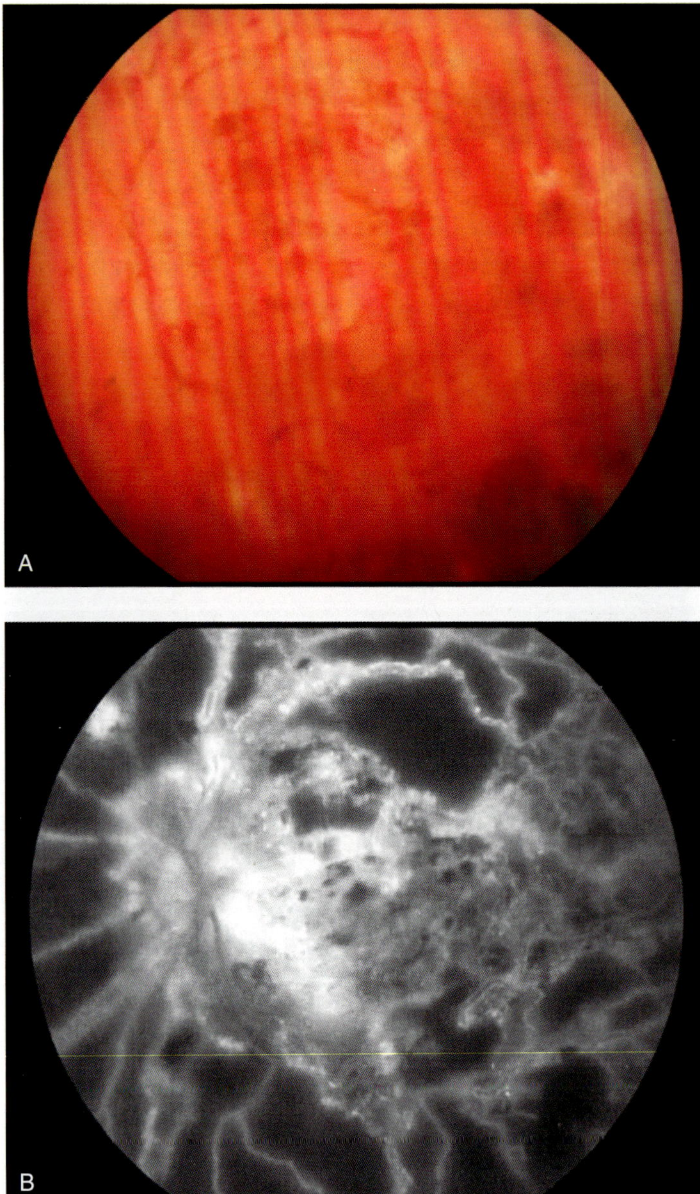

图 4-21 **缺血型视网膜中央静脉阻塞。(A)**可见视网膜出血、视网膜弥漫性水肿和大量棉绒斑，视力为手动。**(B)**与图 A 对应的 FFA，可见明显的视网膜毛细血管无灌注区和黄斑水肿。部分弱荧光区域对应于视网膜出血。(待续)

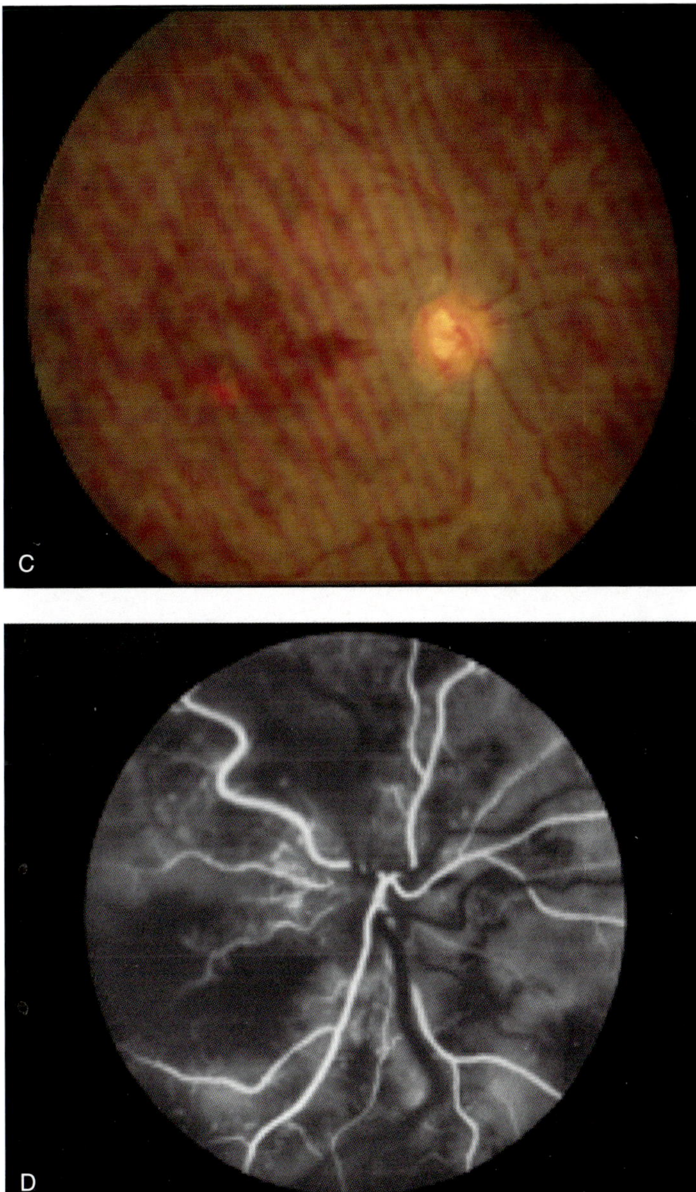

图 4-21(续)　(C)可见视网膜出血、视网膜静脉迂曲、弥漫性黄斑水肿和视网膜小动脉明显变细。(D)与图 C 对应的 FFA,可见视网膜静脉充盈延迟和视网膜毛细血管扩张,明显的弱荧光是因视网膜缺血和视网膜出血遮蔽所致。(待续)

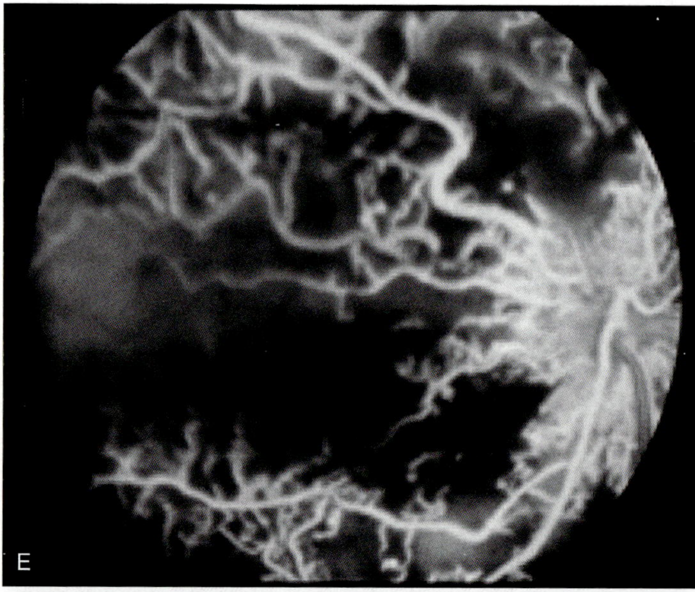

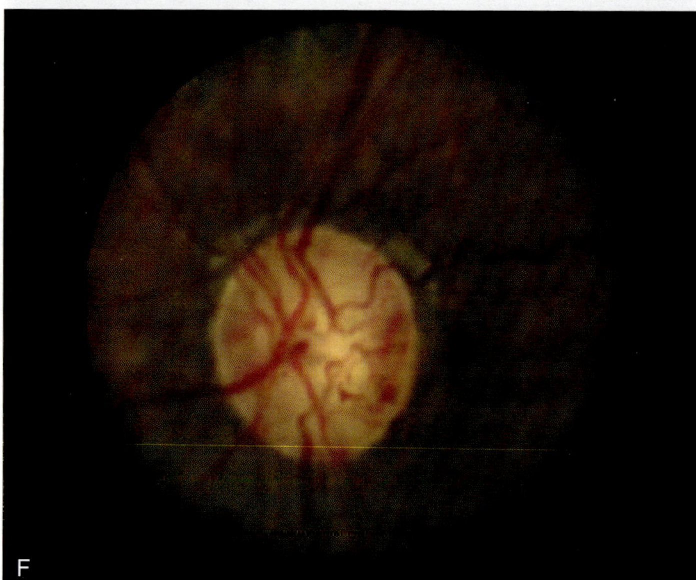

图 4-21(续) (E)与图 C 对应的 FFA 显示广泛的黄斑缺血。(F)视盘上可见侧支循环将视网膜静脉血流分流至脉络膜循环。

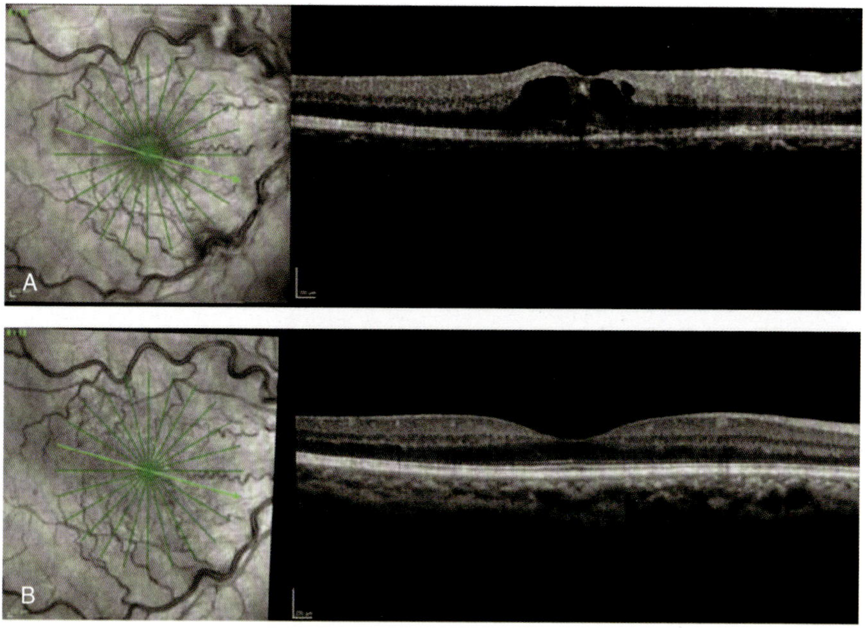

图 4-22　**视网膜中央静脉阻塞继发黄斑水肿。**(A)OCT 显示中心凹视网膜层间的囊腔。(B)抗 VEGF 治疗后,视网膜层间的囊样水肿吸收,中心凹形态恢复。

视网膜大动脉瘤

本病于 1973 年首次描述，特征是视网膜动脉或小动脉扩张或外凸。

流行病学和病因学

- 在 2/3 的病例中，视网膜大动脉瘤只是一个孤立的现象；大约 1/3 的病例合并视网膜静脉阻塞。
- 10%的病例双眼发病。

病理生理学

- 临床上认为其大小(300μm)与颅内动脉瘤相似，但已被有力地证实其与颅内动脉瘤无关。
- 动脉瘤可表现为血管囊样扩张或血管外凸。
- 约 3/4 的患者伴有全身性动脉性高血压。

临床表现

- 本病通常是单眼的孤立病灶，偶尔可见动脉瘤搏动。下面是两种最常见的临床表现：
    - 如果大动脉瘤破裂，可发生视网膜下、视网膜或视网膜前急性出血。多层次出血应怀疑存在大动脉瘤。出血病灶中央常可见一个白点或黄点(动脉瘤)(图 4-23)。出血复发极不常见。
    - 血浆慢性渗漏累及中心凹时，视网膜水肿可为本病的首发表现。在这种情况下，脂质渗出也很常见。
    - 在大约 4%的患者中，就诊时大动脉瘤远端可见视网膜动脉阻塞。

鉴别诊断

- 本病的异常表现相对独特。Coats 病合并动脉瘤样异常偶尔可引起类似于视网膜大动脉瘤的出血，但 Coats 病常有多发的、动脉或静脉的动脉瘤样扩张，或两者兼有。
- 特发性视网膜血管炎、动脉瘤、视神经视网膜炎综合征可有多发的双侧动脉瘤异常，主要发生在动脉分支处。

诊断性评估

- FFA 可见与大动脉瘤对应的强荧光(图 4-21B)。可有毛细血管扩张围绕动脉瘤。
- OCT 可帮助显示黄斑和黄斑外水肿的位置与范围。

预后和处理

- 大多数动脉瘤可被观察到。
- 视力预后取决于继发性出血或渗出是否累及黄斑区中心。若累及，视力可降至指数或更差。可有自发性改善，特别是出血位于视网膜表浅时。水肿累及黄斑可导致视力丧失，通常在 20/25 至 20/200 间。

视网膜下出血

- 如果存在，虽然大动脉瘤的出血

并不总是需要治疗，但有大量视网膜下出血时，应考虑移位治疗，可联合或不联合组织纤维蛋白溶酶原激活剂。

视网膜水肿/渗出

- 尽管没有随机临床研究来解决这个问题，但大多数视网膜病专家建议，当视网膜水肿或硬性渗出或两者累及黄斑时，应治疗大动脉瘤。
- 激光治疗采用的光斑大小为200~500μm，氩激光轻度灼烧动脉瘤及其周围视网膜。
  - 在大约16%的患者中，治疗可导致动脉瘤远端发生视网膜动脉阻塞。因此，对于可能导致供应黄斑中心动脉阻塞的动脉瘤，治疗应当慎重。
  - 在一项横断面研究中，4%的患眼在大动脉瘤远端发生视网膜分支动脉阻塞。
- 最近，观察性研究显示抗 VEGF 治疗对大动脉瘤继发黄斑水肿有良好疗效，也可考虑作为治疗方法。

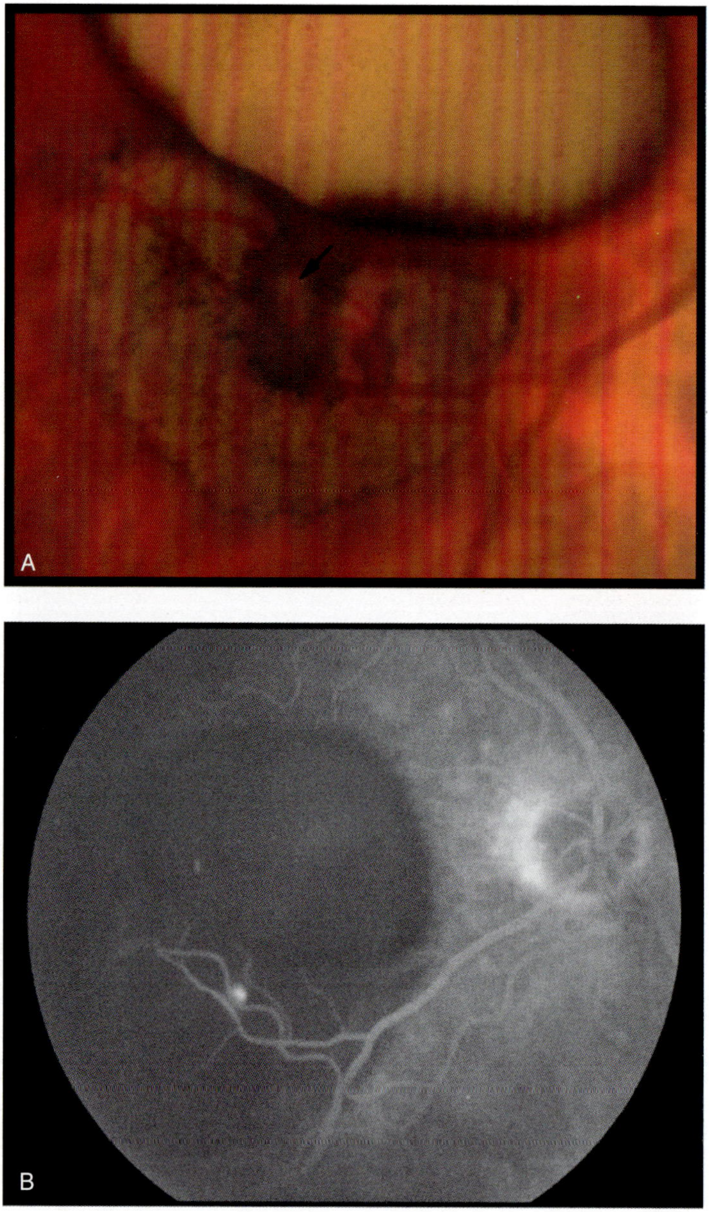

图 4–23　**视网膜大动脉瘤伴变黄的出血。(A)** 上方出血位于视网膜血管表面（视网膜前），而下方出血位于视网膜下。沿视网膜动脉走行可见黄色的大动脉瘤（箭头）。**(B)** 与图 A 对应的 FFA。颞下视网膜动脉上的动脉瘤呈强荧光。

黄斑旁中心凹毛细血管扩张症

黄斑旁中心凹毛细血管扩张症(IJT)是一种视网膜血管性疾病,特征表现为单眼或双眼中心凹区域视网膜毛细血管功能不全和视网膜神经上皮缺失。

流行病学和病因学

- IJT 的发病率尚不明。无遗传性。
- IJT 分为 3 种类型。1 型 IJT 中 30%以上的患者有糖耐量异常,2 型 IJT 中 60%以上的患者有糖耐量异常。

病理生理学

- 组织病理学上,由于基底膜沉积物使视网膜毛细血管壁增厚,其改变与糖尿病性视网膜病变中所见相似。

临床表现

- 本病分为 3 型:
  - 1 型:单侧 IJT——主要见于年轻男性,并有黄斑囊样改变。
  - 2 型(最常见):双侧 IJT——中年男性和女性,视力丧失与黄斑萎缩和脉络膜新生血管有关。
  - 3 型(罕见):双侧闭塞性 IJT 单独存在或伴有中枢神经系统闭塞性血管炎。
  - IJT 的黄斑组织缺失与糖尿病性视网膜病变或视网膜静脉阻塞中常见的视网膜囊样改变不同。中心凹反光常变钝,局部视网膜增厚,以中心凹颞侧最为明显。眼底可观察到灰色黄斑反光,无赤光眼底照中更突出。晚期可见视网膜色素上皮增生,以中心凹颞侧最为明显。也可见小静脉“直角”进入外层视网膜。部分患者的中心凹还可见黄色视网膜内结晶(图 4–24A)。
  - 在大约 5%的患者中,视网膜毛细血管扩张区域出现脉络膜新生血管。

鉴别诊断

- 糖尿病性视网膜病变。
- 放射性视网膜病变。
- 颈动脉阻塞性疾病(眼缺血综合征)。
- 视网膜黄斑分支静脉阻塞。
- Coats 病。
- Irvine–Gass 综合征的黄斑水肿。
- 葡萄膜炎继发黄斑水肿。
- FFA 中心凹颞侧渗漏非常有助于诊断 IJT。与 Irvine–Gass 综合征(白内障术后黄斑水肿)或葡萄膜炎继发黄斑水肿相比,IJT 患眼中视盘常无强荧光。

诊断性评估

- 依靠检眼镜做出诊断可能有困难。为明确诊断应进行 FFA。特征性的视网膜内染料渗漏主要在黄斑区颞侧（图 4–24B）。
- OCT 和眼底自发荧光（FAF）有助于明确中心凹区域的视网膜毛细血管功能不全和视网膜神经上皮缺失（图 4–25）。同样，OCT 和 FAF 也有助于明确继发性并发症，如渗出、萎缩及脉络膜新生血管。
- 在 3 型 IJT 中，中心凹区域可见视网膜毛细血管缺失。

预后和处理

- 初诊时视力通常仅有轻度下降，在 20/20 到 20/30 间。多年后视力可显著下降至法定盲。如有突发视力丧失，应考虑继发脉络膜新生血管膜的可能性。
- 在大型试验中，没有任何治疗对 IJT 及其继发性并发症有效。已有报道采用抗 VEGF 治疗、玻璃体腔注射类固醇激素及激光光凝治疗继发性渗出和脉络膜新生血管。
- 应让患者意识到 IJT 与糖耐量试验异常间的强相关性，特别是 2 型病例。

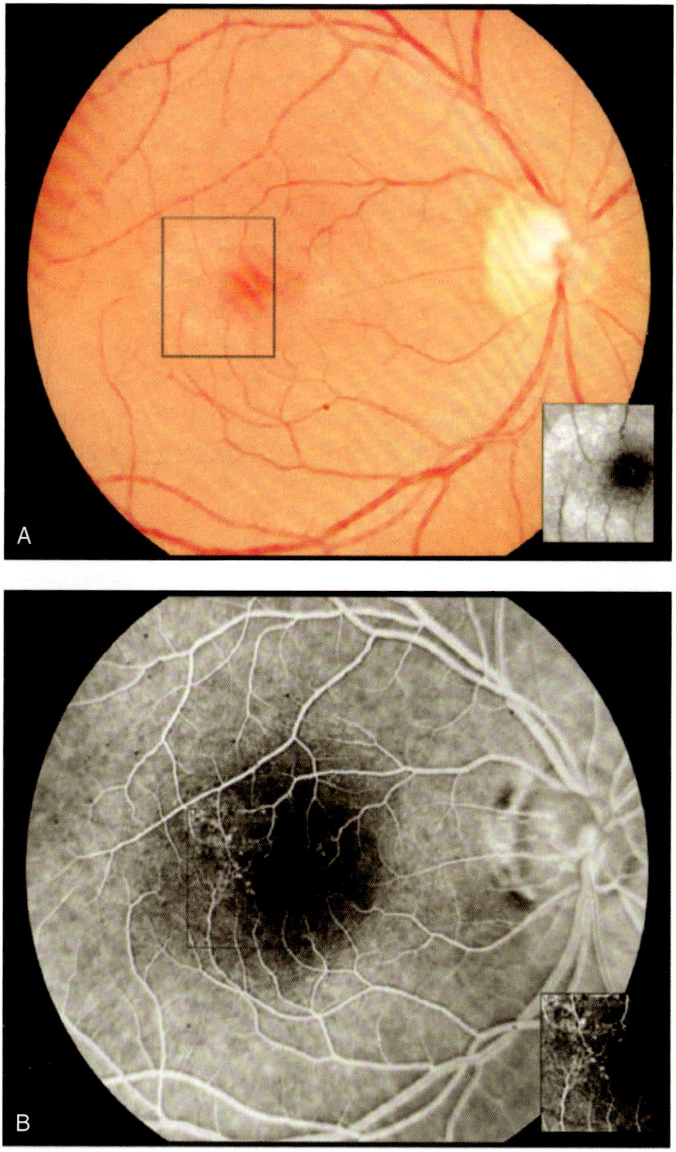

图 4–24　2 型黄斑旁中心凹毛细血管扩张症。(A)中心凹颞侧视网膜增厚,并有结晶物沉积,视力为 20/100。插图突出毛细血管扩张改变。(B)与图 A 对应的 FFA 早期。围绕中心凹无血管区的毛细血管扩张改变。(待续)

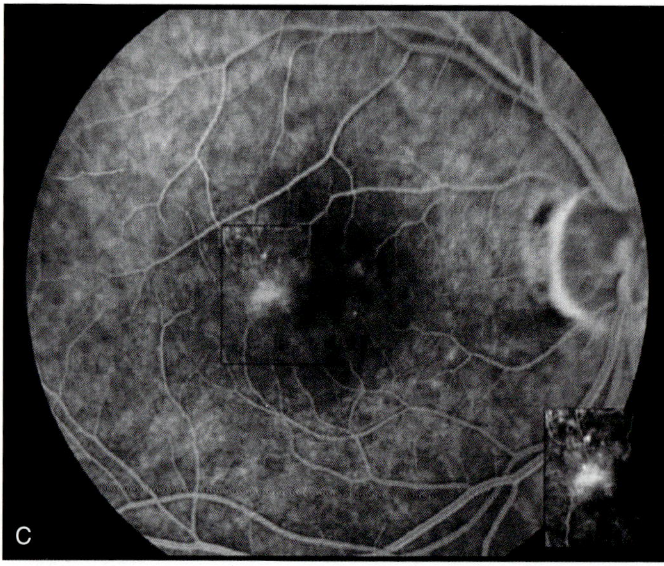

图 4-24(续) (C)与图 A 对应的 FFA 晚期。可见中心凹颞侧毛细血管扩张改变附近的视网膜内荧光素渗漏。

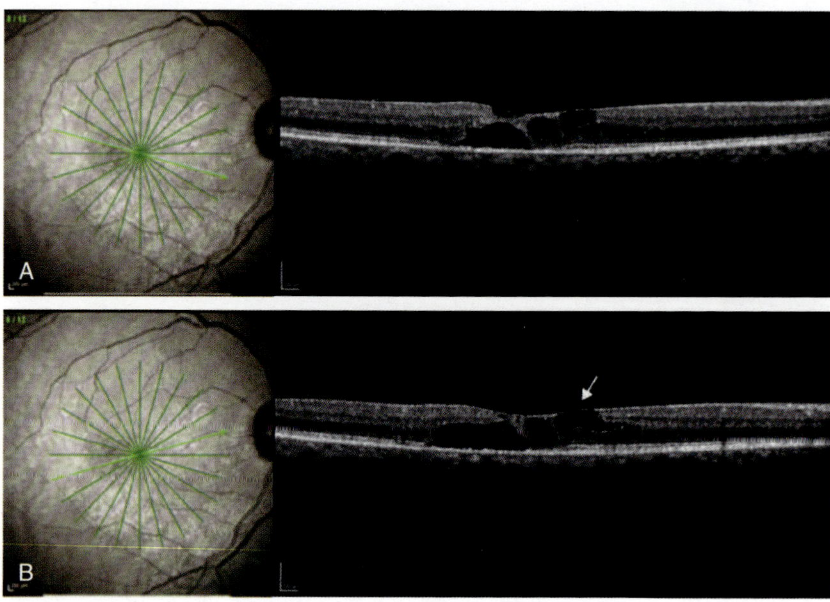

图 4-25 **黄斑旁中心凹毛细血管扩张症。**(A)OCT 显示囊样空洞包含视网膜多个层次。(B)在某些区域,只有内界膜(ILM)覆盖于空洞上(白色箭头),称为“内界膜覆盖”。

镰状细胞视网膜病变

镰状细胞视网膜病变用以描述镰状细胞血红蛋白病引起的眼底改变。

流行病学

- 约 10%的美国人有任一类型的镰状血红蛋白,0.4%有血红蛋白 SS,0.2%有血红蛋白 SC,0.03%有镰状细胞地中海贫血(SThal)。
- 患镰状血红蛋白病的牙买加人可发生增殖性镰状细胞视网膜病变,比例如下:SS,3%;SC,33%;SThal,14%。

病理生理学

- 镰状红细胞可引起视网膜血管阻塞。已发现多种伴随基因变化而出现的血红蛋白变异体。虽然 SS 病与更严重的全身性疾病有关,但 SC 病可引起更严重的眼部疾病。

临床表现

非增殖性表现

- 鲑斑出血:视网膜内或视网膜前的卵圆形出血,通常认为在视网膜小动脉阻塞后发生破裂。
- 彩虹样点:鲑斑出血吸收后,视网膜浅层形成小的视网膜劈裂腔,腔内充满含铁血黄素巨噬细胞。
- 黑旭日饰针斑(图 4-26):卵圆形或圆形的视网膜色素上皮细胞聚集,被认为是鲑斑出血侵入视网膜下间隙所致,或因局部脉络膜闭塞所致。

增殖性表现

- 病变分为 5 个阶段:
  - 1 期:周边视网膜小动脉闭塞。
  - 2 期:周边视网膜动静脉吻合。
  - 3 期:周边视网膜新生血管(“海扇”状)(图 4-27A)。
  - 4 期:玻璃体积血。
  - 5 期:孔源性或牵拉性视网膜脱离,或两者兼有。

鉴别诊断

- Eales 病。
- 增殖性糖尿病性视网膜病变。
- 放射性视网膜病变。
- 视网膜静脉阻塞。
- 结节病。

诊断性评估

- 询问镰状细胞病史,如发现特征性表现,应考虑做镰状细胞筛查或血红蛋白电泳。
- 本病可根据临床表现做出诊断。FFA 显示周边视网膜新生血管附近及更外周处毛细血管无灌注(图 4-27)。

预后和处理

- 视力预后通常相对良好,除非出现增殖性镰状视网膜病变并发症(玻璃体积血或视网膜脱离,或两者兼有)。

• 镰状血红蛋白病非增殖性病变不需要治疗。当周边部出现视网膜新生血管时，对新生血管周边的视网膜给予充分的播散性光凝可减少今后玻璃体积血的发生率。许多学者主张360°光凝周边部视网膜。

• 睫状体平坦部玻璃体切割术对长期玻璃体积血有好处。玻璃体切割术联合或不联合巩膜扣带术，有助于修复视网膜脱离。

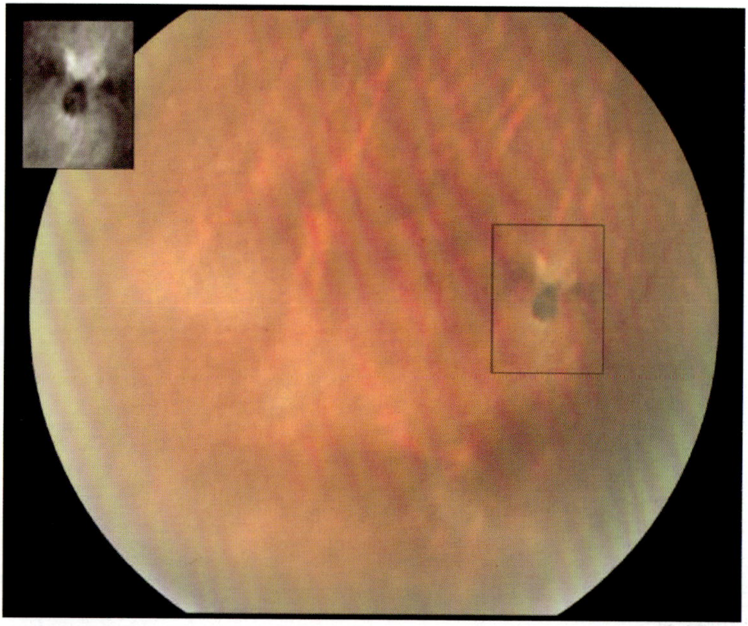

图 4-26 镰状细胞视网膜病变，"黑旭日饰针斑"。镰状细胞视网膜病变患眼中的黑旭日饰针样小病灶(插图)。视网膜血管硬化导致下方周边视网膜缺血。

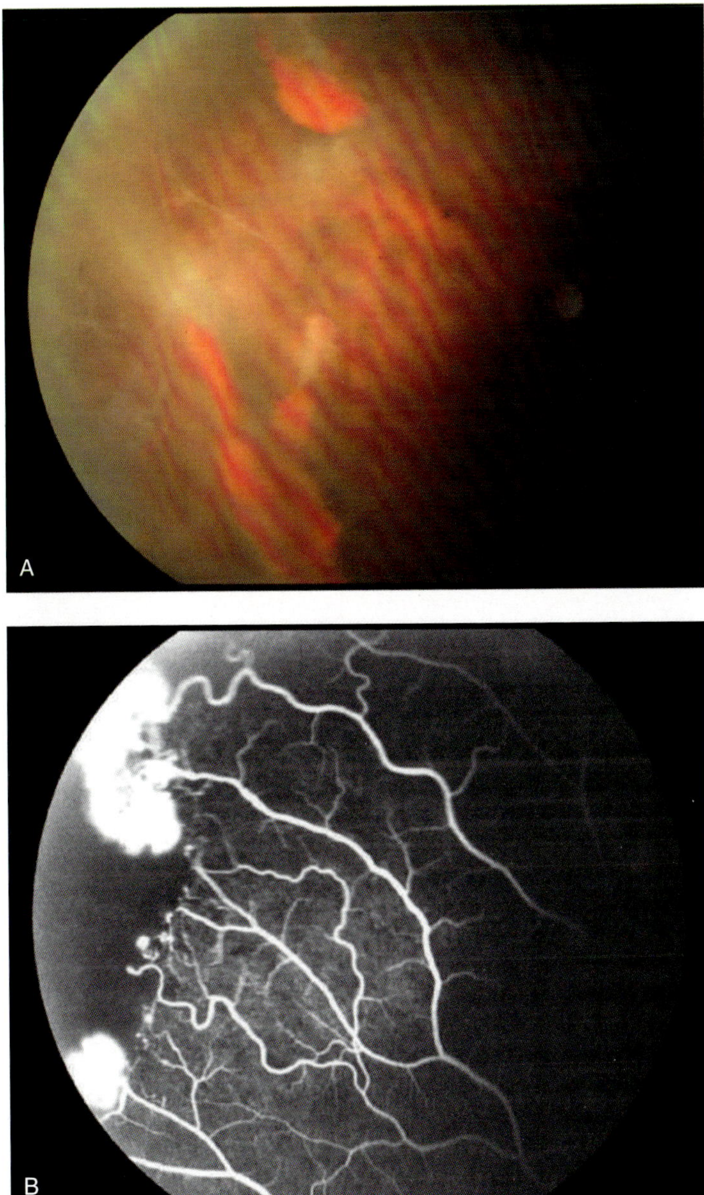

图 4–27　**3 期增殖性镰状视网膜病变**。(A)周边视网膜灌注区和缺血区交界处可见橘红色“海扇”或周边视网膜新生血管区。(B)与图 A 对应的 FFA，注射染料后 29 秒。海扇呈强荧光，图片左侧毗邻海扇处可见毛细血管无灌注区。(待续)

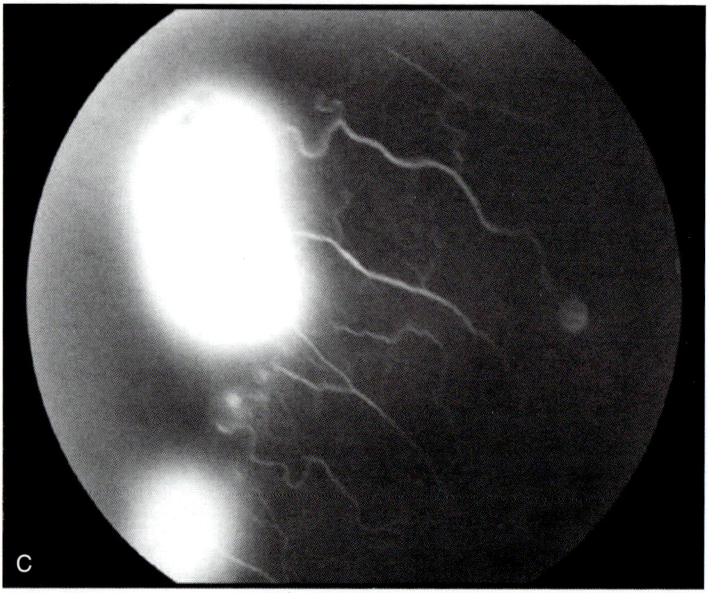

图 4-27(续) (C)FFA 晚期显示海扇状视网膜新生血管有大量荧光素渗漏至玻璃体。

放射性视网膜病变

放射性视网膜病变是指外粒子束放疗(远程治疗)或局部放疗(近程治疗)引起的视网膜或视神经损伤,或两者同时损伤。视神经改变又称为放射性视神经病变。

流行病学和病因学

- 外粒子束放疗引起的损伤常发生在照射与眼邻近的结构(如脑、口咽部等)时。通常外粒子束放疗剂量至少达到 1500cGy 时才会诱发视网膜病变;剂量在 7000~8000cGy 时,85%的患眼将发生放射性视网膜病变。

病理生理学

- 放射性视网膜病变和视神经病变主要是由于损伤了各自结构中的血管。

临床表现

- 放射性改变通常发生在放疗结束后 1 个月至 7 年,平均 12~18 个月。本病可单眼或双眼发生,取决于有无纳入放射野。
- 视力不一,取决于视网膜或视神经血管的损伤程度。在这些患者中,黄斑囊样水肿是视力丧失的常见原因,脉络膜黑色素瘤巩膜表面敷贴放疗后,高达 70%的患眼出现黄斑囊样水肿。
- 视网膜改变(图 4-28)的特征性表现为棉绒斑、视网膜出血和硬性渗出。此外,还有视网膜或视盘新生血管,或两者兼有。视神经改变以视盘水肿为特征,有时伴视盘周围视网膜下液和脂质渗出(图 4-29)。视网膜病变和视神经病变可同时或分别发生。
- 近程治疗的眼底表现与远程治疗相似(图 4-30),但近程治疗的硬性渗出更为明显(图 4-31)。

鉴别诊断

- 放射性视网膜病变与糖尿病性视网膜病变表现极为相似。糖尿病性视网膜病变通常比放射性视网膜病变有更多的微血管瘤。诊断放射性病变的关键在于有眼部或眼周的放射治疗史。

诊断性评估

- FFA 可见视网膜毛细血管丢失、视网膜毛细血管扩张,以及晚期来自损伤血管的荧光素渗漏。
- OCT 可鉴别有无黄斑囊样水肿。
- OCTA 可显示 FAZ 扩大或血流信号下降区域,提示黄斑缺血和毛细血管丢失。近期研究发现,OCTA 可在眼底检查或 FFA 有明显改变之前就探查到血管异常。

预后和处理

- 视力预后取决于所接受的放射剂

量和黄斑区有无黄斑囊样水肿或黄斑缺血。化疗、全身性动脉性高血压、糖尿病性视网膜病变或其他可损伤视网膜血管的疾病似乎可加重放射性损伤。

- 脉络膜黑色素瘤给予巩膜表面敷贴放疗,10 年后高达 68%的患者视力为 20/200 或更差。
- 外粒子束放疗引起的放射性视网膜病变若不治疗,约 25%的患眼发生虹膜新生血管和新生血管性青光眼。
- 黄斑囊样水肿可采用抗 VEGF 治疗和(或)玻璃体腔注射类固醇激素治疗。对脉络膜黑色素瘤接受巩膜表面敷贴放疗的患者,放疗后给予预防性抗 VEGF 治疗,每次治疗间隔 4 个月,治疗眼与未治疗眼相比,2 年时 OCT 认定的黄斑囊样水肿发生率(26%对 40%)和视力丧失比例(15%对 28%)均有降低。
- 当虹膜或眼后节出现新生血管时,建议行 PRP。
- 放射性视神经病变目前尚无有效治疗方法,但约 20%的患者视力可自发改善。

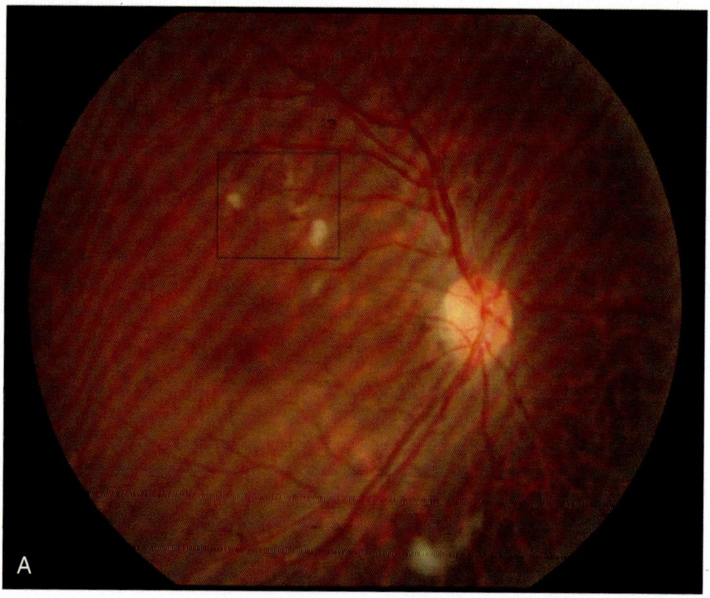

图 4-28 远程治疗后放射性视网膜病变。(A) 后极部可见棉绒斑和少量视网膜出血。(待续)

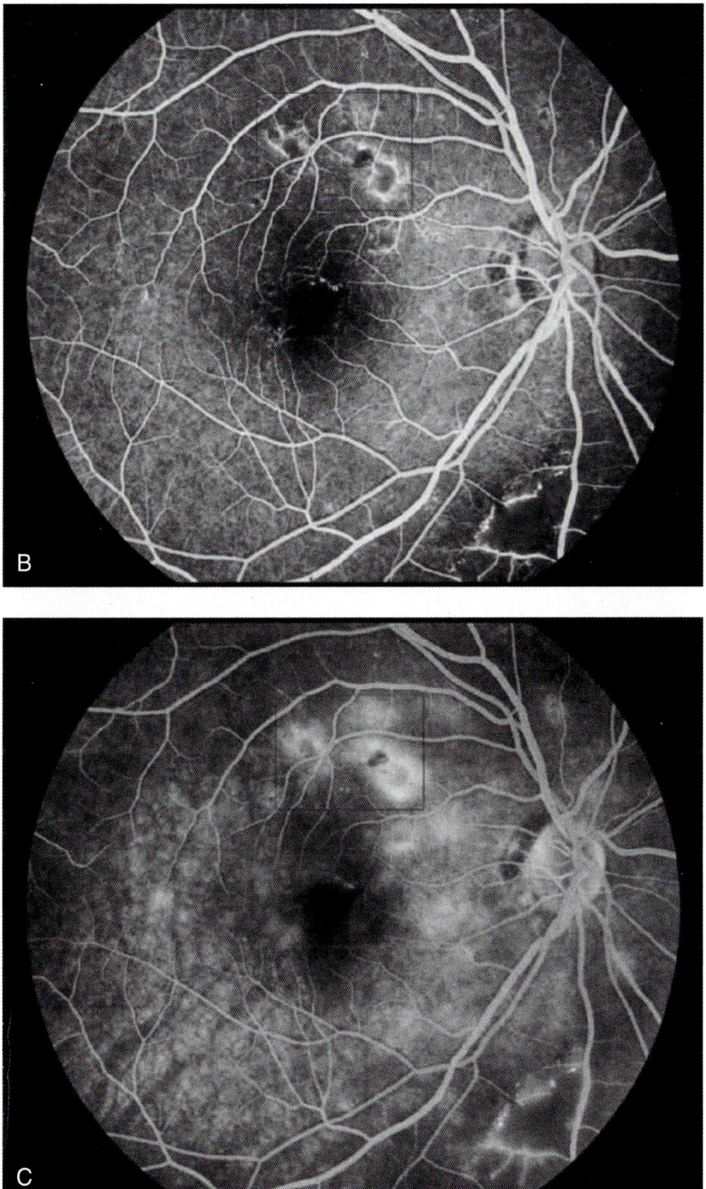

图 4-28（续）　(B)与图 A 对应的 FFA，注射荧光素后 25 秒。棉绒斑呈弱荧光。注意放疗引起的黄斑中心凹毛细血管扩张，下方血管弓下可见毛细血管无灌注。(C)与图 A 对应的 FFA，注射荧光素后 375 秒。棉绒斑因其边缘视网膜染料渗漏而荧光增强。

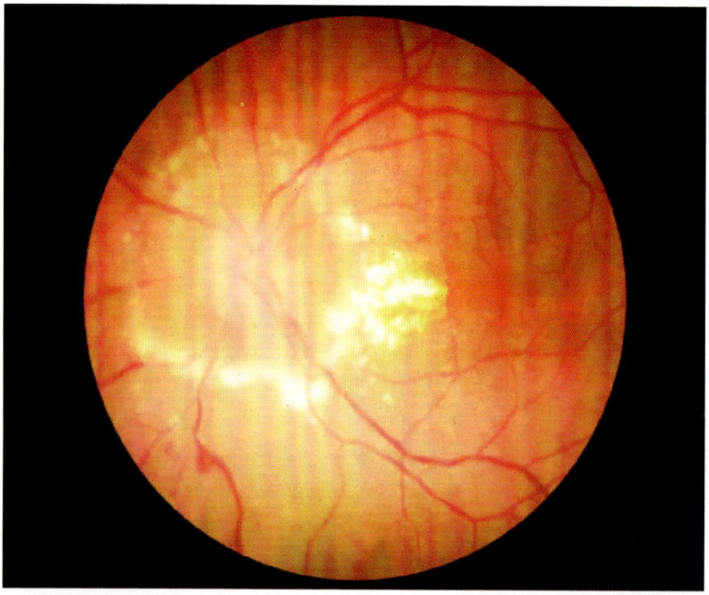

图 4-29 **远程治疗后放射性视神经病变。**视盘水肿，视盘周围有脂质渗出和视网膜下液。

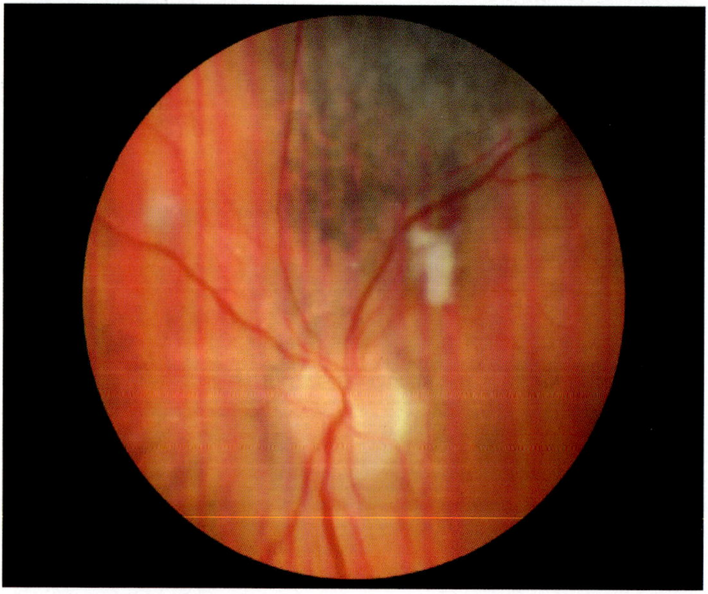

图 4-30 **脉络膜黑色素瘤近程治疗后的放射性视网膜病变。**视盘周围可见棉绒斑。

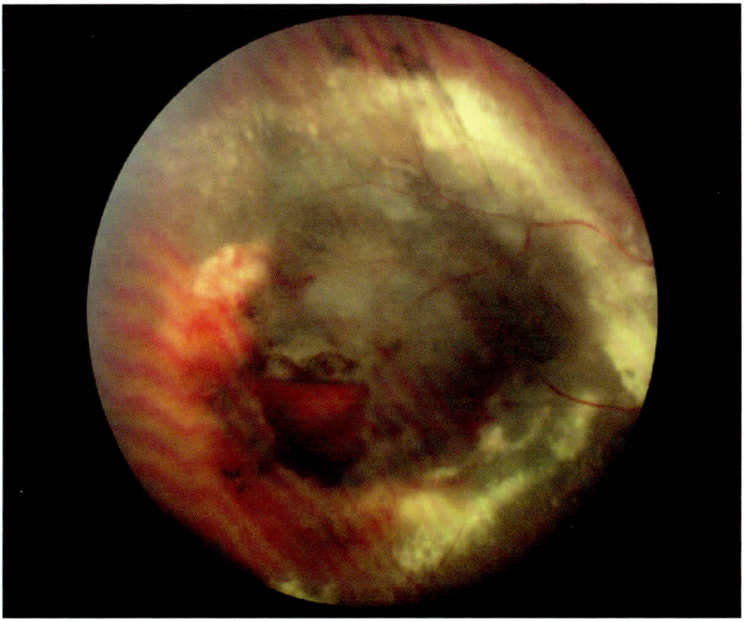

图 4-31　脉络膜黑色素瘤近程治疗后瘤体周围的放射性视网膜病变。坏死的肿瘤基底部可见明显的脂质渗出。

视网膜脂血症

视网膜脂血症是指脂质升高使视网膜动脉和静脉呈橙红色，以高甘油三酯血症最为常见。

病理生理学

- 血清脂质水平升高可引起视网膜血管阻塞。脂质异常通常是遗传性脂质代谢异常。

临床表现

- 结膜血管中的高脂血可导致结膜苍白。眼底检查显示视网膜动脉和静脉均呈橙红色，中间无间断（图 4-32）。

鉴别诊断

- 以前发生过视网膜血管阻塞或视网膜血管炎也会出现视网膜血管变白，但这些血管变白通常局限于视网膜动脉系统或者静脉系统，并且常有节段性未被累及的血管。
- 视网膜脂血症可见弥漫性的视网膜动脉和静脉受累。

诊断性评估

- 眼底检查可见上述的特征性视网膜表现，通常提示应检查全身脂质情况。
- FFA 可用于评估视网膜灌注情况，可见视网膜毛细血管扩张。
- 应对家族成员进行评估，由于可能存在潜在的问题如胰腺炎，所以有必要做全身检查。

预后和处理

- 未发生视网膜血管阻塞性疾病者视力预后良好。
- 治疗主要针对引起高脂血症的因素。

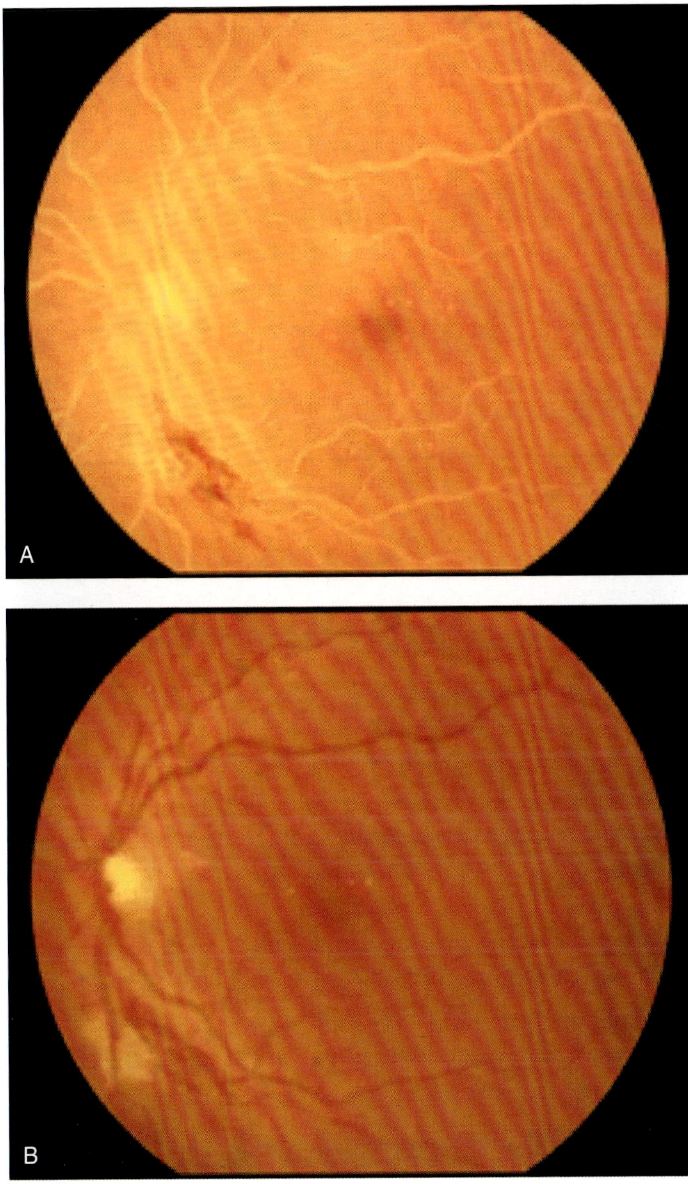

图 4-32　**视网膜脂血症**。(A)患者甘油三酯水平显著升高,可见视网膜分支静脉阻塞、因高脂血呈黄色的视网膜血管和微动脉瘤。(B)口服降血脂药物治疗后,视网膜血管呈正常色泽。

(吴素兰 译　刘忱怡 校)

第 5 章

视网膜变性及营养不良

John D. Pitcher III, Mithlesh C. Sharma, Allen C. Ho

Best 病

Best 病也称为卵黄样黄斑营养不良，是一种遗传性黄斑营养不良，以视网膜色素上皮(RPE)水平的卵黄样病灶为临床特征，通常位于后极部。本病经历多个阶段最终发展为黄斑萎缩或形成瘢痕，伴有中心视力丧失。

流行病学和病因学

- 症状出现于婴儿期或儿童早期。
- 可观察到视网膜色素上皮细胞内有过量的脂褐素样物质，特别在中心凹处，看起来有继发性感光细胞丢失。
- 本病为常染色体显性遗传病，致病基因定位于染色体 11q13。*BEST1*(*VMD2*) 基因突变导致蛋白质 bestrophin1 生成中断，从而影响 RPE 代谢。

临床表现

- 本病分为 6 个阶段。
  - 卵黄样病变前期：患者无症状且无眼底异常，但眼电图(EOG)显示光峰/暗谷比值(Arden 比)下降。
  - 卵黄样病变期：此期特征为黄斑区出现卵黄样病变，常在 20 岁前发现。虽然通常是单个病灶且双眼对称，但也可观察到后极部多个卵黄样病灶。这些病变位于 RPE 水平，呈圆形或椭圆形，边界清楚，大小为 1/2~2 个视盘直径。此期视力可正常或轻度下降(图 5–1)。
  - 假性前房积脓期：10~30 岁期间，病变突破 RPE，黄色物质蓄积在黄斑下方的视网膜下间隙内，形成假性积脓(图 5–2)。
  - 卵黄破碎期：卵黄样物质破碎产生炒鸡蛋样外观。此期患者通常有一定的视力损害(图 5-3)。

- 萎缩期:黄斑中心 RPE 和视网膜萎缩,视力通常在 20/30 至 20/200 间。
- 新生血管期:20%的患者出现脉络膜新生血管,视力通常在 20/200 以下(图 5-4)。

- 人生后期发病的卵黄样黄斑营养不良被称为“成人型卵黄样黄斑营养不良”。在成人型中,黄色的中心凹沉积物双眼对称,与儿童 Best 病相似,但病灶较小且中心有色素斑。最常被误诊为 Best 病的是黄色的黄斑前出血(图 5-5)。

诊断性评估

- 视力:卵黄样病灶完整时视力保持良好,病灶破碎或形成瘢痕可使视力降至 20/200 水平。
- 视野:初期中心视野正常,随着时间推移可出现相对暗点。
- 色觉:可有轻度色觉障碍。
- 暗适应正常。
- 视网膜电图正常。
- 眼电图:少数疾病可导致 EOG 异常而 ERG 正常,Best 病就是其中之一。EOG 检查中 Arden 比常小于 1.5。
- FFA:卵黄样病变期可见脉络膜背景荧光被病灶完全遮蔽。当卵黄破碎后,可见 RPE 萎缩所致的早期强荧光。晚期渗漏提示新生血管形成。
- 眼底自发荧光:由于卵黄样病灶含脂褐素,早期表现为强自发荧光。当发展为萎缩病变时,眼底以弱自发荧光为主。
- OCT:卵黄样沉积物被识别为视网膜下间隙中的圆顶状隆起病变,并有视锥细胞外节增厚。真正的视网膜下液或视网膜层间积液与脉络膜新生血管有关。

预后和处理

- 一般而言总体预后良好,因为大多数患者一生中至少有一眼可保留阅读视力。
- 当一眼确实发生严重的视力丧失时,这是一个慢慢发生的过程,通常在 40 岁后才开始。
- Best 病无有效治疗方法。
- 新生血管并发症可采用玻璃体腔注射抗 VEGF 药物。

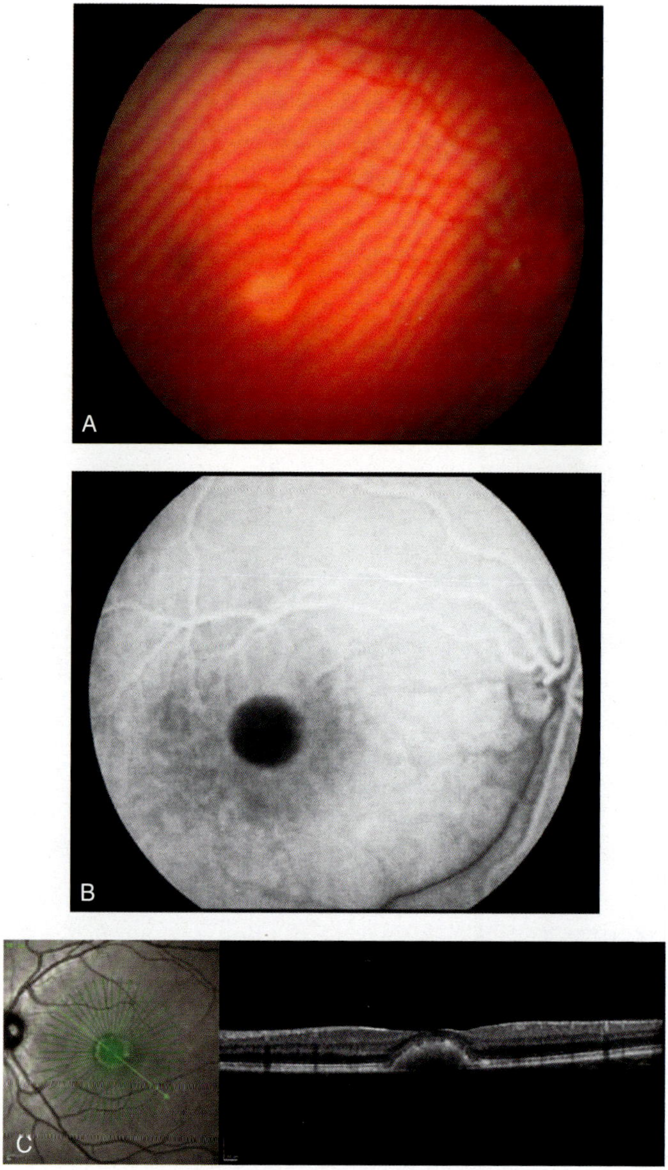

图 5-1 Best 病，卵黄样病变期。(A)特征性卵黄样病灶位于中心凹。(B)对应的 FFA 显示造影时卵黄样病灶遮蔽荧光。(C)OCT 显示位于视网膜下的黄斑中心卵黄样病灶。(Courtesy of Retina Slide Collection, Wills Eye Hospital, Philadelphia, Pennsylvania, compiled by Dr.Tamara Vrabec, Dr. Gordon Byrnes, and Dr. Anthony Obeid.)

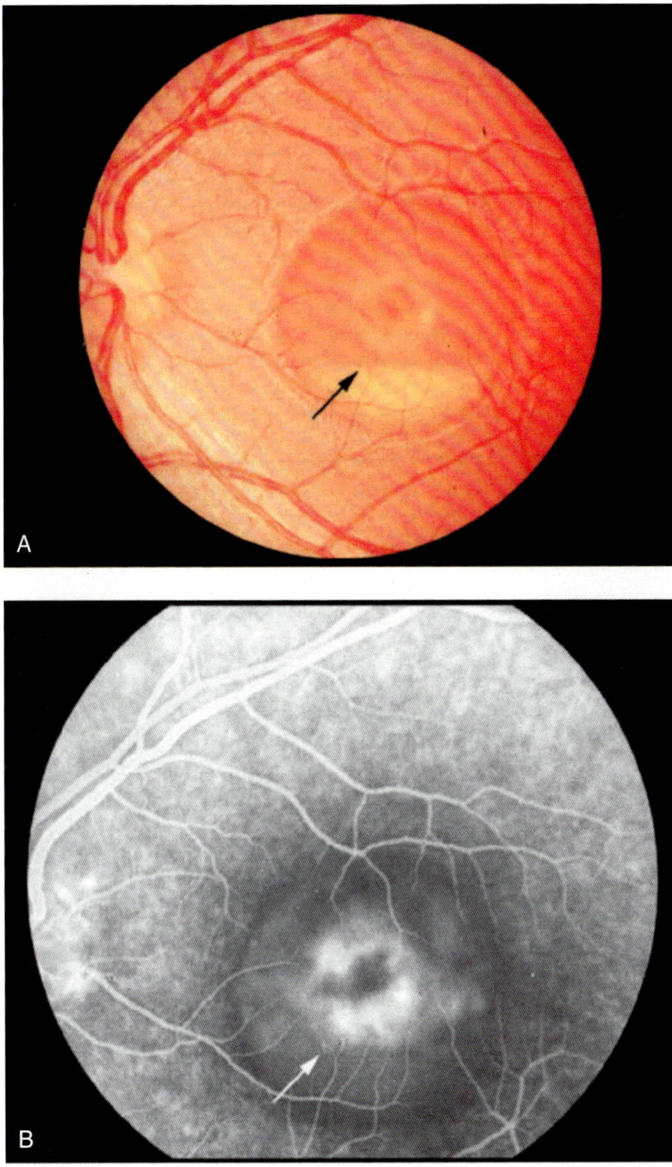

图 5–2　Best 病，假性前房积脓期。(A)视网膜下间隙内黄色物质积聚，类似于前房积脓(箭头)。(B)FFA 可见黄色物质沉积引起的下方荧光遮蔽(箭头)，病灶中心可见中心凹周围强荧光。(Courtesy of Retina Slide Collection, Wills Eye Hospital, Philadelphia, Pennsylvania, compiled by Dr. Tamara Vrabec and Dr. Gordon Byrnes.)

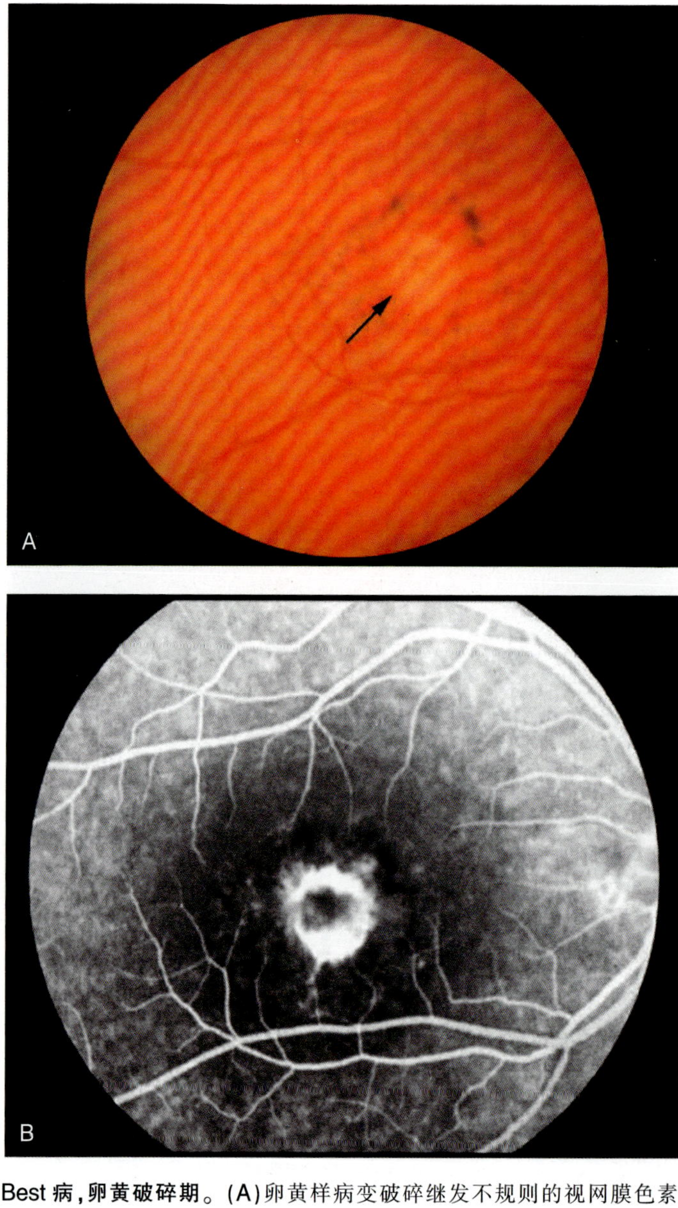

图 5-3 **Best 病，卵黄破碎期。**(A)卵黄样病变破碎继发不规则的视网膜色素上皮萎缩(箭头)。(B)对应的 FFA 显示中心凹周围有很强的强荧光，外围有多处强荧光。(Courtesy of Retina Slide Collection, Wills Eye Hospital, Philadelphia, Pennsylvania, compiled by Dr.Tamara Vrabec and Dr. Gordon Byrnes.)

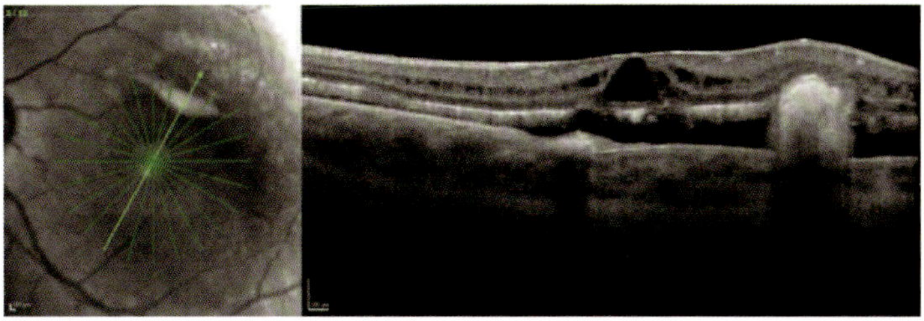

图 5-4　**Best 病，新生血管期。**左眼 SD-OCT 显示疾病晚期脉络膜新生血管引起的视网膜下液和视网膜层间积液。(Images compiled by Dr. Anthony Obeid.)

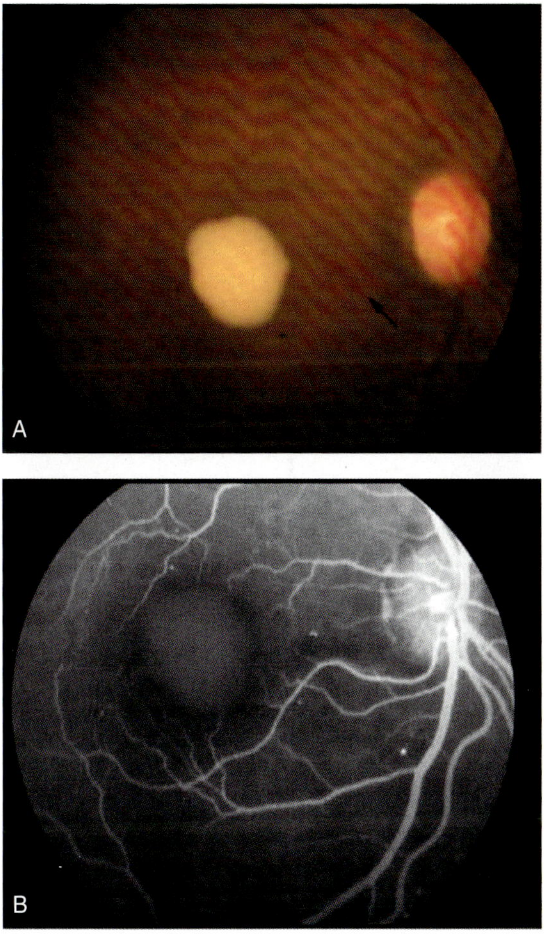

图 5-5　**伪 Best 病。**(A)陈旧性黄斑前出血，类似于 Best 病的卵黄样病灶。注意视网膜血管被视网膜前的病灶遮挡（箭头）。病灶边界稍不规则及邻近的视网膜出血提示黄色病变为陈旧性出血。(B)FFA 证实有微动脉瘤和病灶颞侧的毛细血管扩张，与糖尿病性视网膜病变合并黄斑前出血一致。

视锥细胞营养不良

视锥细胞营养不良是一种遗传缺陷，主要影响视锥系统。

流行病学和病因学

- 症状始于儿童早期至中年。
- 本病可散在发生。遗传方式主要是常染色体显性遗传，但常染色体隐性遗传或X连锁遗传方式也有报道。*ABCA4* 和 *RDS* 基因突变最为常见。常染色体显性遗传的视锥-视杆细胞营养不良由17号染色体上的鸟苷酸环化酶 *2D*(*GUCY2D*)基因突变引起。

病史

- 进展速度和体征、症状的严重程度不一。症状包括进行性视力丧失、昼盲（明亮照明环境中视力下降）、辨色困难及中心视野缺损。
- 黄斑改变常出现在视力障碍之后，故本病早期眼底表现可完全正常。

临床表现

- 渐进的、双眼对称性视力下降，降至20/200水平。偶尔可降至指数至手动区间。
- 眼底改变多样(图5-6)。在疾病早期，色素点彩伴后极部弥漫性色素颗粒是最常见的眼底异常。典型的“牛眼”样视网膜色素上皮萎缩为晚期征象。在晚期病例中，可见一圆形的黄斑中央萎缩区。可观察到视盘颞侧苍白。

鉴别诊断

- 儿童视力下降但眼底正常：此类型视锥细胞营养不良应与Stargardt病相鉴别。
- “牛眼”样黄斑病变：鉴别时需要考虑下列“牛眼”样黄斑病变的病因：
    - Stargardt病。
    - 氯喹或羟化氯喹中毒。
    - Batten病。
    - 良性同心圆状黄斑营养不良。
    - Leber先天性黑蒙。

诊断性评估

- 视野：常有中心暗点。
- 色觉：减弱。
- 暗适应：暗适应曲线上视锥细胞成分异常。
- 视网膜电图：单次闪光明视ERG和闪烁光明视ERG降低或记录不到。暗视ERG通常正常。
- FFA：比眼底检查更早观察到黄斑区视网膜色素上皮改变。疾病早期可见斑驳状强荧光。当“牛眼”样视网膜色素上皮萎缩发生后，可见中央弱荧光靶心被强荧光围绕。
- 眼底自发荧光：本病早期出现强自发荧光，较晚期病例可出现弱自发荧光。
- OCT：黄斑中心的外层视网膜包

括椭圆体带常有反射减弱，晚期病例可消失。

预后和处理

- 渐进的、双眼对称性视力下降至 20/200 水平，但偶尔可严重下降到指数至手动区间。发病早者视力丧失更严重。
- 本病无有效治疗方法。

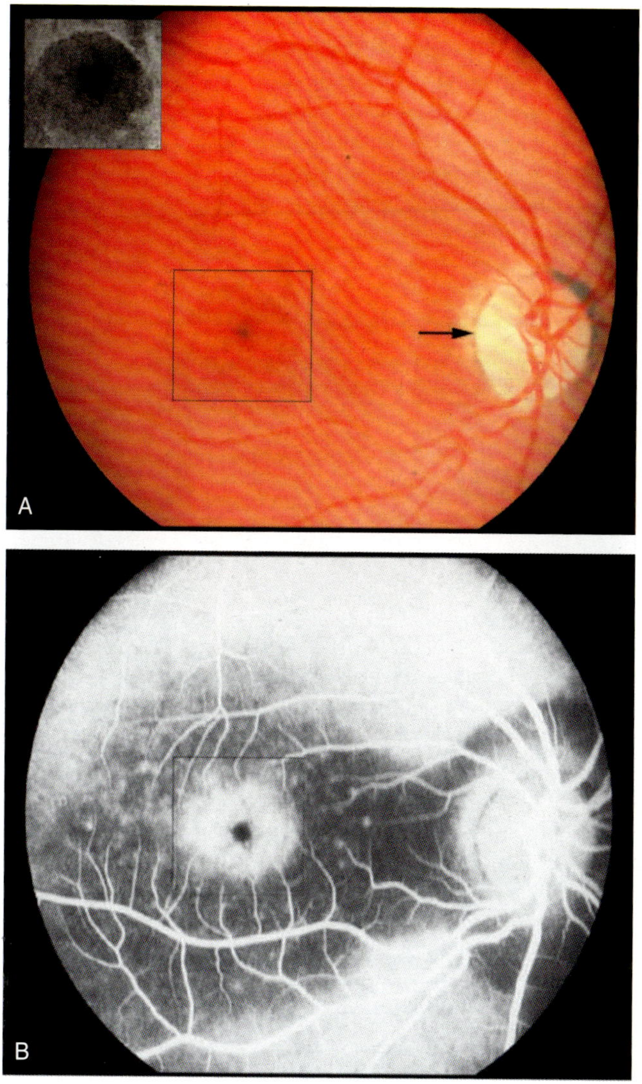

图 5–6　视锥细胞营养不良。(A)视锥细胞营养不良的早期“牛眼”样黄斑病变(插图)。注意颞侧视盘萎缩（箭头）。(B) 对应的 FFA 显示中央弱荧光被一强荧光环包绕（方框）。(待续)

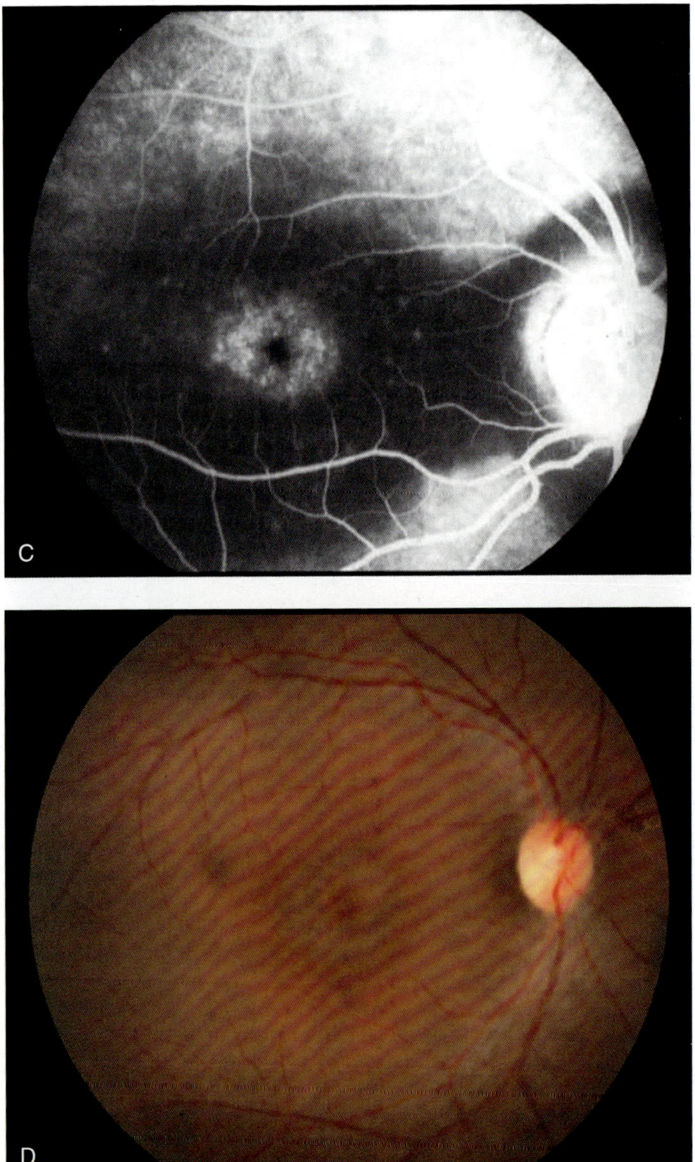

图 5-6(续) (C)强荧光消退,提示存在视网膜色素上皮萎缩引起的窗样缺损。(D)晚期视锥细胞营养不良伴典型的“牛眼”样黄斑病变。注意视盘颞侧苍白。(待续)

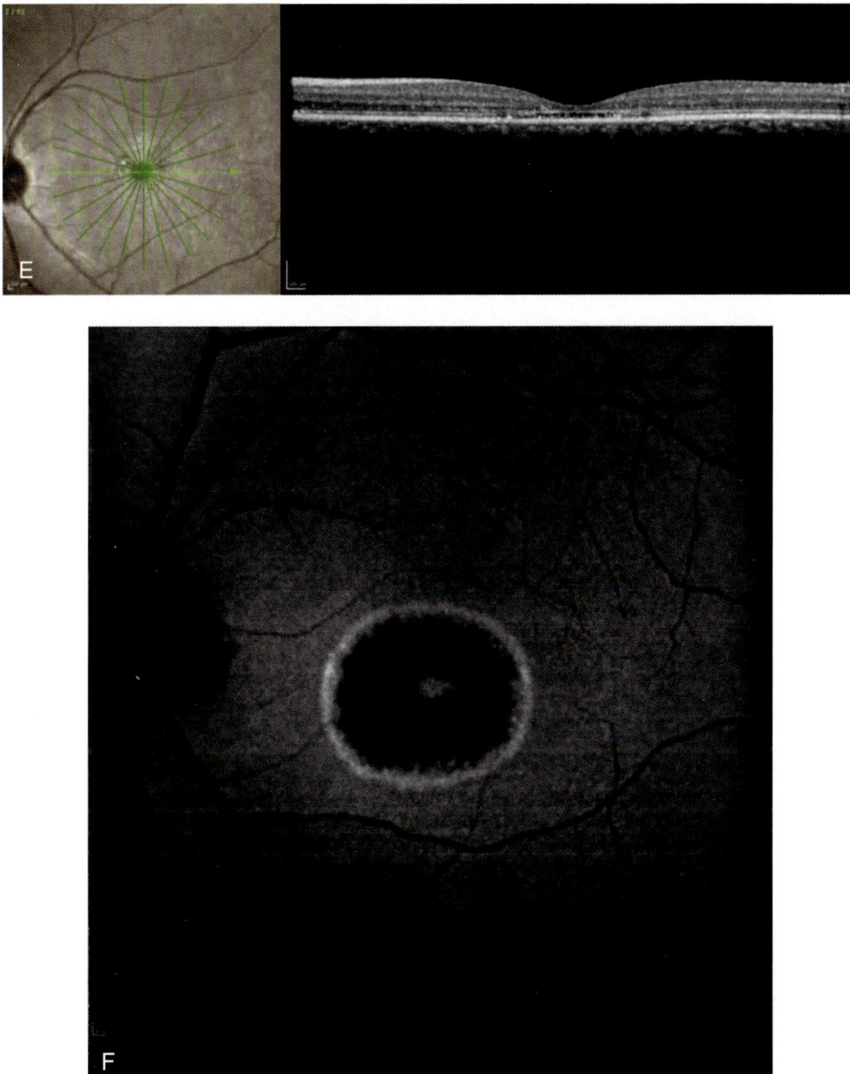

图 5-6（续）　(E)左眼 SD-OCT 显示外层视网膜透亮，提示黄斑中心处感光细胞缺失。(F) 眼底自发荧光显示中心凹低自发荧光，被一高自发荧光环围绕。(Courtesy of Dr. Joseph Maguire, Dr. John Pitcher and the Retina Slide Collection, Wills Eye Hospital, Philadelphia, Pennsylvania, compiled by Dr. Tamara Vrabec, Dr. Gordon Byrnes, and Dr. Anthony Obeid.)

图形样营养不良

图形样营养不良是一组相关性疾病,常染色体显性遗传,临床特征是黄斑区各种形状的黄色或灰色沉着。

流行病学和病因学

- 症状出现于中年。
- 本病遗传方式为常染色体显性遗传。蝶形营养不良患者的基因分析显示 6 号常染色体短臂上的 *peripherin/RDS* 基因突变。*peripherin* 基因产物在维持感光细胞外节膜盘的结构完整性上发挥重要作用,但这种突变并不对应于特定表型。也就是说,其他类型的视网膜变性也与 *peripherin/RDS* 基因突变相关。

病史

- 大多数患者无症状或者仅有轻微视力障碍,中年患者通常在常规眼底检查时被发现。

临床表现

- 视力:患者可维持正常视力至 40~60 岁。视力下降和视物变形可为首发症状。
- 眼底检查:黄斑区可观察到以下形状的色素沉着:
- 最常见为双眼黄斑中心三叶形(蝶形)黄色或灰色的色素沉着,位于 RPE 水平。色素图形有一圈视网膜色素上皮萎缩的镶边,这在 FFA 中更明显(图 5-7 和图 5-8)。
  - 中心凹单个、圆形的卵黄样病灶(成年人型卵黄样黄斑营养不良)。
  - 黄斑区广泛的渔网状结构(网状营养不良)。
  - 黄斑区粗大的色素斑(粉末状眼底)(图 5-9)。
- 同一家系的患者可有不同的病变图形,同一患者两眼的图形也可不同。甚至随着时间的推移,可观察到从一种图形转变成另一种图形。

鉴别诊断

- 大玻璃膜疣:在眼底检查中,本病黄色的色素图形可与年龄相关性黄斑变性中的大玻璃膜疣相混淆。

诊断性评估

- 视野:除了黄斑区光敏感度轻微下降外,均正常。
- 色觉、暗适应、视网膜电图:正常。
- 眼电图:轻度异常,与视网膜色素上皮功能紊乱一致。
- FFA:造影全过程中色素图形均为弱荧光,而围绕病灶的视网膜色素上皮萎缩呈强荧光。
- 眼底自发荧光:自发荧光增强与减弱均可见,与黄斑区病灶中的 RPE 脂褐素改变一致。
- OCT:RPE 与感光细胞之间可见

高反射信号。当发生视力丧失时，可检测到椭圆体带中断。

预后

- 预后良好，一生中至少有一眼仍能保持良好的中心视力。

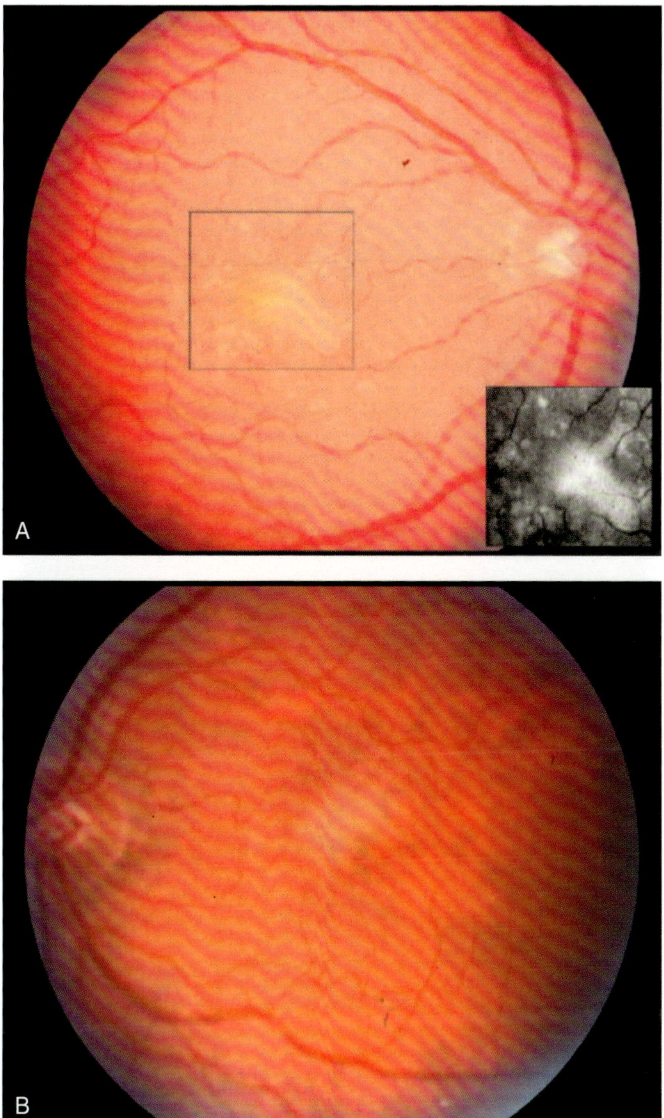

图 5-7 **图形样营养不良。(A,B)** 双眼黄斑区中央多发的、散在的黄色病变(插图)，位于 RPE 水平。(待续)

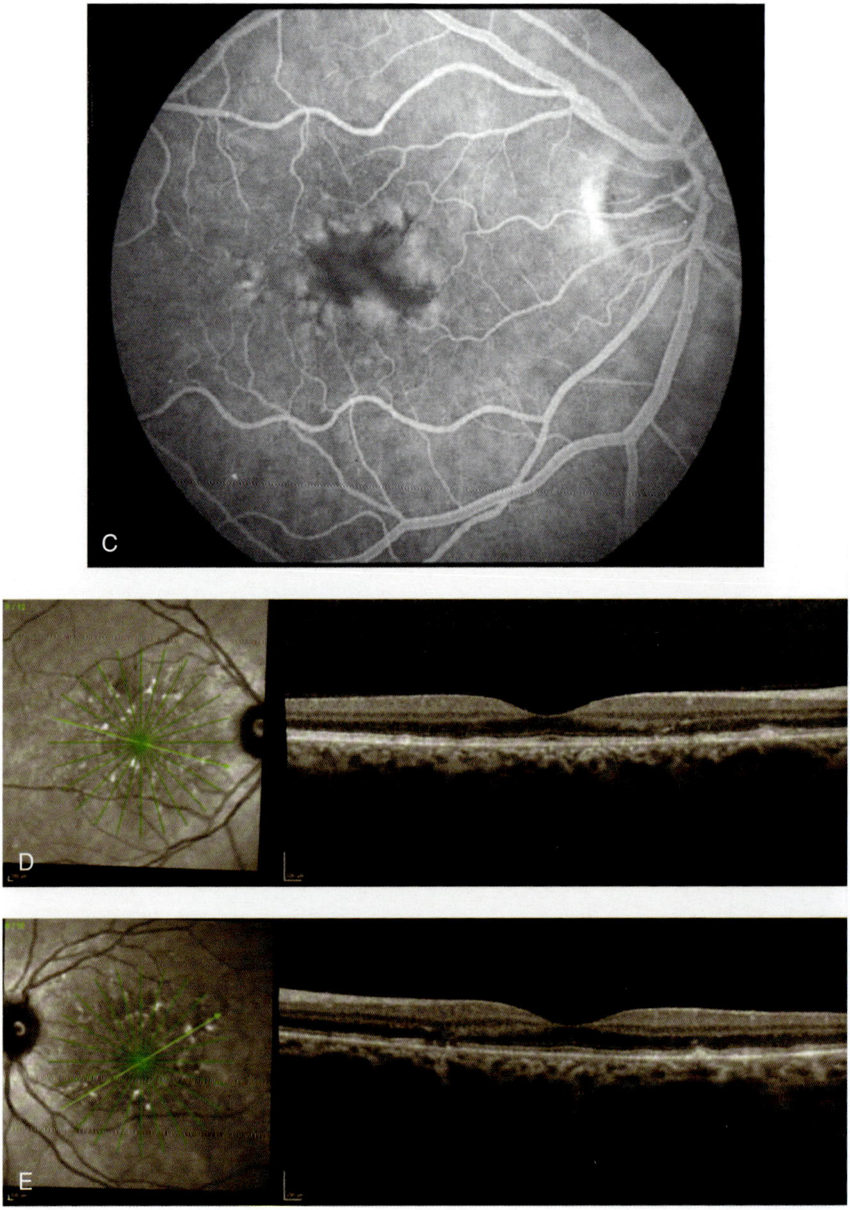

图 5-7(续) (C)在右眼对应的 FFA 中,病灶更明显,有斑片状强荧光。(D,E)右、左眼黄斑 SD-OCT 显示特征性的外层视网膜不规则、椭圆体带的局灶性萎缩及 Bruch 膜-RPE 复合体水平的沉积物。(Images compiled by Dr. Anthony Obeid.)

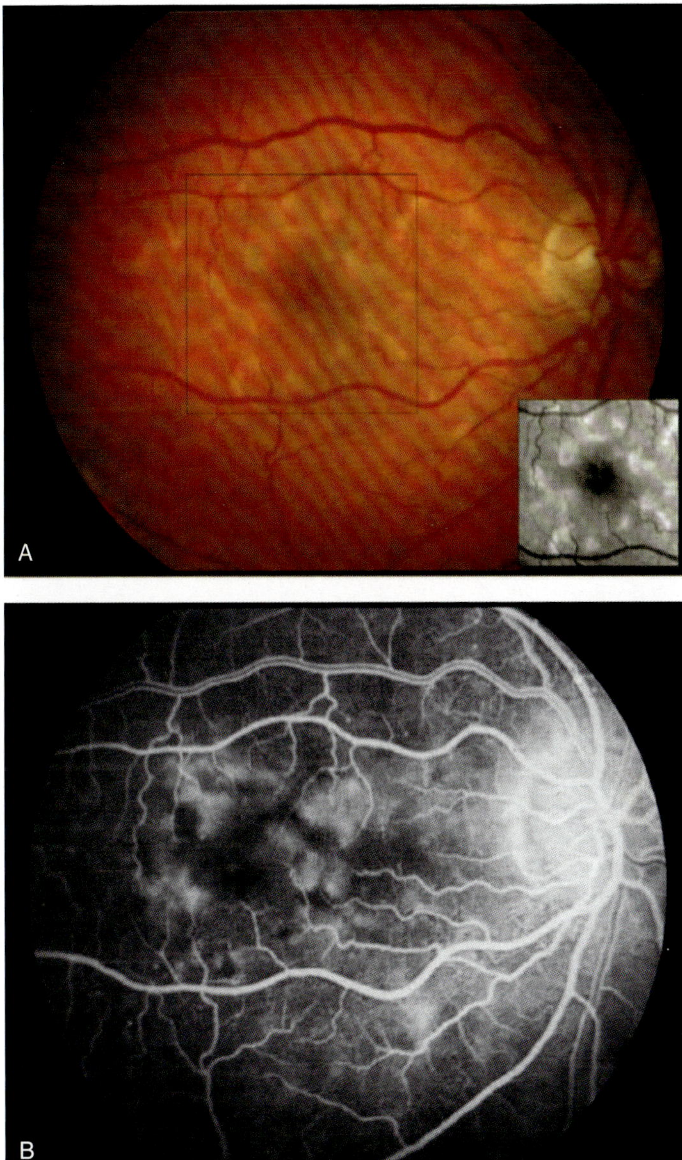

图 5-8　图形样营养不良。(A)中心凹典型的三叶形（“蝶形”）色素沉着（插图），被多处视网膜色素上皮萎缩区围绕。(B)FFA 动静脉期显示斑片状强荧光，强荧光区与黄斑区中的视网膜色素上皮萎缩一致。(Courtesy of Dr. Eric Shakin and the Retina Slide Collection, Wills Eye Hospital, Philadelphia, Pennsylvania, compiled by Dr. Tamara Vrabec and Dr. Gordon Byrnes.)

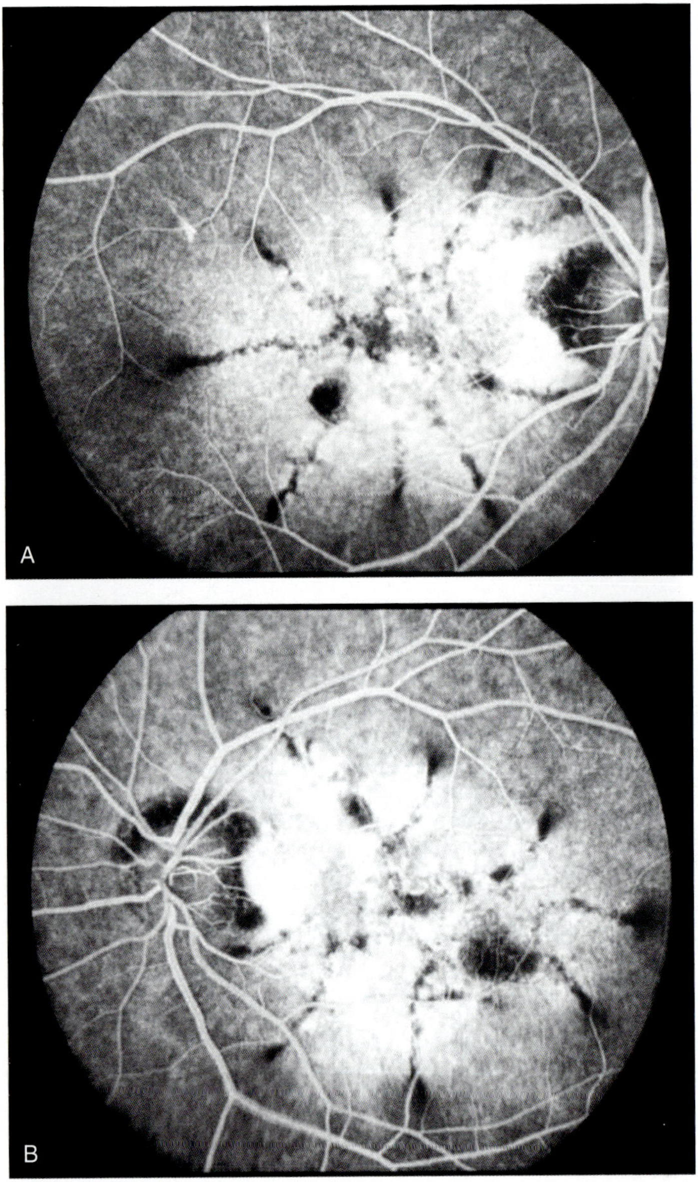

图 5-9 图形样营养不良，粉末状眼底。（A,B）两眼 FFA 均可见因视网膜色素上皮水平粗大色素沉着而出现的放射状弱荧光（网状营养不良）。(Courtesy of Dr. Eric Shakin and the Retina Slide Collection, Wills Eye Hospital, Philadelphia, Pennsylvania, compiled by Dr. Tamara Vrabec and Dr. Gordon Byrnes.)

Stargardt 病

Stargardt 病是一种黄斑营养不良，其特征为 RPE 水平的散在黄色梭形斑点。目前认为 Stargardt 病与眼底黄色斑点症是同一疾病的不同类型。眼底黄色斑点症这个术语一般适用于特征性斑点散布全眼底时。当斑点局限于后极部并伴有黄斑萎缩时，称为 Stargardt 病。

流行病学和病因学

- 通常在 20 岁前发病。
- 发病无性别差异。
- 1 号染色体上 *ABCA4* 基因突变与常染色体隐性遗传的 Stargardt 病有关。该基因编码一种 ATP 结合转运蛋白，在视杆细胞内节表达，而非 RPE。常染色体显性遗传的 Stargardt 病少见，由 *PROM1* 基因突变引起。

病史

- 本病患儿常因父母发现视力进行性下降或学校普查视力欠佳而求诊眼科。

临床表现

- 起病初视力轻微受损，但疾病后期视力可严重下降。中心凹反光消失可能是唯一的首发临床征象。病程中常可观察到在 RPE 水平的散在黄色梭形斑点，这些斑点可累及或不累及黄斑(图 5-10)。随着疾病的进展，中心凹周围的视网膜色素上皮斑点可变得更明显。
- “牛眼”样视网膜色素上皮萎缩可变得明显，特别是在荧光血管造影中。在疾病晚期，与黄斑区中央的 RPE 萎缩一致，黄斑呈被锤击过的青铜片样外观(图 5-11 和图 5-12)。组织病理学显示 RPE 细胞内有异常的脂褐素样物质蓄积(图 5-13)。

鉴别诊断

- 视锥细胞营养不良：儿童期出现视力减退，但眼底正常。
- “牛眼”样黄斑病变：氯喹中毒、Batten 病、良性同心圆状黄斑营养不良。

诊断性评估

- 视野：常有中心暗点，但也可见旁中心暗点、中心视野缩小和环形暗点，尤其是在疾病早期。
- 色觉：可有轻度的红绿色觉障碍。
- 暗适应：暗适应时间可延长。
- FFA：有助于确诊 Stargardt 病的特征。包括：脉络膜淹没征或称为暗脉络膜；不能与眼底斑点精确对应的多发不规则强荧光点；黄斑区“牛眼”样窗样缺损强荧光。
- 视网膜电图：通常正常，但当周边斑点和萎缩越来越多时可出现下降。
- 眼电图：通常低于正常。

- 眼底自发荧光：在 *ABCA4* 相关性疾病中，早期可见黄斑区自发荧光异常，且与疾病严重程度相关。高自发荧光提示 RPE 脂褐素沉积可出现在疾病早期。自发荧光信号丧失可与疾病进展发生的萎缩对应。

预后和处理

- 大多数患者至少有一眼可保留中等视力(20/70~20/200)。
- 本病无有效治疗方法。

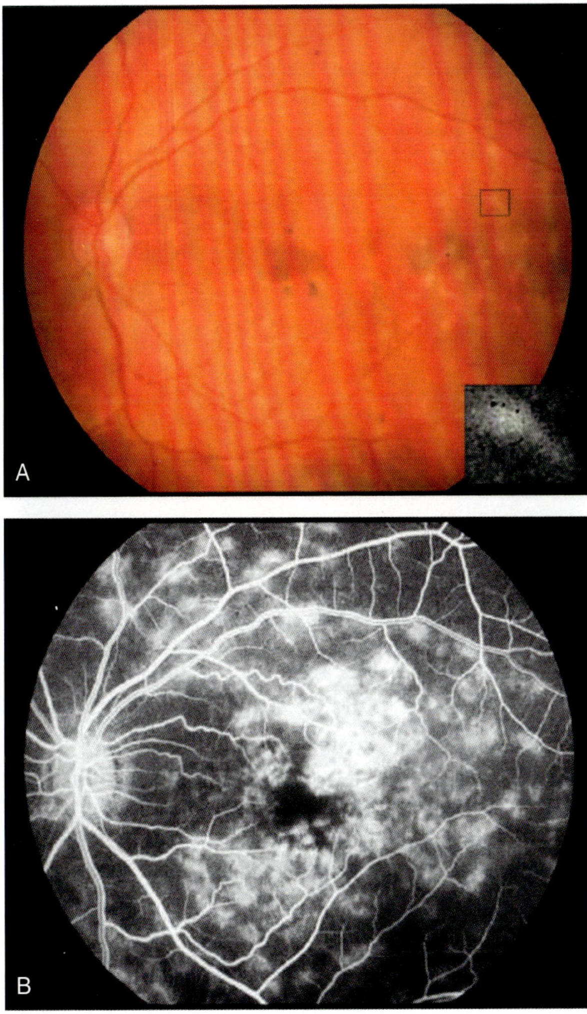

图 5-10　Stargardt 病。(A)多发、散在的黄色梭形斑点遍布左眼整个后极部(插图示一个斑点),位于视网膜色素上皮水平,FFA 可见与之对应的强荧光区。(B)FFA 可见脉络膜暗背景,并可见黄斑区斑点和视网膜色素上皮改变的透见强荧光。(Courtesy of Retina Slide Collection, Wills Eye Hospital, Philadelphia, Pennsylvania, compiled by Dr. Tamara Vrabec and Dr. Gordon Byrnes.)

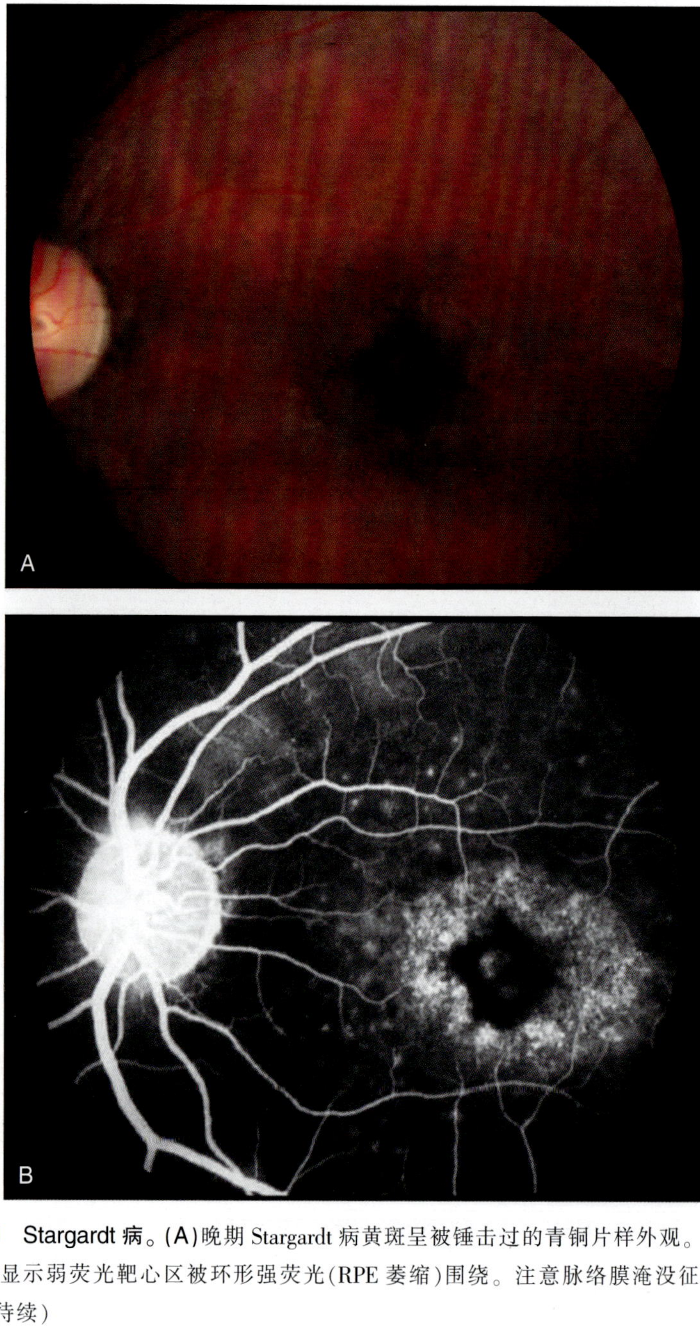

图 5-11 Stargardt 病。(A)晚期 Stargardt 病黄斑呈被锤击过的青铜片样外观。(B)对应的 FFA 显示弱荧光靶心区被环形强荧光(RPE 萎缩)围绕。注意脉络膜淹没征(遮蔽荧光)。(待续)

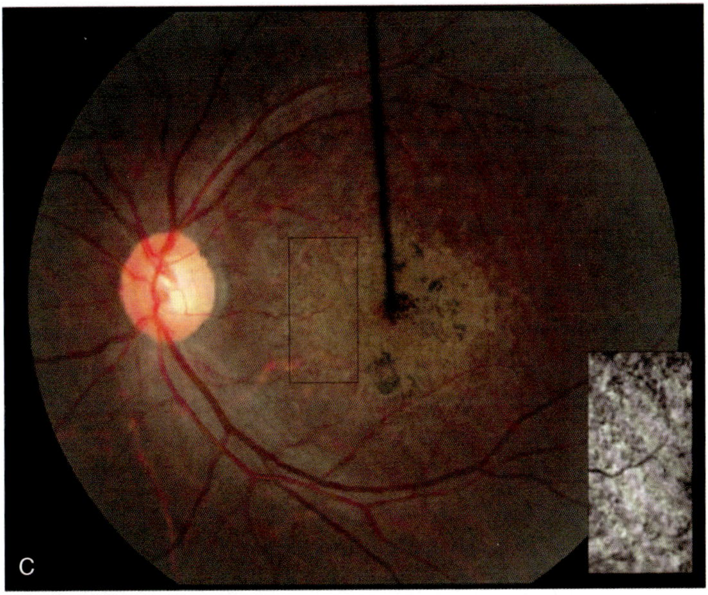

图 5-11(续)　(C)Stargardt 病的“牛眼”样黄斑改变。与图 5-5 相比。注意黄斑呈被锤击过的青铜片样外观（插图）。(Courtesy of Dr. Eric Shakin and the Retina Slide Collection, Wills Eye Hospital, Philadelphia, Pennsylvania, compiled by Dr. Tamara Vrabec and Dr. Gordon Byrnes.)

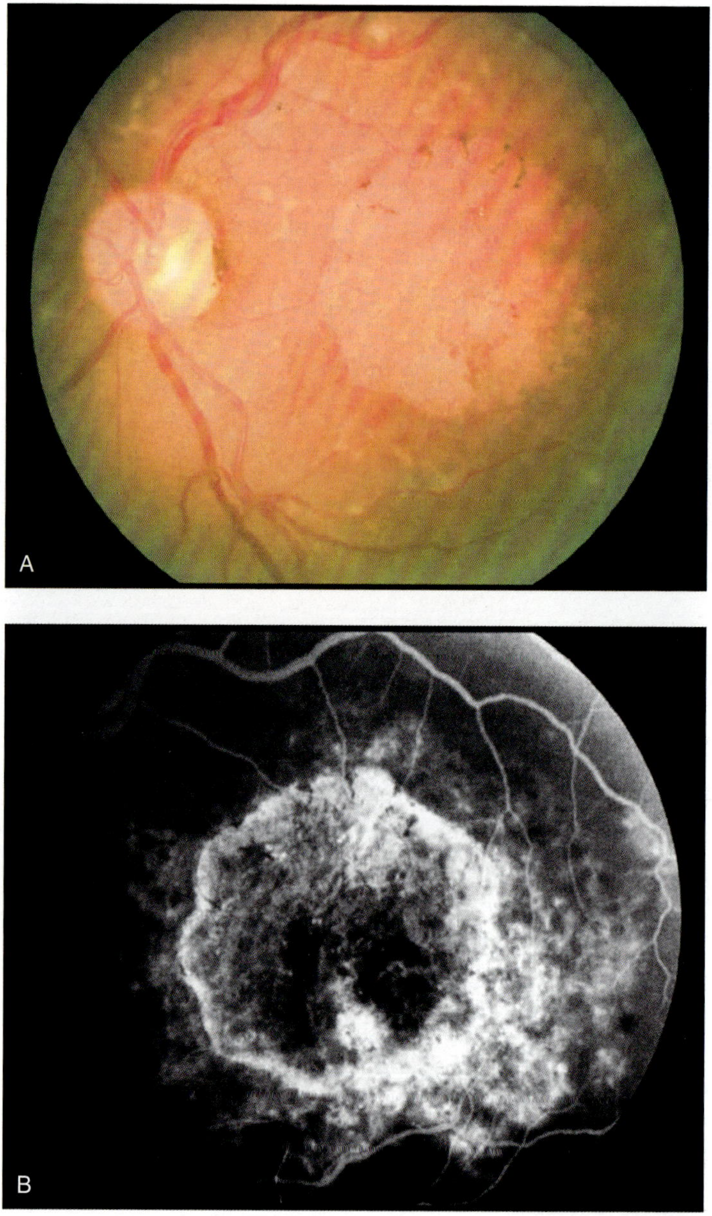

图 5-12 Stargardt 病。(A)Stargardt 病晚期,黄斑区中央视网膜色素上皮呈地图样严重萎缩,视力降至 20/200。(B)对应的 FFA 显示不规则分布的强荧光区和弱荧光区,视网膜色素上皮地图样萎缩区内有一圈清晰的强荧光边缘。黄斑区以外暗脉络膜荧光缺失。

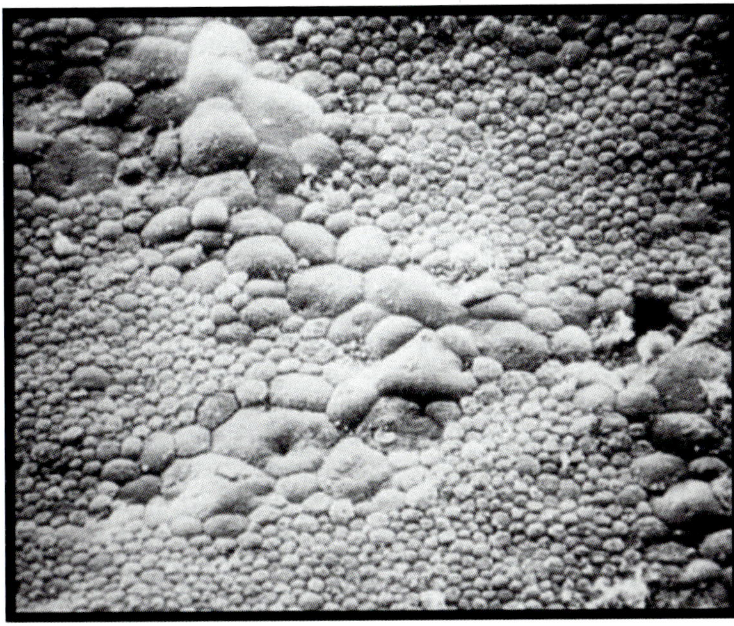

图 5-13　Stargardt 病，电镜照片。电镜显示由于细胞内脂褐素样物质蓄积引起视网膜色素上皮细胞增大。(Courtesy of Dr. Ralph Eagle, Wills Eye Hospital, Philadelphia, Pennsylvania.)

无脉络膜症

无脉络膜症是一种广义的遗传性视网膜变性，主要影响脉络膜和RPE-感光细胞复合体。

流行病学和病因学

- 通常在20岁前发病。
- 仅男性发病，女性为基因携带者。
- 无脉络膜症为X连锁隐性遗传病，由Xq21.2上的*CHM*基因突变引起。

病史

- 通常在20岁前出现症状，患者主诉夜视困难。

临床表现

- 在疾病早期，男性患者的眼底表现为赤道部和后极部有椒盐样色素上皮斑点。视网膜色素上皮斑点下方的脉络膜检眼镜下可表现正常，但FFA可显示脉络膜血管斑片状缺失。
- 在疾病晚期，中周部RPE小块状缺失，这些丢失区最终融合并向中央发展，最后累及黄斑（图5-14）。在终末期，除黄斑外，整个眼底因下方巩膜透露而呈弥漫性黄白色反光。
- 女性基因携带者有独特的眼底特征。广泛的视网膜色素上皮斑点，尤其是在中周部，与男性患者的早期眼底改变类似。但女性携带者的眼底改变为静止性，且FFA显示脉络膜血管完整。

鉴别诊断

- 视网膜色素变性：不同于视网膜色素变性（RP），无脉络膜症通常无骨细胞样色素改变，且视网膜血管保持相对正常。
- 回旋状脉络膜萎缩：无脉络膜症终末期的眼底表现可与回旋状脉络膜萎缩相似，但不同的遗传方式可用于鉴别。

诊断性评估

- 视野：周边视野丧失。
- 视网膜电图：早期可正常，但到10岁时暗视ERG记录不到，明视ERG明显降低。
- FFA：在疾病早期，尽管检眼镜下脉络膜外观正常，但FFA可显示脉络膜毛细血管斑片状缺失，后期可见脉络膜血管广泛缺失（图5-15和图5-16）。

预后和处理

- 因黄斑受累较晚，故相对较好的中心视力可保持至疾病晚期。尽管家系内患者的疾病进展速度有所不同，但大多数患者到35岁时常已有严重的视力下降。
- 女性基因携带者通常终生保持正常视力。
- 本病无有效治疗方法，但临床实验表明基因治疗有积极作用。

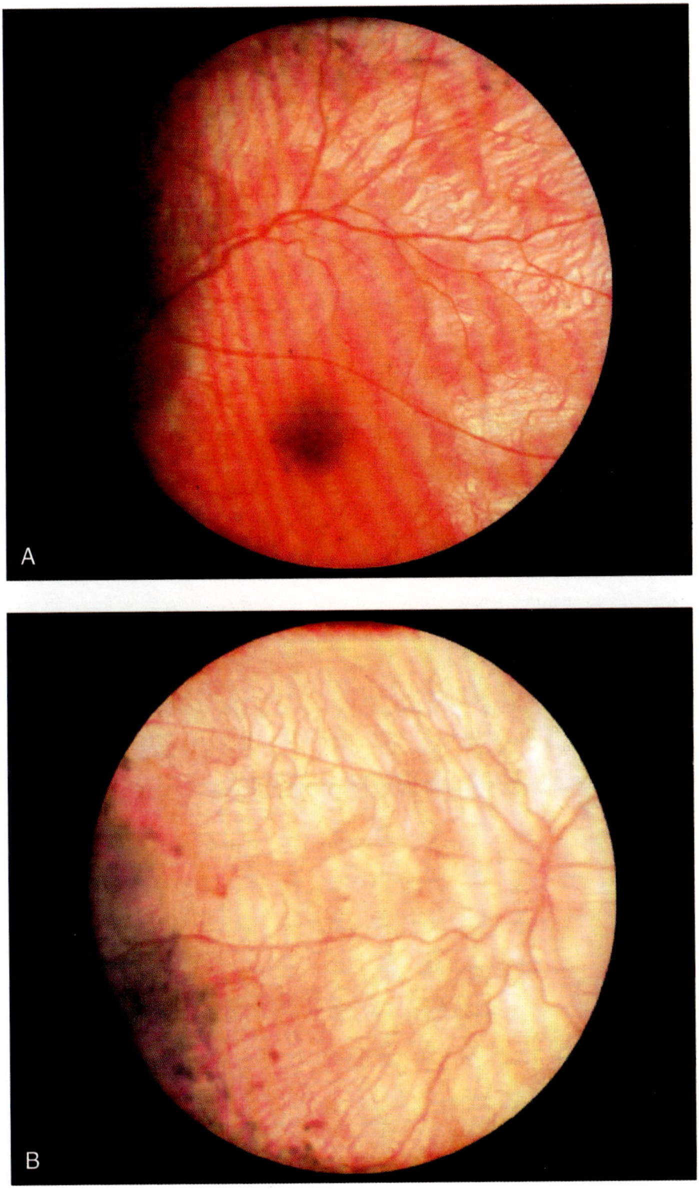

图 5-14 **无脉络膜症。**(A,B)多个视网膜色素上皮萎缩区,一些已融合成片状。注意中心凹尚未累及,患眼视力为 20/40。(Courtesy of Retina Slide Collection, Wills Eye Hospital, Philadelphia, Pennsylvania, compiled by Dr. Tamara Vrabec and Dr. Gordon Byrnes.)

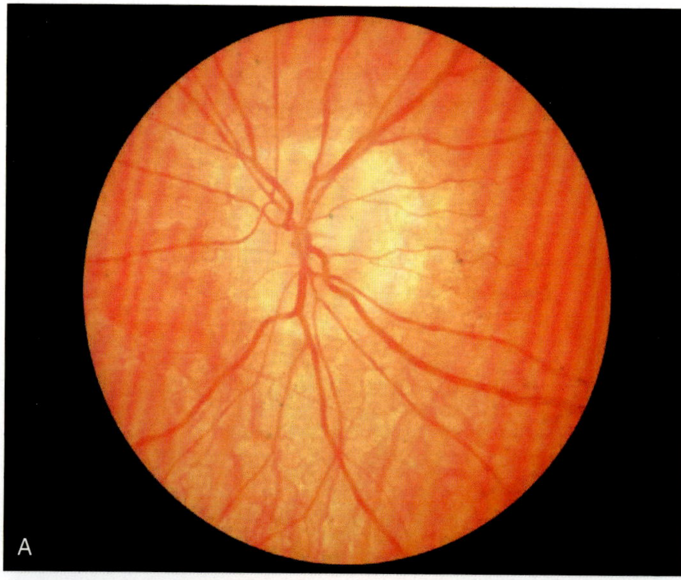

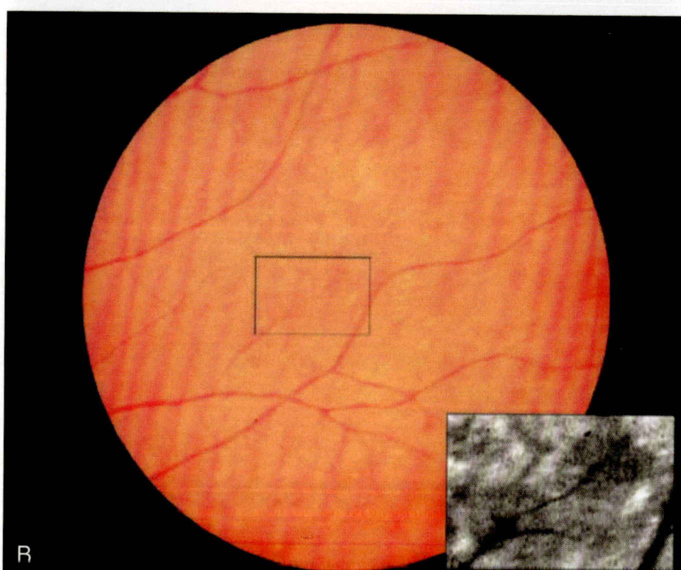

图 5–15 无脉络膜症早期。(A)视盘周围视网膜色素上皮萎缩。(B)中周部眼底可见不太明显的色素斑点（插图）。女性基因携带者可见相似的眼底改变。(Courtesy of Retina Slide Collection, Wills Eye Hospital, Philadelphia, Pennsylvania, compiled by Dr. Tamara Vrabec and Dr. Gordon Byrnes.)

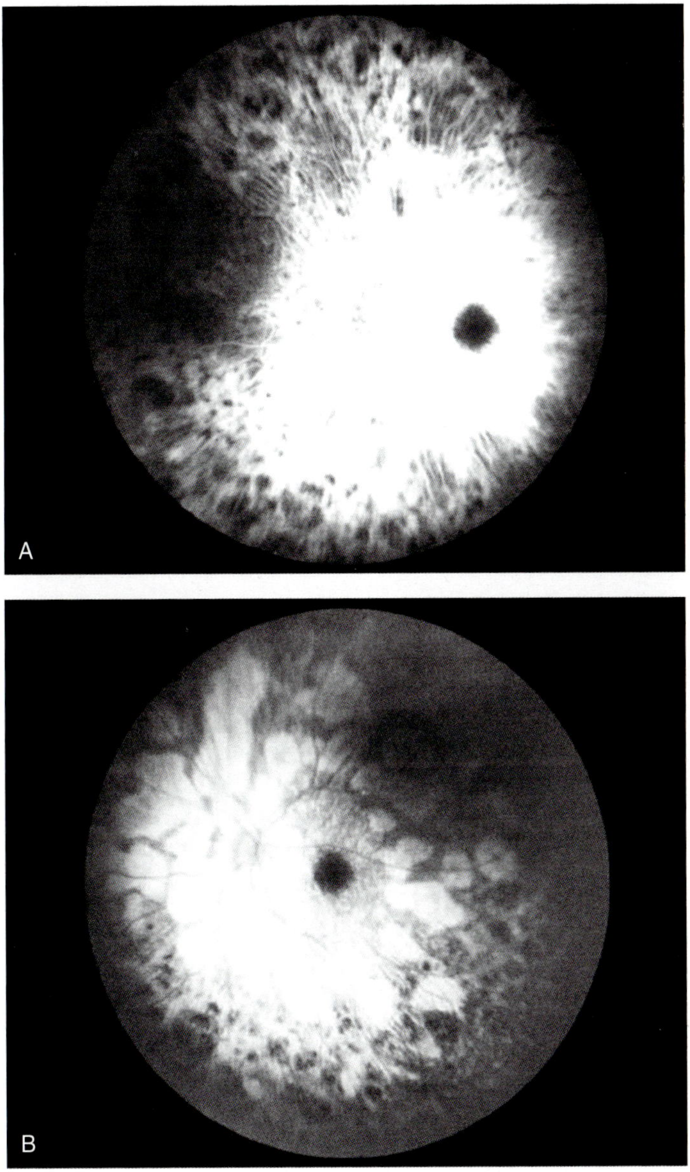

图 5-16 **无脉络膜症后期。**(A)对应的 FFA 晚期显示脉络膜毛细血管广泛缺失(图 5-14 同一患者)。(B)超越赤道区的无赤光眼底照可见多处片状视网膜色素上皮萎缩,从后极部延伸到中周部（图 5-14 同一患者)。(Courtesy of Retina Slide Collection, Wills Eye Hospital, Philadelphia, Pennsylvania, compiled by Dr. Tamara Vrabec and Dr. Gordon Byrnes.)

回旋状脉络膜萎缩

回旋状脉络膜萎缩是一种罕见的脉络膜疾病,常染色体隐性遗传,由依赖吡哆醇的线粒体基质酶——鸟氨酸转氨酶缺乏或几近缺乏引起。

流行病学和病因学

- 10 岁前发病。
- 本病为常染色体隐性遗传,由 10 号染色体上的 *OTA* 基因突变引起。
- 由于鸟氨酸转氨酶缺乏或几近缺乏,导致患者血浆和尿液中鸟氨酸水平升高。鸟氨酸转氨酶对人体中过量鸟氨酸的降解是必需的。

病史

- 常见症状为夜视力差和视野缩小。

临床表现

- 在疾病早期,可观察到 RPE 变薄和透明,始于中周部。下方脉络膜可正常或硬化。病变区与正常外观视网膜的分界呈锯齿状。累及区域起初是孤立的斑片状,但以后发生融合(图5-17)。
- 疾病的进展伴随着色素团块和脉络膜萎缩。最终脉络膜血管全部消失,暴露出白色巩膜。早期视盘和视网膜血管可正常,随着时间的推移,血管逐渐变细。
- 晚期可见从周边至后极的脉络膜明显萎缩,但通常不累及黄斑。黄斑水肿是黄斑累及的一种方式,或者是进行性萎缩病变累及黄斑。

相关临床表现

- 眼部表现。
  - 近视:几乎总是存在。
  - 白内障:见于很大比例的本病患者。
- 全身表现。
  - 特征性的细、稀疏和直的头发。
  - 不太一致的临床表现:脑电图异常、肌无力、心电图异常和癫痫。

鉴别诊断

- 无脉络膜症:在晚期时,回旋状脉络膜萎缩与无脉络膜症的眼底表现极其相似。但是,遗传方式不同和无脉络膜症女性携带者独特的眼底表现都是重要的鉴别特征。

诊断性评估

- 视野:周边视野缩小,与眼底病变扩展相对应。
- FFA:受累区域可见脉络膜毛细血管缺失。
- 视网膜电图:振幅严重下降或消失。
- 眼电图:异常。
- 其他:血清鸟氨酸水平升高,培养

的成纤维细胞或白细胞中鸟氨酸转氨酶活性显著降低。

预后和处理

- 通常在 30~70 岁达到法定盲，但早期视力丧失可能由白内障所致。
- 吡哆醇(维生素 B_6)有助于恢复正常的血浆和尿鸟氨酸水平，保护视功能。根据维生素 B_6 的治疗应答，本病分为两种临床亚型。对维生素 B_6 治疗有应答的患者，相比无应答的患者，通常病情较轻、临床进展较慢。
- 低蛋白质特别是低精氨酸饮食可能也有好处。

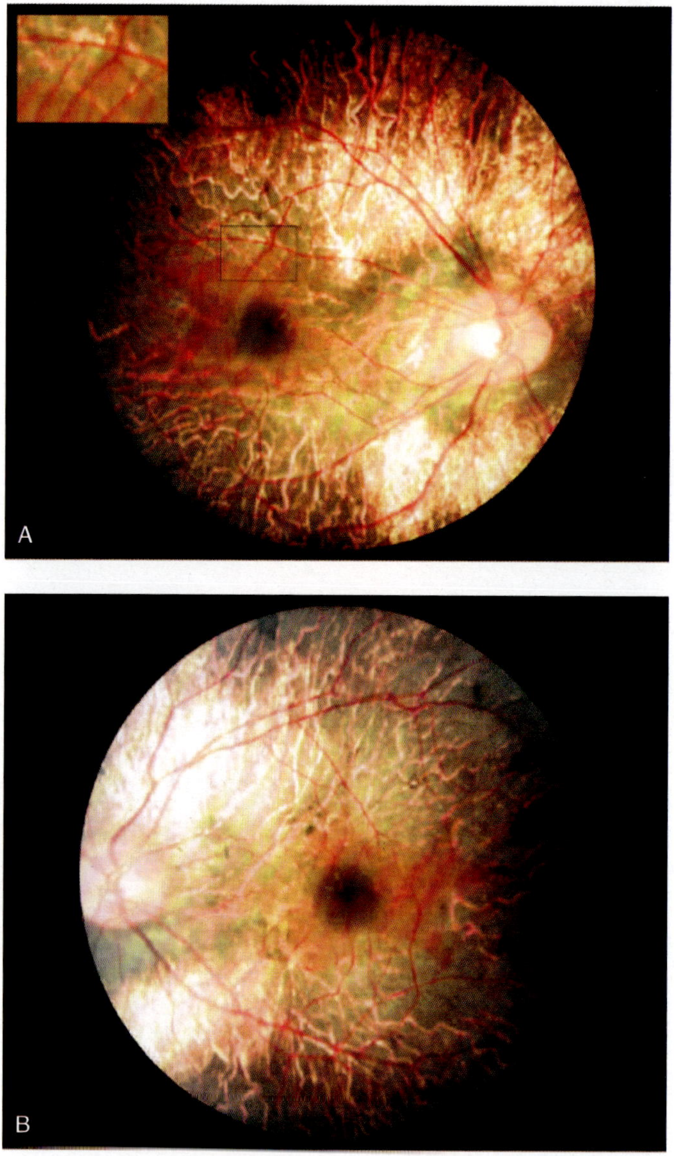

图 5-17 **回旋状脉络膜萎缩。**(A)双眼有多处地图样片状视网膜色素上皮萎缩区，边界呈锯齿状(插图)，位于后极部和视盘周围。(B)也可见散在的色素团块。(待续)

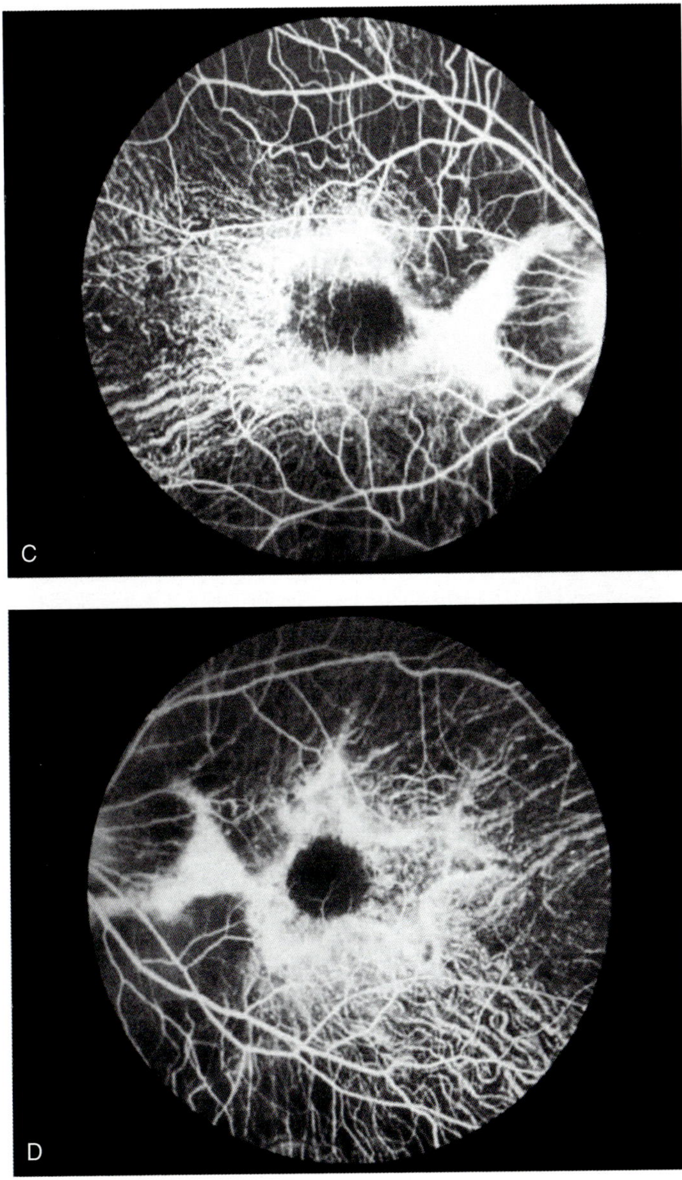

图 5-17(续)　(C,D)对应的 FFA 可见广泛的视网膜色素上皮萎缩,脉络膜血管明显,两眼中心凹均未累及,右眼视力为 20/40,左眼为 20/30。(Courtesy of Retina Slide Collection,Wills Eye Hospital,Philadelphia,Pennsylvania,compiled by Dr. Tamara Vrabec and Dr. Gordon Byrnes.)

先天性静止性夜盲

先天性静止性夜盲(CSNB)是一组以夜视力缺陷且终生稳定不进展为特征的疾病。

分类

- 眼底表现正常的 CSNB：最常见遗传方式为 X 连锁遗传。
- 眼底表现异常的 CSNB：包括眼底白色斑点症(FA)和小口病(Oguchi 病)。

眼底白色斑点症

FA 是一种视色素再生障碍性疾病，以强光照射后视紫红质恢复正常水平的时间明显延迟为特征。

病史

- 首发症状为非进展性夜视力受损，若给予足够长时间的暗适应，患者仍能达到正常敏感性。

流行病学和病因学

- FA 患者似乎存在感光细胞视色素再生速率的异常。
- 常染色体隐性遗传。

临床表现

- 视力：通常不受累。
- 眼底：后极部可见大量黄白色小点，向周边放射。黄斑几乎总能幸免(图 5-18)。

鉴别诊断

- 白点状视网膜炎：本病是视网膜色素变性(RP)的一种变异，眼底可见黄白色斑点，但血管变细，ERG 明显下降，且暗适应后不能恢复。
- Kandori 视网膜斑点症：本病斑点较大，呈斑片状，且夜视力损害较轻。

诊断性评估

- 视野：正常。
- 暗适应：暗适应曲线中视锥和视杆细胞成分到达阈值均很慢。
- 视网膜电图：除非给予足够的暗适应时间，否则 ERG 中 a 波和 b 波均明显降低。但若延长暗适应时间，ERG 可恢复正常。
- 眼电图：暗适应后光峰恢复缓慢。

预后和处理

- 非进展性夜视力缺陷，视力通常不受影响。

小口病

小口病是 CSNB 一种亚型，以非进展性夜视力受损为特征，被认为是由光转导过程中的缺陷所致。

流行病学和病因学

• 感光细胞的视色素正常，缺陷被认为是光转导作用受损，从而引起 ERG 异常。

临床表现

• 视网膜呈特殊的银白色金属样光泽，在这种眼底背景衬托下视网膜血管格外醒目。这种不寻常的眼底外观可见于全眼底，也可仅见于后极部或周边。

• 水尾现象：明适应后视网膜呈现金属样光泽，暗适应数小时后消失（图 5-19）。

诊断性评估

• 视野：正常。

• 暗适应：视锥细胞暗适应正常，视杆细胞达到正常阈值的时间明显延长（3~24 小时）。

• 视网膜电图：明适应和暗适应环境下，a 波振幅正常而 b 波振幅降低或缺失。值得注意的是，即便暗适应后阈值已恢复正常，b 波仍可缺失。

• 眼电图：正常。

预后和处理

• 非进展性夜视力缺陷。

• 本病无有效治疗方法。

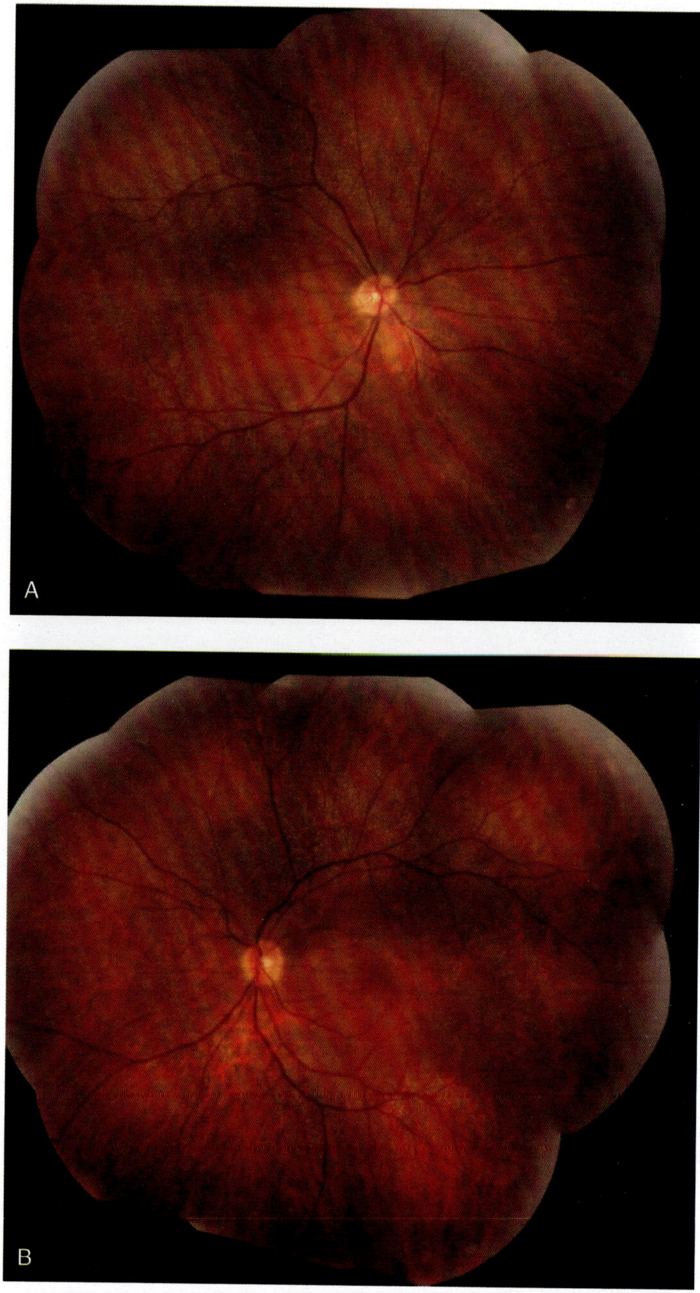

图 5-18 **眼底白色斑点症。**(A,B)大量黄白色小点,从后极部向周边放射。

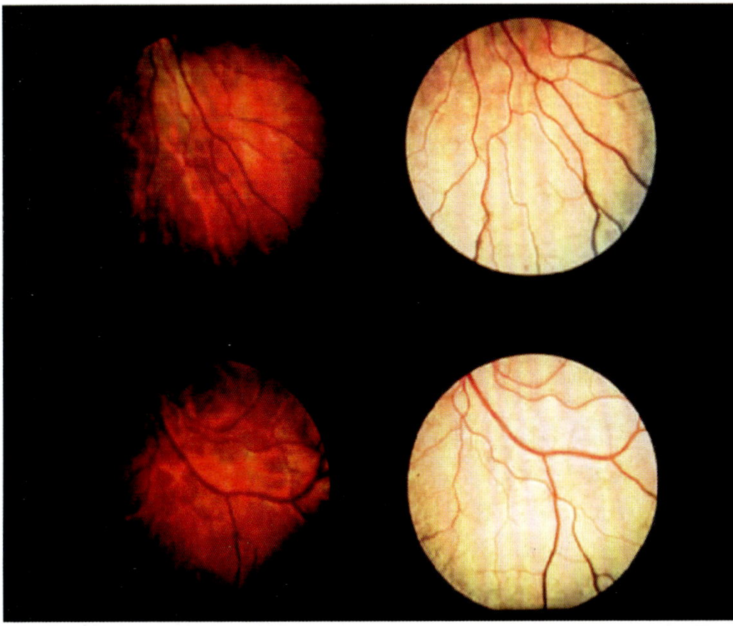

图 5-19　**水尾现象**。明适应后视网膜呈现金属样光泽(右图),暗适应数小时后消失(左图)。(Courtesy of Retina Slide Collection, Wills Eye Hospital, Philadelphia, Pennsylvania, compiled by Dr. Tamara Vrabec and Dr. Gordon Byrnes.)

白化病

白化病是一组累及眼或皮肤的黑色素系统或两者均受累的疾病。

分类

- 眼科方面可分为两种临床类型：
  - 真性白化病：先天性视力低于正常并有眼球震颤。
  - 不完全白化病：视力正常或轻微下降，无眼球震颤。
- 真性白化病可分为以下两种亚型，尽管这两种临床类型有许多共同的临床特征。
  - 眼皮肤白化病：眼和皮肤均受累。
  - 眼白化病：似乎只有眼部受累。

流行病学和病因学

- 眼皮肤白化病是由黑素小体中黑色素沉着数量减少引起，而眼白化病是由黑素小体数量减少引起。
- 遗传学。
  - 眼皮肤白化病：常染色体隐性遗传。
  - 眼白化病：X连锁遗传。

主要临床表现

- 眼白化病和眼皮肤白化病有以下共同的眼部特征：
  - 视力下降，在20/40至20/400间。视力下降的程度与眼底色素减退的程度成正比(图5-20)。
  - 眼球震颤，畏光，高度屈光不正。
  - 色素减少引起虹膜透照。
  - 黄斑中心凹不发育或发育不全：若有显著的中心凹发育不全，出生后2~3个月内便可出现眼球震颤(图5-21)。
  - 从周边部至后极的视网膜色素减退。
  - 视网膜-膝状体-纹状体投射异常，许多颞侧神经纤维交叉至对侧而非投射到同侧膝状体，这种现象可以解释这类患者的立体视异常。
- 眼白化病女性携带者可表现为部分虹膜透照和眼底色素减退（图5-22）。

相关临床表现

- 眼皮肤白化病患者可见皮肤色素减退。已观察到两类潜在致死的白化病：
  - Chédiak-Higashi综合征：眼皮肤白化病合并极强的感染易感性，常导致患者在童年或青年时期死亡。
  - Hermansky-Pudlak综合征：眼皮肤白化病合并血小板缺陷，易发生瘀伤和出血。在美国，大多数此类型患者为波多黎各血统。

组织学

- 眼、皮肤或两者中有巨大黑素小体。

- 视交叉中交叉纤维的数量增多。

诊断性评估

- 典型的症状和体征提示本病。由于视交叉中交叉神经纤维异常，皮层视觉可诱发电位双眼不对称。
- OCT 显示中心凹形态消失或中心凹变浅。
- 患者毛球的酪氨酸酶试验可显示有无酪氨酸酶（黑色素生物合成所需的酶），并将眼皮肤白化病分为酪氨酸酶阳性和酪氨酸酶阴性两种类型。酪氨酸酶阴性白化病表现为皮肤、毛发和眼中色素完全缺失，而酪氨酸酶阳性白化病仍有一定程度的色素。
- 若怀疑 Chédiak–Higashi 综合征或 Hermansky–Pudlak 综合征，则有必要邀请血液科会诊(图 5–23)。

预后和处理

- 由于所有类型的白化病都是遗传病，因此遗传咨询很重要。大多数白化病患儿在一定程度的帮助下能够正常上学，但只有少数患者的视力达到可以驾车。
- 屈光矫正、有色眼镜和助视器对老年患者均有帮助。
- 血液科会诊必不可少。

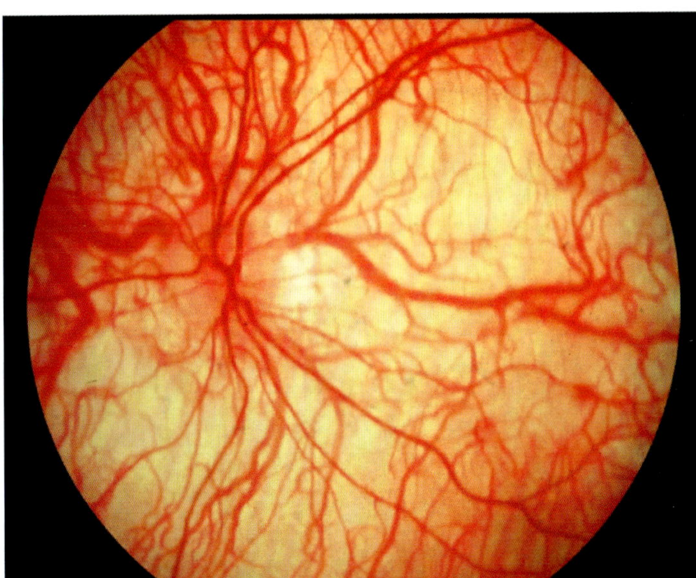

图 5–20　**白化病**。明显的眼底色素减退。注意下方杂乱无章的脉络膜大血管。(Courtesy of Retina Slide Collection, Wills Eye Hospital, Philadelphia, Pennsylvania, compiled by Dr. Tamara Vrabec and Dr. Gordon Byrnes.)

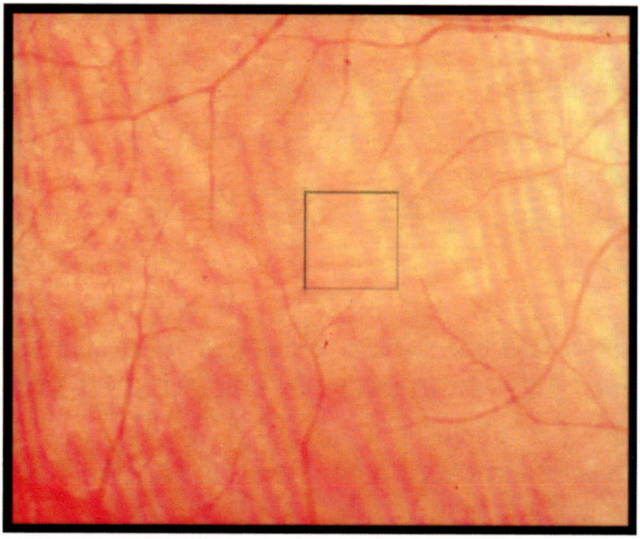

图 5-21 **白化病,中心凹发育不全。**白化病患者中心凹眼底彩照。注意中心凹结构和中心凹反光均完全缺失——中心凹发育不全(方框)。(Courtesy of Retina Slide Collection, Wills Eye Hospital, Philadelphia, Pennsylvania, compiled by Dr. Tamara Vrabec and Dr. Gordon Byrnes.)

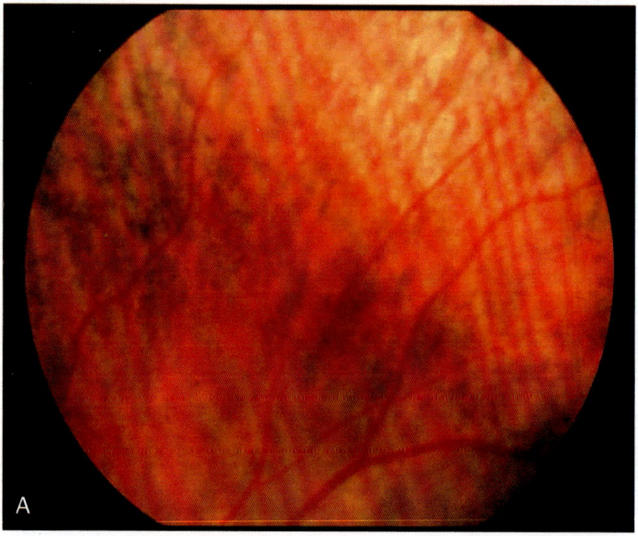

图 5-22 **白化病,女性携带者。(A,B)**眼白化病女性携带者部分眼底色素减退。(Courtesy of Retina Slide Collection, Wills Eye Hospital, Philadelphia, Pennsylvania, compiled by Dr. Tamara Vrabec and Dr. Gordon Byrnes.)(待续)

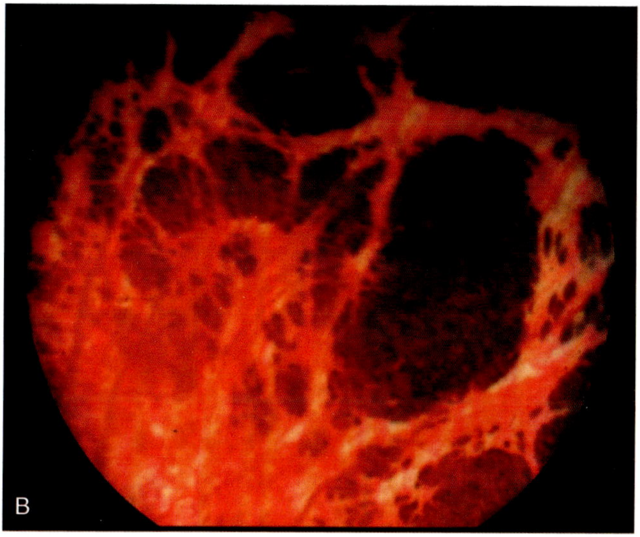

图 5-22(续)

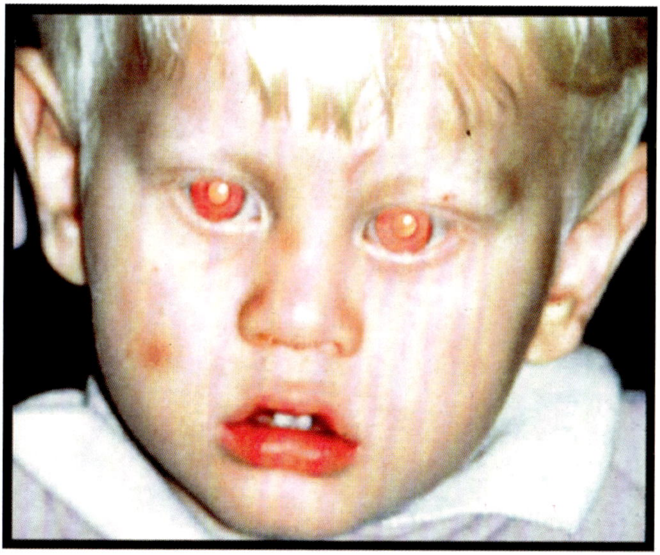

图 5-23　**眼皮肤白化病,Hermansky-Pudlak 综合征。**患有眼皮肤白化病和 Hermansky-Pudlak 综合征的男孩,其脸颊、前额和左上睑可见紫癜。(Courtesy of Retina Slide Collection, Wills Eye Hospital, Philadelphia, Pennsylvania, compiled by Dr. Tamara Vrabec and Dr. Gordon Byrnes.)

视网膜色素变性

视网膜色素变性(RP)是一组遗传性疾病，与光感受器-RPE 复合体的原发性异常有关，其特征为主观上有夜盲和周边视野缺失，客观上全视野 ERG 显著降低或熄灭。但只有 50% 的病例可确定遗传基因。

流行病学和病因学

- 发病:多变，取决于遗传方式。
- 遗传学:已知下列遗传方式:
  - 散发:无 RP 家族史，这种病例最常见。这种病例一部分为常染色体隐性遗传，其他可能是常染色体显性遗传。
  - 常染色体显性遗传:第二常见的遗传方式，预后最好。
  - 常染色体隐性遗传。
- X 连锁隐性遗传:最少见，预后最差。

病史

- 典型性 RP 患者有夜盲病史或夜盲症状(夜晚或昏暗照明环境下视觉适应速度完全或部分降低)。患者也可出现周边视野进行性缩小。
- 夜间视物困难可始于儿童早期，或在 10~30 岁时才被察觉到。到 30 岁时，75%以上的患者已出现症状。

临床表现

- RP 的典型三联征包括(图 5-24):
  - 视网膜骨细胞样色素沉着。
  - 动脉变细。
  - 视盘蜡黄(图 5-25)。

主要临床表现

- 视力：常染色体显性遗传的 RP，中心视力可保持多年。在 X 连锁遗传或常染色体隐性遗传类型中，常有早期中心视力丧失。
- 眼底表现：疾病不同阶段的眼底表现不同。
  - 极早期:小动脉变细，视网膜内微尘样色素沉着。
  - 后期特征:血管周围骨细胞样色素沉着。色素改变始于中周部视网膜，随后向周边和后极延伸，从而产生环形暗点。在 RP 三联征中，视盘蜡黄是最不可靠的体征。
  - 晚期特征:脉络膜大血管暴露、小动脉明显变细及明显的视盘苍白。
- 黄斑:黄斑累及可有以下方式:
  - 黄斑囊样水肿(乙酰唑胺全身用药可能有效)。
  - 表面皱纹。
  - 萎缩性改变。

相关眼部表现

- 视盘玻璃膜疣。
- 玻璃体细胞。
- 开角型青光眼(发生在 3%的 RP

患者中)。

- 后囊下白内障(各种类型 RP 中均常见)。
- 圆锥角膜。
- 近视(常见)。

诊断性评估

- 一组特征性体征和症状有助于明确诊断。
- 视野:最初中周部出现完全或部分的环形暗点,向周边或后极延伸,后期只剩中央视岛。
- 暗适应:视杆细胞和视锥细胞的暗适应曲线升高。基于暗适应检测结果,常染色体显性遗传的 RP 分为两类:
  - Ⅰ型 RP:早期出现夜盲,以及早期弥漫性视杆光敏感度丧失(相对于视锥光敏感度)。
  - Ⅱ型 RP:成年发病出现夜盲,视杆、视锥光敏感度同等丧失。
- 视网膜电图:即便眼底只有轻微改变,ERG 也可显著低于正常。可观察到暗视 ERG 反应严重下降或几近熄灭,而明视 ERG 相对不受影响。在所有类型的 ERG 中,闪烁光刺激引起的视锥细胞 b 波潜伏期几乎总是延长。在以视杆细胞丢失为主(而非视锥细胞)的患者中,b 波潜伏期可延长。最近观察到Ⅰ型和Ⅱ型常染色体显性遗传 RP 的 ERG 图形有所不同,Ⅰ型 RP 的视杆细胞 ERG 受影响程度比视锥细胞 ERG 严重,而在Ⅱ型 RP 中两者的异常程度相同。
- 眼电图:几乎总是降低。
- 非典型性 RP:
  - 白点状视网膜变性:白点散在分布于后极至赤道部。
  - 扇形 RP:只有 1~2 个象限的眼底受累(图 5-26)。
  - 倒转性 RP:色素改变局限在围绕后极部的区域。
  - 无色素性 RP:眼底中色素改变轻微或无改变。
  - RP 合并渗出性血管病变:有 Coats 病样眼底表现。

预后和处理

- 约 1/4 的患者视力良好,终生都能阅读。本病常染色体显性遗传类型预后最佳,X 连锁遗传类型预后最差。
- 20 岁以下的患者只有少数视力在 20/400 或以下,但到 50 岁时大部分患者视力在 20/400 左右。
- 视网膜电图有助于监测病情进展和发现 X 连锁遗传 RP 的女性携带者(眼底可正常),后者对遗传咨询有一定启示。
- 非典型性 RP 可能合并能够治愈的全身性疾病,应通过恰当的检查予以排除。推荐每年随访,以便能发现可治疗因素所引起的视力陡降,如黄斑囊样水肿或白内障。RP 合并黄斑囊样水肿口服乙酰唑胺可能反应良好,初始剂量为 125mg,一天 2 次,服用 2

个月以明确其疗效。在考虑治疗风险后，球周或玻璃体腔注射类固醇激素对难治性黄斑水肿有好处。

- Goldmann 视野计或自动视野计定期复查,以评估视野改变。
- 已经可以对最常见的 RP 致病基因做基因检测。
- 口服维生素 A 治疗延缓典型性 RP 进展速度的作用仍有争议。
- 各种低视力助视器可能有所帮助。
- Argus 人工视网膜系统作为人道用途器材已被批准用于视力显著丧失的 RP 患者。

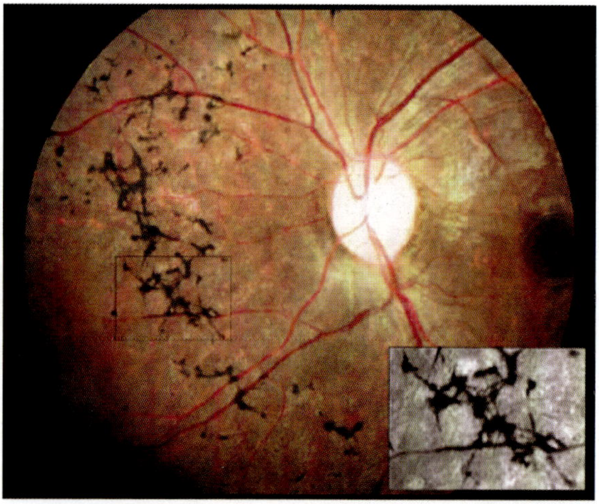

图 5-24 视网膜色素变性(RP)。RP 患者的典型临床三联征：视盘蜡黄、小动脉变细和骨细胞样色素沉着(插图)。(Courtesy of Retina Slide Collection, Wills Eye Hospital, Philadelphia, Pennsylvania, compiled by Dr. Tamara Vrabec and Dr. Gordon Byrnes.)

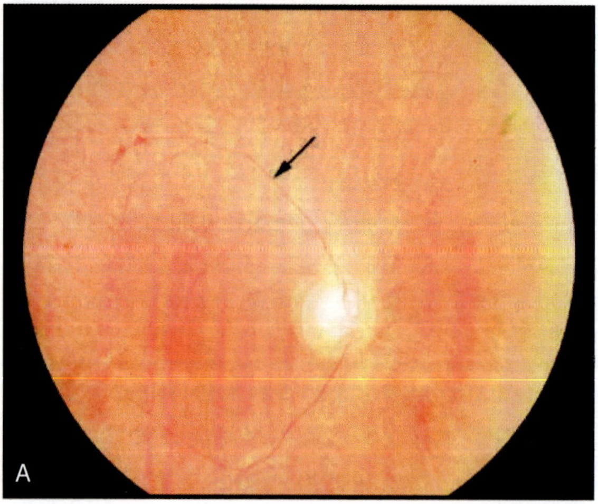

图 5-25 视网膜色素变性(RP)。小动脉变细(箭头,A)、视盘蜡黄(箭头,B)以及眼底色素改变是 RP 患者的特征性临床表现。因黄斑中心凹改变视力降至指数。(Courtesy of Retina Slide Collection, Wills Eye Hospital, Philadelphia, Pennsylvania, compiled by Dr. Tamara Vrabec and Dr. Gordon Byrnes.)(待续)

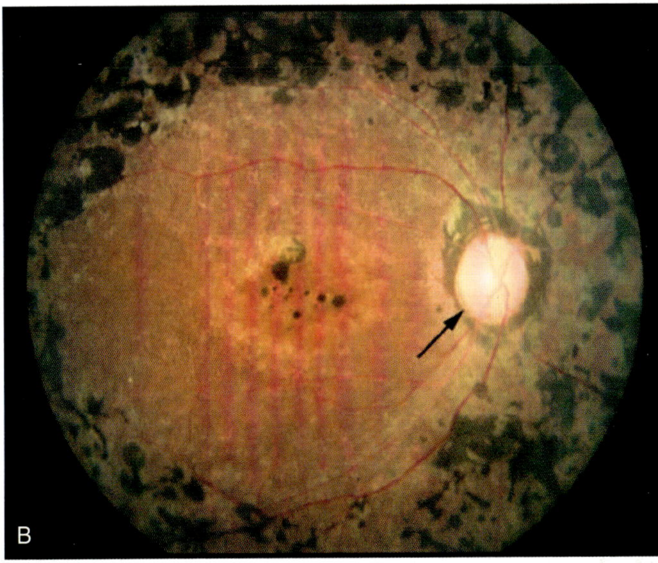

图 5-25(续)

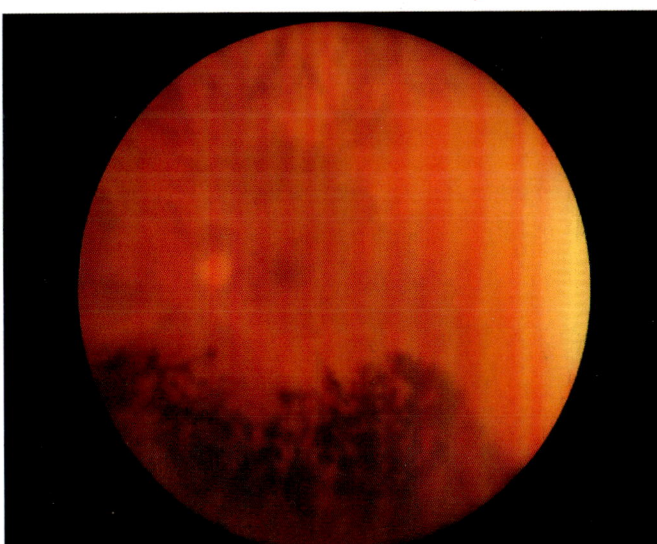

图 5-26 **视网膜色素变性,扇形。**超越赤道部眼底彩照显示下方扇形视网膜色素改变。(Courtesy of Retina Slide Collection, Wills Eye Hospital, Philadelphia, Pennsylvania, compiled by Dr. Tamara Vrabec and Dr. Gordon Byrnes.)

全身性疾病伴发视网膜色素变性

Usher 综合征

Usher 综合征被定义为先天性或进行性耳聋伴有 RP，也是与 RP 相关的最常见的综合征。约 4%的聋校儿童患有 RP，50%的失明兼耳聋者患有 Usher 综合征。

- 色素性视网膜病变：青春期前出现，进行性加重。
- 全身特征：Usher 综合征分为 4 个亚型，其中Ⅰ型和Ⅱ型占大多数。
  - Ⅰ型：重度先天性耳聋、前庭功能异常及 RP 早期发病。
  - Ⅱ型：不完全性耳聋、前庭功能未受损及 RP 较轻。

Bassen-Kornzweig 综合征（β-脂蛋白缺乏症）

本病被认为是因人体无法合成载脂蛋白 B 所致，它可帮助小肠吸收脂肪。微粒体三酰甘油转运蛋白基因突变与本病常染色体隐性遗传类型有关。

- 色素性视网膜病变：10 岁左右发病，可有上睑下垂和眼球运动障碍。
- 全身特征：可有脊髓小脑性共济失调、棘红细胞增多和 β-脂蛋白缺乏症。存在脂肪吸收不良及相关脂溶性维生素缺乏，特别是维生素 A 和 E，空肠活检可确诊。
- 治疗：补充维生素 A 和 E 可能有益。通过口服补充维生素 A 来逆转心理物理学检查和电生理检查的异常仍有争议。

Refsum 病（遗传性共济失调性多发性神经炎样病）

Refsum 病是一种常染色体隐性遗传病，因代谢异常导致植烷酸沉积于多种人体组织，包括眼部。

- 色素性视网膜病变：几乎都有夜盲症。眼底色素沉着通常呈椒盐样，而非骨细胞样。
- 全身特征：肥大性周围神经病、小脑性共济失调、耳聋、鱼鳞病、心律失常和脑脊液蛋白增多。
- 治疗：低植烷酸饮食可使升高的血清植烷酸水平恢复正常，可能有助于改善视网膜功能，阻止或延缓疾病的进展。

Cockayne 综合征

这是一种罕见的常染色体隐性遗传的神经变性疾病，由 *ERCC8* 或 *ERCC6* 基因突变引起 DNA 修复机制缺陷而发病。

- 色素性视网膜病变：椒盐样色素沉着，伴动脉变细和视盘苍白。
- 全身特征：儿童侏儒症伴有恶病

质样和早衰外观。患儿有小头、特征性鸟面和不成比例的大手与大脚。相关临床表现还有耳聋、光照性皮炎、眼球震颤、共济失调和进行性精神发育迟滞。患者可能在 20~40 岁死亡。

Kearns-Sayre 综合征

本病是一种线粒体肌病，变形线粒体数量增多并蓄积于骨骼肌（包括眼外肌）、RPE 和心脏。组织学检查病变肌肉呈破碎红纤维，这是由线粒体在质膜下和肌原纤维间蓄积引起的。

- 色素性视网膜病变：表现多样。椒盐样色素沉着常见，也可观察到弥漫性视网膜色素上皮斑点。
- 全身特征：慢性进行性眼外肌麻痹（最常见）、色素性视网膜病变和心脏完全性传导阻滞（可致死）三联征。本病通常在 20 岁前发病。

Bardet-Biedl 综合征

这是一种由于 *BBS* 基因异常引起的人类纤毛遗传病。

- 色素性视网膜病变：大多数病例有“牛眼”样黄斑病变。少数病例与典型性 RP 相似，有骨细胞样色素沉着。
- 全身特征：精神发育迟滞、多指（趾）畸形、肥胖和生殖腺发育不全；肾脏异常（大多数病例）。

Laurence-Moon 综合征

这是一种常染色体隐性遗传病，与 Bardet-Biedl 综合征关系密切，或者可能是同一种疾病。

- 视网膜病变：要么是典型性 RP 的表现，要么是脉络膜萎缩。
- 全身特征：痉挛性截瘫，精神发育迟滞和生殖腺发育不全。

黏多糖病

这是一组代谢性疾病，因缺乏降解多种黏多糖如硫酸软骨素、硫酸类肝素及硫酸角质素的溶酶体酶所致。未降解黏多糖的异常沉积导致多个器官系统功能障碍。

- 遗传学：常染色体隐性遗传，但 Hunter 病是 X 连锁隐性遗传。
- 眼部特征：视网膜色素变性见于 Hurler 病、Hunter 病及 Sanfilippo 病；角膜基质浸润；视盘水肿；视神经萎缩；青光眼（罕见）。
- 全身特征：面容丑陋、骨骼异常和心脏疾病。

神经元蜡样脂褐质沉积症（Batten 病）

这组疾病以神经元和非神经组织中具有自发荧光的脂褐素沉积为特征。有如下四种类型。

- 婴儿型（Hagberg-Santavuori）。
  - 广义的视网膜变性。
  - 黄斑褐色变。
  - 早期视力丧失。
  - 视神经萎缩。

- 发生在 1~1.5 岁的精神发育迟缓和运动异常。
- 晚期婴儿型(Jansky–Bielschowsky)。
  - 广义的视网膜变性和视神经萎缩。
  - 发生在 2~4 岁的癫痫和精神性运动障碍。
- 青少年型(Spielmeyer–Vogt)。
  - 最常见。
  - “牛眼”样黄斑病变,最终发展为 RP 样眼底像,需要与 Stargardt 病相鉴别。
  - 视力下降。
  - 进行性智力减退。
  - 癫痫(偶见)。
  - 平均死亡年龄:17 岁。
- 成年型(KUFS)。
  - 无眼部异常。
  - 非致死性疾病。

Friedreich 共济失调

本病是一种常染色体隐性遗传病,由于 *FXN* 基因中三核苷酸重复扩展引起共济蛋白的表达下降和丙酮酸代谢障碍。在 10~20 岁出现症状。

- 眼部特征。
  - 色素性视网膜病变。
  - 前庭性眼球震颤。
  - 视神经萎缩。
  - 垂直注视麻痹。
- 全身特征。
  - 小脑性共济失调。
  - 腱反射消失。
  - 脊柱侧凸。
  - 心肌病:常是 20~40 岁阶段的死亡原因。

癌症相关性视网膜病变综合征

癌症相关性视网膜病变（CAR）综合征是一种副肿瘤性视网膜病变，针对肿瘤抗原的自身抗体与视网膜蛋白产生交叉免疫反应，导致视杆、视锥细胞功能障碍。自身免疫性视网膜病变是不伴有恶性肿瘤的免疫相关性疾病。

流行病学和病因学

- 发病年龄不定。
- 无性别差异。
- 相关恶性肿瘤包括：
  - 小细胞肺癌（最常见）。
  - 妇科、乳腺、内分泌或其他脏器的恶性肿瘤。
- 在 CAR 综合征中，已分离出多种与特定视网膜蛋白有交叉反应的自身抗体：恢复蛋白（最常见）、碳酸酐酶Ⅱ、转导蛋白 B、烯醇化酶 α、短粗样蛋白 1（TULP1）、感光细胞特异性核受体（PNR）、热休克蛋白 HSC 70、抑制蛋白和甘油醛-3-磷酸脱氢酶。

病史

- 典型表现是严重的双眼视力进行性下降，持续数月，同时眼底改变相对不明显。
- 视觉症状可出现在肿瘤诊断之前。

临床表现

- 视锥细胞功能障碍，证据：
  - 视力下降。
  - 畏光。
  - 色觉减退。
  - 中心暗点。
- 视杆细胞功能障碍，证据：
  - 夜盲症。
  - 暗适应延长。
  - 环形暗点。
- 眼底表现：
  - 早期可正常（图 5-27）。
  - 晚期征象：视网膜小动脉变细。
  - 视网膜色素上皮斑点。
  - 视盘苍白。
  - 黄斑水肿。
  - 玻璃体细胞。
  - 血管鞘和静脉周围炎。

相关临床表现

- 可有或无相关恶性肿瘤的全身特征。

鉴别诊断

- 由于视网膜原因引起视力下降且眼底外观正常。
- Stargardt 病。
- 视锥细胞营养不良。
- 视网膜黄斑分支静脉阻塞。
- 视网膜小分支动脉阻塞。
- 中毒性视网膜病变。

- 视网膜中央动脉阻塞再灌注。
- 年龄、家族史、用药史,是否双侧、FFA 及电生理检查都有助于区分 CAR 综合征与上述疾病。

诊断性评估

- 典型的症状和体征。
- 色觉:减退。
- 视野:通常有环形暗点。
- 暗适应:暗适应延长。
- 视网膜电图:视杆、视锥反应振幅均降低。
- 抗视网膜抗体检测已商品化。
- 对肿瘤的全身性评估。

预后和处理

- 若感光细胞损伤严重,对视功能通常有永久性影响。
- 试用过多种治疗措施,但其改善视力预后的作用仍有待证实。这些措施包括相关恶性肿瘤的治疗、类固醇激素、血浆置换和静脉注射免疫球蛋白。

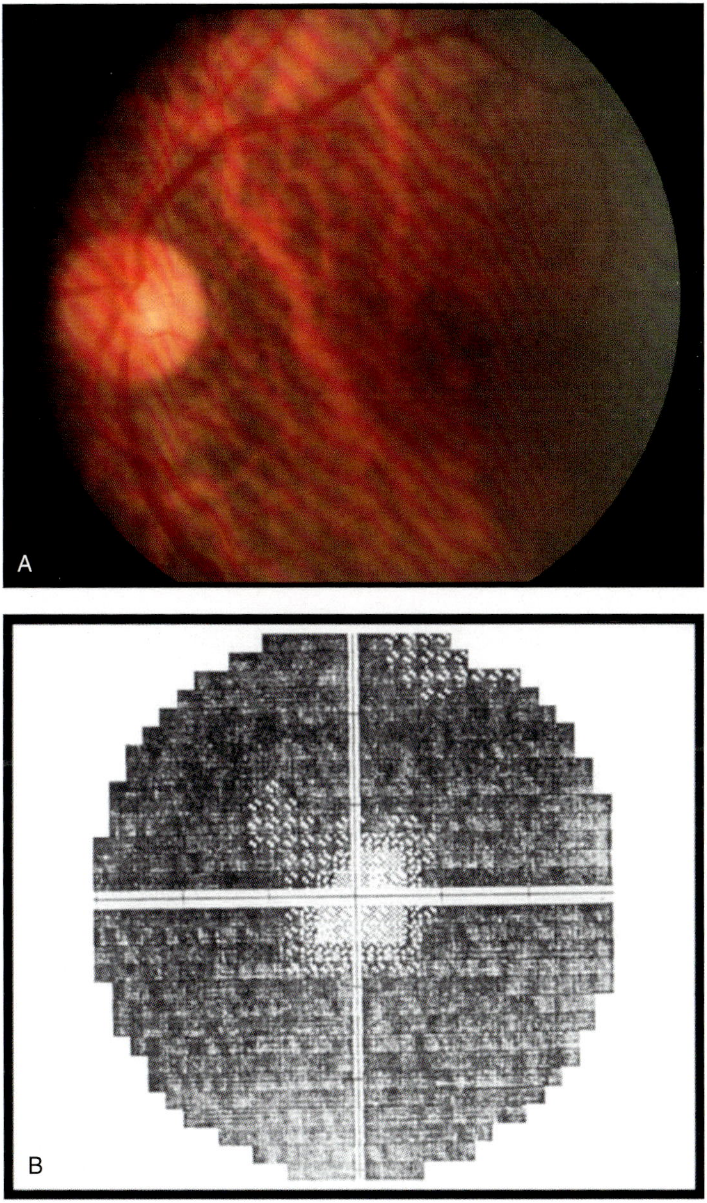

图 5–27　癌症相关性视网膜病变(CAR)综合征。(A)正常眼底,但视力下降。(B)严重的全视野光敏感度下降。(待续)

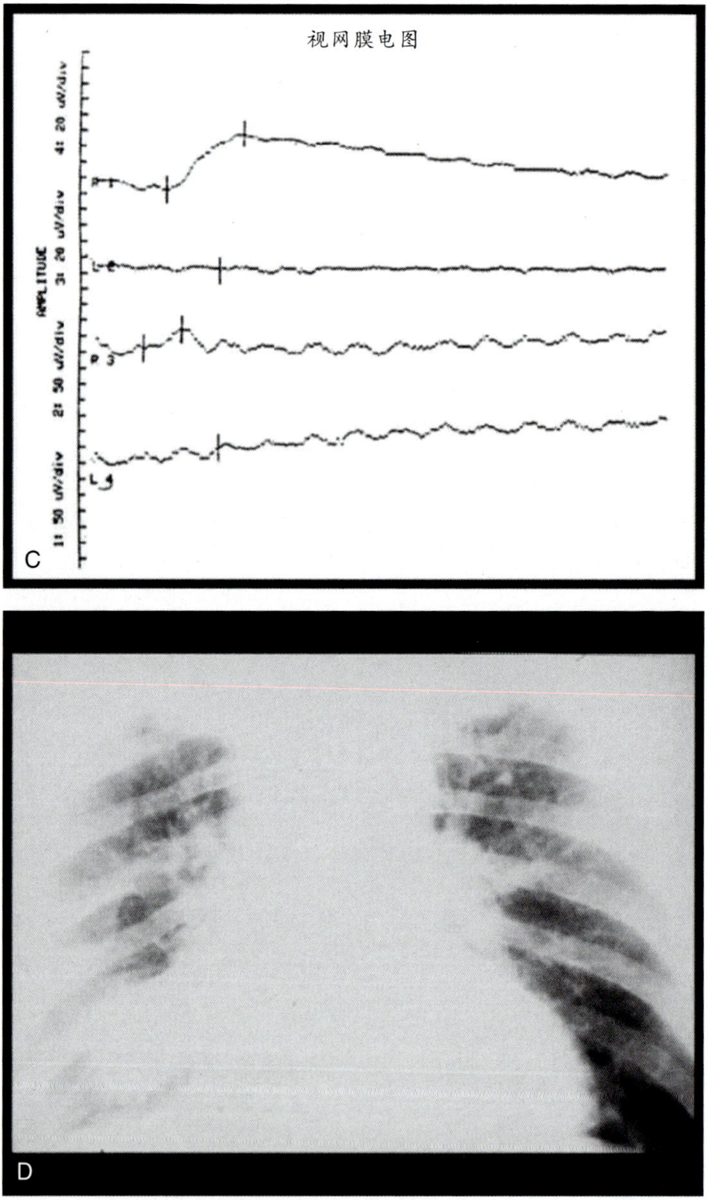

图 5-27(续)　(C)接近熄灭性 ERG。(D)右肺下叶肿块被诊断为小细胞肺癌,引起 CAR 综合征。(Courtesy of Dr. William Tasman and the Retina Slide Collection, Wills Eye Hospital, Philadelphia, Pennsylvania, compiled by Dr. Tamara and Dr. Gordon Byrnes.)

(叶昕 译　刘忱怡 校)

第 6 章

视网膜和脉络膜肿瘤

Franco M. Recchia

星形细胞错构瘤

星形细胞错构瘤是一种起源于视网膜神经胶质细胞的先天性、轻微进展性良性肿瘤，通常位于视盘周围。本病常伴发于全身结节性硬化症(TS；又称为 Bourneville 病)，偶尔伴发于多发性神经纤维瘤，但也可在其他正常个体中散发。

流行病学和病因学

- 大多数星形细胞错构瘤都是伴随 TS 先天性发病。TS 是一种家族性斑痣性错构瘤病，以癫痫、精神发育迟滞和皮肤病变为特征性三联征。TS 估计患病率为 1/15000~1/100 000，常染色体显性遗传。大约 50%的 TS 患者伴有星形细胞错构瘤。致病基因(*TSC1* 和 *TSC2*)定位于染色体 9q34 和 16p13。

病史

- 星形细胞错构瘤患者常无症状。视野检查可发现与肿瘤对应的暗点。

主要临床表现

- 视网膜星形细胞错构瘤的表现主要有两类：
  - 较小、无钙化、扁平、表面光滑的肿瘤，看起来像神经纤维层轻度增厚。
  - 较大、钙化、黄白色的结节状肿块(“桑葚样病变”)
- 同一病灶可兼具两类形态特征(图 6-1)，可能是因为钙化是一个多年缓慢进展的过程。
- 视网膜或视神经星形细胞错构瘤患者必须评估 TS 的可能性。TS 的典型临床表现为：
  - 皮肤病变(患病率约为 95%)
    - 色素脱失斑：椭圆形(灰叶

样)、多边形或点状(纸屑样),通常出生时即有,常为首发征象。

▸ 面部红棕色丘疹(称为皮脂腺瘤,但实际上是血管纤维瘤),常被误认为痤疮,生后头几年罕见。

- 癫痫(发生率约为 90%):肌阵挛持续 10~50 秒;以后可变成癫痫大发作。
- 智力障碍(发生率约为 60%)。

相关临床表现

- 眼部:偶尔可引起玻璃体积血、玻璃体种植、视网膜下出血或视网膜脱离。
- 全身(TS 的其他表现):指甲纤维瘤,胸膜下囊肿(引起自发性气胸),肾脏血管肌脂瘤,心脏横纹肌瘤,以及肝脏、甲状腺、胰腺或睾丸的错构瘤。

鉴别诊断

- 视网膜母细胞瘤(Rb)。
- 有髓神经纤维。
- 视网膜肉芽肿。
- 视盘玻璃膜疣。
- 视神经乳头炎。

诊断性评估

- FFA:动脉期肿瘤呈相对弱荧光。静脉期可见表浅的细小血管。晚期肿瘤着染,呈均匀一致的强荧光。
- B 超:较大的钙化病灶常表现为散在的椭圆形实性肿块,前界锐利。
- 神经影像学:CT 或 MRI 可见属于 TS 特征表现的室管膜下错构瘤。

预后和处理

- 绝大多数视网膜星形细胞错构瘤无症状,不需要治疗。
- 伴视网膜脱离常给予堤坝式激光光凝处理。
- 患者及家属应定期检查有无 TS 的表现。

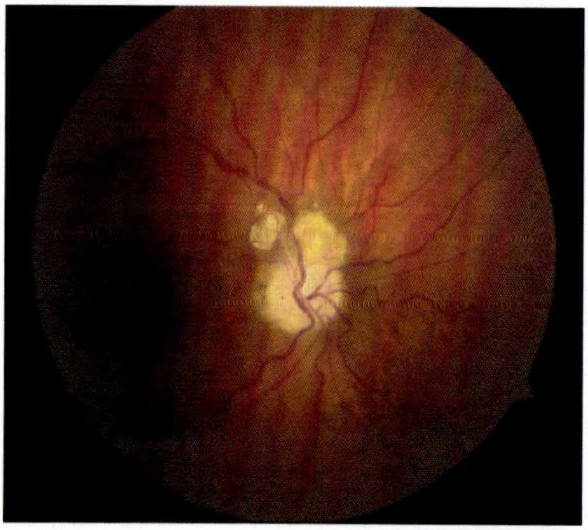

图 6-1 **星形细胞错构瘤**。可见视盘周围星形细胞错构瘤,深层的光滑瘤体表面有典型的桑葚样钙化。应检查患者及家属有无结节性硬化症。(Courtesy of Dr. David Reichstein, Oncology Service, Tennessee Retina PC, Nashville, TN.)

视网膜母细胞瘤

视网膜母细胞瘤(Rb)是儿童中最常见的眼内恶性肿瘤。本病可有家族史，但最常见的是散发病例。肿瘤起源于发育中的视网膜细胞，是 *RB1* 抑癌基因发生突变的结果，单眼或双眼发病。Rb 最常表现为眼内白色肿块，并有向大脑直接转移的倾向。如不治疗，患者几乎都会死亡(图 6–2)。

流行病学和病因学

- Rb 在活产婴儿中的发病率约为 1/15 000。大多数患儿的平均诊断年龄为 18 个月。
- 无种族和性别差异。
- 约 2/3 的病例为单侧性，1/3 为双侧性。单侧病例诊断更迟(平均 24 个月)，且常无家族史(散发)。双侧病例的平均诊断年龄为 12 个月，通常有家族史，而且几乎总是多灶性。
- Rb 的发生是因为染色体 13q14 上 *RB1* 基因的两个等位基因都发生突变或丢失。*RB1* 基因产物的功能似乎是在细胞周期的特定阶段通过抑制基因转录来调控细胞增殖。等位基因的失活时机决定了突变是胚系突变(可遗传给患儿后代)抑或是体细胞突变(非遗传性)。在胚系突变中，等位基因突变发生在受精之前，最常见的是遗传自父或母；而体细胞突变患者受精时两个等位基因均存在，而且是激活的，以后才发生等位基因的自发性突变。

病史

- 瞳孔白色反光(白瞳症)和斜视是父母主诉的两个最常见临床征象。不到 10% 的病例在确诊本病时有家族史。

主要临床表现

- 大多数患者表现为白瞳症和斜视。小的视网膜母细胞瘤表现为扁平、半透明的白色视网膜病变(图 6–3)，随着肿瘤的生长，肿瘤好像变为实性，隆起，呈垩白色，表面有扩张迂曲的血管。
- 已知有三种生长方式：
  - 内生型：肿瘤向内生长，种植于玻璃体腔或前房(图 6–2)。
  - 外生型：肿瘤向外生长占据视网膜下腔，常引起渗出性视网膜脱离。
  - 弥漫浸润型：最少见的类型。特点是全视网膜浅层播散，并散布至玻璃体和前房。
- 其他的重要临床表现：虹膜新生血管，出现在近 1/5 的病例中；“假性前房积脓”(肿瘤细胞和炎症细胞沉积于前房)。

相关临床表现

- 晶状体透明。
- 虹膜异色症。

- 自发性前房积血。
- 巩膜外蔓延。
- 松果体母细胞瘤（"三侧性视网膜母细胞瘤"）。

鉴别诊断

- 白瞳症。
  - Coats 病。
  - 永存胚胎血管(以前称为永存原始玻璃体增生症，或 PHPV)。
  - 眼弓蛔虫病。
  - 早产儿视网膜病变。
  - 家族性渗出性玻璃体视网膜病变。
  - 视网膜星形细胞瘤。
  - 白内障。
  - Norrie 病。
  - 色素失调症。
- 玻璃体种植。
  - 眼内炎症。
  - 眼内炎。
  - 玻璃体积血。
  - 白血病眼内浸润。

诊断性评估

- 对患儿详尽的全身检查与评估，询问家族史，患儿父母应检查眼部，患儿双眼应全面检查（常需麻醉后辅以巩膜压迫全面观察眼底）。
- 超声波检查：眼内可见隆起的圆形肿块，内有高回声反射(钙化)，以及病灶后的巩膜和软组织回声暗影。
- CT 有助于发现眼内钙化（在 Rb 中发生率约为 80%），评估眼外扩散情况，明确有无松果体区肿瘤。
- FFA 可显示早期的肿瘤滋养血管充盈、瘤体血管的染料渗漏，以及晚期的瘤体强荧光。

预后

- 极少数病例可自发性消退并变为眼球痨。通常若不治疗，患儿将在确诊后 2 年内死亡。早期发现与治疗进步、及时治疗相结合，已使死亡率降至 10%以下。视神经侵犯是影响死亡率的决定因素。由于这个原因，在眼球摘除术中务必尽可能长地切除视神经。
- 无法保存视力和眼球的预后因素包括肿瘤较大、玻璃体种植及黄斑累及。
- 胚系突变的 Rb 患儿一生之中发生其他原发性恶性肿瘤的风险增高，主要包括颅内 Rb、长骨的骨肉瘤及软组织肉瘤。25 年治疗期间该风险估计为 20%。

处理

- 诊断为 Rb 的患儿均应评估有无全身累及，包括全血细胞计数、腰椎穿刺、神经影像学检查及骨髓活检。儿童和家属应做遗传学检测。
- 个体治疗因肿瘤数量、大小、位置和全身情况不同而有所差异。治疗选择包括冷凝、激光光凝、巩膜外敷贴放疗、温热疗法、玻璃体内化疗、动脉灌注化疗、全身化疗、外部放射治疗及眼球摘除术。

- 在眼部治疗前先做化学减容，可能有助于减少眼球摘除的需求和松果体母细胞瘤的发生率(图 6–3)。
- 动脉灌注化疗系最新进展，是在荧光透视引导下做眼动脉插管，可将高浓度化疗药物选择性输送至视网膜肿瘤处。经眼动脉灌注化疗，不论是单独或者联合其他形式的化疗，都能提高生存率和保眼比例，与全身化疗相比，可减少全身性副作用。
- 对有家族史的病例，遗传咨询可为家长提供有关进一步发生其他恶性肿瘤可能性的重要信息。必须告知胚系突变 Rb 患者将疾病传给后代的可能性。

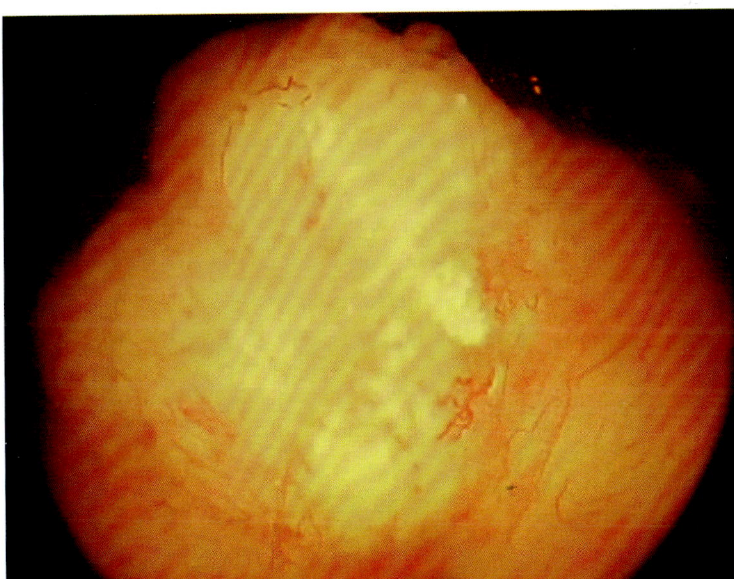

图 6–2 视网膜母细胞瘤。巨大的内生型视网膜母细胞瘤，伴有视网膜下和玻璃体种植。

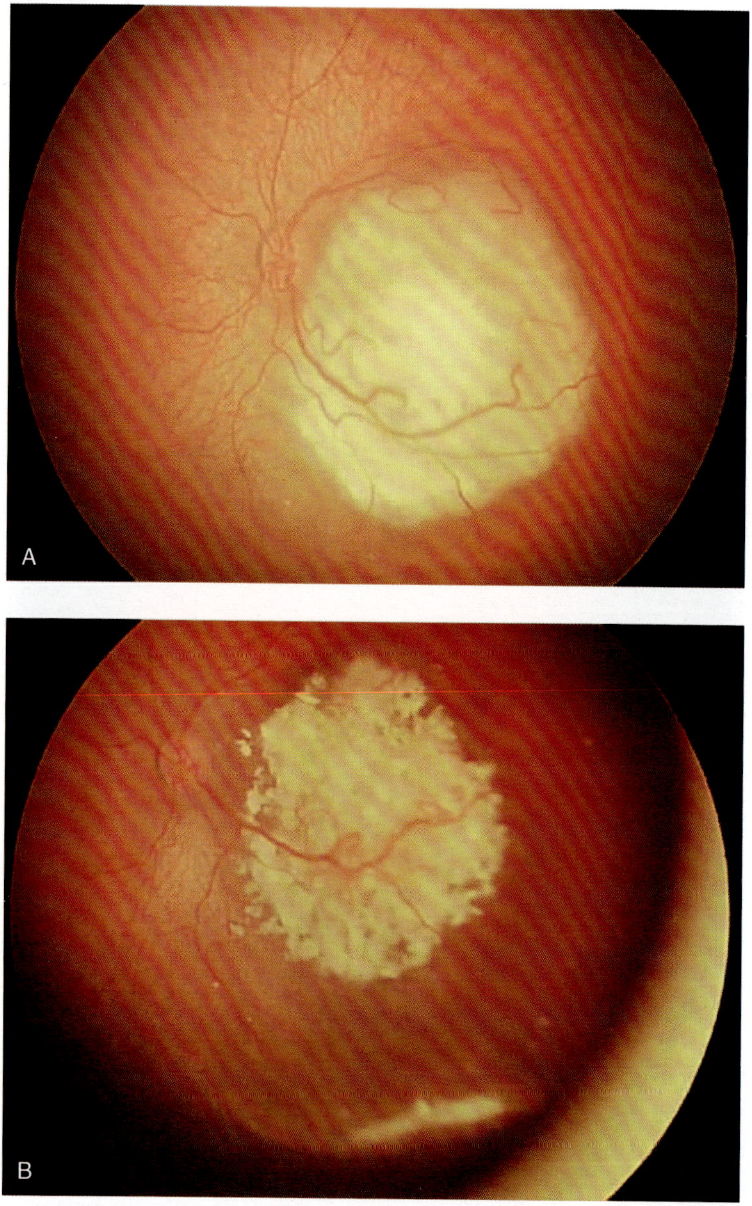

图 6–3 **视网膜母细胞瘤。**(A)大的局灶性视网膜母细胞瘤，表现为黄斑区视网膜内无色素性肿瘤。(B)一个周期的全身化疗后，肿瘤变小并且早期消退。

视网膜毛细血管瘤

原来称为视网膜血管瘤病。视网膜毛细血管瘤是一种良性的血管性肿瘤，大小不一，位于视网膜或毗邻视盘处。本病通常在 30~40 岁得以诊断，可作为 von Hippel-Lindau(VHL)病的首发表现。VHL 病是一种家族性癌症综合征，常伴有视网膜毛细血管瘤。

流行病学和病因学

- 本病可散发或有家族遗传史。高达 80%的 VHL 综合征患者出现视网膜毛细血管瘤，且常为首发临床表现，平均诊断年龄为 25 岁。
- 估计 VHL 综合征的患病率为 1/40 000，白种人中可能更常见。它表现为显性遗传，家族中有多种表型。
- VHL 综合征患者的平均寿命是 41 岁。
- VHL 综合征是由染色体 3p25 上的抑癌基因——*VHL* 基因突变引起的。*VHL* 基因产物可调节低氧反应性血管生成因子 [如血管内皮生长因子(VEGF)]的表达和功能。

病史

- 毛细血管瘤可因偶然检查发现，或在怀疑 VHL 综合征的患者中诊断出来。本病可无症状，也可因为玻璃体积血、黄斑皱褶或视网膜脱离而出现无痛性视力丧失。

主要临床表现

- 视网膜毛细血管瘤：常位于周边部，界限清楚。它最初表现为一个红黄色的点状病灶，并有轻微扩张的"滋养"小动脉或引流静脉(图 6-4)。随着瘤体的增大转为橙红色，供应和引流血管的扩张也更明显。可伴有渗出、视网膜下液或视网膜前纤维化。
- 近视盘视网膜毛细血管瘤：橙红色，界限欠清。常缺乏滋养血管。
- VHL 综合征：小脑和脊髓的血管网状细胞瘤、肾细胞癌或嗜铬细胞瘤。

相关临床表现

- 视网膜毛细血管瘤可并发视网膜脱离，偶尔可并发新生血管性青光眼。
- 某些 VHL 综合征患者中可观察到肾上腺、肺和肝的血管瘤，以及胰腺和肾脏的多发性囊肿。

鉴别诊断

- 视网膜毛细血管瘤。
  - 其他肿瘤：视网膜海绵状血管瘤，蔓状血管瘤，脉络膜黑色素瘤和星形细胞错构瘤。
  - 血管性疾病：Coats 病，视网膜大动脉瘤，家族性渗出性玻璃体视网膜病变以及渗出性黄斑变性。
  - 注意：应区分 VHL 综合征中的视网膜血管瘤与发生在中老年患者

中的获得性、非遗传性的视网膜血管增生性肿瘤,后一种疾病常位于颞下周边眼底,无明显扩张的滋养血管,且常伴眼内炎症。

- 视盘血管瘤。
  - 视盘炎。
  - 视盘肉芽肿。
  - 视盘胶质瘤。

诊断性评估

- 眼部:FFA 是最有帮助的辅助检查。动脉期可见显著扩张的滋养小动脉;瘤体早期呈强荧光,并一直保持到晚期,有时染料渗漏入玻璃体腔。超声检查对大于 1mm 的病灶诊断有帮助,可显示整个病灶均为实性回声。
- 全身:所有的视网膜毛细血管瘤患者及其家属均应评估有无 VHL 综合征。现已能对 VHL 基因突变进行遗传学检测。

预后和处理

- 自然病程不一,进行性增大和自发消退均有报道。视力预后差异极大,取决于肿瘤的位置、大小以及相关的并发症,尤其是那些可以累及黄斑的并发症。
- 随着年龄增长,VHL 综合征患者发生相关肿瘤的风险也在上升。发病率和死亡率均与这些相关肿瘤有关。患者平均寿命不超过 50 岁,肾癌是首要死因。
- 随访显示肿瘤增大者或视力受影响者均推荐治疗。治疗目的是促使渗出或视网膜下液的吸收。较小的肿瘤(直径<2mm)可做激光光凝。较大的肿瘤最好做冷凝或巩膜外敷贴放疗。晚期或病情无法控制的患者可能需要做玻璃体视网膜手术,极少数需要做眼球摘除术。
- VHL 综合征患者及其家属应终生定期随访,包括定期的肾脏超声检查、颅脑与脊髓的 MRI 检查。

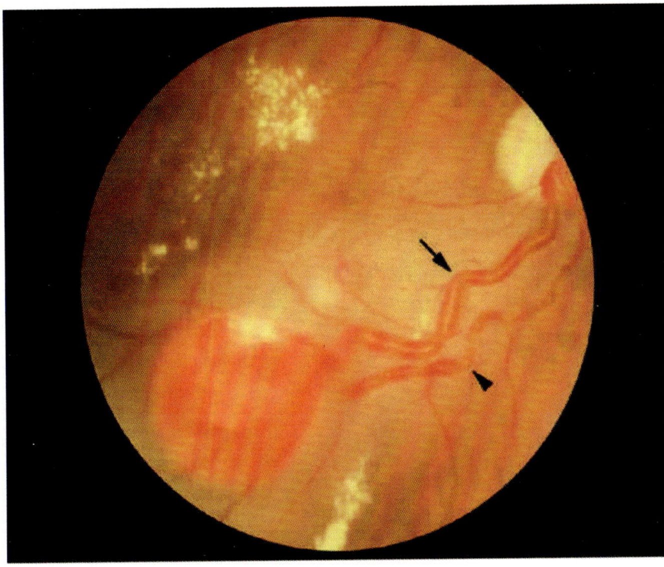

图 6-4　**视网膜毛细血管瘤**。注意扩张的视网膜滋养小动脉(箭头)和节段状的引流静脉(三角箭头),伴有黄斑水肿、黄斑前纤维化及脂质渗出。这些病变可能是 VHL 病的首发临床表现。(Courtesy of Drs. Jerry and Carol Shields, Oncology Service, Wills Eye Hospital, Philadelphia, Pennsylvania.)

视网膜海绵状血管瘤

视网膜海绵状血管瘤是一种良性的、极少进展的视网膜或视盘血管性肿瘤，其特征为一团静脉血管瘤。皮肤和中枢神经系统(CNS)可有相似的血管异常。

流行病学和病因学

- 大多数病例为散发。
- 少数几个显性遗传的神经-眼-皮肤综合征家系已被报道，海绵状血管瘤只是其中一部分。

病史

- 通常无症状，但肿瘤可引起无痛性视力丧失。
- 可有遗传因素。

主要临床表现

- 沿视网膜小静脉的一簇暗红色的视网膜内血管瘤，表现为视网膜内表面的“葡萄串”(图 6-5)。瘤体表面常覆有灰色的纤维胶质组织。海绵状血管瘤通常不伴渗出，无滋养小动脉。

相关临床表现

- 玻璃体积血的发生率高达 10%。
- 可有皮肤血管畸形。
- 中脑或小脑的海绵状血管瘤可引起癫痫或蛛网膜下腔出血。

鉴别诊断

- 毛细血管瘤。
- 获得性血管增生性肿瘤。
- 蔓状血管瘤。
- Coats 病。

诊断性评估

- FFA 有典型表现：在动脉早期病灶呈弱荧光，静脉晚期随着染料进入静脉管腔慢慢出现强荧光。造影晚期血管瘤中可见荧光素-血液界面。

预后和处理

- 大多数海绵状血管瘤不会增大，只需要定期随访。
- 主要并发症是玻璃体积血，但极少引起永久性视力丧失。
- 海绵状血管瘤导致玻璃体积血反复发作时，可做冷凝、激光光凝或巩膜外敷贴放疗。

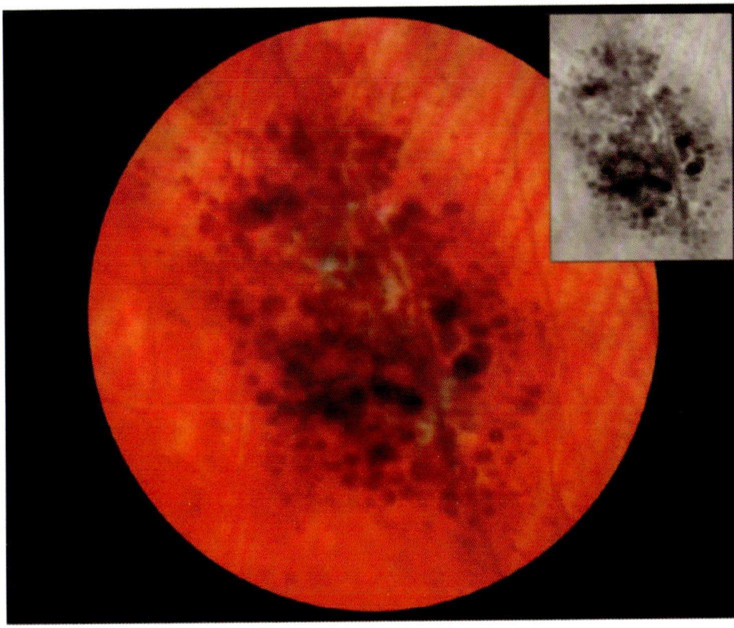

图 6–5　**视网膜海绵状血管瘤**。注意视网膜内血管瘤呈“葡萄串”状外观(插图)。无渗出，视网膜表面可见灰色的纤维组织。(Courtesy of Drs. Jerry and Carol Shields, Oncology Service, Wills Eye Hospital, Philadelphia, Pennsylvania.)

先天性视网膜色素上皮肥大

定义

先天性视网膜色素上皮肥大(CHRPE)是一种良性的、无症状的疾病,包含一个或多个边界清楚的、色素性的、扁平的及非进展的病灶,通常见于赤道部或周边眼底。在极少数病例中，多发性病灶可能与家族性结肠息肉病有关。

流行病学和病因学

- 本病可能为先天性。
- 黑种人和白种人的发病率相同。

病史

- 通常无症状。常在眼底检查时偶然发现。

主要临床表现

- 分两种类型:
  - 孤立性:单侧、深色素性、扁平、圆形的病灶,直径为1~6mm。通常病灶边界清晰,可以是纯黑色或外围有一圈窄的低色素环。病灶内可见脱色素腔隙(图6-6A)。
  - 多发性:又称为先天性成簇色素沉着或"熊迹"。3~30个成簇小病灶(0.1~2mm)通常位于中周部一个象限范围内。常无孤立性病灶的脱色素腔隙和低色素晕轮(图6-6B)。
- 有报道显示类似CHRPE的眼底多发病灶与Gardner综合征密切相关(图6-7),这是一种包括结肠息肉、肠道外骨瘤和纤维瘤的家族性疾病,肯定会发展为结肠癌。Gardner综合征的致病基因已被发现（家族性腺瘤样息肉病），现在已可做基因检测。然而，Gardner综合征的眼底病灶通常为双侧,边界不规则,常散布于眼底。

鉴别诊断

- 恶性脉络膜黑色素瘤。
- 脉络膜痣。
- 视网膜和视网膜色素上皮联合错构瘤。

诊断性评估

- 根据典型眼底表现即可诊断。FFA中肿瘤始终为弱荧光，脱色素腔隙呈强荧光。

预后和处理

- 大多数CHRPE病灶都不会进展,只需定期检查。在极少数病例中,肿瘤可轻度增大。
- 双眼均有病灶者提示为Gardner综合征的表现,应做结肠镜检查。

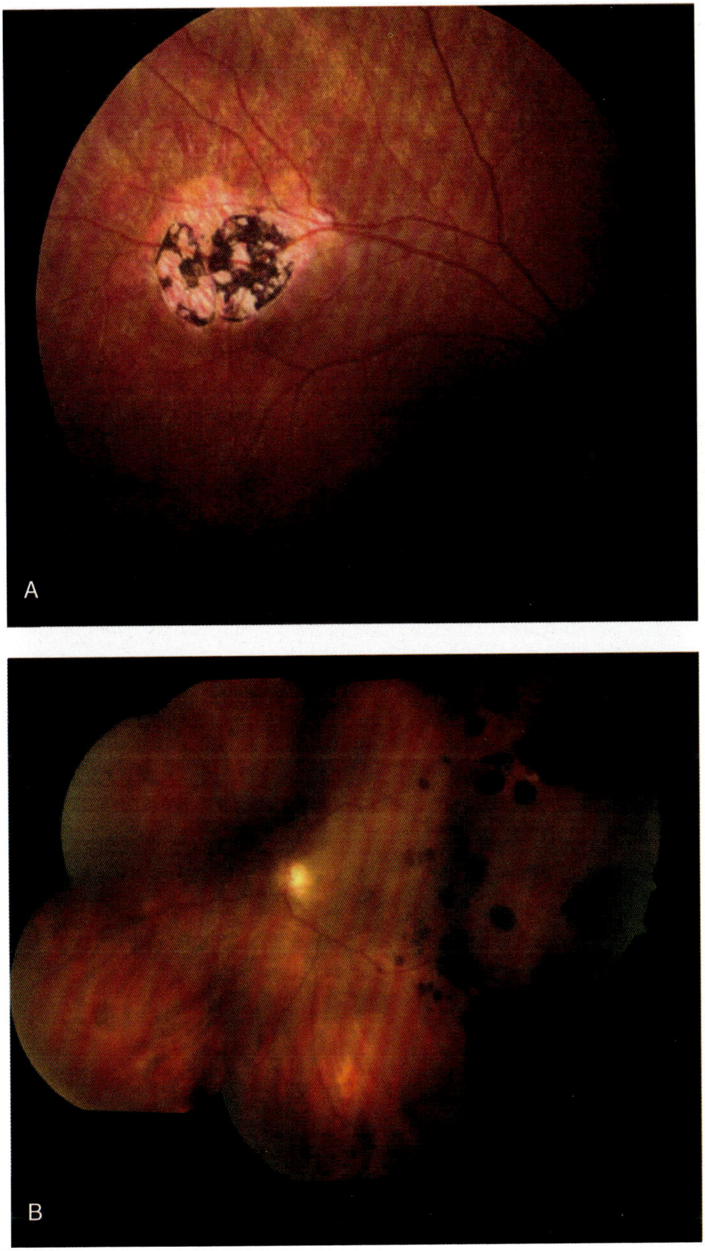

图 6-6　**先天性视网膜色素上皮肥大。**(A)孤立性病灶,边界锐利清晰,病灶内有脱色素腔隙。(B)多发性病灶,颞侧中周部可见成簇的高色素性病灶。

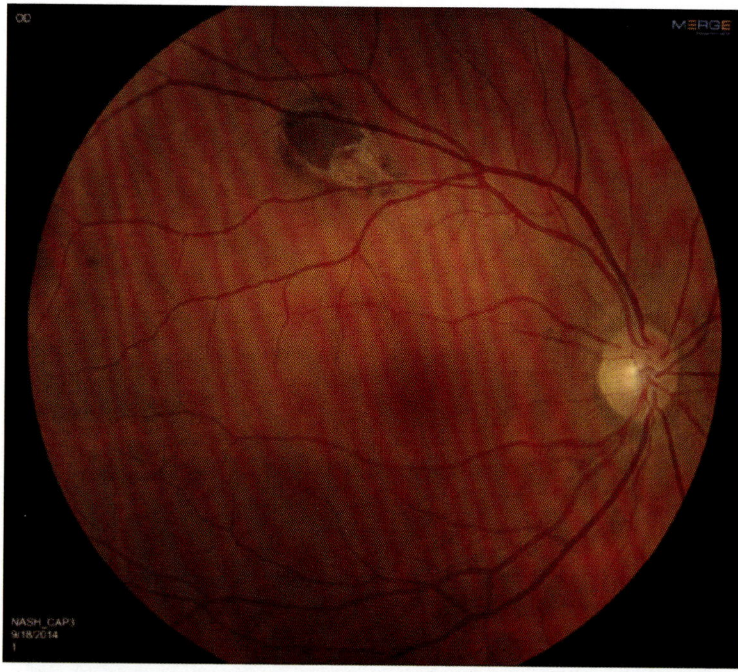

图 6-7 眼底色素性病灶，Gardner 综合征。 Gardner 综合征和家族性胃肠道癌患者眼底中的色素性病灶，毗邻病灶处可见脱色素“尾巴”。(Courtesy of Dr. David Reichstein, Oncology Service, Tennessee Retina PC, Nashville, TN.)

视网膜和视网膜色素上皮联合错构瘤

本病是一种良性的、轻微隆起的部分色素性肿瘤，位于视盘周围或眼底周边部。组织学上由增生的胶质细胞、纤维血管组织及色素上皮细胞组成。

流行病学和病因学

- 常在成年早期才得以诊断。婴、幼儿病例占多数提示本病可能为先天性。
- 神经纤维瘤病(2 型最常见)可伴发联合错构瘤，常位于黄斑部，有时为双侧性。

病史

- 若病灶位于旁中心凹区，可因黄斑前膜牵拉或视网膜下渗出引起无痛性视力丧失。

主要临床表现

- 视盘旁型：边界不清、隆起的炭灰色肿块毗邻或位于视盘上。瘤体表面覆盖着灰白色的膜，导致视网膜血管牵拉和视网膜条纹，常累及黄斑(图 6-8)。
- 周边型：与视盘同心的、轻微隆起的色素嵴，瘤体上覆盖的膜将扩张的视网膜血管拉向病灶。

相关临床表现

- 脉络膜新生血管。
- 玻璃体积血。
- 2 型神经纤维瘤病的表现（双侧听神经瘤、脑膜瘤、脊髓神经鞘瘤、后囊下白内障）。

鉴别诊断

- 脉络膜黑色素瘤。
- 脉络膜痣。
- RPE 反应性增生。
- 黑色素细胞瘤。
- 当肿瘤色素较淡又发生在儿童中，可被误诊为 Rb 或弓蛔虫病。

诊断性评估

- 根据眼底表现即可诊断。FFA 可见肿瘤内部多发的细小血管扩张，随着造影的进行可呈强荧光。

预后和处理

- 因为病变通常不会进展，所以定期随访即可。但是肿瘤表面的纤维胶质组织收缩可引起黄斑变形、继发性视网膜劈裂和视网膜裂孔。
- 对于视力丧失的病例，可做玻璃体切割联合剥膜术，但视力恢复有限。

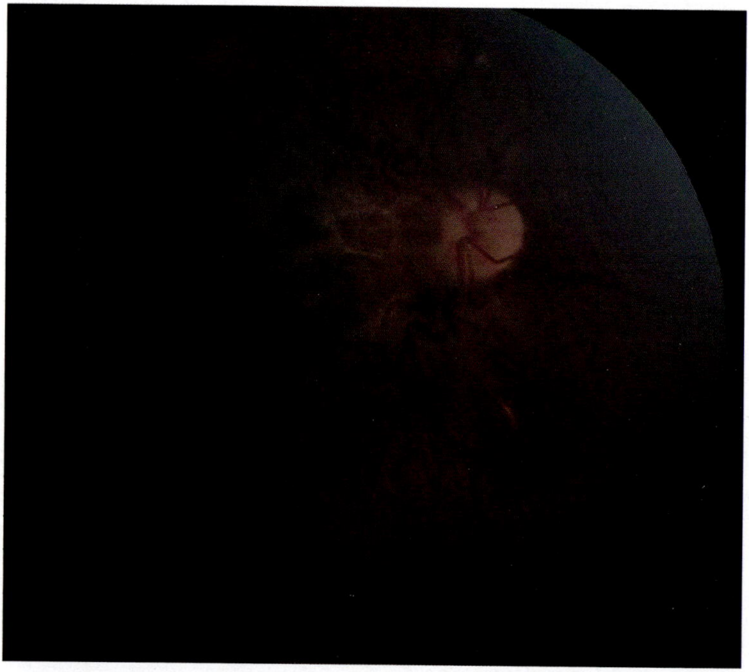

图 6–8 视网膜和视网膜色素上皮联合错构瘤。这是一个视盘旁型病例。典型表现为色素沉着不一、轻微隆起的视网膜深部病灶，瘤体表面的致密视网膜前纤维化膜导致血管扭曲变形。

脉络膜痣

脉络膜痣是一种常见的眼底后极部良性肿瘤，通常是扁平或轻微隆起的，外观呈灰色或棕色，色素沉着程度可有不同。

流行病学

- 普通人群中患病率估计约为5%。白种人中更常见。

病史

- 患者通常无症状，一般都是常规眼底检查时偶然发现。
- 若视网膜下液扩展至黄斑部或出现浆液性视网膜脱离，可有视力下降。

主要临床表现

- 肿瘤最常见为青灰色或棕色，但色素分布可不均匀，甚至可不含黑色素（呈淡黄色）。
- 脉络膜痣的直径通常为 1~5mm，扁平或轻微隆起（前后方向上不超过 2mm），边界不清。
- 瘤体表面常有玻璃膜疣，提示病变为慢性（图 6–9A）。
- 瘤体表面 RPE 的改变，包括色素团块和纤维上皮化生（黄白色斑块）。
- RPE 水平的“橘黄色素”代表着含有脂褐素颗粒巨噬细胞的积聚，可能提示痣的生长或恶变（图 6–9B）。
- 痣周围的低色素环（晕轮）被认为是机体对肿瘤的低度免疫反应，因此提示恶变的概率较小。

相关临床表现

- 视网膜神经上皮层或 RPE 的浆液性脱离。
- 脉络膜新生血管。

鉴别诊断

- 色素性病变。
  - 脉络膜黑色素瘤。
  - 先天性视网膜色素上皮细胞肥大。
  - 视网膜和视网膜色素上皮联合错构瘤。
  - 视网膜下出血。
- 无色素性病变。
  - 孤立性脉络膜血管瘤。
  - 脉络膜骨瘤。
  - 脉络膜转移癌。
  - 炎症性病变。

诊断性评估

- 根据特征性眼底表现即可诊断。FFA 对脉络膜痣虽非特异性检查，但可提供证实性证据。深色素区呈弱荧光，而瘤体表面 RPE 改变的区域呈强荧光。
- 超声检查有助于明确肿瘤厚度的基线值和探测有无视网膜下液。
- 自发荧光可鉴别 RPE 萎缩区（低

自发荧光)或脂褐素活跃区(高自发荧光)，后者临床上表现为橘黄色素，是肿瘤生长和恶变的危险因素。

- OCT 可显示视网膜结构和探测视网膜层间积液和视网膜下液。特异性 OCT 改变不仅有助于鉴别脉络膜肿瘤与炎症性或感染性病变，而且有助于鉴别良性的脉络膜痣与小型脉络膜黑色素瘤。例如：视网膜层间囊样改变、RPE 改变、感光细胞层缺失和 RPE 脱离等 OCT 表现与慢性视网膜变性有关，提示为稳定的、长期存在的脉络膜痣。相反，出现视网膜下液及仍存在感光细胞层提示更具活动性病变的急性进展，成为黑色素瘤的风险更高。

预后和处理

- 所有脉络膜黑色素细胞发生的小肿瘤都有恶变和转移的潜力。临床观察到的肿瘤增长危险因素为：
  - 厚度较大(>2mm)。
  - 视网膜下液。
  - 闪光感或视力模糊。
  - 橘黄色素。
  - 邻近视盘(<3mm)。
  - B 超有声学挖空(挖空征)。
  - 无晕轮。
  - 无玻璃膜疣。

  如有 3 项以上危险因素，5 年内恶变的概率为 50%。
- 处理包括眼底照相做基线记录和定期随访复查，以便明确脉络膜痣究竟是处于静止还是生长状态。对怀疑肿瘤增长的病例，应做连续的眼底照相、超声及自发荧光检查，且检查间隔时间应更短。

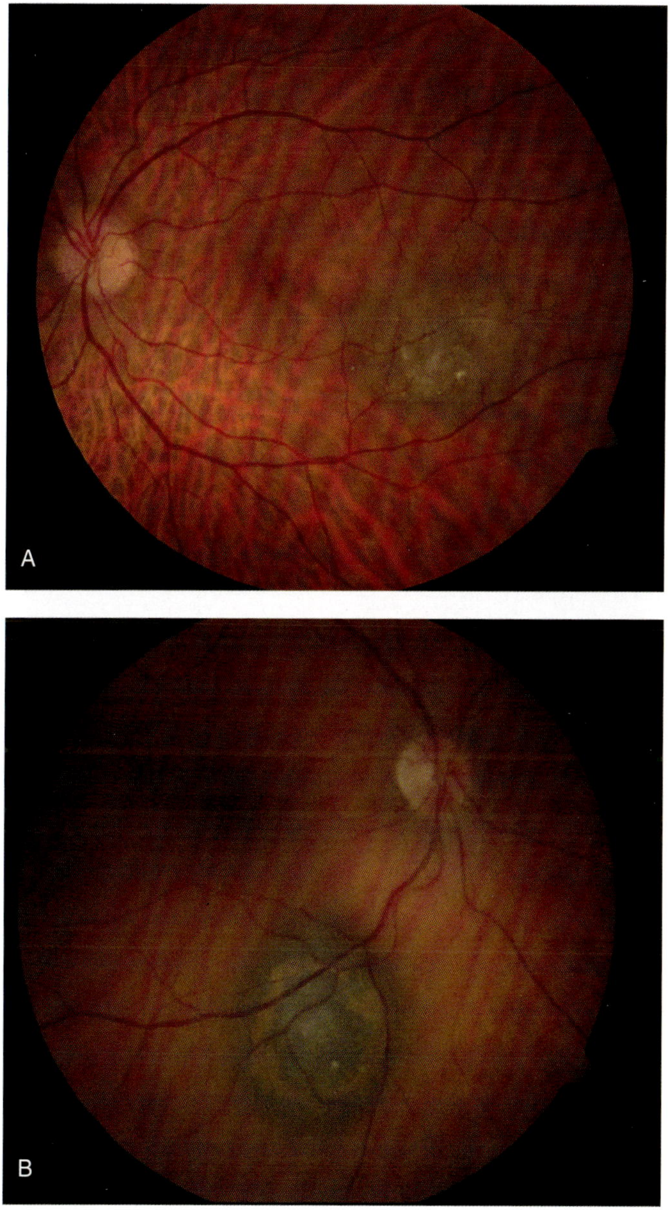

图 6–9 **脉络膜痣**。(A)轻微隆起的脉络膜色素性病灶，表面有玻璃膜疣。未见橘黄色素或黄斑下积液等提示恶变的征象。(B)该脉络膜黑色素细胞病变可疑，由于有丰富的橘黄色素，恶变风险较高。

脉络膜黑色素瘤

脉络膜黑色素瘤是最常见的眼内原发性恶性肿瘤，最常发生在白种人中。肿块呈圆顶状或蘑菇样，色素深浅不一，起源于单侧眼的脉络膜，有向肝脏转移的倾向。

流行病学和病因学

- 白种人中发病率为 1/2000~1/2500。美国白种人脉络膜黑色素瘤的发病率是非洲裔美国人的近 10 倍。
- 无性别差异。
- 30 岁以下者中少见，但随年龄增长发病率增高，平均诊断年龄为 50~60 岁。
- 危险因素包括长期暴露于紫外线下、先天性眼皮肤黑素细胞增多症(太田痣)及有家族史。
- 肿瘤起源于脉络膜的树突状黑色素细胞。组织病理学上主要有两大类细胞：梭形细胞和上皮样细胞。
- 偶有相关染色体组型异常的报道，最常见为 3 号染色体的改变。

病史

- 常无症状、无疼痛。
- 视觉影响包括视力模糊、飞蚊症、闪光感和视野缺损。

主要临床表现

- 肿瘤表现为圆顶状隆起的脉络膜肿块，通常局限在视网膜下腔。约 20% 的脉络膜黑色素瘤突破 Bruch 膜，呈现特征性的蘑菇样形状。
- 颜色变化多，从棕色到灰色到淡黄色(不含黑色素)，瘤体表面有橘黄色素团块，反映出有脂褐素堆积(图 6-10)。
- 可伴有视网膜下液，通常在病灶基底部周围，但脉络膜黑色素瘤可引起浆液性全视网膜脱离。

相关临床表现

- 玻璃体积血。
- 视网膜下出血。
- 脉络膜新生血管。
- 巩膜外扩散侵犯眼眶。

鉴别诊断

- 脉络膜痣。
- 脉络膜转移癌。
- 视网膜和 RPE 联合错构瘤。
- 先天性视网膜色素上皮细胞肥大(CHRPE)。
- 孤立性脉络膜血管瘤。
- RPE 反应性增生。
- 双侧弥漫性葡萄膜黑色素细胞增殖。
- 脉络膜骨瘤。

诊断性评估

• 根据眼底表现即可诊断。超声检查显示圆顶状或蘑菇样肿块，内部低回声，并有挖空征。超声检查不但可测量肿瘤厚度,以确定放疗的剂量,而且连续测量可评估疗效,较有价值。

• 小脉络膜黑色素瘤在 FFA 中可见瘤体的早期斑驳状强荧光和晚期进行性着染。大肿瘤在静脉期中可见瘤体内部大血管充盈，晚期有弥漫性着染。

• 细针穿刺活检可通过细胞遗传学分析明确诊断。

预后

• 总体上，脉络膜黑色素瘤患者的 5 年生存率约为 80%，中位生存期约为 7 年。生存预后取决于多种因素,包括诊断时的年龄、眼内位置、转移范围、肿瘤大小以及细胞类型。上皮样细胞型黑色素瘤患者的 5 年死亡率为 42%,而梭形细胞型仅为 10%。肿瘤基底最大直径 (LTD)>15mm 的患者,5 年死亡率接近 50%,而 LTD<10mm 的患者死亡率者低于 20%。

• 肿瘤转移的危险因素包括肿瘤增长、邻近视盘以及肿瘤更厚。接近 50%的转移患者在治疗开始 1 年内死亡。立即摘除眼球与碘-125 巩膜外敷贴放疗相比,死亡率似乎无差异。

• 特定的基因表达模式与更高的转移和死亡风险相关，这可通过对肿瘤组织的分析加以确定。

处理

眼部

• 治疗的主要目的是防止转移。具体的治疗方法选择取决于肿瘤大小、位置以及患者的全身状况和精神状态。

• 治疗选择包括经瞳孔温热疗法、放疗(巩膜敷贴放疗和质子束照射)以及局部切除术(适用于前部病变)。小肿瘤且无明显增长证据者适合于观察，眼球摘除术一般适用于巩膜外敷贴放疗不能完全奏效的大肿瘤,或者已失明的疼痛患眼。

• 患者应定期检查评估,包括详查眼底、眼底照相和超声检查的追踪随访。

全身

• 绝大多数(约 98%)患者在诊断为脉络膜黑色素瘤时无转移迹象。

• 每位患者都应在肿瘤医生指导下做全身情况的基线评估，一般包括全血细胞计数、肝脏酶学检查、胸部 X 光照相以及腹部影像学检查（如 CT 或超声检查)。

• 随访中除眼底检查外，还应做腹部 CT 和(或)肝脏超声检查。

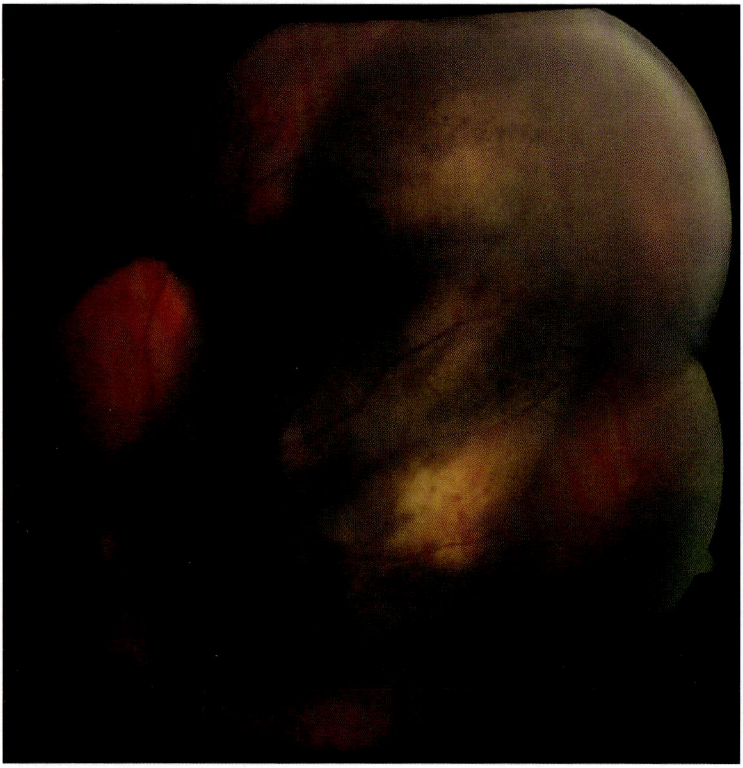

图 6-10 **脉络膜黑色素瘤**。围绕视盘颞侧可见一个大的、隆起的、含有色素的脉络膜肿块，表面有橘黄色素，周围有视网膜下液。脉络膜黑色素瘤的主要治疗目的是防止全身转移。

脉络膜黑色素细胞瘤

脉络膜黑色素细胞瘤是一种良性的、可轻微进展的高色素性肿瘤，发生在视盘上或其周围。它可能是脉络膜痣的一种变异。

流行病学

- 黑种人与白种人的发病率相同。相反，黑种人发生恶性黑色素瘤则要少得多。

病史

- 通常无症状。
- 在极少数病例中，可因肿瘤增大或视网膜血管阻塞而致视力下降。
- 无遗传性。

主要临床表现

- 典型表现为炭灰色或灰黑色肿瘤位于视盘上或毗邻视盘，深部含有脉络膜成分，浅层扩展至神经纤维层（图 6-11）。
- 通常为单眼发病。
- 高达 30%的患者有相对性传入性瞳孔障碍（RAPD）。

相关临床表现

- 视盘未被累及区域可出现急性水肿，并伴有视力下降。
- 偶尔可因血管阻塞继发新生血管性青光眼。

鉴别诊断

- 视盘旁脉络膜黑色素瘤。
- 脉络膜痣。
- RPE 增生。
- 视网膜和 RPE 联合错构瘤。

诊断性评估

- 根据特征性眼底表现即可诊断。
- 定期随访检查和连续眼底照相以评估肿瘤的增长或恶变是必要的。

预后和处理

- 随访观察。
- 约 15%的黑色素细胞瘤可轻度增大。但本病有恶变的可能，肿瘤快速增长和视力改变常为预兆，对此类患者应考虑摘除患眼。

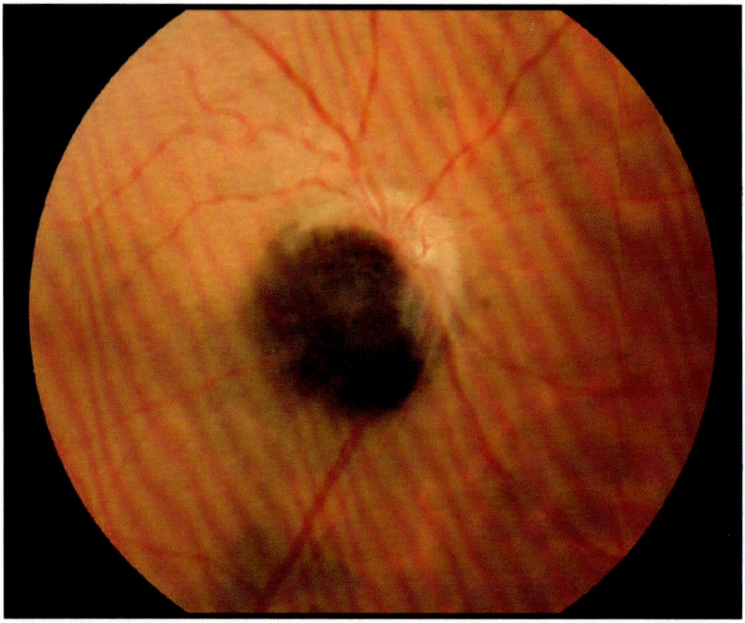

图 6-11 **脉络膜黑色素细胞瘤。**注意累及视盘的深褐色病灶，边缘呈羽毛状。少数（约15%）黑色素细胞瘤可有一定程度的增长，恶变虽然罕见但已有报道。(Courtesy of Drs. Jerry and Carol Shields, Oncology Service, Wills Eye Hospital, Philadelphia, Pennsylvania.)

脉络膜转移癌

脉络膜转移癌是最常见的眼内恶性肿瘤。多达 1%的全身恶性肿瘤可通过眼底检查观察到转移癌(肺或乳腺为最常见的原发部位)。在临床上表现为一个无色素、扁平、圆形或椭圆形脉络膜肿块，位于赤道部后。脉络膜转移癌常为单侧性，但可以是多发病灶，也可以是双侧性。在高达 1/3 的恶性肿瘤发生转移的患者中，脉络膜转移癌是恶性肿瘤的首发表现。

流行病学和病因学

- 美国人的终生累积发病率为 1/400~1/1000。
- 尸检显示，5%~10%的全身恶性肿瘤患者显微镜下可观察到眼内转移病灶，其中 10%眼底检查可见病灶。本病的发病率上升可能应归因于癌症患者存活时间的延长、检测技术的进步以及对其认识的提高。
- 女性中最常见的原发癌为乳腺癌，男性中则为肺癌。诊断为脉络膜转移癌但原发部位尚不明的患者，经全身检查后 1/3 诊断为肺癌，1/10 诊断为乳腺癌。除肺和乳腺外，其他部位恶性肿瘤脉络膜转移的占比小于 10%。尽管如此，仍有 50%的脉络膜转移癌患者找不到原发部位。
- 原发肿瘤绝大多数都是癌，肉瘤罕见。血行播散。转移癌的细胞学检查结果与原发肿瘤一致。

病史

- 80%的患者有视物模糊（常为无痛性），其他症状有飞蚊症、视野缺损以及眼痛(5%~15%)。65%~75%的患者有恶性肿瘤病史。

主要临床表现

- 转移癌表现为圆形或椭圆形、板状、轻微隆起的脉络膜肿块，颜色不一。大约 2/3 的患者为单灶性和单侧性。来自乳腺和肺的转移癌通常呈淡黄色，而来自皮肤黑色素瘤的转移瘤呈深灰色或褐色(图 6-12)。其他具有特征性颜色的转移癌包括：肾细胞癌和甲状腺癌的转移癌(通常呈橘红色)，类癌瘤的转移癌(通常呈粉红色或橘黄色)。
- 转移癌通常位于赤道后（90%以上)；以黄斑区为主的大约占 10%。
- 肿瘤生长可导致视盘水肿和浆液性视网膜脱离。

相关临床表现

- 结膜充血。
- 远视漂移。
- 新生血管性青光眼。

鉴别诊断

- 无色素性脉络膜黑色素瘤。
- 孤立性脉络膜血管瘤。

- 视网膜星形细胞瘤。
- 脉络膜骨瘤。
- 眼内淋巴瘤。
- 巩膜脉络膜钙化。
- 中心性浆液性脉络膜视网膜病变。
- 脉络膜肉芽肿。
- 后巩膜炎。
- 卵黄样黄斑营养不良。

诊断性评估

- 脉络膜转移癌因瘤体内部血管相对缺乏,故 FFA 早期呈弱荧光,造影晚期瘤体呈弥漫性强荧光。吲哚菁绿血管造影可显示其他更小的脉络膜肿瘤。
- 超声检查对隆起的肿瘤最有帮助;转移癌因为高内部反射而表现为高回声(明亮)。细针穿刺活检对于诊断可能有帮助,尤其是对原发癌不明的患者。

预后

- 大多数脉络膜转移癌不停地进行性生长,且比原发性脉络膜恶性肿瘤生长更快。若不治疗,可因大泡状视网膜脱离而引起失明和继发性闭角型青光眼。
- 视盘水肿可导致严重且通常不可逆的视力丧失。视力和眼球结构保存程度的相关因素包括肿瘤的大小与数量、是否毗邻视神经和黄斑中心凹以及对治疗的反应。
- 生存情况与治疗是否有效和全身恶性肿瘤是否缓解相关(图 6–12)。乳腺癌脉络膜转移患者的生存期比其他部位原发癌转移患者的生存期更长。

处理

- 眼部:脉络膜转移癌最常用的治疗方法包括外部放射治疗、化疗、激素治疗以及联合治疗。巩膜外敷贴放疗或光动力学疗法可以有效治疗单个较小的肿瘤。
- 全身:全身恶性肿瘤的处理应转诊给肿瘤医生。眼外原发癌已经明确的患者需要对原发癌做出分期,并给予适当的处理。诊断为脉络膜转移癌但原发部位不明的患者应做全面的体检(注意乳房和淋巴结),乳腺 X 线摄影、胸部 X 线照相及胸部、腹部、盆腔、骨的 CT 或 MRI,以及 PET。

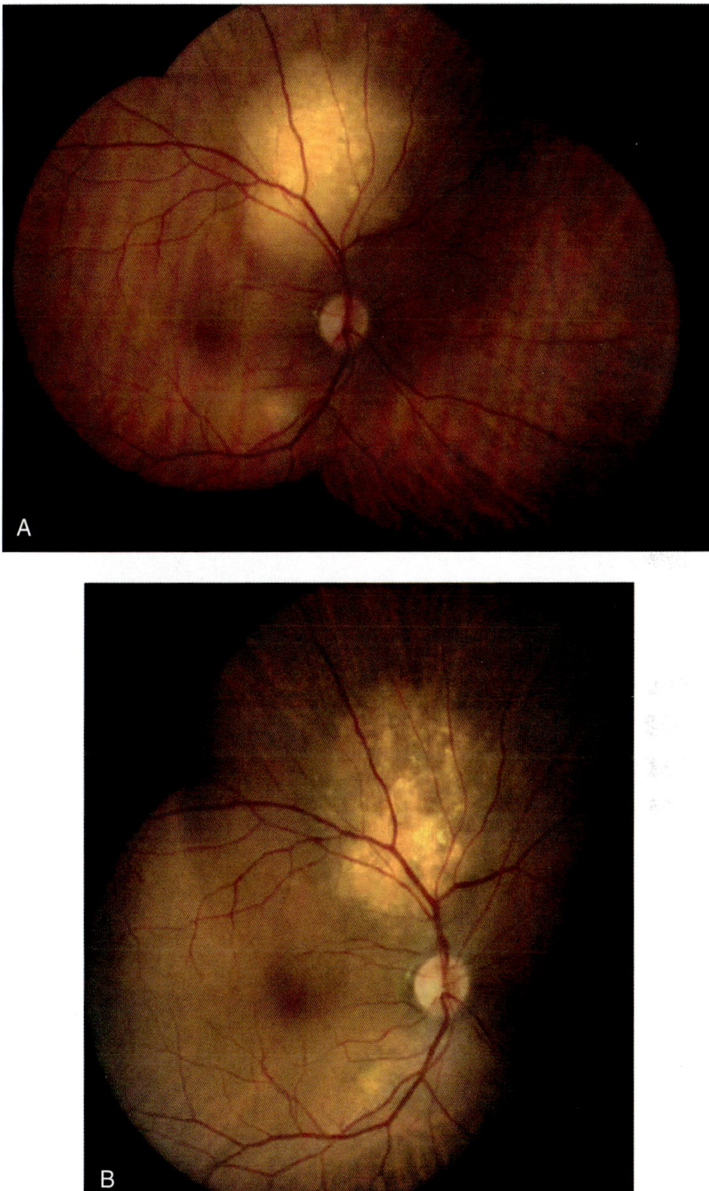

图 6-12　**脉络膜转移癌。**(A)转移性肺腺癌表现为多灶性、无色素性脉络膜病变(箭头),位于视盘上方和黄斑鼻下方。大多数脉络膜转移癌都无色素,出现在赤道后,可以是单灶性或多灶性。(B)肺腺癌经全身治疗后脉络膜转移病灶消退。

脉络膜血管瘤

脉络膜血管瘤是一种良性的血管性肿瘤，有两种类型：孤立性和弥漫性。孤立性病变是边界清晰、呈橘红色的圆顶状肿块，通常发生在后极部，常在30~40岁前诊断。弥散性脉络膜血管瘤的特征是伴发Sturge-Weber综合征(脑三叉神经血管瘤病)，诊断时间更早，患眼出现明显不对称的、明亮的红色反光。

流行病学

- 孤立性：散发，诊断年龄常在20~40岁。妊娠可使病情恶化。常为单侧性。
- 弥漫性：童年时即被诊断。约1/3的Sturge-Weber综合征患者可发生弥漫性脉络膜血管瘤。常为单侧性，且与特征性颜面部血管瘤(焰色痣或“葡萄酒色痣”)位于同侧，但也有双侧性，伴有双侧颜面部血管瘤。

病史

- 可无症状。
- 视力损害常为无痛性，原因是远视漂移(黄斑下肿瘤)或视网膜下液。

主要临床表现

- 孤立性。
  - 孤立、轻度隆起的橘红色肿块，起源于后极部的脉络膜。
  - 2/3的患者伴有浆液性视网膜脱离。
  - 瘤体表面的RPE化生或有视网膜劈裂(图6-13)。
- 弥漫性。
  - 大片眼底(超过50%)呈明亮的红色。
  - 瘤体表面的视网膜血管迂曲。
  - 视网膜下液的位置不定。
- Sturge-Weber综合征的临床表现包括面部焰色痣（发生率100%)、大脑异常以及颅内钙化。两侧视杯不对称(因先天性青光眼引起)，特别是在同侧上眼睑有焰色痣的患者中。

相关临床表现

- 脉络膜新生血管(孤立性)。
- 视网膜色素变性样改变(弥漫性)。

鉴别诊断

- 中心性浆液性视网膜病变。
- 无色素性脉络膜黑色素瘤。
- 脉络膜转移癌。
- 脉络膜炎症。

诊断性评估

- FFA和吲哚菁绿血管造影早期可见肿瘤滋养血管充盈的强荧光
- B超检查在孤立性脉络膜血管瘤患者中可见圆顶状隆起，弥漫性患者中可见脉络膜明显增厚。

预后和处理

• 若无症状，可一直随访观察。累及黄斑或有广泛视网膜脱离者，视力损害无法避免，需要治疗。

• 治疗包括各种放射疗法（外部放射放疗，钴-60 巩膜外敷贴放疗或质子束放疗）。视网膜脱离可采用堤坝式激光光凝拦截、外引流或巩膜扣带术治疗。

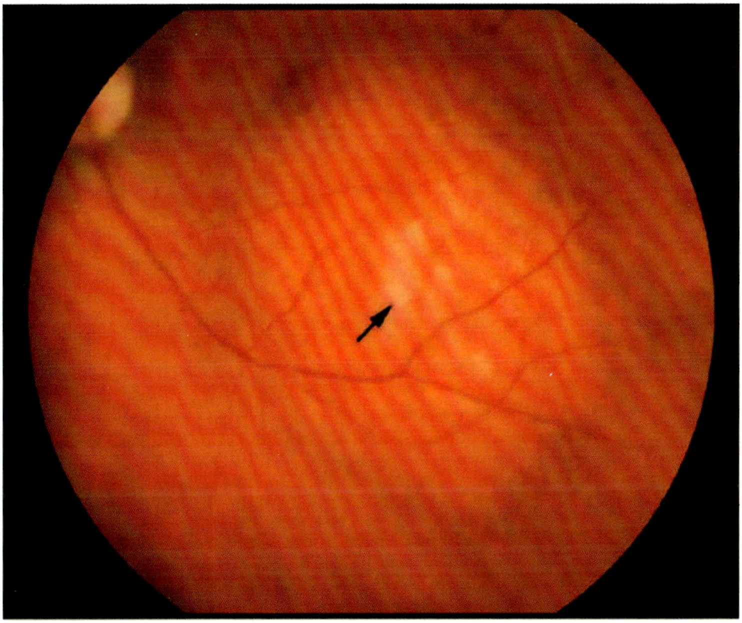

图 6-13　孤立性脉络膜血管瘤。黄斑区脉络膜血管瘤，可见黄斑下积液和瘤体表面的视网膜色素上皮化生(箭头)。这种病变常与中心性浆液性视网膜病变相混淆。(Courtesy of Drs.Jerry and Carol Shields, Oncology Service, Wills Eye Hospital, Philadelphia, Pennsylvania.)

眼内淋巴瘤

眼内淋巴瘤是一种恶性、无痛性、通常为双侧性的淋巴细胞增殖，伴眼后节弥漫性浸润，有两种类型：①淋巴瘤原发于眼部或中枢神经系统(CNS)；②全身性淋巴瘤转移，通常是内脏淋巴瘤转移至葡萄膜。眼内淋巴瘤多数发生在老年人中，并伴有CNS淋巴瘤。眼内淋巴瘤以前也称为网状细胞肉瘤。

流行病学和病因学

- 眼内淋巴瘤通常发生在50~70岁的免疫功能健全者。高达90%的患者为双侧性。严重免疫功能缺陷者中眼内淋巴瘤更加恶性，最常见的原因为获得性免疫缺陷综合征(AIDS)。
- 80%的CNS淋巴瘤患者以眼内淋巴瘤为首发表现，甚至可早于CNS淋巴瘤发病多达10年(平均2年)。发病率似乎在上升，可能是因为免疫抑制剂的广泛使用或是因为诊断水平的提高。
- 淋巴瘤通常都是大B细胞淋巴瘤(如非霍奇金淋巴瘤)。目前认为它起源于视网膜、RPE、大脑、脑膜以及脊柱的细胞。

病史

- 患者有飞蚊症和无痛性视力丧失的病史。
- 长期不间断的玻璃体炎，对类固醇激素治疗无应答，并伴有神经系统功能损伤。

主要临床表现

- 玻璃体炎症。
- 视网膜深层的多发性黄白色病灶，进行性增大并融合。
- 病灶表面有色素性改变。

相关临床表现

- 前葡萄膜炎。
- 视网膜血管炎，导致血管闭塞(图6-14)。
- 视盘水肿。

鉴别诊断

- 玻璃体炎。
  - 淀粉样变性。
  - 陈旧性玻璃体积血。
  - 老年性玻璃体炎。
- 视网膜浸润和血管炎。
  - 弓形虫病。
  - 巨细胞病毒性视网膜炎。
  - 急性视网膜坏死。
  - 结节病。
- 视网膜下浸润。
  - 多灶性脉络膜炎。
  - 急性后极部多灶性鳞状色素上皮病变。
  - 多发性一过性白点综合征。
  - 眼底黄色斑点症。

- 脉络膜肉芽肿。
- 无色素性脉络膜黑色素瘤。
- 脉络膜转移癌。
- 双侧弥散性葡萄膜黑色素细胞增生症。

诊断性评估

- 无 CNS 淋巴瘤时，玻璃体活检(细针穿刺取样或玻璃体切割术中取样)最具诊断价值,可能需要取多个玻璃体标本。

预后和处理

- 所有眼内淋巴瘤患者都应评估有无 CNS 或全身性淋巴瘤,检查方法包括神经系统检查、神经影像学检查(薄层 MRI)、腰椎穿刺以及骨髓活检。
- 若不给予治疗，大多数患者将在诊断后几年内死亡。淋巴瘤局限于眼内的患者可仅采用外部放射治疗,或采用玻璃体内化疗。辅以化疗和类固醇激素治疗可使平均生存时间延长至 41 个月（其中 5 年无病的比例为 22%)，但不能降低今后发生 CNS 淋巴瘤的风险。
- 眼内淋巴瘤复发常见，尤其是在治疗后第 1 年内。

图 6–14　**眼内淋巴瘤**。模糊的照片显示玻璃体炎,以及淋巴瘤侵犯视网膜和视网膜下。(Courtesy of Dr. David Reichstein, Oncology Service, Tennessee Retina PC, Nashville, TN.)

脉络膜骨瘤

脉络膜骨瘤是一种罕见的脉络膜良性肿瘤，由成熟骨组织构成。最常发生在健康年轻女性的单侧眼底后极。

流行病学和病因学

- 本病最常发生在30岁以下的女性。
- 75%的患者为单侧性，常为散发，偶有家族性病例的报道。

病史

- 通常无症状。
- 肿瘤累及黄斑或伴发脉络膜新生血管时，可有视力减退、视物变形。

主要临床表现

- 脉络膜骨瘤通常毗邻或围绕着视盘，呈淡黄色或橙色，轻微隆起(肿瘤厚度通常<2mm)。表面可见棕色、灰色或橙色的色素团块(图6-15)。

相关临床表现

- 脉络膜新生血管。
- 浆液性视网膜脱离。

鉴别诊断

- 无色素性脉络膜黑色素瘤。
- 脉络膜转移癌。
- 局限性脉络膜血管瘤。
- 年龄相关性黄斑变性的盘状瘢痕。
- 特发性巩膜脉络膜钙化。

诊断性评估

- 根据典型的眼底表现即可诊断。FFA显示早期斑驳状强荧光和晚期弥漫性着染。伴发脉络膜新生血管时可见染料渗漏。
- B超检查可见轻度隆起的高回声脉络膜肿块，后方有声影。
- CT显示病变脉络膜有类似于骨组织的局灶性高密度影。

预后和处理

- 预后不一。瘤体表面的RPE变性、脉络膜新生血管或视网膜脱离都可导致视力丧失。
- 处理包括观察和需要对脉络膜新生血管予以治疗。

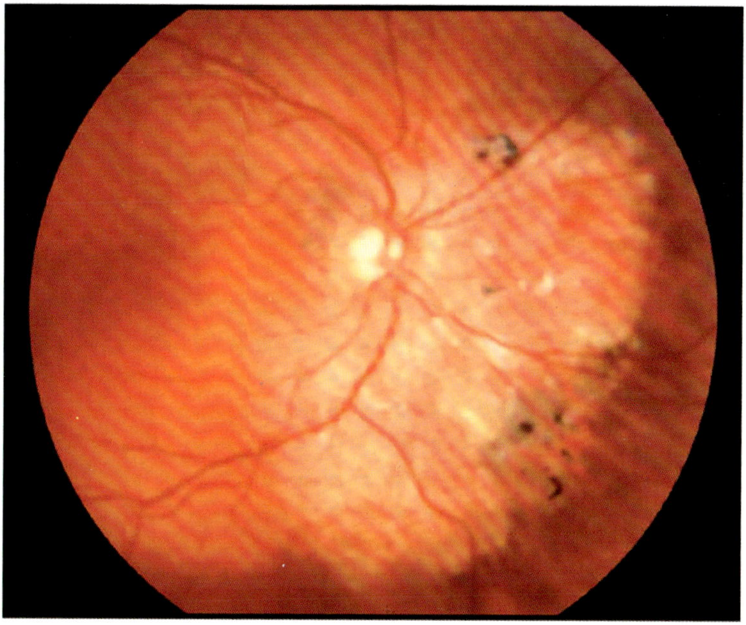

图 6–15　**脉络膜骨瘤**。视盘周围的脉络膜骨瘤呈黄白色，瘤体表面有棕色的色素团块。脉络膜骨瘤在 B 超检查中表现为高回声脉络膜肿块，由于内含骨组织，肿瘤后方有声影。(Courtesy of Drs. Jerry and Carol Shields, Oncology Service, Wills Eye Hospital, Philadelphia, Pennsylvania.)

(陶继伟 译　沈丽君 校)

第 7 章

先天性与小儿视网膜疾病

Michael A. Klufas, Nikolas J. S. London, Richard S. Kaiser

早产儿视网膜病变

早产儿视网膜病变(ROP)是发生在早产、低出生体重婴儿中的增殖性视网膜病变。

流行病学和病因学

- 尽管近年取得了进展,但 ROP 仍是儿童视力丧失的主要原因。小于 30 孕周和(或)出生体重小于 1500g 的婴儿,都应使用间接检眼镜检查眼底。出生体重小于 1000g 的婴儿,其严重 ROP 的发病风险特别高。
- 早产儿的视网膜血管尚未完全发育到达锯齿缘,发育中的血管组织对毛细血管内皮细胞毒性很敏感。已存在的血管遭到破坏,新生血管长出视网膜表面。如果未做治疗,纤维血管组织继续生长、收缩可引起视网膜脱离。

病史

- 病史的关键要素为出生体重、出生胎龄、矫正胎龄和实际年龄。还应询问机械通气和(或)辅助给氧的使用情况、在新生儿重症监护室的停留时间、其他全身性医疗问题、输血情况、有无支气管发育不良和肺透明膜病等。常需要采集妊娠史、妊娠女性保健情况和家族史。

诊断性评估

- 在重症监护室或出院时,使用间接检眼镜详查新生儿眼底是诊断的金标准,可以及时发现需要治疗的 ROP。
- 初次筛查应在矫正胎龄 31 周或出生后 4 周(以较迟者为准)。
- 筛查间隔期为 1~3 周,直到出现以下任何一种情况为止:
    - Ⅲ区视网膜血管化,之前Ⅰ区或Ⅱ区无病变。
    - 矫正胎龄达到 45 周,不需要治

疗的 ROP。

- 视网膜完全血管化。
- 治疗后 ROP 完全消退。

主要临床表现

- 按照 ROP 国际分类标准分期，各期 ROP 中眼后节征象的严重程度渐进递增。
- 首先确定病变的部位（分区），然后按严重程度分期，最后需要明确有无附加病变（表 7-1，图 7-1 至 7-7）。

相关临床表现

- 附加病变表示病情更重。当一眼后极部出现如标准像中的视网膜血管扩张、迂曲，则认为伴有附加病变，预后更差（图 7-7）。
- 当只有Ⅰ区视网膜血管化并伴有附加病变时，预后非常差，因为疾病将急速进展（“rush”病）。
- 当前的 ROP 治疗指南由 ROP 早期治疗研究（ETROP）制订。
  - 1 型 ROP：推荐间接检眼镜下经瞳孔激光光凝。
    - Ⅰ区，任何病变，伴有附加病变。
    - Ⅰ区，3 期病变，无附加病变。
    - Ⅱ区，2 或 3 期病变，伴有附加病变（图 7-8）。
  - 2 型 ROP：密切随访，随访间隔≤1 周。
    - Ⅰ区，1 或 2 期病变，无附加病变。
    - Ⅱ区，3 期病变，无附加病变。
- 在 ETROP 治疗指南开始流行前，ROP 冷凝治疗（CRYO-ROP）用术语“阈值病变”来反映 ROP 的严重程度。据预测，阈值病变若不治疗将有 50%

表 7-1　早产儿视网膜病变的国际分类

分区	
Ⅰ区	以视盘为中心，视盘到黄斑中心凹距离的 2 倍为半径的圆形视网膜区域
Ⅱ区	以视盘为中心，视盘到鼻侧锯齿缘的距离为半径画圆，除去Ⅰ区以外的环形视网膜区域
Ⅲ区	除去Ⅰ、Ⅱ区以外，余下的颞侧新月形视网膜区域
范围	
以钟点数或 30°扇面的数量计算受累范围	
分期	
1 期	后部有血管视网膜与前部无血管视网膜间有一分界线
2 期	分界线变高、增宽，隆起成嵴
3 期	嵴伴有视网膜外纤维血管增生（ERFP），可分为轻、中和重度
4 期	部分视网膜脱离
4A	中心凹外
4B	累及中心凹
5 期	全视网膜脱离，总是漏斗状
	前部宽，后部宽
	前部宽，后部窄
	前部窄，后部宽
	前部窄，后部窄

的可能性进展为视网膜脱离。在CRYO-ROP研究中，阈值病变被定义为：连续5个钟点的视网膜外纤维血管组织增生(ERFP)伴有附加病变，或累积达到8个钟点的ERFP伴有附加病变。当达到阈值病变时，推荐给予治疗。偶尔，在嵴上或分界线后的血管增殖形成新生血管芽，这种病变由于与爆米花相似而被称为“爆米花”现象(图7-4A)。这种病变不会对预后产生影响，除非它们是ERFP的一部分，并位于新生血管的进行缘。在严重ERFP的患眼中，偶尔可见玻璃体积血和视网膜前出血。

- 在ROP瘢痕期早期(急性期病变消退后)，可出现各种由牵拉引起的并发症。ROP瘢痕期的标志性征象是颞侧视网膜牵拉(图7-9)。
- ROP退行后，不论是自发的或是因为治疗，可出现几种相关的异常。不管是ROP在治疗后退行或是自然退行，都可能残留相应的眼底异常改变，因此儿科医生和视网膜专科医生对急性期后患儿需要加强随访。
    - 近视。
    - 散光。
    - 斜视。
    - 弱视。
    - 白内障。
    - 青光眼。
    - 黄斑异位。
    - 视网膜皱褶。
    - 视网膜脱离：孔源性或渗出性。

鉴别诊断

- 临床情况通常对ROP的诊断有帮助，包括早产、低出生体重和吸氧史。
- 鉴别诊断取决于ROP分期。ROP不太严重时，应考虑与可引起周边部视网膜血管改变和视网膜牵拉的疾病相鉴别：
    - 家族性渗出性玻璃体视网膜病变(FEVR)。
    - 色素失禁症(IP，又称为Bloch-Sulzberger综合征)。
    - X连锁视网膜劈裂症。
    - Norrie病。
    - 摇婴综合征。
- ROP瘢痕期晚期时，鉴别诊断需要考虑视网膜脱离、白瞳症或两者兼有的疾病。
    - 白内障。
    - FEVR。
    - 永存胚胎血管(PFV)。
    - 眼弓形虫病。
    - 中间葡萄膜炎。
    - Coats病。
    - 视网膜母细胞瘤。
    - 玻璃体积血(图7-10)。
    - 视网膜脱离。
    - 眼内炎。

预后和处理

- 大多数(85%)婴儿的ROP可自

行消退，但仍有 7%的出生体重低于 1251g 的婴儿出现阈值病变。

- 在 ETROP 研究中，即便给予早期光凝治疗，仍有 12%的患眼在矫正胎龄 36 周以前发生视网膜脱离。
- 冷凝治疗前部无血管区（图 7–11）已被证实可使不良后果（经过 Ⅰ 区的视网膜皱褶、视网膜脱离或晶状体后纤维增生）的发生率降低 50%，且视力可有相应的改善。
- 基于 ETROP 的研究成果，对阈值病变在间接检眼镜下光凝前部无血管区已经取代冷凝（图 7–12）。光斑应均匀，间隔约半个光斑，应特别注意后极部无血管视网膜。光凝治疗后视力更好。有些临床医生提倡以融合性光斑治疗无血管视网膜（图 7–13 和图 7–14）。
- 对抗血管生成药物治疗 ROP 报道成功的研究仍在调查中。截至目前，唯一已完成的前瞻性临床试验是贝伐单抗消除 ROP 的血管生成威胁（BEAT–ROP），发现玻璃体腔每月注射贝伐单抗与传统光凝相比，对 Ⅰ 区病变有显著的治疗优势，对 Ⅱ 区病变无优势，但随访时间为矫正胎龄 54 周，存在局限性。抗 VEGF 治疗后 ROP 晚期复发已有报道，提示需要密切和连续随访。此外，早产儿抗 VEGF 治疗的全身和眼部安全性仍未知。
- 晚期 ROP（4 期和 5 期视网膜脱离，图 7–6）可做巩膜扣带术或玻璃体切割术，或两者联合。ROP 发生视网膜脱离后视力预后差。

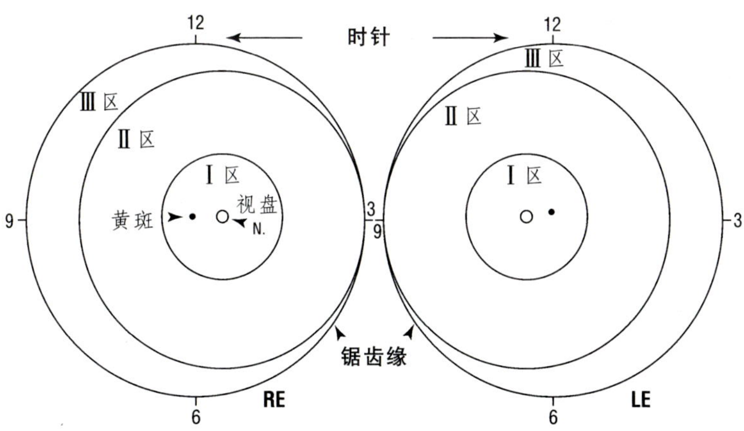

图 7–1 早产儿视网膜病变（ROP）。眼底分区示意图，以便定义 ROP 累及的位置。

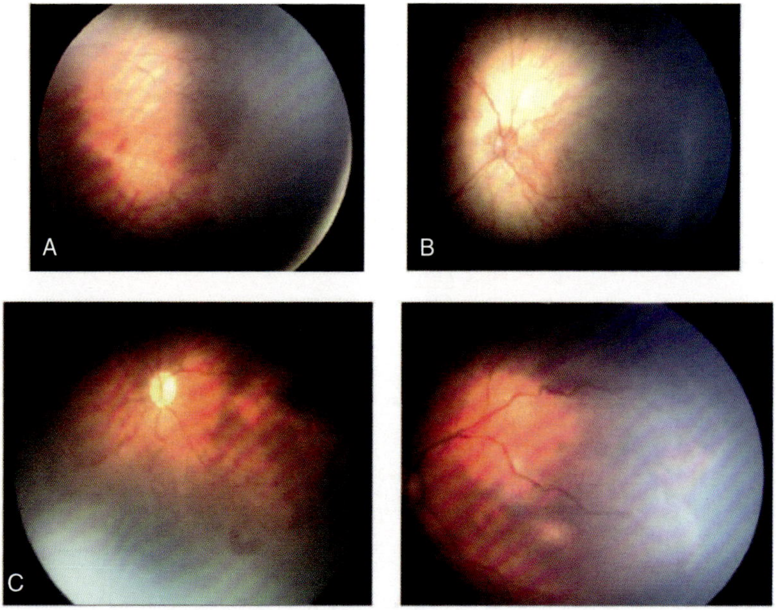

图 7-2　ROP，多个分期的 RetCam 图像。(A)1 期，分界线。(B)2 期，嵴。(C)3 期，视网膜外纤维血管增生。(B显示Ⅰ区病变，C显示Ⅱ区病变)。

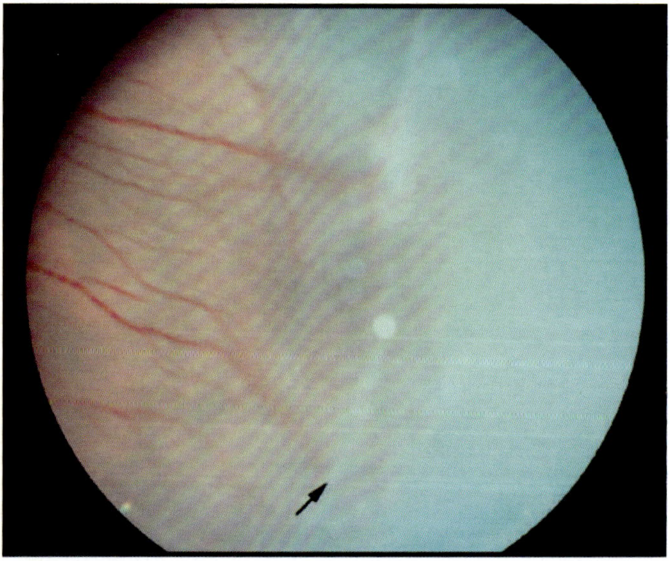

图 7-3　ROP，2 期。后部有血管视网膜与前部无血管视网膜间的分界线(箭头)隆起如嵴。

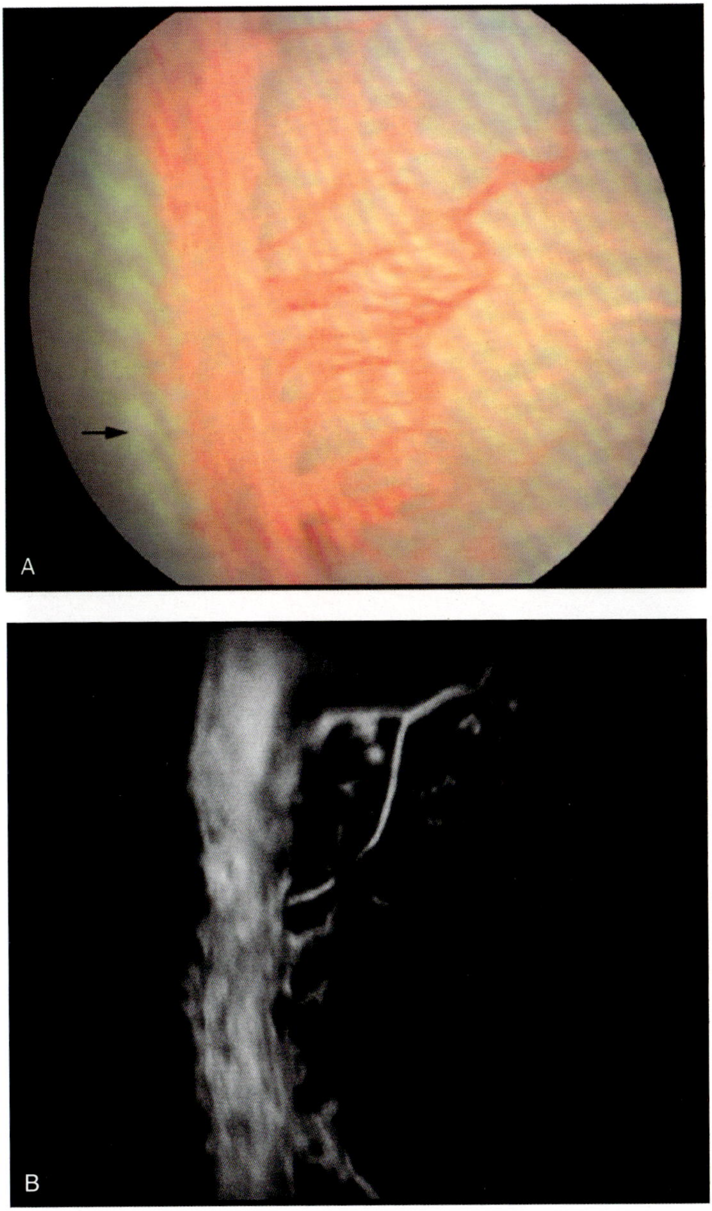

图 7-4　ROP，3 期。(A) 嵴上纤维血管组织突出于视网膜表面（视网膜外纤维血管增生）。这是重度 3 期 ROP 的示例。嵴后芽状血管增生即“爆米花”病变。(B)同一患者 FFA 显示嵴区域血管增生组织呈强荧光。

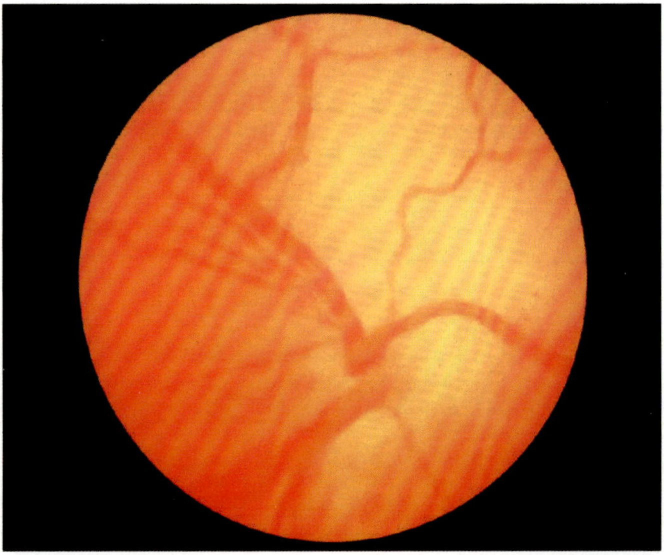

图 7-5 **ROP,5 期**。全视网膜浅脱离。注意眼底后极较浅的视网膜下液积聚导致脉络膜细节缺失。

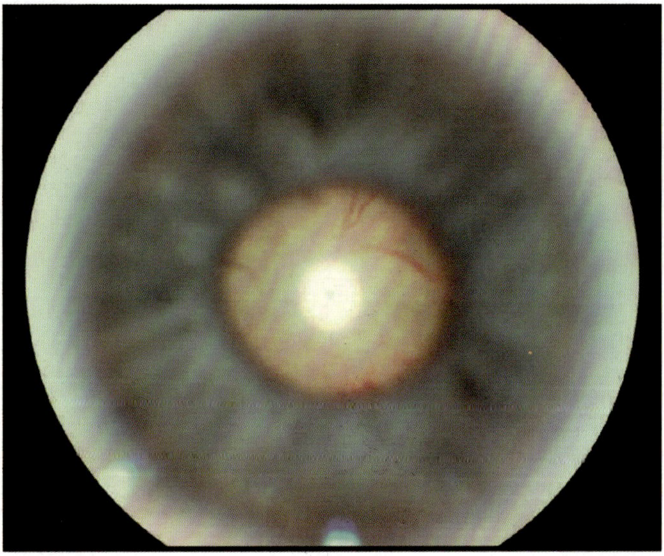

图 7-6 **ROP,5 期**。严重的纤维增殖及纤维组织收缩引起的牵拉性全视网膜脱离。注意透明晶状体后的血管化组织。

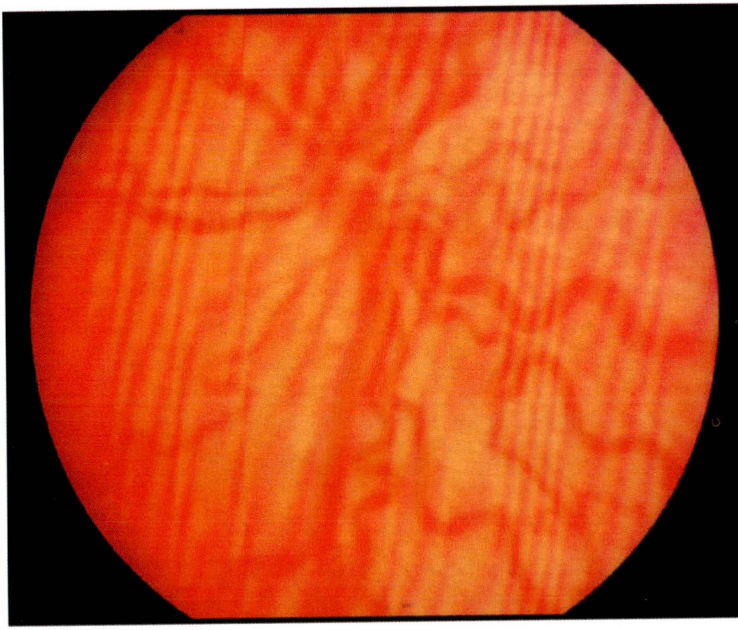

图 7-7　ROP，附加病变。后极部血管扩张、迂曲提示病变进展性，被称为附加病变。

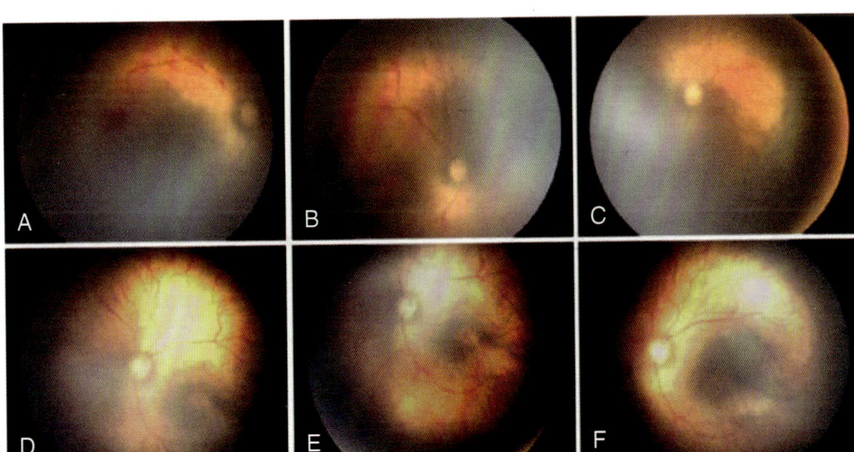

图 7-8　ROP。妊娠 24 周早产，生后 3 天，出生体重 585g，伴动脉导管未闭、肾上腺功能不全及 2 级脑室内出血。目前矫正胎龄为 35 周 6 天，两眼均有Ⅱ区 3 期病变伴附加病变（A~C，右眼；D~F，左眼）。

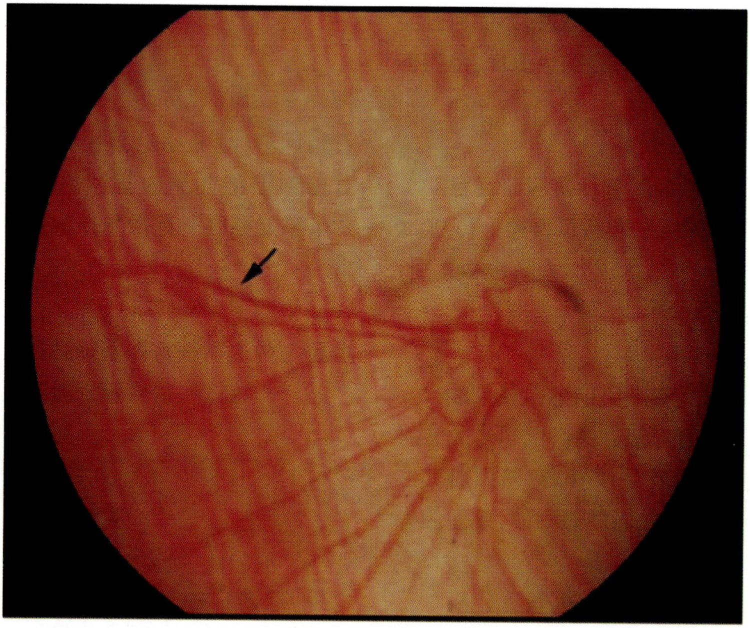

图 7–9 ROP。颞侧视网膜受到严重牵拉，血管变直（箭头），为 ROP 瘢痕期的晚期并发症。

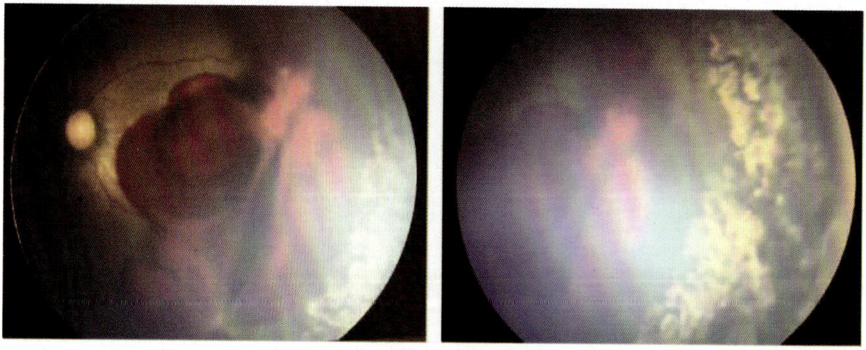

图 7–10 ROP。患 1 型 ROP 的新生儿激光治疗约 4 周后，左眼后极部上方出现玻璃体积血。考虑到中心凹受遮挡，做保留晶状体的玻璃体切割术清除积血，以防止发生弱视。(Image courtesy Irena Tsui, MD.)

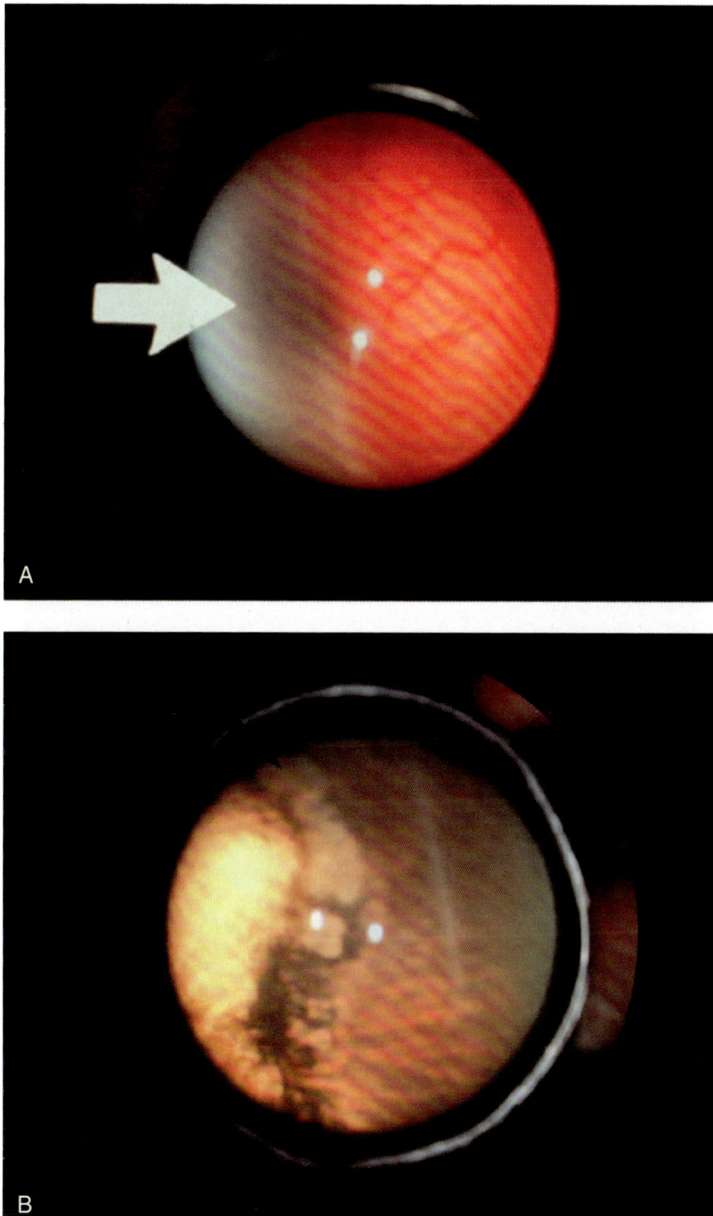

图 7-11　**ROP，冷凝治疗**。(A)箭头所示前部无血管区，此区将做冷凝以治疗阈值病变。(B)冷凝后的后期眼底外观。注意视网膜外纤维血管增生的消退。

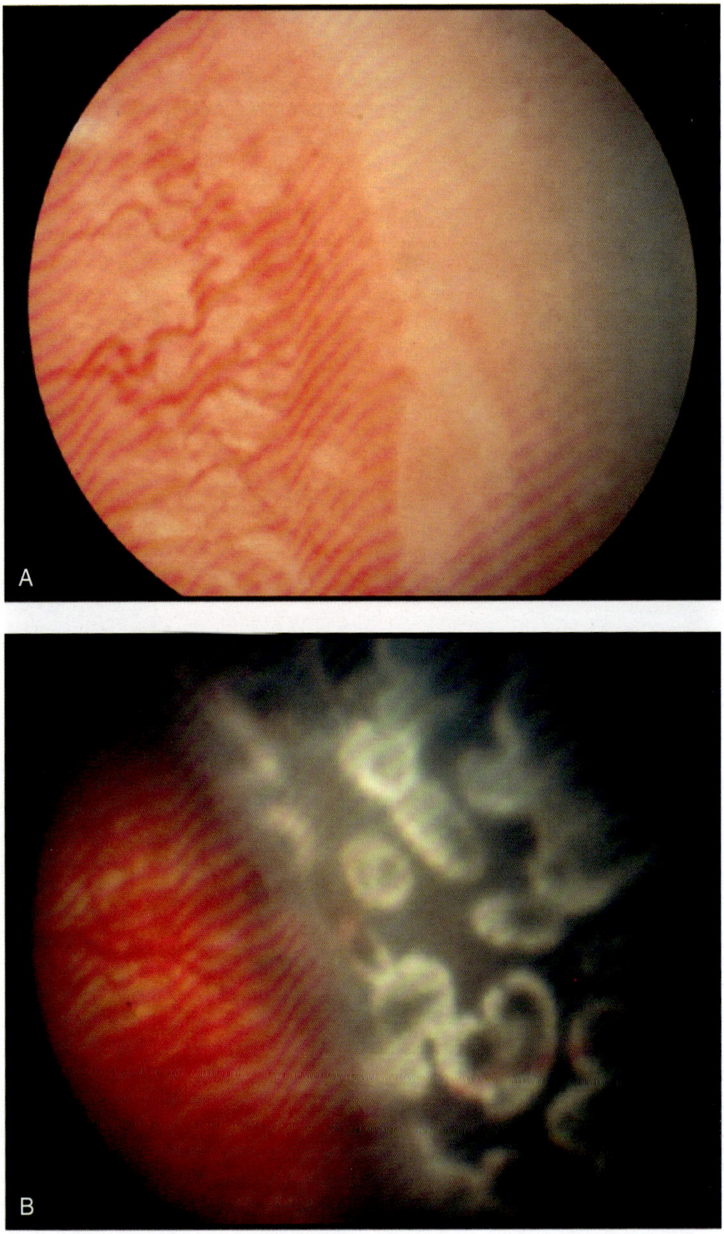

图 7-12 ROP。(A)需要治疗的 ROP 术前外观。(B)激光光凝后的后期外观。注意视网膜外纤维血管增生的消退。

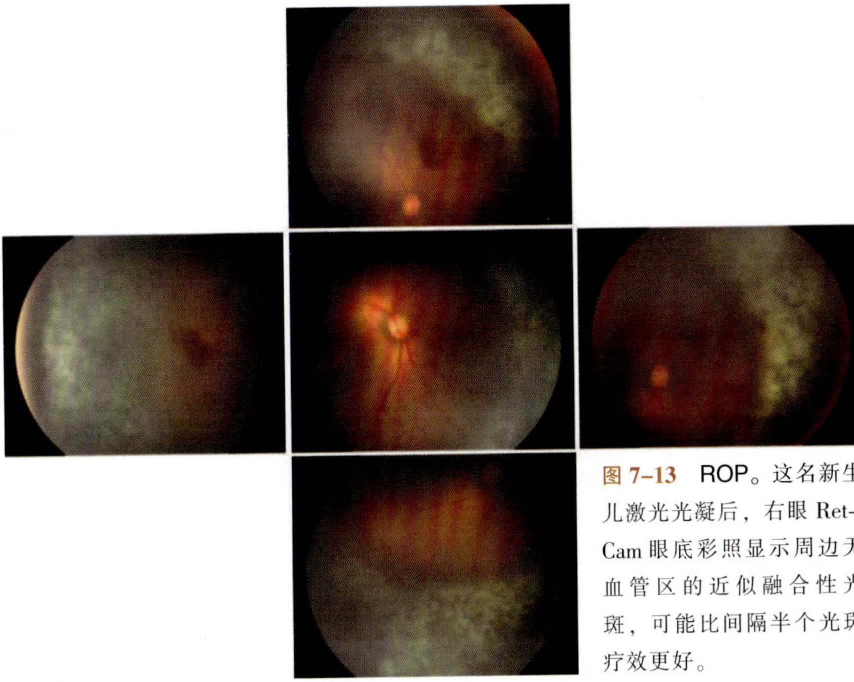

图 7-13　ROP。这名新生儿激光光凝后，右眼 RetCam 眼底彩照显示周边无血管区的近似融合性光斑，可能比间隔半个光斑疗效更好。

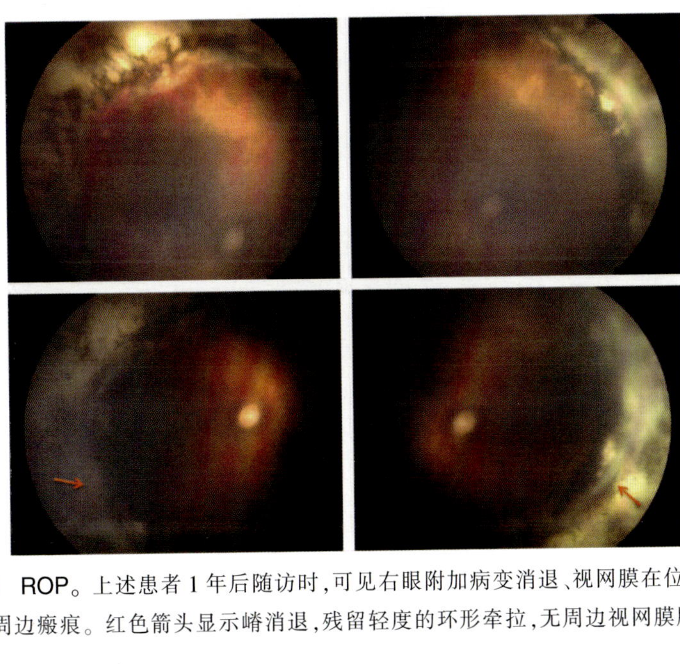

图 7-14　ROP。上述患者 1 年后随访时，可见右眼附加病变消退、视网膜在位和光凝治疗后的周边瘢痕。红色箭头显示嵴消退，残留轻度的环形牵拉，无周边视网膜脱离。

色素失禁症

色素失禁症（IP）或称为 Bloch-Sulzberger 综合征，是一种罕见的 X 连锁显性遗传病，可有眼部、皮肤、中枢神经系统、骨骼、牙齿及其他全身性异常。

流行病学和病因学

- IP 是由定位于 X 染色体 q28 的 *IKBKG* 基因突变引起的，该基因编码核因子 NF-κB 基因调节体(NEMO)蛋白。NEMO 参与 NF-κB 信号通路的调节，调节免疫应答，防止细胞凋亡。
- 目前假设炎症引起血管闭塞是 IP 的共同通路，导致视网膜、皮肤和神经系统的临床表现。
- 本病为 X 连锁显性遗传病，对男性胎儿一般致死，因此通常只见于女性婴儿。但若男性胎儿伴有 Klinefelter 综合征(XXY)或有遗传嵌合，则可能存活。
- 发病率估计为 1/140 000~1/40 000。

病史

- 通常出生后数日即开始有特征性皮肤改变(图 7-15A，B)，眼部征象出现在婴儿期或生后第 1 年内。

主要临床表现

- 约 1/3 的 IP 婴儿有眼部表现。眼底异常包括视网膜血管扩张、迂曲，周边视网膜毛细血管无灌注伴动静脉吻合、新生血管(图 7-15 和图 7-16)，中心凹发育不全，分支动脉阻塞，视盘新生血管，视网膜牵拉，牵拉性、渗出性及孔源性视网膜脱离，视网膜皱褶，玻璃体积血及视盘苍白。
- 眼部异常通常极度不对称。

相关临床表现

- 其他眼部表现包括眼球震颤、斜视、视神经萎缩、白内障、葡萄膜炎、结膜色素沉着、上皮性和基质性角膜炎以及虹膜发育不良。
- 皮肤表现，本病因此得名，包括：水泡性皮疹(图 7-17A，B)，以后转变为脱色素病灶(图 7-17C)。这些皮肤改变生后数日即可出现。
- 约 2/3 的患儿有牙齿异常，包括缺牙或圆锥形牙(图 7-17D)。相关的中枢神经系统异常包括癫痫、痉挛性瘫痪及智力发育迟缓。

鉴别诊断

- 如同 ROP 早期的鉴别诊断：
  - FEVR。
  - IP(Bloch Sulzberger 综合征)。
  - X 连锁视网膜劈裂症。
  - Norrie 病。
  - Eales 病。
  - 镰状细胞视网膜病变。
  - 摇婴综合征。

- 如果视网膜脱离为首发表现，那么还应考虑其他可引起婴儿视网膜脱离的疾病。

诊断性评估

- 临床评估(包括皮肤检查)即可诊断 IP。
- 诊断标准[Landy SJ,Donnai D. Incontinentia pigmenti (Bloch-Sulzberger syndrome). J Med Genet.1993;30(1):53-59.]
  - 如有阳性家族史,那么有以下 1 项即可诊断:①典型皮疹史;②皮肤苍白、无毛发、皮肤线状萎缩条纹;③牙齿异常;④秃发、粗硬毛发;⑤视网膜病变;⑥多次男胎流产。
  - 如无一级亲属确诊 IP 和无遗传数据，需要 1 项主要标准和 2 项次要标准才能诊断。
    - 主要标准:任何身体部位的红斑、水疱,颜面不累及,通常呈线状分布;沿 Blaschko 线分布的色素性条纹,主要位于躯干部,颜面不累及,青春期开始逐渐消退;秃发,萎缩性线状条纹或斑块。
    - 次要标准:缺牙、小牙、牙齿形状异常;秃发、粗硬毛发;轻度指甲隆起或凹陷、指甲肥厚;视网膜异常。
    - 2014 年 Minić 等作出修订[Minić S,Trpinac D,Obradović M. Incontinentia pigmenti diagnostic criteria update. Clin Genet. 2014;85 (6):536-542. doi:10.1111/cge.12223:]：增加任一阶段的特征性 IP 皮损为主要标准，次要标准涉及更广

预后和处理

- 无须特殊治疗，治疗局限于对症处理。
- 大多数 IP 患者无须治疗。婴儿期无严重并发症者预期寿命正常。
- 考虑到多种全身性表现，应邀请遗传学、皮肤科、神经科和牙科会诊。
- 若有进行性发展的周边视网膜新生血管,激光光凝或冷凝可能有效。玻璃体腔注射抗 VEGF 药物疗效有限。
- 视网膜脱离(图 7-15D)可行巩膜扣带术或玻璃体切割术,或两者联合。

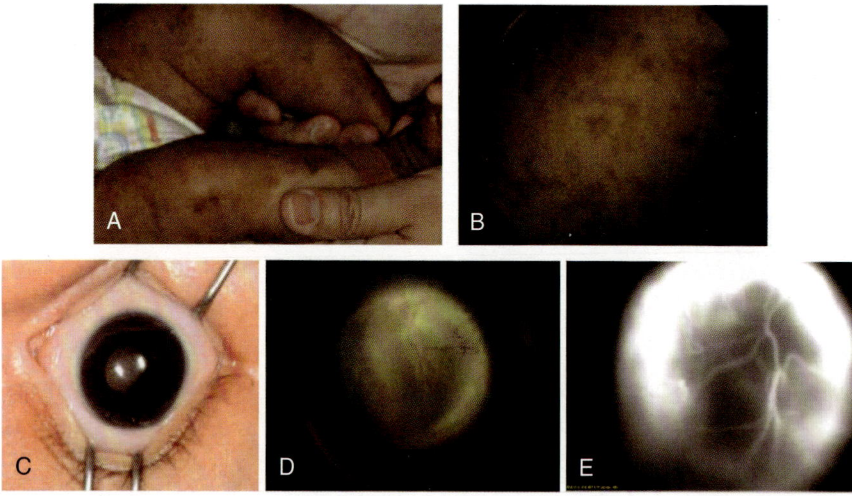

图 7-15　色素失禁症(IP)。(A,B)皮肤表现,IP 的皮肤色素改变。(C~E)左眼表现为白瞳症,发现有漏斗状视网膜脱离,FFA 显示周边视网膜毛细血管无灌注。(Image courtesy Carol L. Shields, MD and Michael A. Klufas, MD.)

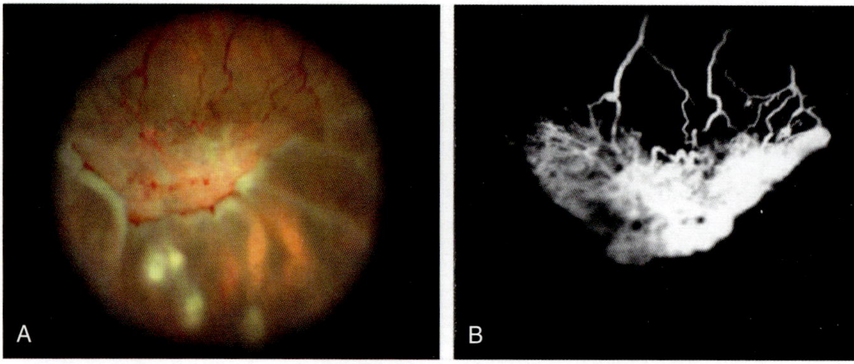

图 7-16　色素失禁症(IP)。(A)IP 患者周边眼底可见周边视网膜毛细血管无灌注、动静脉吻合和周边视网膜脱离。(B)周边眼底的 FFA 显示周边视网膜毛细血管无灌注和动静脉吻合。

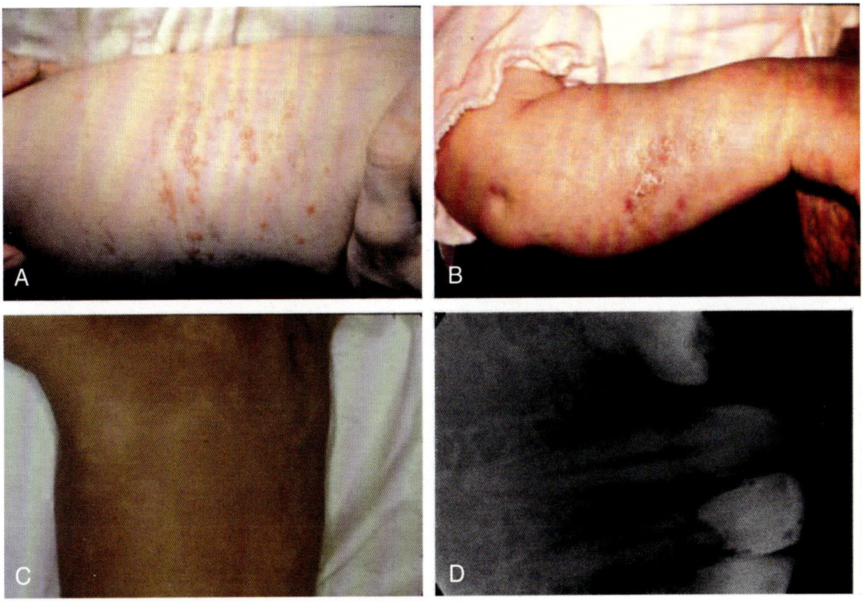

图 7-17 色素失禁症(IP)。(A,B)皮肤病变开始时为水泡样病灶,逐步发展为螺旋状色素性病灶(C)。(D)牙齿表现。牙齿 X 线片显示 IP 患者的圆锥形牙。

家族性渗出性玻璃体视网膜病变

家族性渗出性玻璃体视网膜病变(FEVR)是一种罕见的遗传性视网膜新生血管疾病,特征为周边视网膜无灌注和新生血管形成,由Criswick和Schepens于1969年首次报道。

流行病学和病因学

- FEVR的确切发病机制不明。
- 已发现5种FEVR致病基因:*NDP* (*MIM 300658*)、*FZD4* (*MIM* 604579)、*LRP5* (*MIM 603506*)、*TSPAN12* (*MIM 613138*)和*ZNF408*。上述基因的突变约占FEVR病例的50%。
- 这些基因已被证实在Wnt信号通路(Norrin/Frizzled4)中发挥作用。
- 遗传方式包括常染色体显性遗传、常染色体隐性遗传和X连锁遗传。罕见的X连锁遗传已有报道,且50%的病例无症状。

病史

- 出生就有FEVR的患儿其他方面健康。常无早产、吸氧和呼吸困难史。
- 临床表现差异大,尽管是双侧性,但表现常不对称。
- 病变严重时,婴儿可出现斜视或白色瞳孔反光。视力下降可出现在任何年龄。

主要临床表现

- 1/2至3/4的患者无症状。
- FEVR的典型表现是颞侧周边视网膜毛细血管无灌注(图7-18和图7-19),常呈V形(图7-20和图7-21)。后部有血管区与前部无血管区的交界处可有周边新生血管形成(图7-24)。纤维血管组织收缩将牵拉视网膜(图7-22)。玻璃体积血极少发生。
- 进展为更严重的病变,如镰状皱襞,以及牵拉性、渗出性甚至孔源性视网膜脱离(图7-25)。有时可发生视网膜内和视网膜下脂质渗出(图7-18和图7-25B)。
- 双眼表现常不对称。

相关临床表现

- 在严重视网膜脱离的患者中(图7-25),可发生白内障、束状角膜病变、新生血管性青光眼、眼球痨或上述表现的组合。

鉴别诊断

- 如同ROP早期的鉴别诊断:
  - FEVR。
  - IP(Bloch-Sulzberger综合征)。
  - X连锁视网膜劈裂症。
  - Norrie病。
  - PFV。
  - 如果视网膜脱离为首发表现,

那么还应考虑其他可引起婴儿视网膜脱离的疾病。

诊断性评估

- 眼底检查可见典型的眼底表现。
- 如果怀疑 FEVR，检查无症状家属的周边视网膜，可能发现与 FEVR 相符的征象。

  - 分期[Pendergast SD, Trese MT. Familial exudative vitreoretinopathy. Results of surgical management. Ophthalmology. 1998;105(6):1015–1023.]。
    - 1 期——周边无血管灌注区。
    - 2 期——视网膜新生血管(A 无渗出，B 伴有渗出)。
    - 3 期——黄斑以外的部分视网膜脱离(A 无渗出，B 伴有渗出)。
    - 4 期——累及黄斑部的部分视网膜脱离(A 无渗出，B 伴有渗出)。
    - 5 期——全视网膜脱离。

预后和处理

- 年轻患者通常病理改变更为严重。周边视网膜无血管区的激光光凝(图 7–23 和 7–24D) 或冷凝治疗可防止纤维血管组织并发症的进展。
- 抗 VEGF 治疗受限于证据均来自小样本病例报告。
- 巩膜扣带术或玻璃体切割术已被尝试用于治疗更为严重的视网膜脱离患者(图 7–25)。
- 患者的所有家属均应接受检查，因为本病终生都可能发生进展性改变。

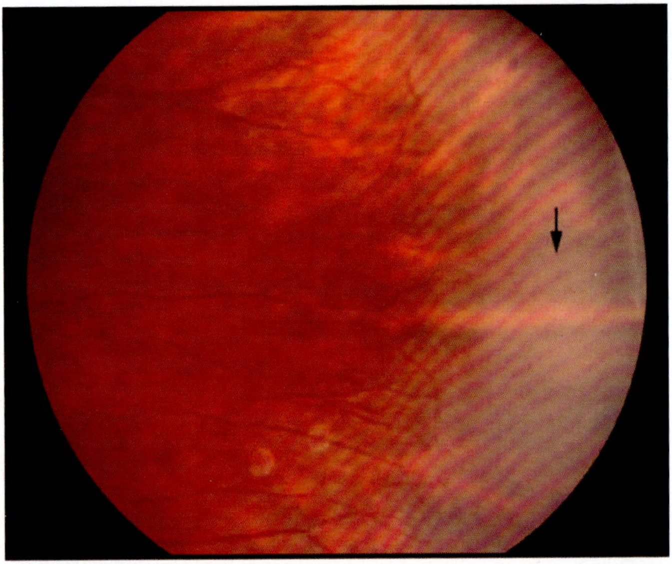

图 7-18 **家族性渗出性玻璃体视网膜病变(FEVR)。**FEVR 的周边视网膜毛细血管无灌注区(箭头)毫无特色。

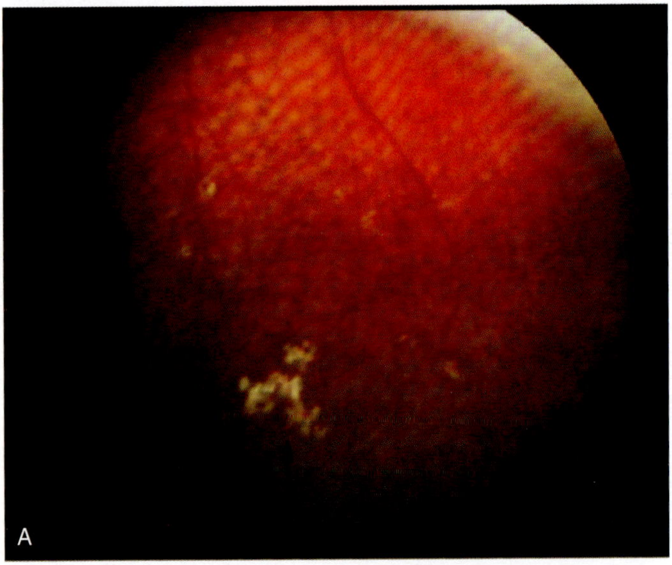

图 7-19 **FEVR。**(A)眼底彩照显示周边视网膜毛细血管无灌注区伴有一些视网膜内脂质渗出(箭头)。(待续)

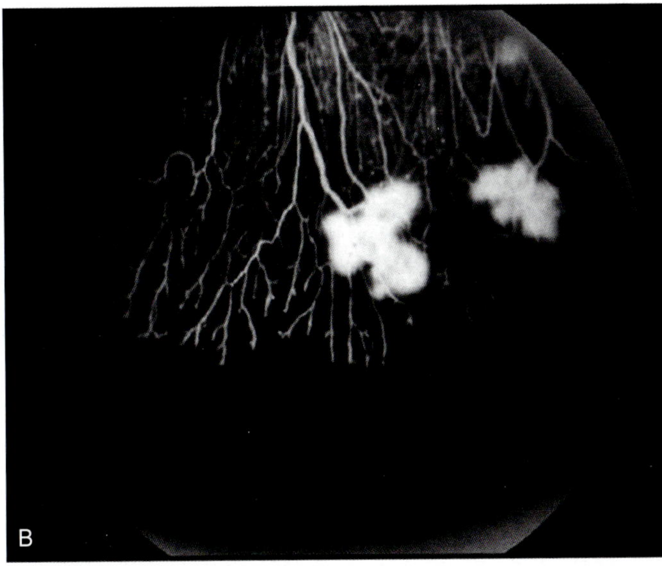

图 7-19(续)　(B)对应的 FFA 显示周边无灌注区和新生血管。

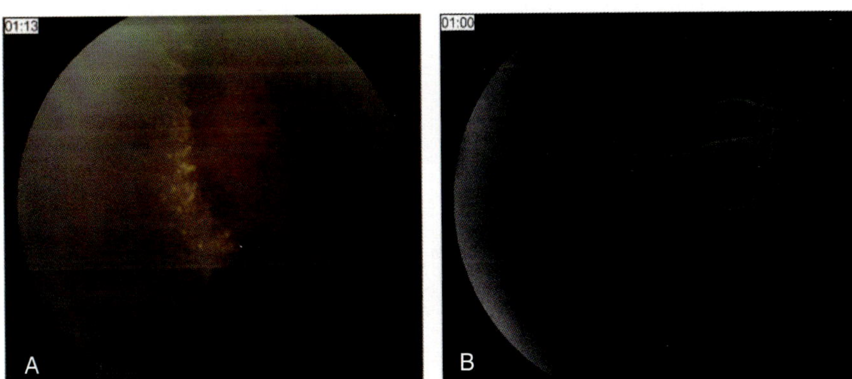

图 7-20　FEVR。(A)眼底彩照显示周边视网膜毛细血管无灌注区伴有脂质渗出。(B)对应的 FFA 显示 V 形的周边无灌注区，但无新生血管。(Image courtesy Marc Spirn, MD.)

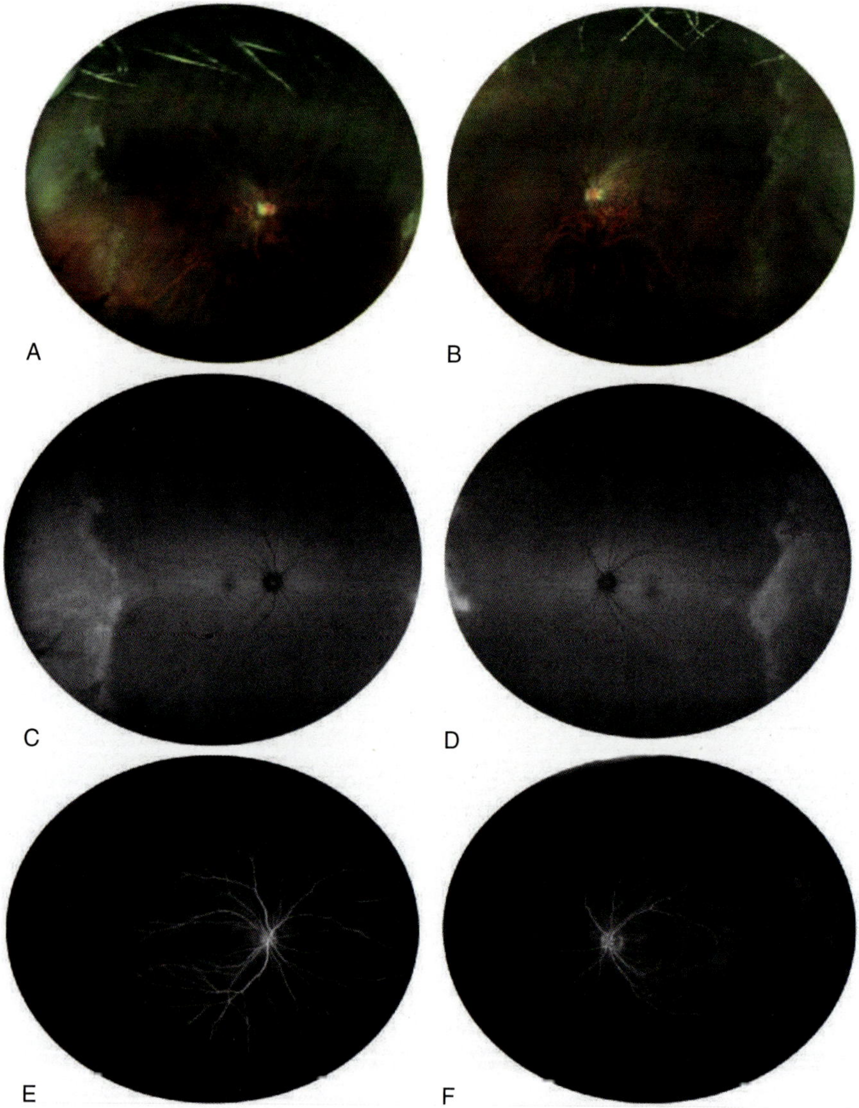

图 7-21 FEVR。18 岁，女性，无症状。超广角眼底彩照显示周边的斑块(A,B)。对应的眼底自发荧光显示极周边的高自发荧光(C,D)。超广角 FFA 显示两眼血管均受到颞侧牵拉以及鼻侧和颞侧的周边无灌注区 (E,F)。(Image courtesy Aaron Nagiel,MD,PhD and Michael A. Klufas,MD.)

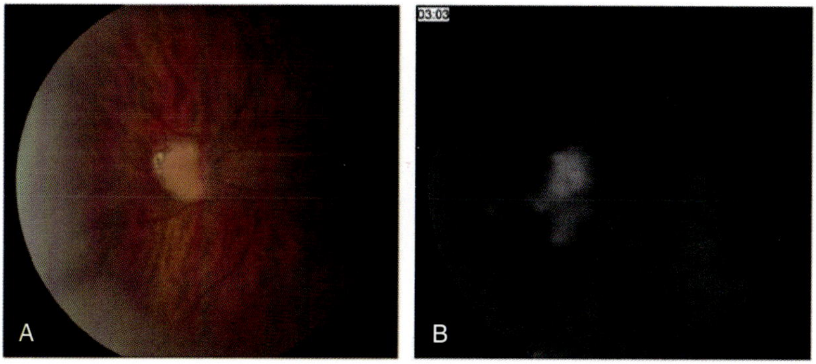

图 7-22　FEVR。(A)颞侧视网膜受到牵拉，血管变直。(B)FFA 显示颞侧周边视网膜毛细血管无灌注区和周边新生血管。

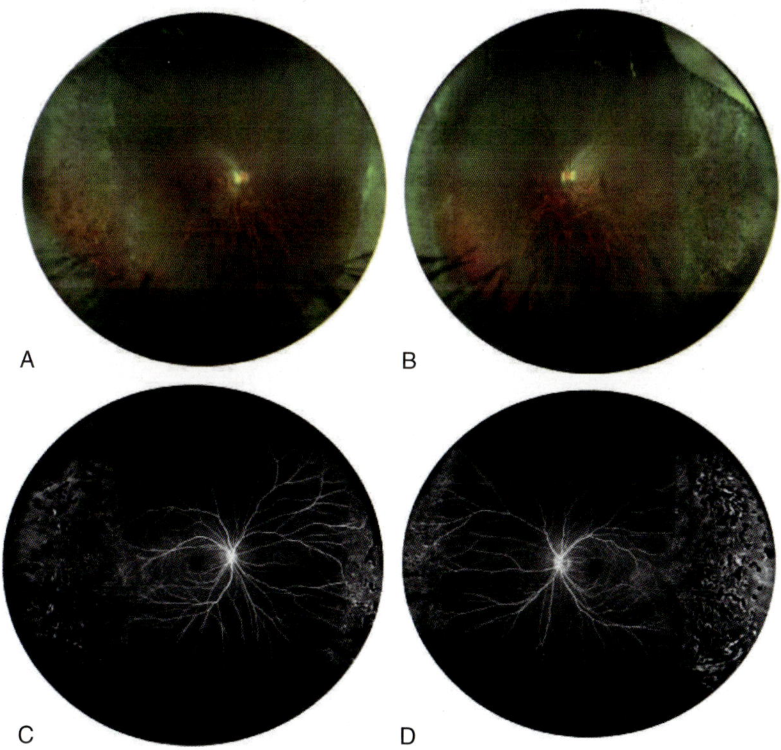

图 7-23　FEVR。患者采用激光光凝治疗(见图 7-21)，超广角眼底彩照显示激光治疗后的周边视网膜瘢痕(A,B)。超广角 FFA 显示鼻侧的充分治疗区域和周边视网膜无灌注区(C,D)。(Image courtesy Aaron Nagiel, MD, PhD and Michael A. Klufas, MD.)

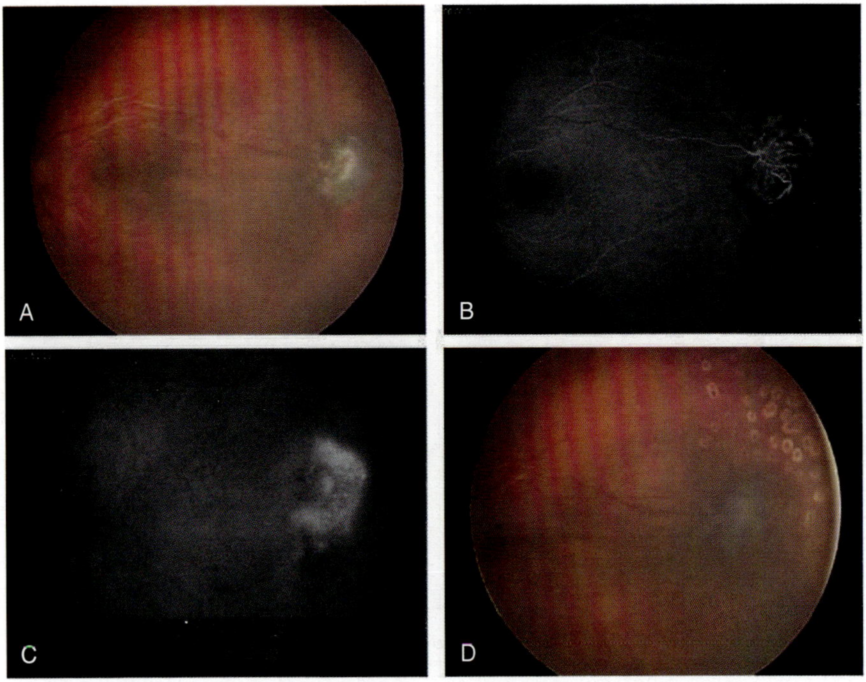

图 7-24 FEVR。7 岁,男性,出现视力下降。检查发现视网膜血管受到颞侧牵拉伴有轻度视网膜前出血(A)。FFA 显示周边无灌注区(B)和与视网膜新生血管一致的晚期渗漏(C)。患者接受周边部激光光凝,视网膜新生血管消退(D)。(Image courtesy Marc Spirn, MD.)

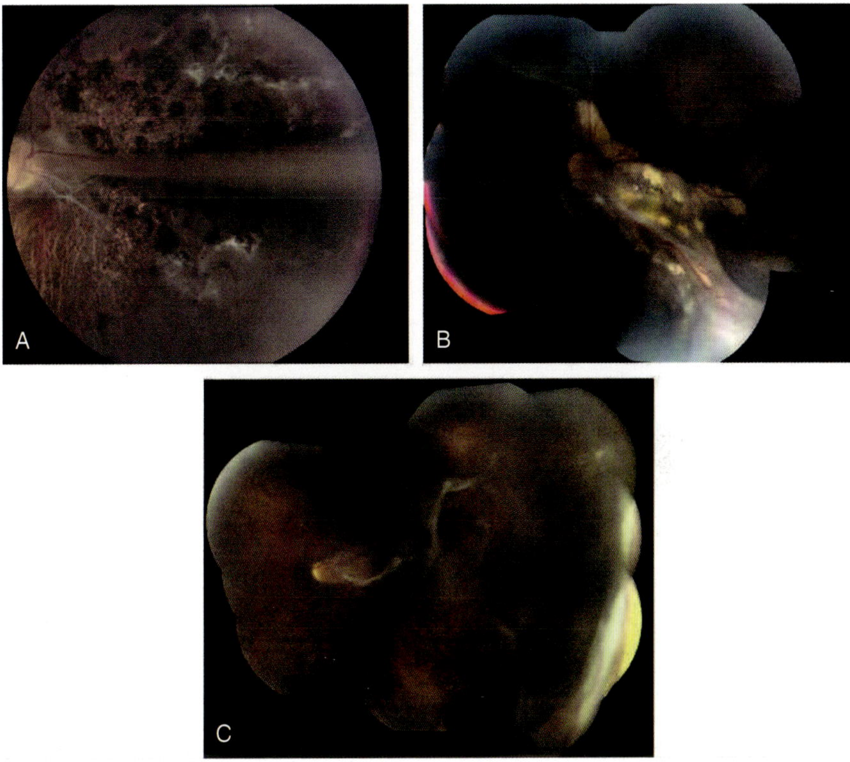

图 7-25 **FEVR，发生牵拉性视网膜脱离的晚期病例。**晚期或未经治疗的病例可渐进式发展为严重牵拉和镰状皱襞(A)、视网膜下脂质堆积(B)以及明显的牵拉性视网膜脱离(C)。(Image courtesy Marc Spirn, MD.)

Coats 病

Coats 病是单眼发病的特发性视网膜血管异常，George Coats 在 1908 年首次报道。本病的特征为视网膜毛细血管扩张伴有脂质渗出。Coats 病应与 Coats 样反应或大量脂质渗出相鉴别，后者可发生在如 RP、糖尿病性视网膜病变、视网膜静脉阻塞、视网膜毛细血管瘤以及晚期 ROP 后遗症中。

流行病学和病因学

- Coats 病为特发性疾病。大多数患者在 20 岁前就被诊断本病，发病高峰期在 10 岁左右。
- 本病以男性为主(85%)，几乎总是单眼发病。
- 病变严重程度差异大，从无症状的周边视网膜片状毛细血管扩张区(图 7-26)至渗出性全视网膜脱离(图 7-30)。

病史

- 婴儿可出现斜视、白瞳症(图 7-27)或患眼红痛(发生新生血管性青光眼)。
- 较年幼患者(小于 4 岁)病变最严重且进展速度最快。
- 年龄较大的儿童和极少数成人患者可能主诉单眼视力下降。

病理生理学

- 视网膜毛细血管扩张，继而发展为多发的动脉瘤样异常，可发生在毛细血管的动脉端或静脉端，或两者兼有。
- 常有明显的硬性渗出(图 7-28A)。当渗出量大时，从视网膜内延伸至视网膜下间隙。
- 虽然传统意义上 Coats 病不被认为是遗传病，但观察提示存在遗传基础，定位于染色体 Xp11.2 的 *NDP* 基因突变可能是元凶。

主要临床表现

- 毛细血管扩张、静脉扩张、微动脉瘤和毛细血管梭形膨胀为 Coats 病标志性征象(图 7-28、图 7-29 和图 7-31)。
- 视网膜异常血管的进行性渗出可导致渗出性视网膜脱离(图 7-30)。

相关临床表现

- 尽管常有视网膜毛细血管无灌注区，但眼后节新生血管却极少见。据报道视网膜毛细血管扩张与多种其他眼部疾病及全身性疾病有关。RP 合并 Coats 样反应已有记载。
- 伴有视网膜毛细血管扩张的其他疾病包括 Alport 综合征、结节性硬化症、Turner 综合征、Senior-Loken 综合征、豪猪状鱼鳞病的变异——表皮痣综合征、肌营养不良症以及面肩肱型营养不良。

鉴别诊断

- Coats 病的鉴别诊断取决于疾病的严重程度。
- 儿童 Coats 病(白瞳症或渗出性

视网膜脱离）。

- 视网膜母细胞瘤。
- 永存原始玻璃体增生(PHPV)/永存胚胎血管(PFV)。
- ROP。
- FEVR。
- Norrie 病。
- 眼弓蛔虫病。
- Von Hippel-Lindau 病。
- 周边渗出性玻璃体视网膜病变。
- IP(Bloch-Sulzberger 综合征)。
- 睫状体平坦部炎。
- RP 伴 Coats 病样反应。
- 玻璃体积血。

• 旁中心凹毛细血管扩张伴或不伴脂质渗出。

- 糖尿病性视网膜病变。
- 放射性视网膜病变。
- 旁中心凹视网膜毛细血管扩张症。
- 视网膜分支静脉阻塞。

• 局限性毛细血管扩张伴动脉或静脉瘤。

- 视网膜海绵状血管瘤。
- 获得性视网膜大动脉瘤。
- 特发性视网膜血管炎、动脉瘤和视神经视网膜炎(IRVAN 综合征)。

诊断性评估

• 一般经过检眼镜检查即可诊断。但是 FFA 可帮助发现视网膜毛细血管扩张。在 FFA 中，本病的特征性视网膜大血管“灯泡样”动脉瘤样扩张特别明显(图 7-27)。FFA 还可显示视网膜毛细血管无灌注区。

• 眼底窥视不清时，超声检查可有帮助，可能显示玻璃体后部的强回声团，偶有玻璃体积血和(或)视网膜下出血的证据。

• 分期 (Shields JA, Shields CL, Honavar SG, Demirci H, Cater J. Classification and management of Coats disease. The 2000 Proctor Lecture. Am J Ophthalmol. 2001;131:572-583.)。

- 1 期：仅有视网膜毛细血管扩张。
- 2 期：毛细血管扩张和渗出(A 中心凹外渗出，B 中心凹渗出)。
- 3 期：渗出性视网膜脱离[A 部分脱离(1 中心凹外，2 中心凹)，B 全脱离]。
- 4 期：全视网膜脱离合并青光眼。
- 5 期：终末期。

预后和处理

• 处理包括观察；采用冷凝(图 7-28)或激光光凝(图 7-31B)治疗有进行性渗出的视网膜血管异常区域，常需要多个疗程，有必要密切随访，因为有报道在病变完全消退长达 5 年后复发。

• 视网膜脱离可考虑玻璃切除术和巩膜扣带术。即便手术干预，全视网膜脱离通常仍会导致永久性的严重视力丧失。

• 持续疼痛的无光感患眼可考虑眼球摘除术。

脉络膜视网膜缺损

本病是一种由于胚裂未能完全闭合引起的发育异常，通常发生在胚胎发育第6或7周。

流行病学和病因学

- 本病是先天性发育异常。
- 可为散发，或呈常染色体隐性遗传、常染色体显性遗传及X连锁遗传。
- 病变区域视网膜色素上皮和脉络膜缺如。视网膜神经上皮像一层薄膜仍覆盖缺损区域，这层膜由退化的视网膜和少量血管组成。缺损通常位于下方，因为眼球发育时胚裂位于鼻下方。

病史

- 常无症状，除非视神经或黄斑被累及，或者是有继发性病变。
- 缺损区上覆的薄膜可发生视网膜裂孔，然后发生视网膜脱离并出现症状。

主要临床表现

- 眼底下方可见白色区域（巩膜），其范围取决于缺损大小（图7–32和图7–33）。
- 缺损区边缘清晰。
- 从缺损区到正常的视网膜、脉络膜间常有色素界限。

相关临床表现

- 缺损向后可延伸至视盘，向前可累及睫状体、悬韧带及虹膜(图7–32)。
- 晶状体面对缺损处由于悬韧带缺失而变平坦。

鉴别诊断

- 脉络膜视网膜瘢痕(如眼弓形虫病)。
- 变性近视。

诊断性评估

- 检眼镜检查通常就足以做出诊断。

预后和处理

- 无须治疗，除非发生视网膜脱离(图7–34)。
- 可考虑在缺损区边缘做预防性激光光凝，以减少视网膜脱离的风险。
- 发生视网膜脱离时有必要做玻璃体手术，如果能发现裂孔，可通过薄膜上的裂孔引流视网膜下液，激光光凝缺损区边缘。

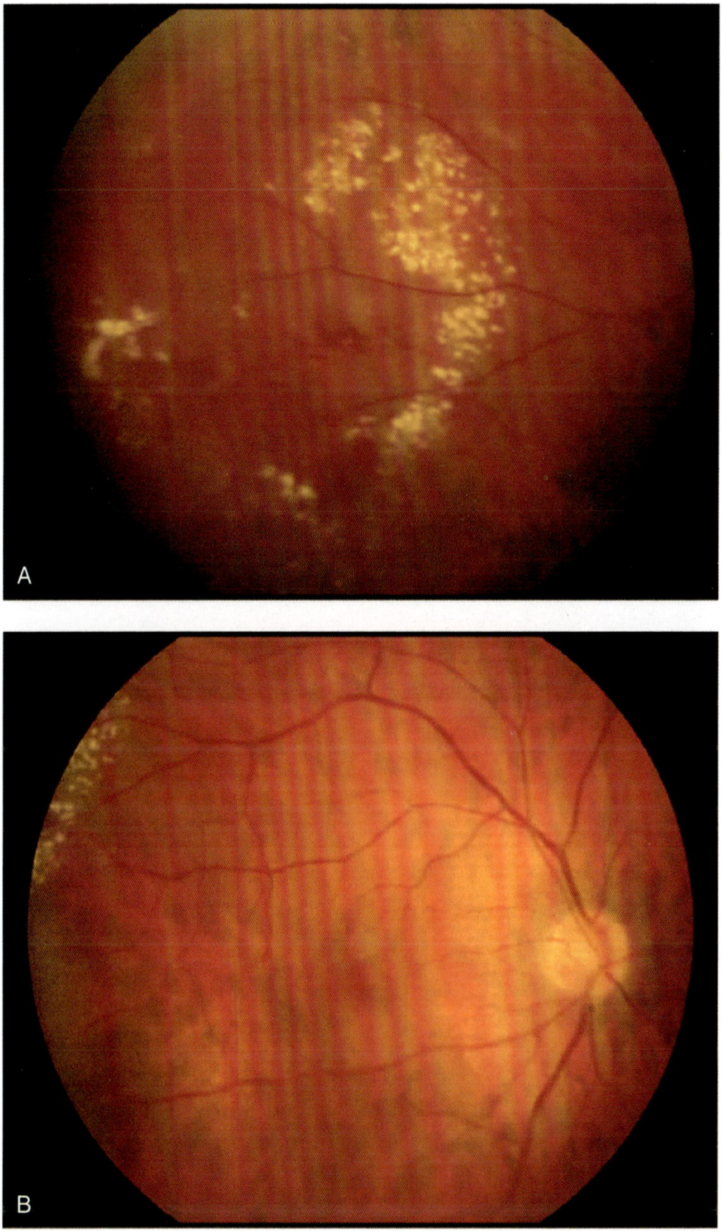

图 7-26　Coats 病。(A)无症状患者周边眼底可见微动脉瘤、视网膜内出血和脂质渗出。(B)同一患者后极部眼底黄斑区正常。

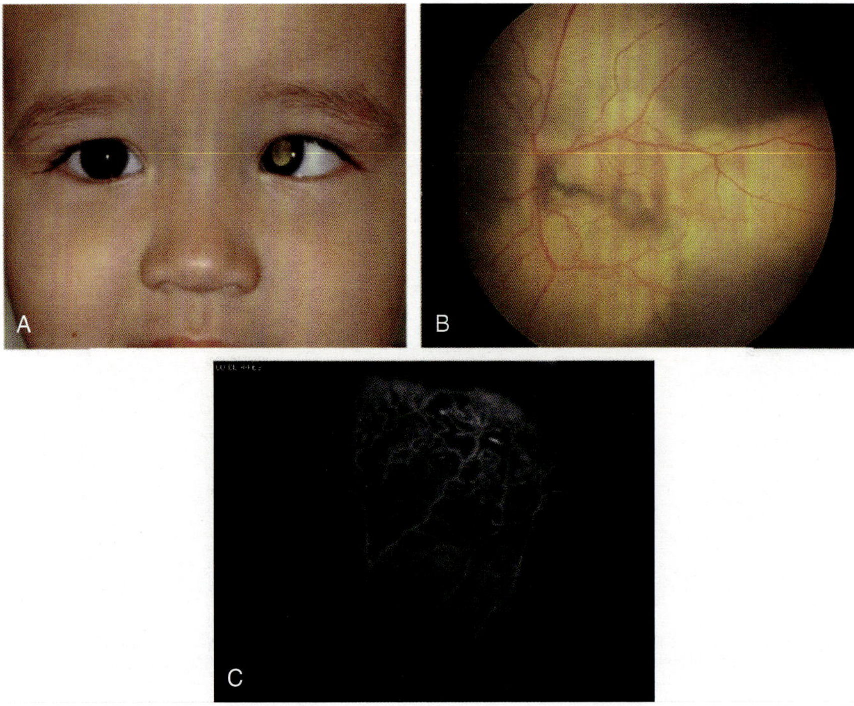

图 7-27 Coats 病。幼儿左眼出现白瞳症和内斜视(A)。眼底检查见明显的视网膜下脂质堆积(B)。RetCam FFA 显示周边毛细血管扩张和动脉瘤样扩张(C)。(Image courtesy Carol L. Shields, MD.)

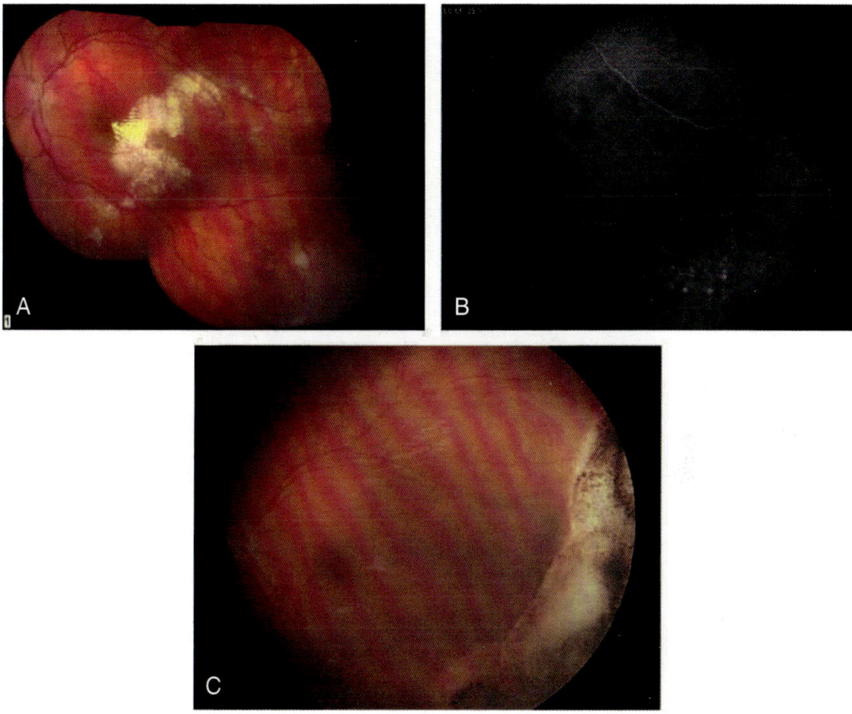

图 7–28　Coats 病。后极部可见明显的视网膜内脂质堆积，伴颞下周边动脉瘤样改变(A)。FFA 显示典型的“灯泡样”毛细血管扩张伴有周边无灌注区(B)。周边区域给予冷凝治疗后，后极部的脂质渗出消退(C)。(Image courtesy Carol L. Shields, MD.)

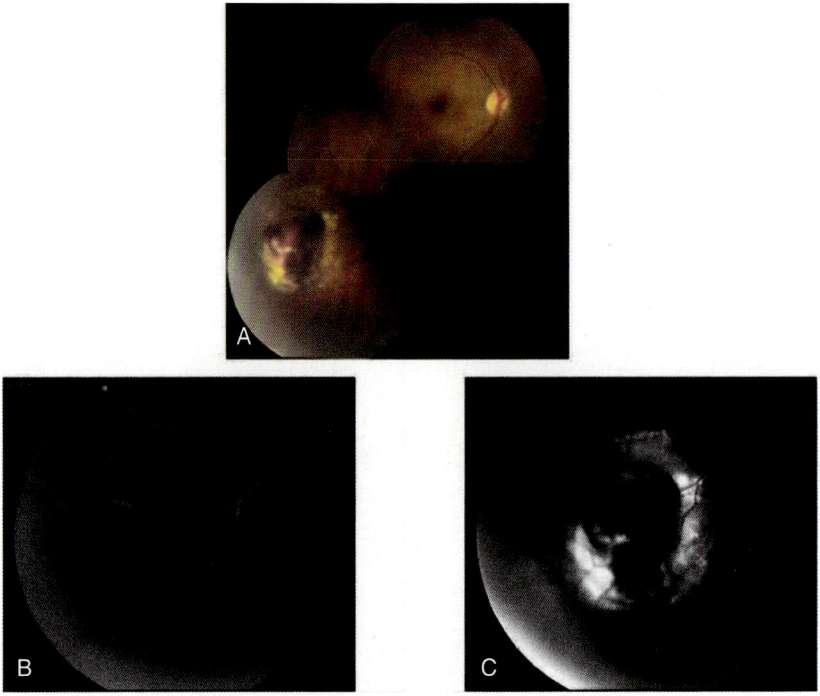

图 7-29 Coats 病。眼底彩照显示颞下方血管异常区伴有出血和渗出(A)。FFA 显示出血区荧光遮蔽,毗邻区域呈强荧光,与视网膜血管异常一致(B),晚期渗漏(C)。

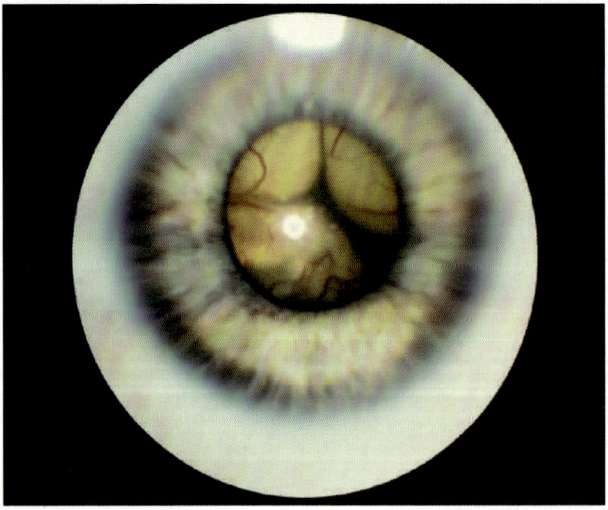

图 7-30 Coats 病。渗出性全视网膜脱离。

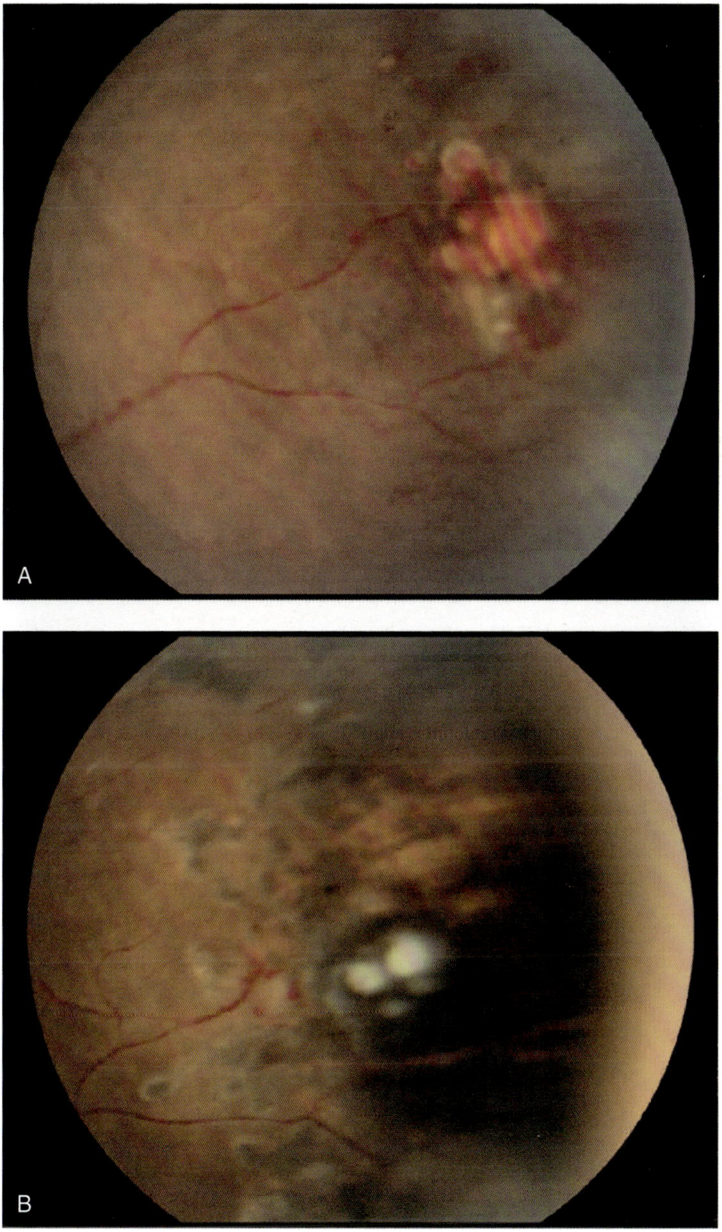

图 7-31　Coats 病。(A)周边眼底可见动脉瘤样扩张、出血和一些渗出。(B)同一区域冷凝治疗 4 个月后，可见动脉瘤消失，出血和渗出吸收。

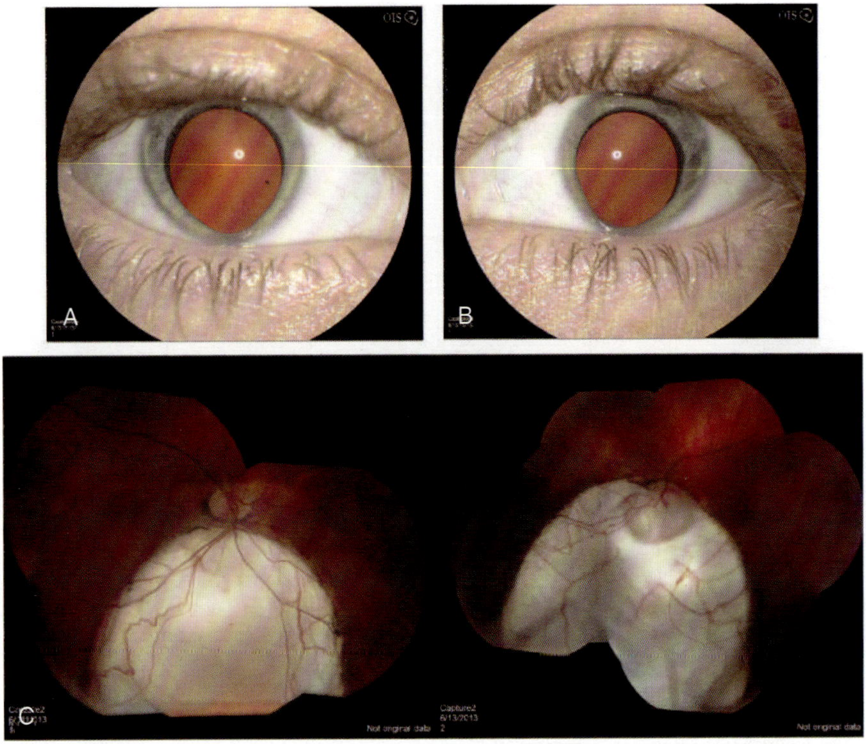

图 7–32 **脉络膜视网膜缺损**。缺损向前延伸，两眼均有下方虹膜缺损（A，B）。左眼中眼底下方脉络膜视网膜缺损还累及视盘（C）。

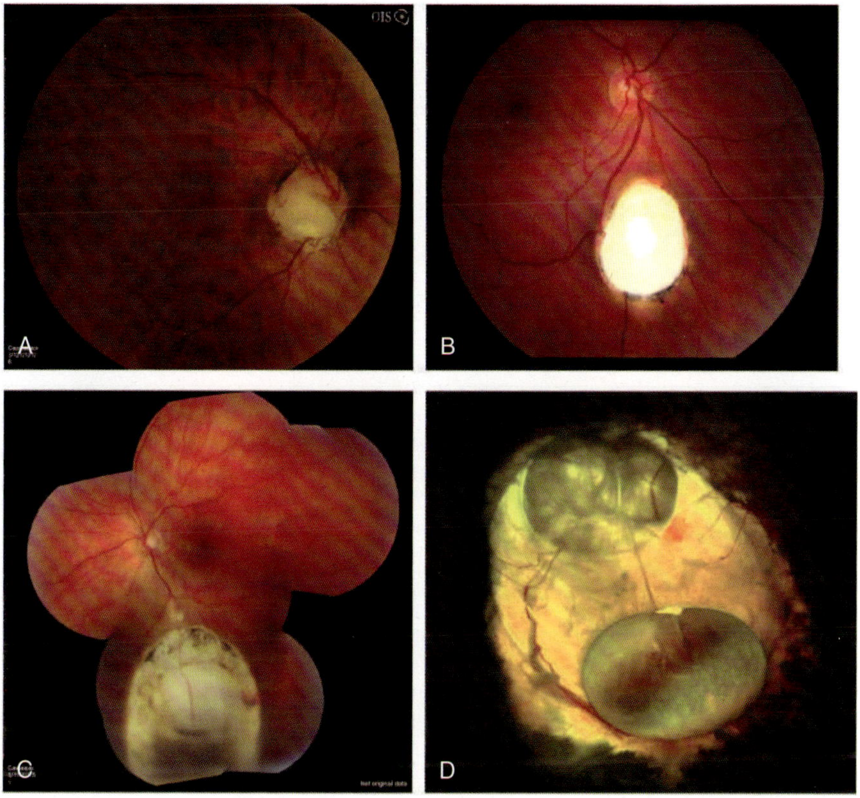

图 7-33　脉络膜视网膜缺损，受累部位图谱。局限在视盘下方(A)，眼底中周部的局部区域(B)，眼底下方较大范围被累及(C)，以及广泛的下方缺损伴晶状体脱位(D)。

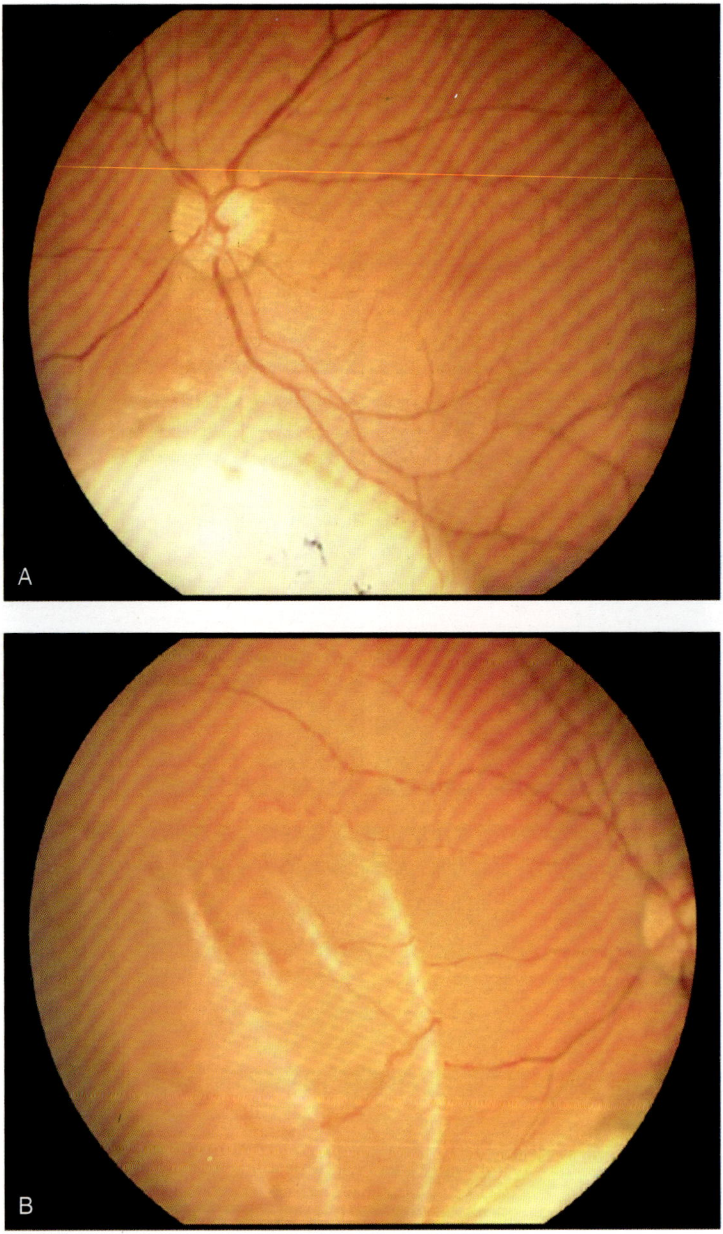

图 7-34 **脉络膜视网膜缺损**。脉络膜视网膜缺损患者的后极部(A)和鼻下方(B)孔源性视网膜脱离。

永存胚胎血管

永存胚胎血管(PFV)是因胚胎原始玻璃体和玻璃体血管退化失败所致的先天性眼部异常。历史上曾被称为永存原始玻璃体增生症(PHPV)。

流行病学和病因学

- 确切的患病率未知，但在所有失明儿童患者中可达 5%。
- PFV 是发育异常。
- 本病几乎总是单侧性，且更常见于男性。
- 分为前部型和后部型，两种类型可并存。

病史

- 在前部型中，因为含血管的白色纤维膜与晶状体后囊膜融合，故婴儿出现白瞳症。
- 在后部型中，可为小眼球，但眼前节其他方面正常。因为有茎样永存纤维组织条索自视盘延伸至晶状体后，故婴儿可出现白瞳症。

主要临床表现

- 前部型可见小眼球、浅前房、经瞳孔可观察到睫状突被拉长，以及瞳孔区白色反光(图 7–35D，E)。
- 后部型可为小眼球，但晶状体透明，晶状体后无膜组织。有一茎样组织自视盘延伸至晶状体后(图 7–35A~C 和图 7–36)。其他征象包括玻璃体条索、视网膜前膜、视神经发育不全和视网膜脱离。
- 下方象限常有视网膜皱褶。

相关临床表现

- 前部型 PFV 如发生晶状体后囊膜破裂，可出现白内障和闭角型青光眼。
- 严重病例可发展为视网膜脱离和眼球痨。

鉴别诊断

- 前部型 PFV 应与可出现白瞳症的疾病相鉴别。
- 后部型 PFV 应与 ROP、眼部弓蛔虫病及 FEVR 相鉴别。

诊断性评估

- 眼前节检查对 PFV 诊断很重要。如果眼前节未累及，通过检眼镜检查即可诊断后部型 PFV。
- 超声检查、CT 或 MRI 可能有助于鉴别 PFV 与视网膜母细胞瘤，尤其是眼前节受累时。

预后和处理

- 睫状体平坦部玻璃体切割术联合晶状体切除术可清除晶状体后纤维血管膜，前部型 PFV 可只做前段玻璃体切割术，有助于预防闭角型青光眼的发生，但视力预后差。

- 随着玻璃体手术技术的进步，包括微切口玻璃体切割术，后部型 PFV 的手术治疗可有良好的美容效果和视功能改善。

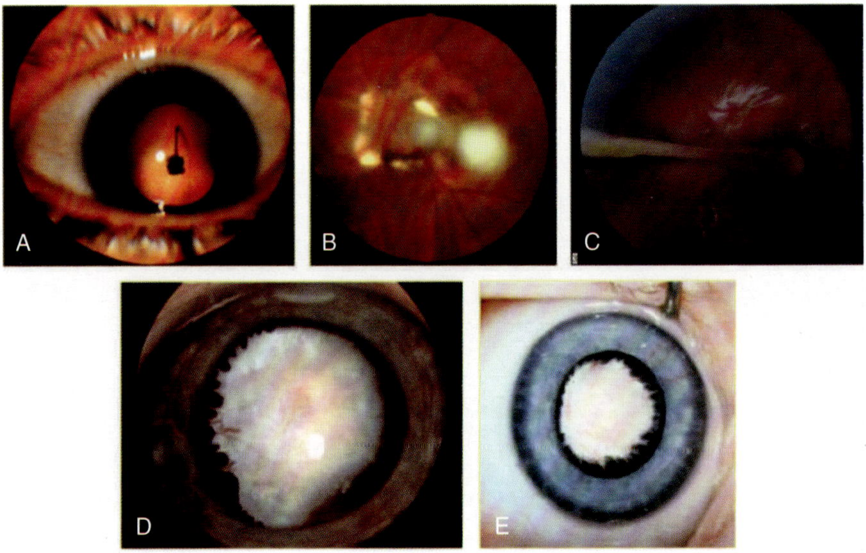

图 7-35　永存胚胎血管(PFV)，疾病谱。后部型 PFV(A~C)。可仅累及玻璃体(A)，仅累及后极(B)或镰状皱襞(C)。前部型 PFV(D，E)。常为小眼球，可见含血管膜的白色反光，并将睫状突拉向中央。(From the collection of William S. Tasman，MD.)

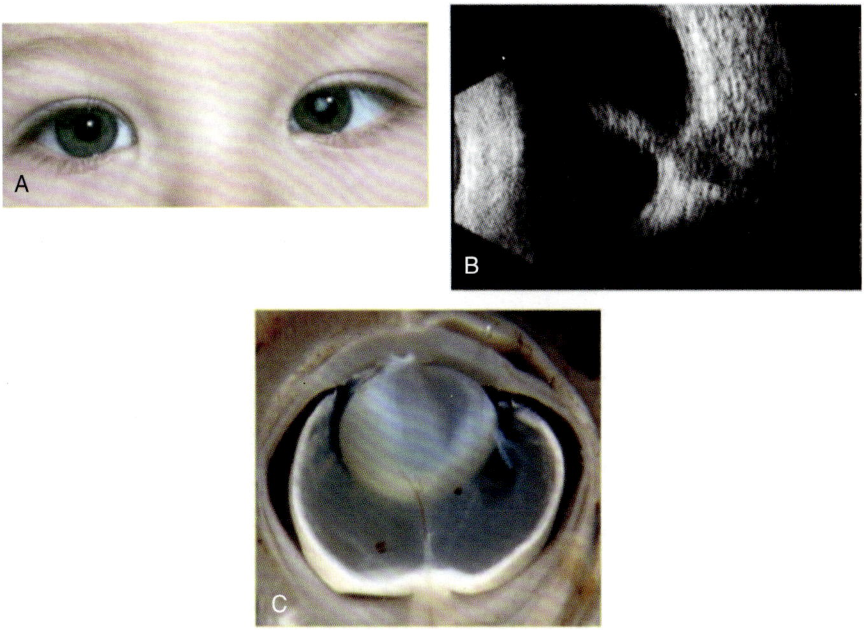

图 7-36　PFV。可出现白瞳症（A）。B 超显示有组织从视盘向前延伸至晶状体后囊膜（B）。病理标本显示从视盘至晶状体后的茎样组织(C)。

X连锁青少年性视网膜劈裂症

X连锁青少年性视网膜劈裂症是遗传性疾病，特征为弥漫性视网膜功能障碍，且所有患者的黄斑均呈轮辐状外观，约50%的患者出现视网膜神经纤维层劈裂。

流行病学和病因学

- 本病为双侧性遗传病，发生于男性。基因连锁分析将*RS1*基因定位于X染色体短臂（Xp22.1–p22.3区段），编码视网膜劈裂蛋白，该蛋白结合在感光细胞和双极细胞的表面，有助于维护视网膜的完整性。
- 视网膜电图有特征性b波降低（负波型ERG），提示Müller细胞功能障碍。
- 本病男性更常见，患病率在1/5000~1/20 000。

病史

- 患者可因黄斑改变而出现视力下降。
- 对家族史阳性者的常规检查可早期发现本病。
- 周边有严重病变的患者，隆起的神经纤维层失去支撑的视网膜血管撕裂，可导致玻璃体积血，视力骤降。

主要临床表现

- 黄斑中心凹劈裂见于所有患者，检眼镜检查看起来像轮辐状黄斑部病变（图7–37）。年长患者中黄斑轮辐状外观常被边界欠清的视网膜色素上皮改变取代。
- 50%的患者中有周边视网膜劈裂（图7–38），下方最常见，劈裂发生在神经纤维层。隆起的神经纤维层常出现裂孔（图7–39），致使失去支撑的视网膜血管发生撕裂，引起玻璃体积血。视网膜裂孔可引起孔源性视网膜脱离（图7–40）。
- 两眼表现常对称，但视功能可明显不对称。

相关临床表现

- 不常见的临床表现包括：牵拉性或渗出性视网膜脱离、视网膜劈裂扩展至黄斑、鼻侧或颞侧牵拉致黄斑异位、远视、白内障以及斜视。

鉴别诊断

- ROP。
- 视网膜色素变性。
- Norrie病。
- FEVR。
- 增强S–锥体综合征（Goldmann–Favre综合征）。

诊断性评估

- 无赤光照明下最适宜于观察黄斑

轮辐状外观，尽管它与黄斑囊样水肿的外观类似,但造影时无染料渗漏。

- 频域 OCT 显示的劈裂范围超出检眼镜检查所见,并可显示从神经纤维层至内核层的不同层间劈裂。也有报道视网膜神经纤维层变薄。
- 眼底自发荧光可能有助于与其他视网膜营养不良相鉴别。
- 因为患者常有选择性 b 波缺失，所以视网膜电图检查有用处。
- 检查家属，若发现患者将有助于诊断。

预后和处理

- 本病的黄斑部病变无特殊治疗。
- 2%多佐胺滴眼可使黄斑部劈裂减轻,但并非所有患者均有效,且起效可能需要数月时间。
- 玻璃体积血不吸收可做玻璃体切割术。
- 可尝试用巩膜扣带术或玻璃体切割术修复视网膜脱离。
- 可提供遗传咨询。
- 低视力助视器可能使患者受益。

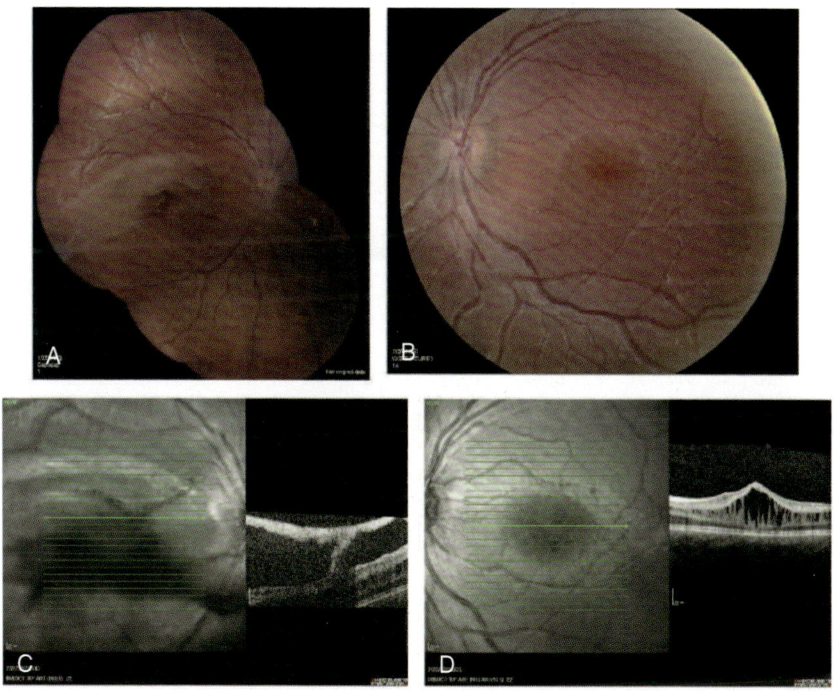

图 7-37 X 连锁青少年性视网膜劈裂症。(A)右眼显著的劈裂累及后极部,表面可能有视网膜前膜/玻璃体粘连。(B)左眼可见与中心凹劈裂一致的局部放射状条纹。(C,D)频域 OCT 显示视网膜内层劈裂。

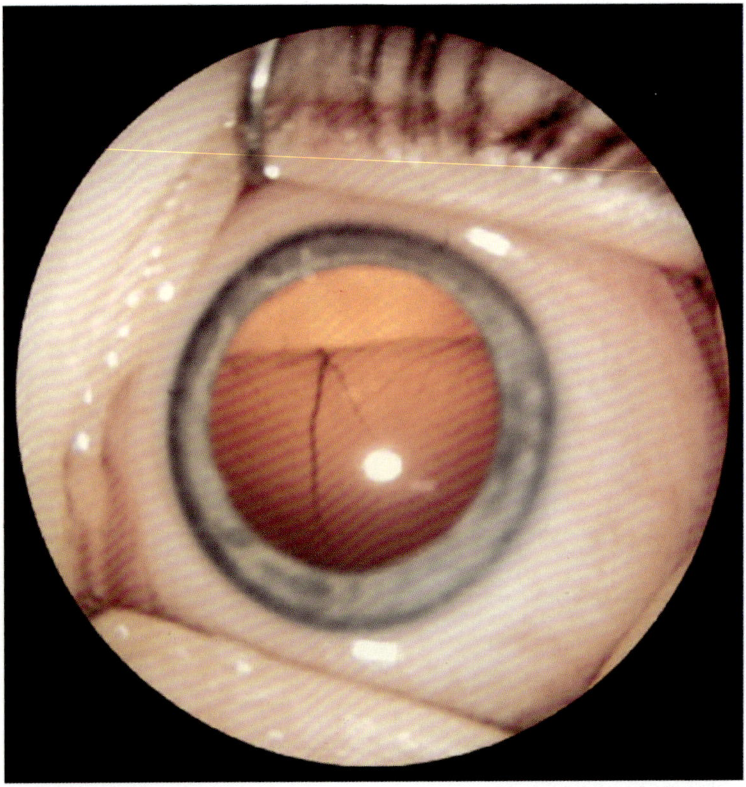

图 7-38 **X 连锁青少年性视网膜劈裂症。**高度隆起的大泡状周边视网膜劈裂。

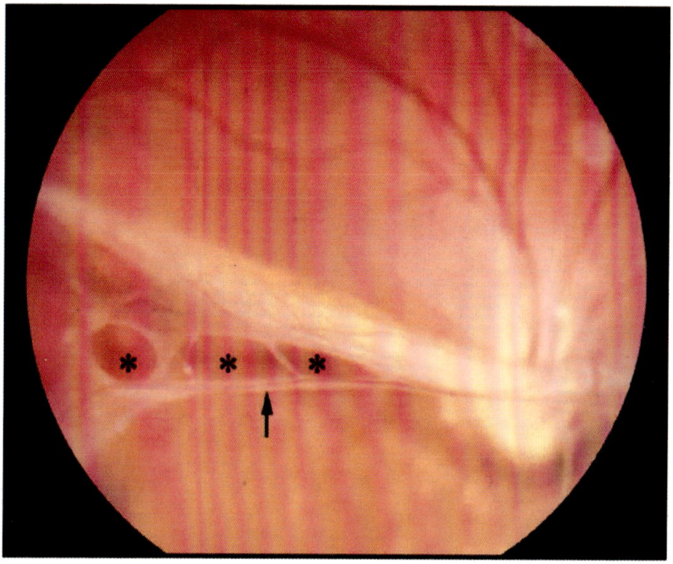

图 7–39　X 连锁青少年性视网膜劈裂症。 下方视网膜劈裂伴有大裂孔(星号)和失去支撑的视网膜血管(箭头)。

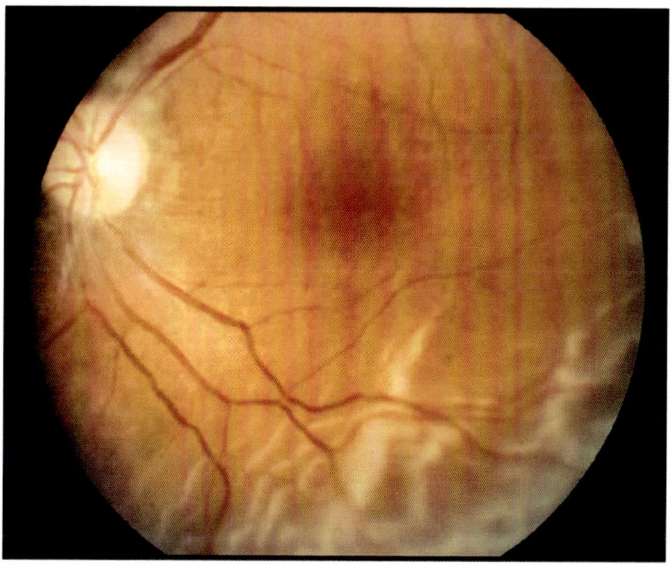

图 7–40　X 连锁青少年性视网膜劈裂症。 患者发生孔源性视网膜脱离。注意中心凹劈裂致使黄斑呈轮辐状外观。

Leber 先天性黑蒙

Leber 先天性黑蒙(LCA)是一组疾病,特征为从出生起视力严重丧失,并伴有眼球震颤和视网膜电图中视杆、视锥细胞反应严重受损。

流行病学和病因学

- LCA 是一种遗传性疾病,最常见为常染色体隐性遗传。
- 已知近 20 种基因突变可引起类似 LCA 的临床表型,但 30%~50%的病例无法确定遗传病因。
- 在儿童视网膜营养不良疾病中,本病约占 5%;在所有入学儿童失明者中,因本病所致的高达 20%。

病史

- 患儿常出现眼球震颤或斜视,但只有父母才可能注意到,婴儿自己还不能识别面部。

主要临床表现

- 临床表现可多样化,并伴有高度的表型变异性(图 7–41)。
- 眼底表现可从正常(图 7–41A)到轻度的视网膜受累,再到黄斑缺损(图 7–41B)或黄斑部病变,骨细胞样色素沉着(图 7–41C),其他不列举。
- 可出现严重的视力丧失、瞳孔反射迟钝或消失、水平性眼球震颤以及 ERG 有严重的视网膜功能障碍。

相关临床表现

- 许多患儿为高度远视。
- 常观察到光厌恶(畏光)、夜盲及眼指征象。
- 年龄较大的患儿可发生白内障或圆锥角膜。

鉴别诊断

- 白化病。
- 先天性静止性夜盲。
- Stargardt 病。
- 视锥细胞营养不良。
- 全色盲。

诊断性评估

- 因为患儿眼底外观可正常(图 7–41A),故眼底检查对诊断常无帮助。儿童时期可出现动脉变细、视盘苍白以及色素性变性(图 7–41C,D)。
- 电生理检查对于确诊是必要的。ERG 显示明视和暗视波形降低或记录不到。
- 基因检测。
- 某些基因型频域 OCT 可有特征性表现。

预后和处理

- 目前,FDA 已批准对 *RPE65* 基因突变 LCA 的基因疗法在美国的临床中应用。

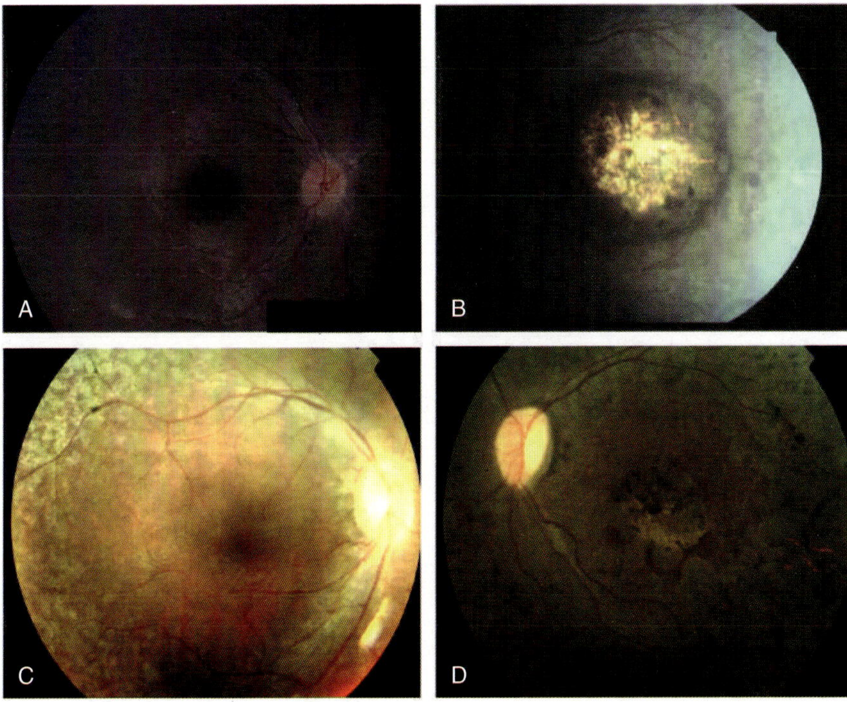

图 7-41 **Leber 先天性黑蒙，疾病谱**。本病有一系列表型，取决于特定的基因缺陷。*RPE65* 基因突变仅伴有轻度的内界膜异常(A)。"黄斑缺损"表型(B)。其他表型可有色素性改变为主(C)或脉络膜萎缩区(D)。(Image courtesy Alex Levin, MD.)

(陈亦棋 译 沈丽君 校)

第8章

外伤性与中毒性视网膜病变

Sonia Mehta, J. Luigi Borrillo, Carl D. Regillo

视网膜震荡

视网膜震荡是指眼球钝挫伤后视网膜变白，这种一过性病变可累及外层视网膜。感光细胞的损伤通常可逆。

流行病学

- 据统计，本病最常见于年轻男性。

病史

- 患者有眼球钝挫伤史。

临床表现

- 本病常无症状，累及黄斑时可出现视力下降。视网膜变白，但视网膜血管未受影响，数周内视网膜恢复正常外观(图 8-1)。当视网膜白色混浊消退后，偶尔有视网膜色素上皮改变，如点彩状改变或色素团块。
- 留意其他的眼外伤表现，如前房积血或轻微前房积血、脉络膜破裂、视网膜出血、锯齿缘离断、玻璃体基底部撕脱以及玻璃体积血。

鉴别诊断

- 其他类似于视网膜震荡的疾病包括视网膜分支动脉阻塞、不加压变白和视网膜浅脱离。

诊断性评估

- 根据眼底检查做出诊断。
- OCT 可显示损伤区感光细胞外节段反射增强。

预后和处理

- 视网膜白色混浊消退，不影响视力。但若发生黄斑区视网膜色素上皮撕裂，有时会出现视力永久性丧失。

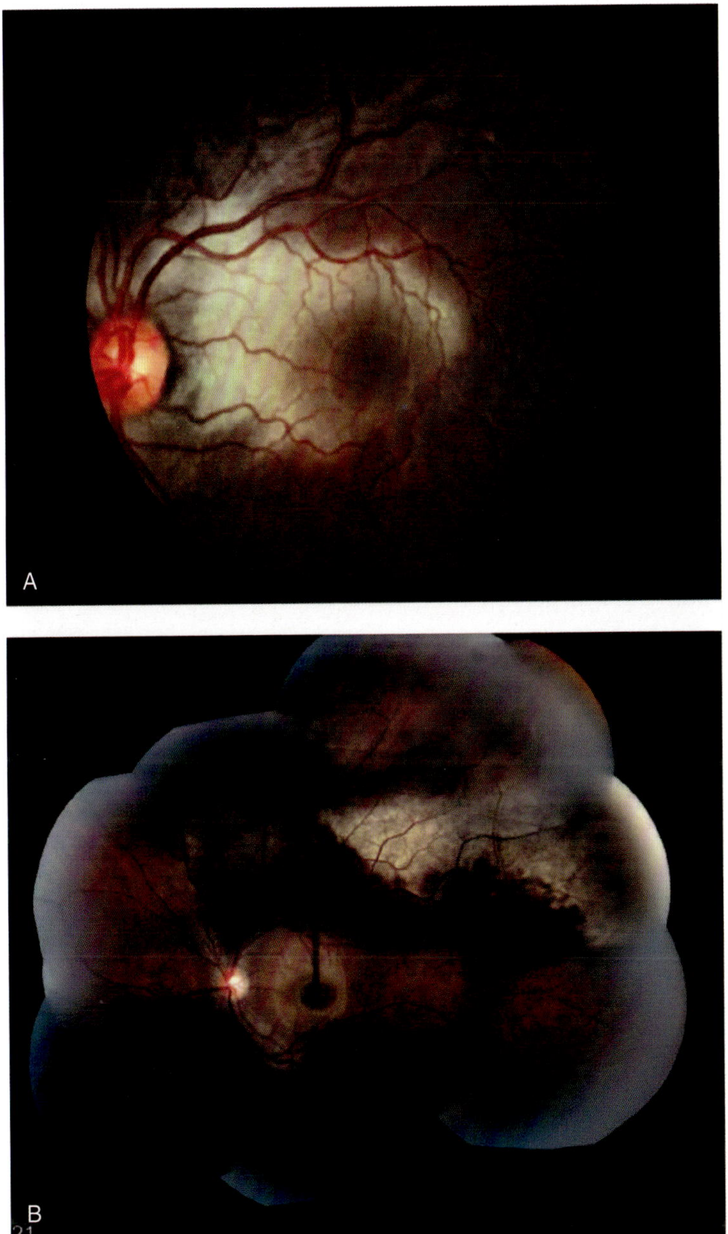

图 8–1 视网膜震荡。(A)视网膜震荡：钝挫伤后后极部外层视网膜变白。(B)周边部外层视网膜变白。

脉络膜裂伤

在这种外伤病变中，外伤性眼球压缩导致继发性脉络膜毛细血管层和Bruch膜的断裂。裂伤位于后极部，与视盘呈同心圆，常伴视网膜下和视网膜色素上皮下出血。

流行病学和病因学

- 脉络膜裂伤由外伤引起，最常见于年轻男性。

病史

- 患者有眼球钝挫伤史。

临床表现

- 特征性表现为视网膜下出血伴围绕视盘的白色新月形病灶(图8-2A)。急性期可伴有其他的钝挫伤表现，如前房积血、虹膜括约肌撕裂、视网膜震荡、玻璃体积血、视网膜裂孔、锯齿缘离断以及眼眶骨折。
- 以后撕裂边缘处可发生脉络膜新生血管(CNV)(图8-2B)。

鉴别诊断

- 近视的漆裂纹、血管样条纹可有类似外观。
- 其他的视网膜下出血病因，如CNV、视网膜大动脉瘤、Valsalva视网膜病变和贫血。

诊断性评估

- 根据眼底检查即可诊断。

预后和处理

- 视力预后取决于脉络膜裂伤与中心凹的位置关系，以及有无视网膜下或视网膜色素上皮下出血。
- 随访中随时都可能发生继发性CNV并导致视力丧失。

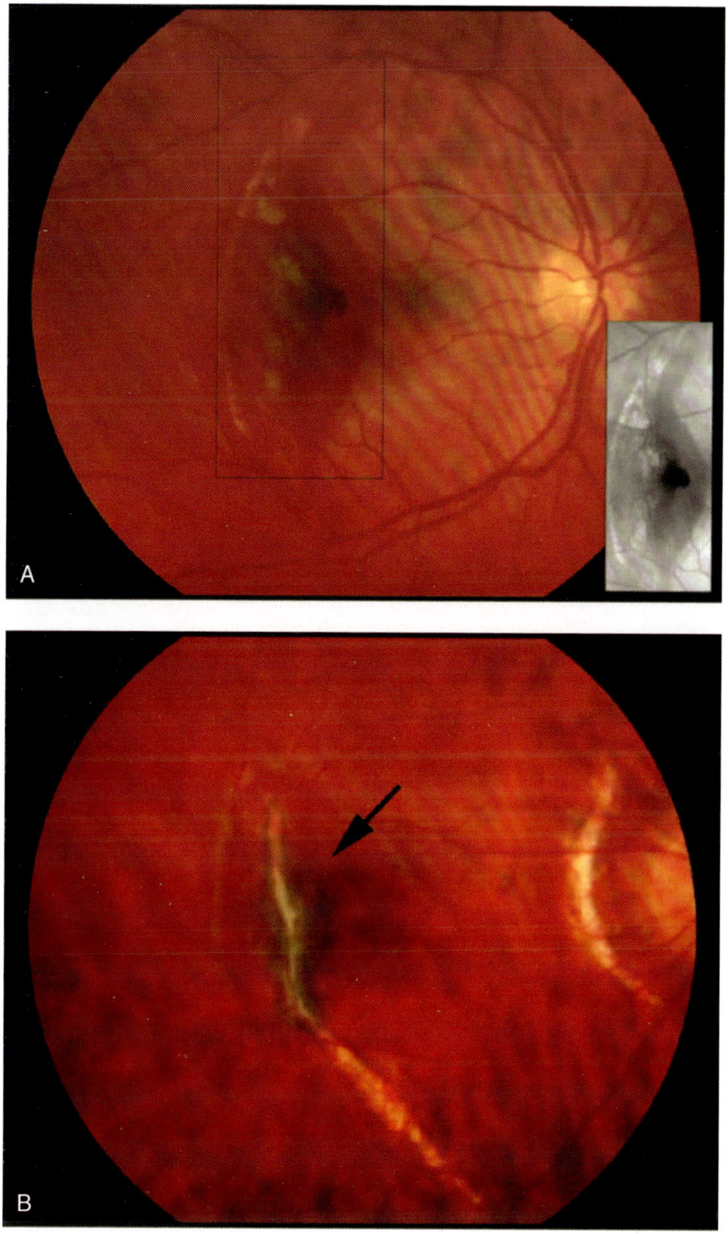

图 8-2　**脉络膜裂伤**。(A)脉络膜裂伤：黄斑区新月形病灶伴视网膜下出血(插图)。(B)陈旧性脉络膜裂伤：黄色新月形破裂处含色素的 CNV(箭头)，以及中心凹视网膜下液。

玻璃体基底部撕脱

本病指眼外伤引起的锯齿缘处玻璃体基底部与周边视网膜的分离,有时可见撕脱的玻璃体基底部漂浮在周边部。

流行病学和病因学

- 本病由外伤引起，常见于年轻男性。

病史

- 患者有眼球钝挫伤史。

临床表现

- 半透明、有时带色素的弯曲带状结构从周边视网膜上完全或不完全地分离出来(图 8–3)。
- 如有玻璃体基底部撕脱可以确诊眼外伤。
- 玻璃体基底部撕脱可伴有前房积血、虹膜括约肌撕裂、视网膜震荡、玻璃体积血、视网膜裂孔、锯齿缘离断和眼眶骨折。

鉴别诊断

- 玻璃体基底部撕脱需要与锯齿缘离断相鉴别。
- 其他与本病相似的疾病，包括陈旧性玻璃体积血。

诊断性评估

- 双目间接检眼镜结合巩膜压陷检查即可诊断。

预后和处理

- 无须治疗。应观察患者有无发生与眼外伤相关的继发性病变，如视网膜裂孔、房角后退型青光眼。

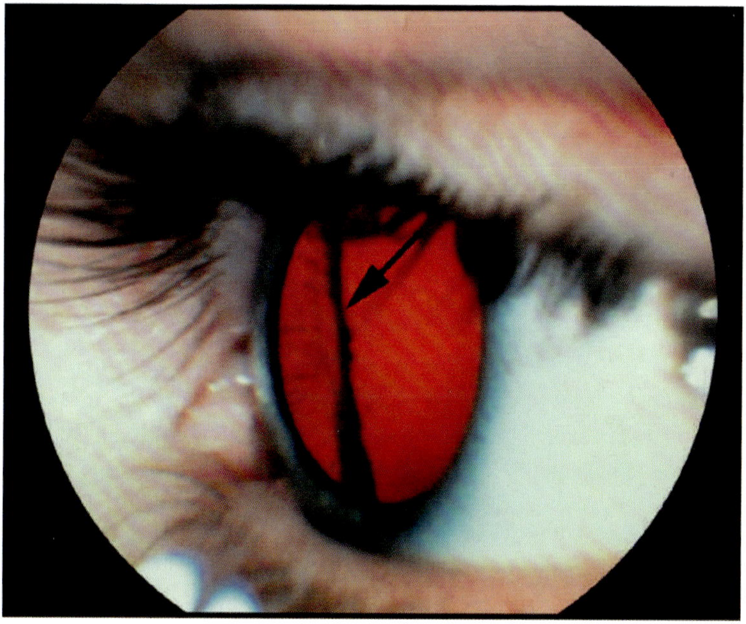

图 8-3 **玻璃体基底部撕脱**。鼻侧玻璃体基底部撕脱(箭头),是以前有过外伤的特异性指征。

日蚀性黄斑病变

本病指凝视太阳或裸眼观看日食引起中心凹感光细胞和视网膜色素上皮损伤，结果导致视力丧失。

流行病学

- 在裸眼观察日食的地区，发病率有增高趋势。在崇拜太阳的宗教团体中更常见。在美国日光浴人群中，本病与大气臭氧层缺失有关。

病史

- 患者有注视太阳的病史。

临床表现

- 黄斑中心凹反光异常。
- 通常情况下，中心凹处可见一边界清晰的黄色或红色斑点(图 8-4)。
- 后期中心凹或旁中心凹区域的视网膜色素上皮改变(局灶性色素沉着)可变明显。

鉴别诊断

- 假性黄斑裂孔、光损伤性黄斑病变、黄斑营养不良或变性可有相似表现。

诊断性评估

- 根据眼底检查即可诊断。
- 频域 OCT 显示中心凹外层视网膜和(或)视网膜色素上皮中断。
- FFA 显示黄斑正中心的非特异性视网膜色素上皮窗样缺损。

预后和处理

- 大多数患者视力恢复良好，但可能需要数周或数月时间恢复。
- 无须治疗。

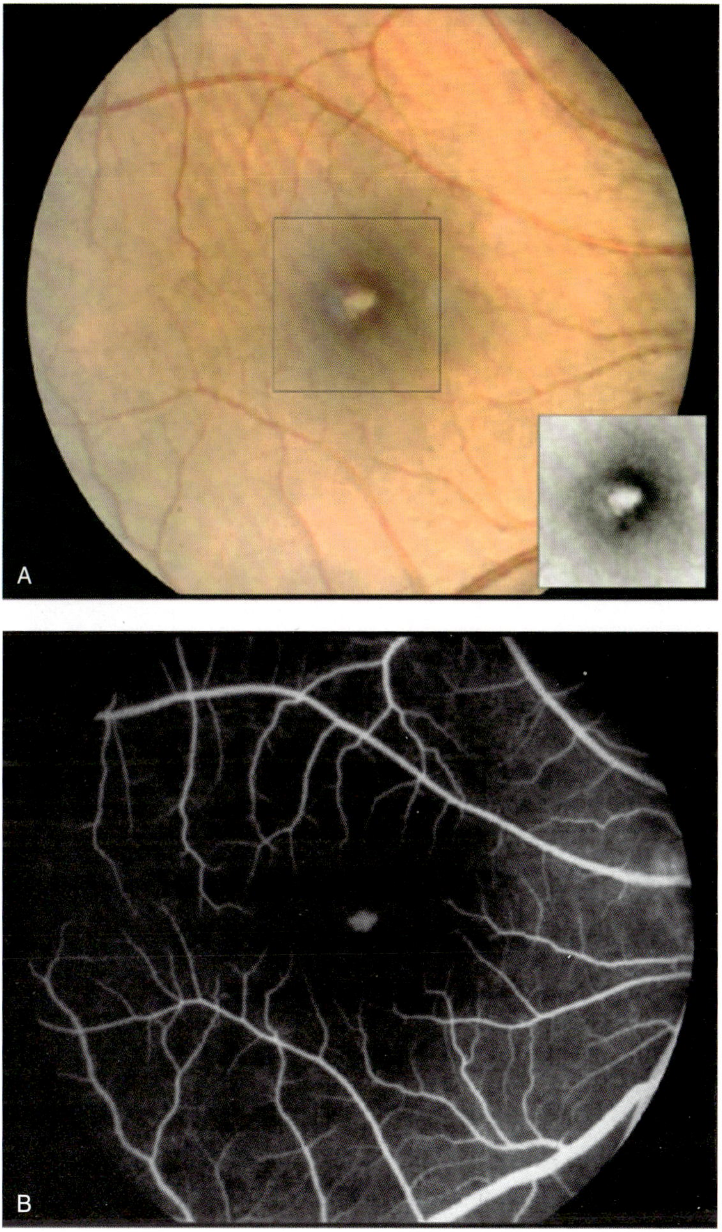

图 8-4　日蚀性黄斑病变。(A)眼底彩照显示中心凹深黄色病灶(插图)。(B)对应的 FFA 显示中心凹窗样缺损。(待续)

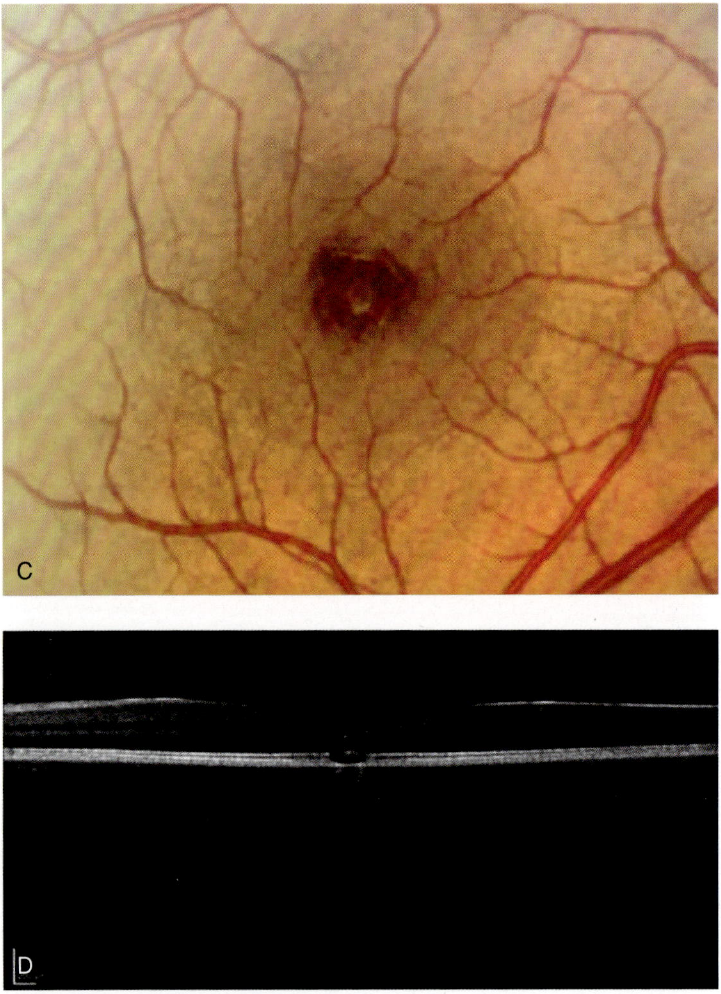

图 8-4(续) (C)急性日蚀性黄斑病变表现为中心凹黄色病灶伴有出血,视力为 20/30。(D)频域 OCT 中急性日蚀性黄斑病变的表现,注意外层视网膜中断和视网膜色素上皮萎缩。(B,Courtesy of Dr.Alexander J. Brucker. D,Courtesy of the Wills Eye Hospital collection,Philadelphia,Pennsylvania.)

Valsalva 视网膜病变

在 Valsalva 视网膜病变中，胸腔压力急剧升高引起眼部静脉压随之急剧升高，从而导致浅层毛细血管破裂，引发单侧或双侧视网膜出血或视网膜前出血。

流行病学

- 本病可发生于任何年龄段。

病史

- 患者通常有近期身体过度用力、咳嗽、呕吐或屏气用力（如便秘）的病史。

临床表现

- 后极部可见单处或多处视网膜内出血（常在内界膜下）（图 8-5）。出血如发生在中心凹，可有视力下降。
- 本病可伴有结膜下出血，严重玻璃体积血罕见。

鉴别诊断

- 视网膜大动脉瘤、糖尿病性视网膜病变、静脉阻塞、贫血、抗凝治疗、视网膜裂孔以及玻璃体后脱离伴玻璃体积血均与本病表现相似。

诊断性评估

- 根据眼底检查即可诊断。
- 浓密的玻璃体积血可做 B 超检查，以明确有无视网膜裂孔或视网膜脱离。
- OCT 显示出血在内界膜反射信号下方。

预后和处理

- 视力预后好。
- 大多数病例只需要观察，出血可自行吸收。
- 玻璃体积血长期不吸收可考虑玻璃体切割术（极少病例需要手术）。

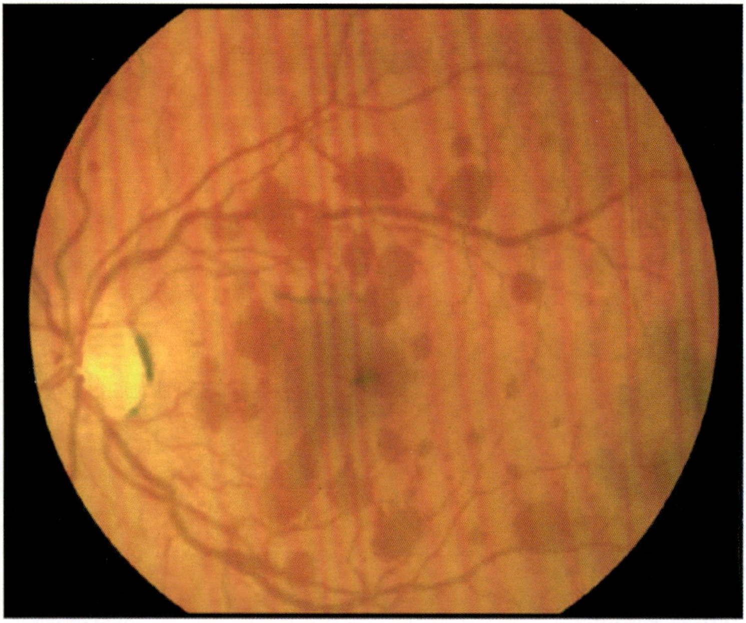

图 8-5 Valsalva 视网膜病变。黄斑区多处视网膜浅层出血。

摇晃婴儿综合征

本病指因虐待儿童引起的婴儿或幼儿眼内出血,伴有视力下降、死亡率上升。

流行病学

- 最常见于婴儿和学步儿童。

病史

- 发病前不久常有婴儿被多次暴力摇晃的病史，但通常很难从看护者处获得虐婴病史。看护者可能拒绝进一步检查。

临床表现

- 单眼或双眼(更常见)可见视网膜下、视网膜内或视网膜前出血(图 8-6A)。视网膜前出血通常呈球状而非扁平状(图 8-6B)。其他表现包括视力差、瞳孔对光反应迟钝。任一眼部表现均非特异性征象。
- 瘀斑、长骨及肋骨骨折、嗜睡或发育迟缓是常见的关联征象。患儿体检发现常与报告的致伤情形不符。

鉴别诊断

- 产伤:新生儿可见视网膜内出血,尤其是分娩中使用过产钳者。这种出血在数周内吸收，通常不会有神经损伤后遗症。
- 白血病和眼内感染可有与本病相似的眼部表现。

诊断性评估

- 临床检查：评估有无神经发育迟缓和虐待儿童的全身体征。
- 头颅 CT 评估有无颅内出血。
- 骨扫描对骨折更敏感，在检查全身骨骼的同时减少了儿童的射线暴露。根据骨扫描结果来决定进一步 X 线检查。
- X 线检查:不同愈合阶段的骨折,学会走路前的腿骨骨折(12 个月内的儿童)和后部肋骨骨折,均应高度怀疑虐待儿童。
- OCT:可观察到视网膜前出血、玻璃体视网膜牵拉、出血性黄斑视网膜劈裂。

预后和处理

- 应考虑请儿科会诊，评估有无虐待儿童。预后很大程度上取决于脑部损伤情况。瞳孔光反应迟钝、视力差以及视网膜出血者死亡率高,反之,视力好、瞳孔光反应正常者预后较好。

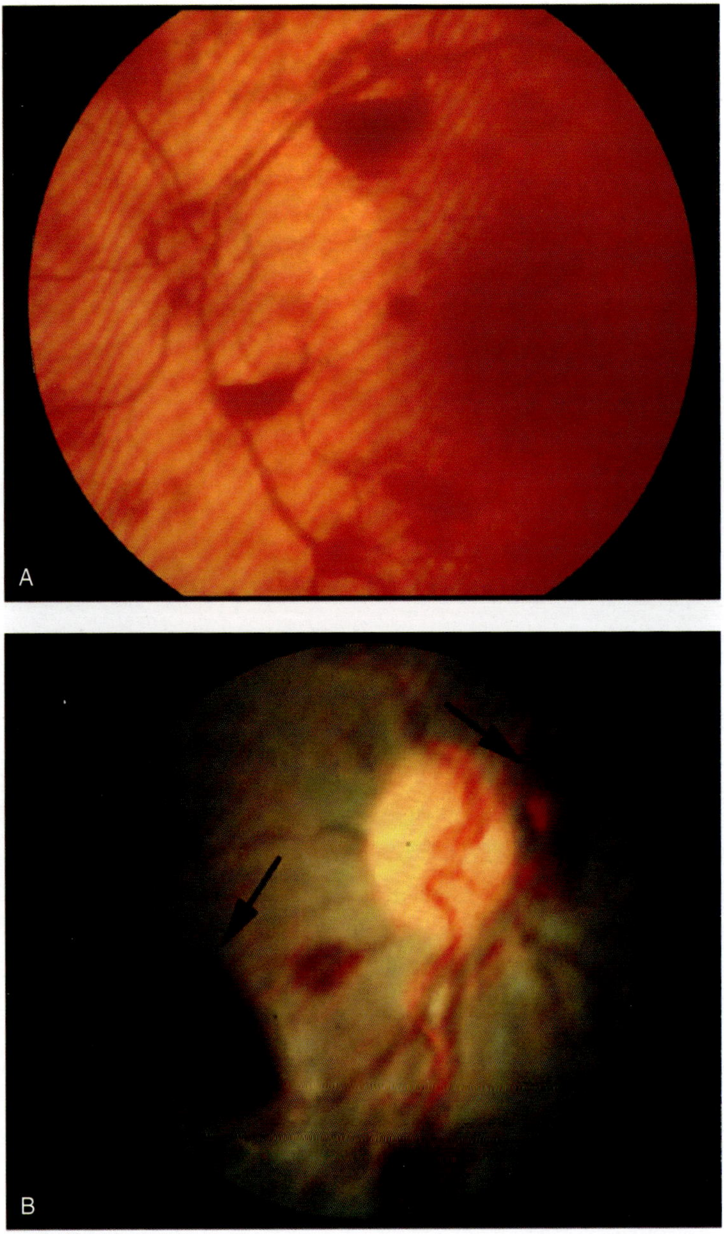

图 8-6 **摇晃婴儿综合征。**(A)后极部多处视网膜内和视网膜前出血。(B)注意视网膜前出血的球状特征(箭头)(A,Courtesy of Dr. Richard Spaide.)

Terson 综合征

Terson 综合征包含任何形式的眼内出血(通常是视网膜前出血或玻璃体积血),可由外伤引起,或者继发于自发急性颅内出血。

流行病学和病因学

- 本病可发生在任何年龄段。
- 颅内压骤升直接或间接地导致视盘旁毛细血管破裂。

病史

- 包括剧烈头痛或已知的急性神经系统疾病。

临床表现

- 患者可有不同程度的视力下降和多处视网膜出血,常为双侧性(图 8-7)。也可发生玻璃体积血，出血可浓密。
- 本病的其他眼部征象包括颅神经麻痹、后期出现的视网膜前膜或牵拉性视网膜脱离。
- 颅内出血通常位于蛛网膜下腔。自发性出血常由血管异常引起,如动脉瘤、动静脉畸形或动静脉瘘。

鉴别诊断

- 玻璃体后脱离伴玻璃体积血、视网膜静脉阻塞、视网膜裂孔、增殖性糖尿病性视网膜病变、Valsalva 视网膜病变以及视网膜大动脉瘤均与本病表现相似。

诊断性评估

- 需要做神经影像学检查，如 CT、MRI。玻璃体积血妨碍眼后节观察时,B 超检查可用于评估有无视网膜脱离或视网膜裂孔。OCT 表现可与 Valsalva 视网膜病变相似。

预后和处理

- 视力预后通常良好。
- 可有较高的病死率，取决于颅内出血的位置与严重程度。
- 应请神经外科会诊。
- 双眼玻璃体积血或致密出血不吸收时,可考虑玻璃体切割术。

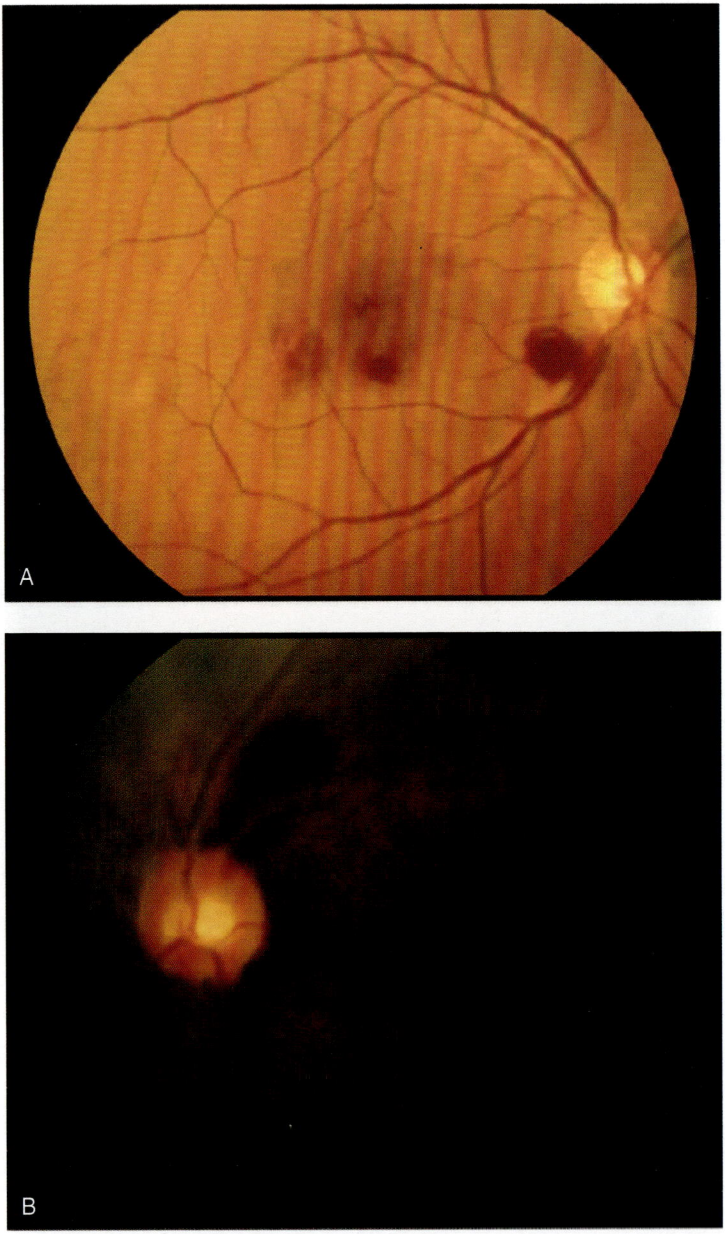

图 8-7 Terson 综合征。(A)急性蛛网膜下腔出血患者后极部多处视网膜和视网膜前出血。(B)Terson 综合征中更严重的视网膜出血和玻璃体积血。

Purtscher 视网膜病变

Purtscher 视网膜病变指继发于躯干或头部严重挤压伤的视网膜内出血和视网膜白色斑块，伴有视力下降。眼底征象集中在视盘周围区域，可为单侧性或双侧性。

流行病学和病因学

- 可发生在任何年龄段。
- 血管内皮损伤导致血管内凝血和粒细胞聚集，伴有微血栓形成。

病史

- 有挤压伤病史。

临床表现

- 发病急，单眼或双眼严重的视力丧失。
- 棉绒斑分布在以视盘为中心的区域，出血、渗出和视网膜水肿常见。
- 眼底征象可在数周内消退（图 8-8A）。
- 晚期可出现视神经萎缩。

鉴别诊断

- 本病应与 Purtscher 样视网膜病变相鉴别，后者也因多种成分的微栓子引起相似的眼底表现，但微栓子是因一系列全身性疾病所致，如胰腺炎、羊水栓塞、胶原血管病、血栓性血小板减少性紫癜和长骨骨折（图 8-8B）。
- 视网膜中央动脉、静脉阻塞也有与本病相似的眼底表现。

诊断性评估

- 必要时做胸部和长骨 CT 检查。
- FFA 通常显示视网膜缺血。
- OCT 显示视网膜神经纤维层水肿和视网膜下液。

预后和处理

- 50%的患者可出现永久性视力丧失，无须特殊治疗。

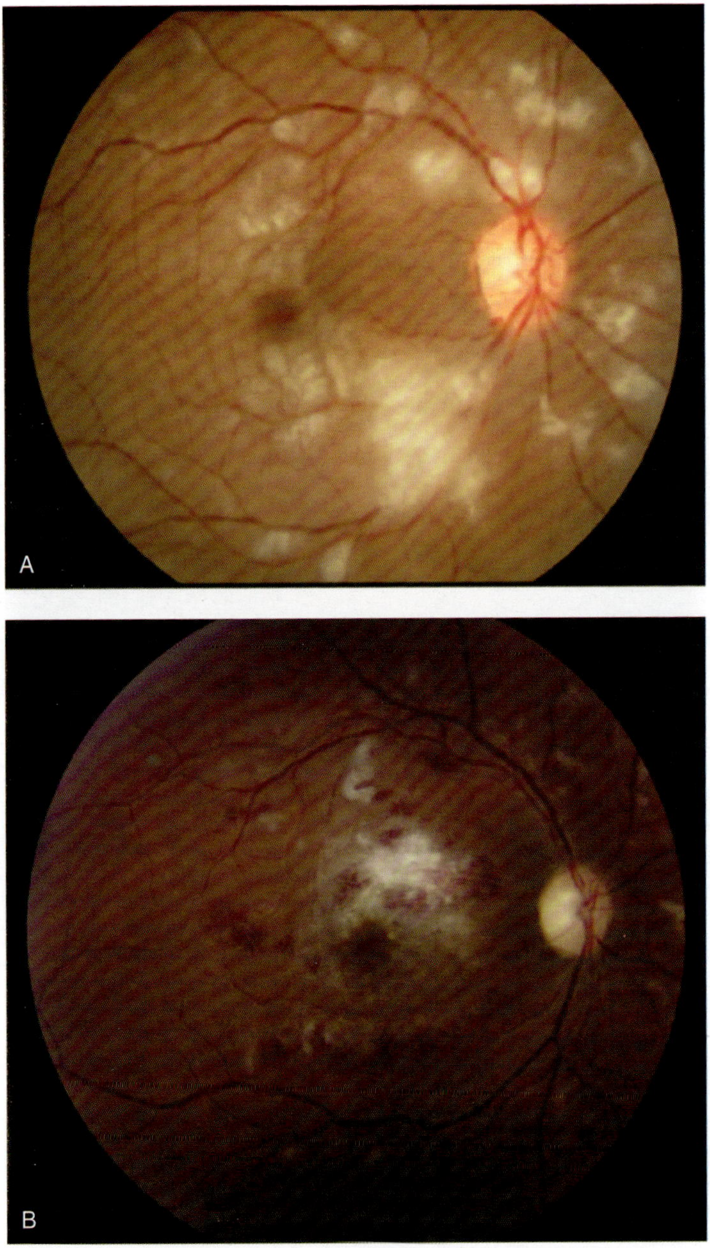

图 8-8 Purtscher 视网膜病变。(A)大面积胸部外伤患者,多发的棉绒斑围绕在视盘周围。(B)Still 病男性患者,多发的棉绒斑、出血和黄斑梗死。

外伤性黄斑裂孔

本病指眼球钝挫伤后发生黄斑全层裂孔。

流行病学和病因学

- 可发生在任何年龄段。
- 玻璃体牵拉、视网膜挫伤坏死或直接因眼球变形而导致中心凹组织缺损。

病史

- 有近期眼球钝挫伤史或挥鞭伤史。

临床表现

- 眼底检查可见边界不规则的全层黄斑裂孔，常可观察到黄斑区色素性改变(图 8-9)以及 Watzke-Allen 征阳性。
- 其他相关征象可能包括黄斑下出血、脉络膜裂伤、视网膜震荡或玻璃体积血。
- 不大可能发生玻璃体后脱离。

鉴别诊断

- 日蚀性视网膜病变。
- 非外伤性黄斑裂孔。
- 继发于视网膜前膜的假性黄斑裂孔。

诊断性评估

- 有必要做仔细的裂隙灯三面镜检查。
- FFA 可能显示中心凹强荧光点，与裂孔处视网膜色素上皮缺损对应。
- OCT 将显示中心凹视网膜神经上皮层全层缺损。

预后和处理

- 视力预后不一。
- 文献已有报道年轻患者的外伤性黄斑裂孔可自行闭合，但极少见。
- 近期一项系列研究提示黄斑裂孔手术可能有益，据报道 64%的患者视力达到 20/50 以上。

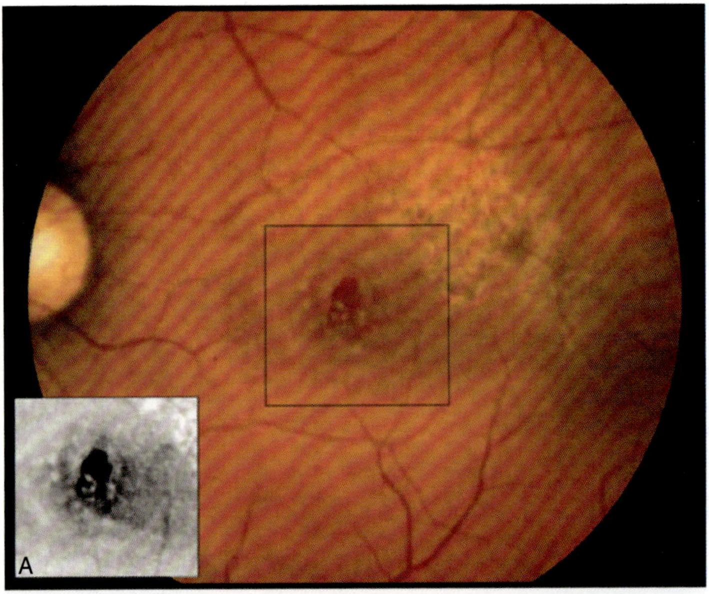

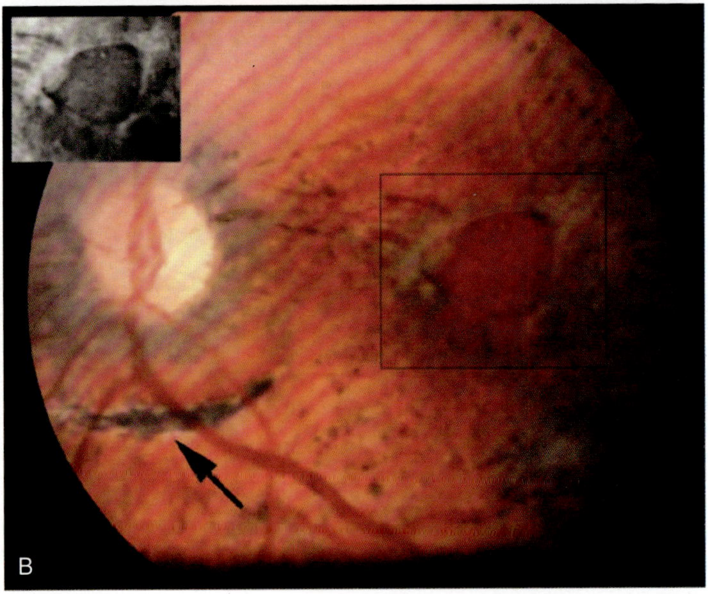

图 8-9 **外伤性黄斑裂孔。**(A)小的、不规则全层黄斑裂孔(插图),伴黄斑区视网膜色素上皮改变。(B)较大的、不规则外伤性黄斑裂孔(插图),伴明显的视网膜色素上皮改变和视盘下方的脉络膜裂伤(箭头)。

弹伤性脉络膜视网膜病变

本病是非穿透性高速弹射物的震荡性冲击力引起的脉络膜和视网膜全层裂伤。

流行病学和病因学

• 最常见于年轻男性。

• 高速弹射物产生的冲击波可致使脉络膜和视网膜破裂，但巩膜保持完整。伤口组织缺损处随后被纤维组织修复取代。

病史

• 患者有眼眶部遭受高速弹射物击中的病史，如玩具枪的 BB 弹。

临床表现

• 视力不一。急性期可有视网膜前、视网膜内或视网膜下出血，以及玻璃体积血(图 8–10A)。随后，病灶呈“爪样”分支状外观(图 8–10B)。透过脉络膜和视网膜的全层缺损处，可见裸露的巩膜。弹伤病灶通常位于眼底周边，与弹射物路径相一致。这些区域常被出血掩盖。

• 破裂处随后出现纤维增殖，当遮挡的出血吸收后即可见。常伴有眶内异物。

鉴别诊断

• 应排除眼球破裂伤。

• 脉络膜裂伤可与本病表现相似，但其常位于后极部。

诊断性评估

• CT 检查很重要，可评估眼球完整性、眼眶或中枢神经系统的损伤情况以及有无眶内异物。

预后和处理

• 视力预后取决于破裂的位置。若病灶累及黄斑，视力预后较差。

• 初期处理为非手术性处理。随后的瘢痕修复过程常可封闭破裂伤口，不大可能发生视网膜脱离。若发生视网膜脱离或玻璃体积血长期不吸收，可考虑手术治疗。

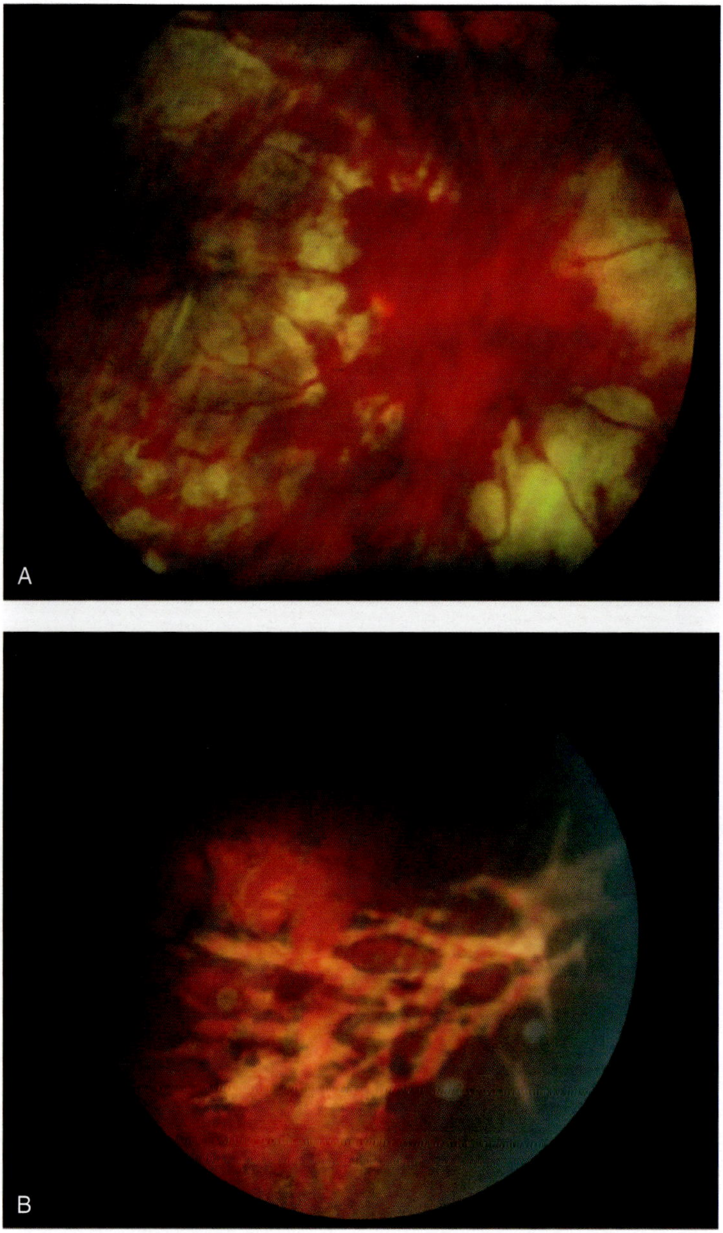

图 8-10 **弹伤性脉络膜视网膜病变。**(A)眼眶异物伤患者的后极部视网膜发白和视网膜前出血。(B)子弹高速穿过眶内眼球附近，导致“爪样”脉络膜视网膜瘢痕。

眼内异物

眼内异物(IOFB)指穿通伤引起的眼内异物存留。

流行病学和病因学

- 最常见于年轻男性。
- 异物可成为眼内炎或严重炎症反应的源头。
- 眼内异物也可继发增殖性玻璃体视网膜病变或异物毒性的迟发效应。

病史

- 很多时候都有眼球穿通伤史。
- 可问询出锤击、磨削或其他致伤情形中出现异物感的病史。农村背景下受伤时,发生继发性眼内炎的风险更高。

临床表现

- 视力不一。可见明显或不易发现的 IFOB 入口(图 8-11A)。其他的异物相关征象包括扇形的角膜微囊样水肿区、瞳孔不规则、虹膜透照缺损、低眼压、眼内炎症或玻璃体积血。晚期征象包括眼内炎、虹膜异色症、白内障或角膜沉着物。
- 植物、铁、铜以及钢等物质可引起强烈的炎症反应或感染。镍、铝和汞倾向于引起轻度炎症反应。玻璃、碳、陶瓷、银和铂是惰性物质。

鉴别诊断

- 眼内炎和葡萄膜炎的表现可与 IFOB 相似。

诊断性评估

- 检测非有机性异物时,眼眶 CT 是可以选择的影像学检查,但对小的有机性异物如木头或植物性物质可漏检。
- 当后极部无法观察时,B 超可检测 IFOB、视网膜裂孔或视网膜脱离(图 8-11B)。
- 连续视网膜电图检查可评估残留金属异物的毒性。

预后和处理

- 预后很大程度上取决于 IFOB 的位置和性质。修补破裂的眼球应放在第一位。24 小时内行玻璃体切割术及时取出 IFOB,可减少眼内炎的发生率。
- 眼内异物处理时中应注意以下几点:
  - 对无法解释的单眼葡萄膜炎,总要考虑 IFOB 引起的伪装综合征。
  - 层厚 1mm 的经眼球及眼眶 CT 扫描是最好的成像扫描方式。MRI 对木质和有机异物成像更好。
  - 铜、铁和钢引起最强烈的眼内炎症反应。
  - 手术取出眼内异物属于急诊,越早越好。据估计,IFOB 引起眼内炎的发生率高达 20%。
- 对于植物、铜、铁、钢或惰性物质有

化学毒性镀层,推荐及时手术取出。某些金属异物用磁铁取出可能更方便。

- 如果高度怀疑眼内炎，应全身和玻璃体腔内使用抗生素。

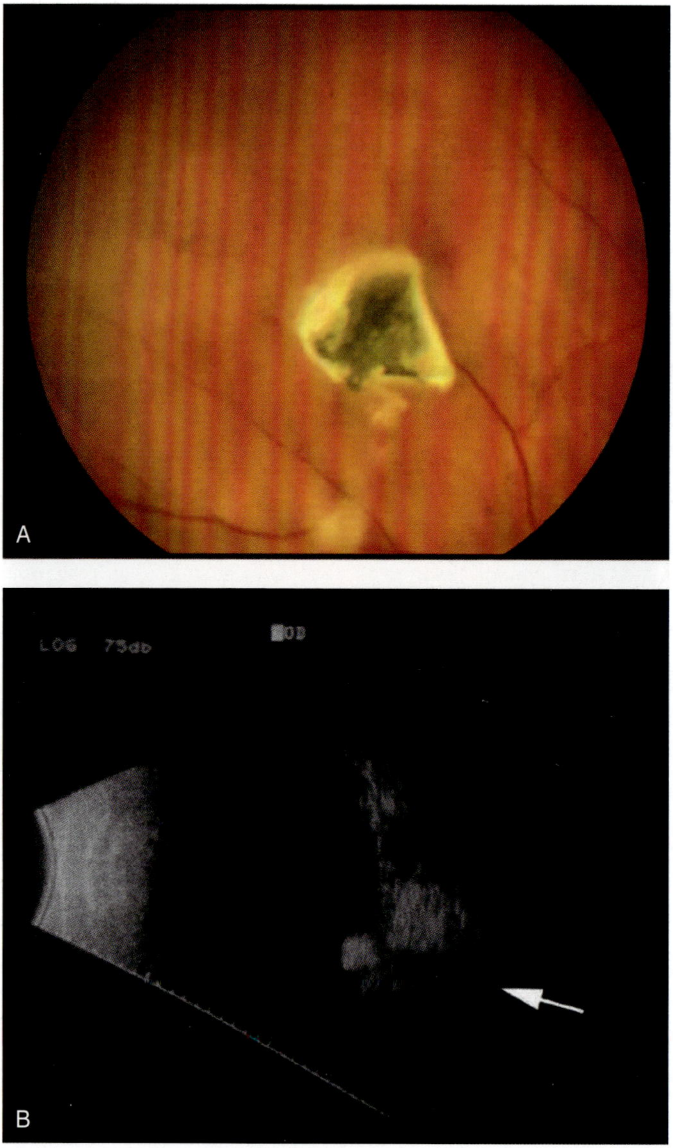

图 8-11 **眼内异物(IFOB)。(A)**视网膜周边部的金属异物。**(B)**B 超显示 IFOB 后方声影(箭头)。

晶状体全脱位

晶状体全脱位是由于晶状体悬韧带断裂造成晶状体全部移位到前房或玻璃体腔。

流行病学

- 在外伤情形中最常见于年轻男性。存在家族性或代谢性悬韧带脆弱者也容易发生晶状体全脱位。

病史

- 常有眼球钝挫伤史。患者通常因晶状体异位而有显著的视力下降。

临床表现

- 视力下降，并可见位于前房或后极部的晶状体(图 8-12)。其他关联征象可包括虹膜震颤、前房深度异常、眼睑瘀斑、玻璃体积血或眼眶骨折。
- 患者可能具有某些身体特质，致使本病发生，如马方综合征或 Weill-Marchesani 综合征，不一一列举。

鉴别诊断

- 除严重钝挫伤外，可诱发晶状体全脱位的疾病包括：
  - 马方综合征：患者常较高，可有蜘蛛指(趾)。心脏检查很重要，可评估主动脉瘤或心功能不全的情况。
  - Weill-Marchesani 综合征：患者身材矮小，患有癫痫，球形晶状体，短指(趾)，并可有听力下降。
  - 高胱氨酸尿症：患者可有马方综合征样表现、血栓形成(尤其是在全身麻醉时)和智商低于平均值。
  - 其他疾病：梅毒、亚硫酸氧化酶缺乏症、高度近视、Ehlers-Danlos 综合征以及无虹膜症，也可能是晶状体全脱位的病因。

诊断性评估

- 存在玻璃体积血时，B 超检查可评估晶状体的位置和视网膜脱离情况。
- 如怀疑患有马方综合征、高胱氨酸尿症、梅毒或其他的诱发疾病，可请内科会诊。

预后和处理

- 可考虑保守治疗，如观察和佩戴接触镜。对晶状体脱入前房引起青光眼的患者，处理包括一系列步骤，散瞳、取仰卧位，试图让晶状体落入玻璃体腔。
- 晶状体无法落入玻璃体腔或晶状体囊膜破裂者，需要行玻璃体切割术联合晶状体切除术。

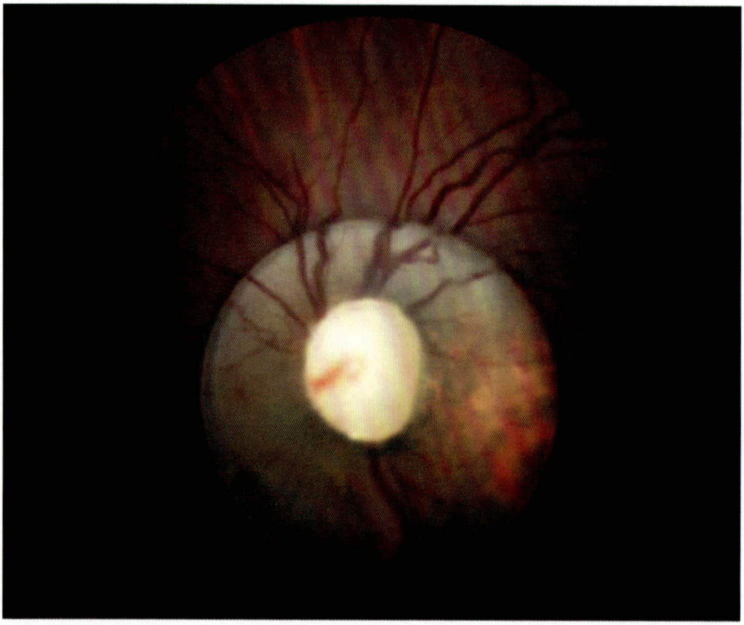

图 8-12 **晶状体全脱位**。青光眼患者视盘前可见一完整的晶状体。(Courtesy of the Wills Eye Hospital collection, Philadelphia, Pennsylvania.)

滑石粉视网膜病变

滑石粉视网膜病变指静脉吸毒者出现视网膜内黄色折光物质，尤其是那些使用碾碎药片或粉剂的吸毒者。

流行病学和病因学

- 本病可发生于任何年龄段。
- 注射毒品中的滑石粉成分随静脉血流迁移到肺，再到视网膜小动脉。

病史

- 患者有长期吸毒史。可能采集到静脉注射碾碎的哌甲酯药片的病史。

临床表现

- 全视网膜可见不规则的折光物质(血管内)，尤其是黄斑区内(图 8–13)。
- 其他可见的眼内征象包括视网膜周边部(或视盘)新生血管、黄斑皱褶或纤维化，或玻璃体积血。
- 皮肤检查可发现静脉吸毒的证据。

鉴别诊断

- 滑石粉视网膜病变需要与其他原因引起的结晶样视网膜病变相鉴别，如下：
  - 角黄素中毒：患者可有口服防晒药物史，总累积剂量通常超过 19g。
  - 使用他莫昔芬(三苯氧胺)：常有乳腺癌病史，使用抗雌激素药物累积剂量至少 7.7g。
- 视网膜栓子继发于颈动脉阻塞疾病或心脏瓣膜病，颈动脉或心脏超声检查可显示栓子的来源。
- 视网膜内结晶。
  - 滑石粉颗粒(静脉吸毒)。
  - 胆固醇(Hollenhorst 斑)或其他类型栓子。
  - 角黄素摄入(口服防晒药物)。
  - 他莫昔芬。
  - 甲氧氟烷麻醉。
  - 胱氨酸病。
  - 中心凹旁毛细血管扩张(Singerman 点)。
  - 视网膜内脂质(硬性渗出)。
- 视网膜下结晶(常伴有 RPE 改变)。
  - 钙化的玻璃膜疣。
  - Bietti 结晶样角膜黄斑营养不良。

诊断性评估

- FFA 可显示周边视网膜无灌注区。
- OCT 可显示对应于视网膜内层结晶样沉着物的高反射颗粒。

预后和处理

- 视力预后不一。在长期静脉吸毒者中，视力下降的原因可为黄斑部视网膜毛细血管无灌注区或玻璃体积血。
- 视力下降也可继发于静脉滥用哌甲酯引起的黄斑纤维化。周边部激光光凝可使视网膜新生血管消退。

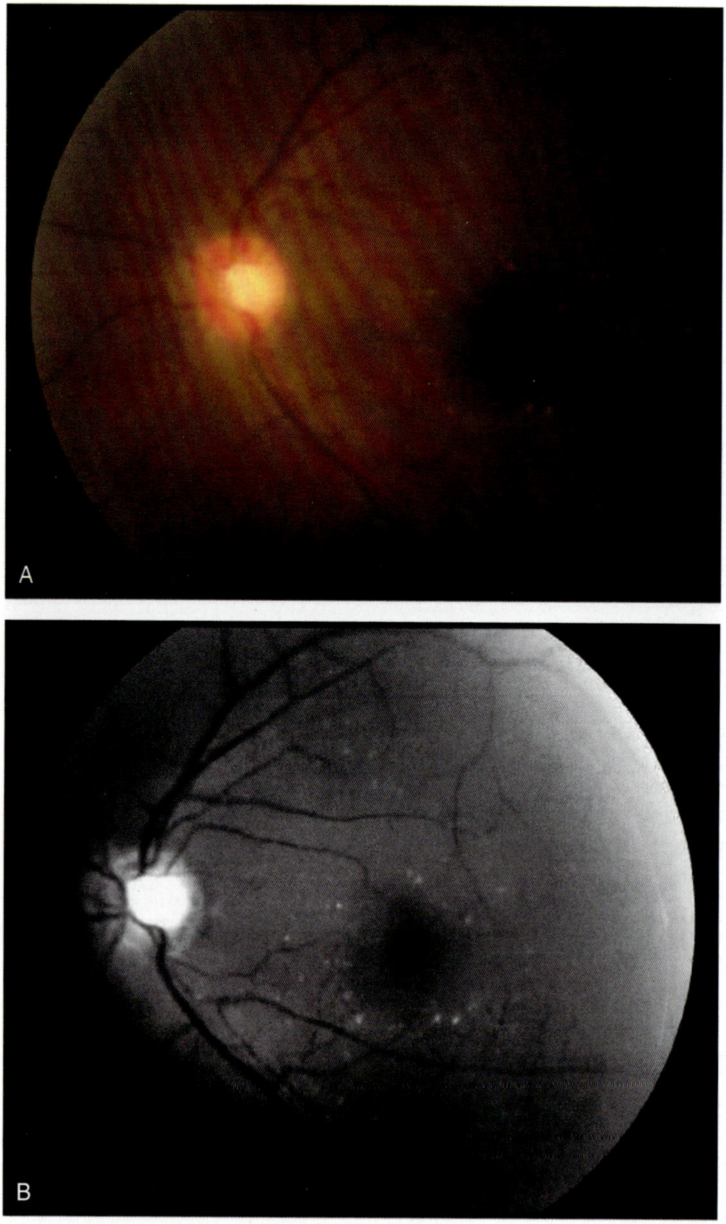

图 8-13 滑石粉视网膜病变。(A)眼底彩照显示视网膜内黄色折光颗粒。(B)无赤光眼底照中黄斑区折光沉着物更突出。

氯喹或羟氯喹中毒性视网膜病变

本病指由于长期每日摄入氯喹或羟氯喹引起的视网膜色素上皮和视网膜神经上皮损伤。

流行病学

• 本病发生在服用氯喹治疗疟疾者和服用羟氯喹治疗风湿性关节炎或系统性红斑狼疮者中。与氯喹相比，羟氯喹引起视网膜病变的可能性较小。

病史

• 大剂量羟氯喹（推荐每日最大剂量≤5mg/kg 体重）或氯喹（推荐每日最大剂量≤2.3mg/kg 体重）用药史。

• 用药时间长：对于推荐剂量，达到 5 年用药时间 1%出现毒性，10 年为 2%，20 年后为 20%。

• 伴发肾脏疾病。

• 他莫昔芬用药。

临床表现

• 视力不一。

• 先有中心凹反光异常和轻度的中心凹旁视网膜色素上皮点彩状改变，以后发生围绕中心凹区域的视网膜色素上皮萎缩环，即典型的“牛眼”样黄斑病变(图 8-14)。中心凹下视网膜色素上皮紊乱与视力下降有关。

• 在亚裔患者中，典型的“牛眼”样黄斑病变可不出现。在这些患者中，早期损害更可能发生在周边部，累及黄斑区外邻近血管弓的区域。

• 旁中心暗点是氯喹或羟氯喹中毒性视网膜病变的最早期征象，其出现可先于眼底征象。

• 其他征象包括视网膜血管变细和角膜线状变性。患者可有类风湿性关节炎或系统性红斑狼疮的全身表现。

鉴别诊断

• 视锥细胞营养不良。

• 氯喹或羟氯喹中毒。

• 良性同心环状黄斑营养不良。

• Spielmeyer-Vogt-Batten 病。

• Stargardt 病。

• 年龄相关性黄斑变性(AMD)。

• 开窗光泽黄斑营养不良。

诊断性评估

• Amsler 方格表检查可早期发现视野暗点。

• 色觉检查可发现色觉障碍。

• 使用红光的 Humphrey 视野计检查可能是发现旁中心暗点的最敏感方法。

• 在非亚裔患者中，频域 OCT 显示中心凹旁视网膜的椭圆体带变薄，而在亚裔患者中，这种改变发生在血管弓附近(图 8-15)。

• 眼底自发荧光显示自发荧光增强区，早于频域 OCT 发现病变。疾病后期因视网膜色素上皮萎缩而表现为低自发荧光区。

• 多焦视网膜电图显示中心凹旁或黄斑区外反应幅度下降。

• 疾病后期，FFA 显示黄斑区视网膜色素上皮窗样缺损。

筛查

• 服药者需要做基础眼底检查以明确是否存在黄斑病变。若患者用药剂量适宜且不存在视网膜毒性相关风险因素，可在用药 5 年后再开始年筛查。

• 基础筛查包括自动视野和频域 OCT 检查，亚裔患者的评估范围应包括黄斑中心外的区域。

• 多焦视网膜电图(mfERG)可明确视野缺损可疑区域。

• 筛查目的是在极早阶段发现明确的毒性迹象并及时停药，以预防发生视力损害。氯喹和羟氯喹用药中采用较低的日用剂量似乎有其合理性。

预后和处理

• 发现药物毒性后及时停药，可避免对视网膜和 RPE 的进一步损伤。

• 轻度的视网膜色素上皮改变可恢复正常，重新获得良好视力，但疾病晚期患者即便停药，病情仍可进一步恶化，并伴有视力丧失。

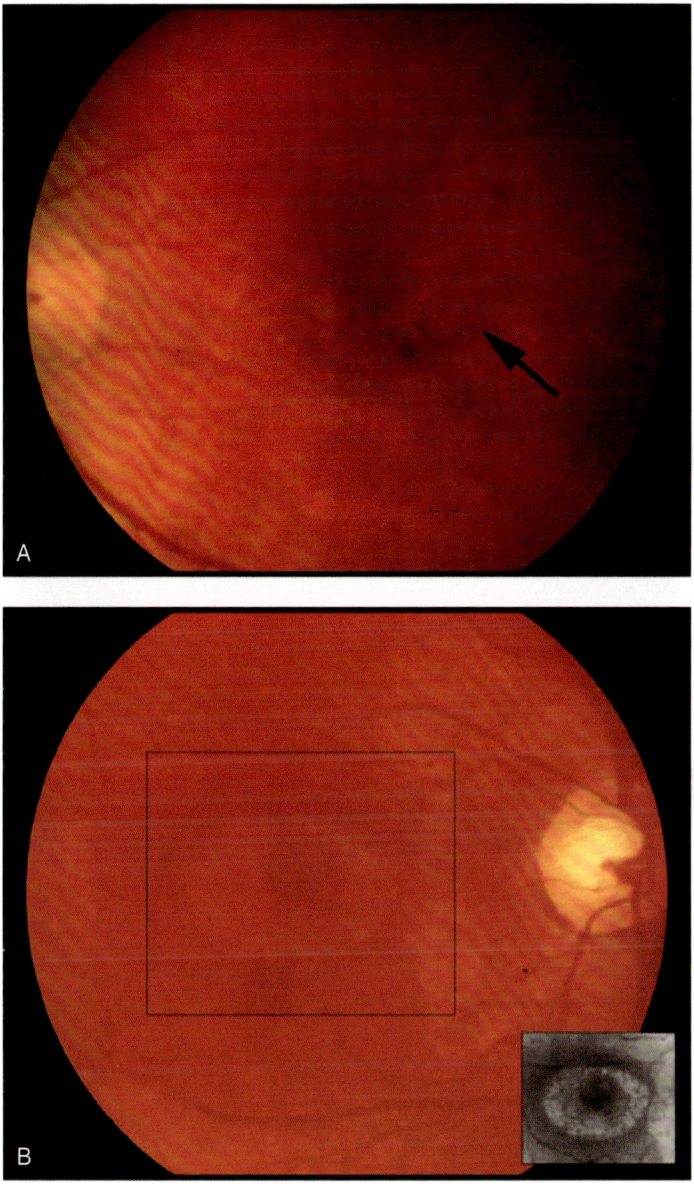

图 8-14　**氯喹中毒性视网膜病变。**(A)长期服用氯喹者不易发现的中心凹旁视网膜色素上皮改变(箭头)。(B)氯喹中毒性视网膜病变的牛眼样黄斑病变(插图)。(A, Courtesy of Dr. Alexander J. Brucker; B, courtesy of the Wills Eye Hospital collection, Philadelphia, Pennsylvania.)

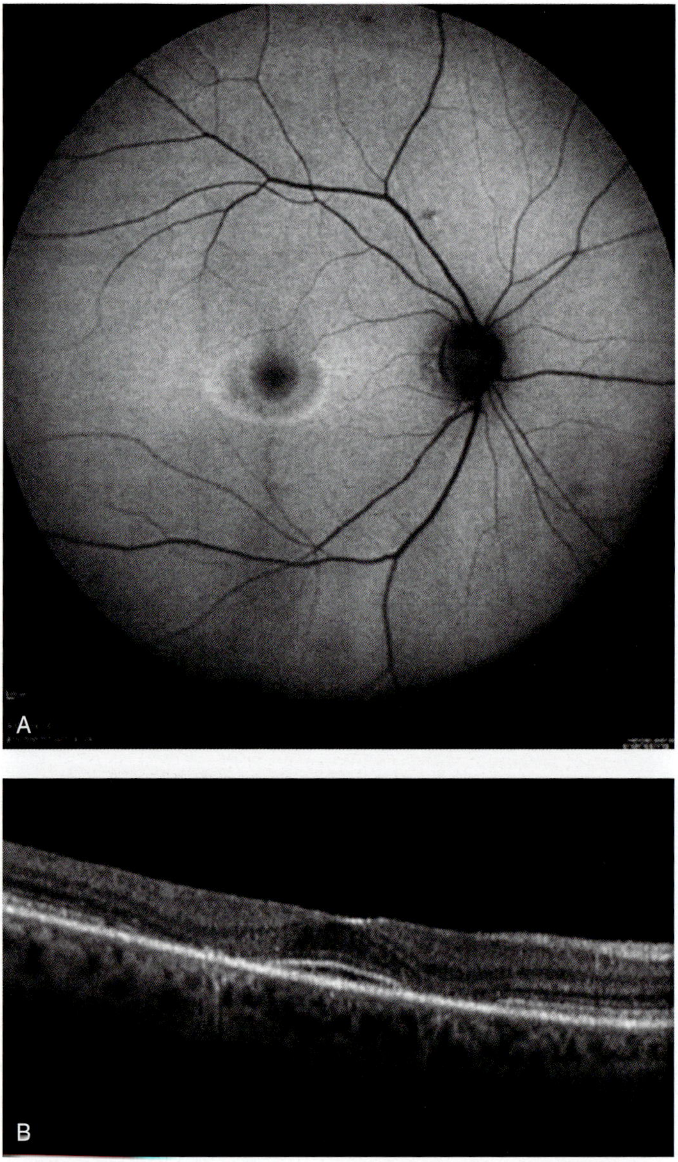

图 8-15 羟氯喹中毒性视网膜病变。(A)服用羟氯喹的患者眼底自发荧光显示自发荧光增强和减弱区域。(B)对应的频域 OCT 显示中心凹旁视网膜的椭圆体带变薄。(待续)

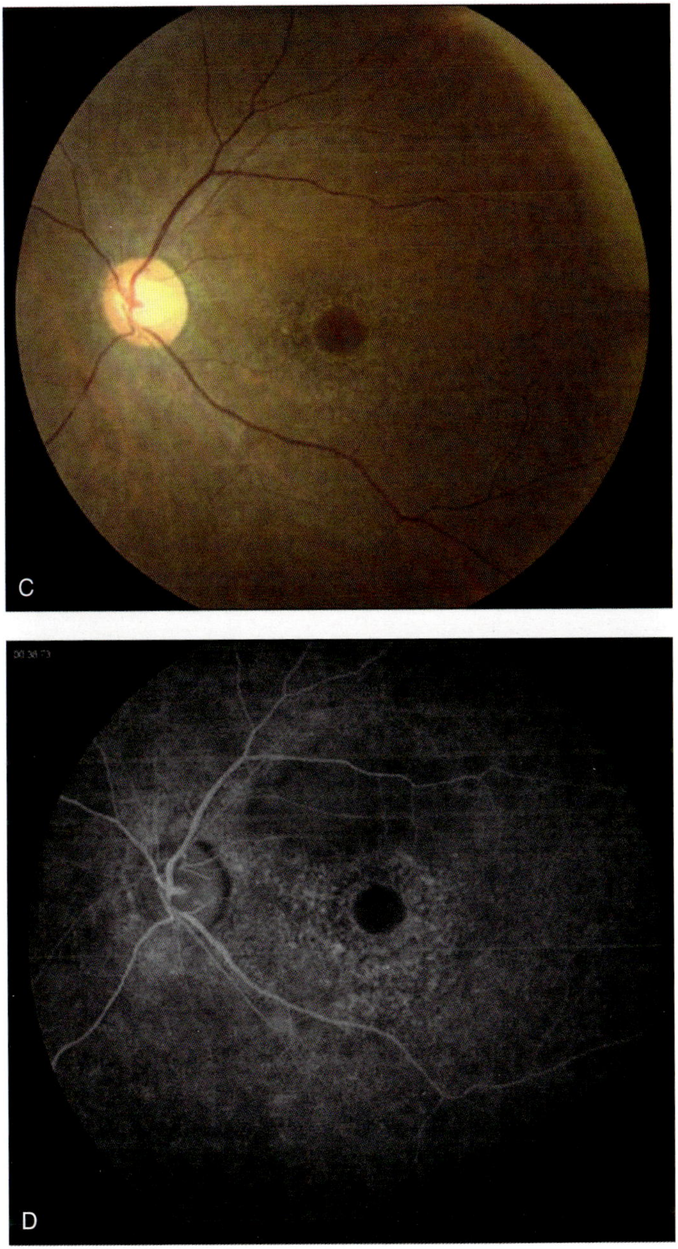

图 8-15(续)　(C)另 1 例有严重视网膜病变患者的眼底彩照显示牛眼样黄斑病变。(D)对应的 FFA 显示视网膜色素上皮萎缩的强荧光。(待续)

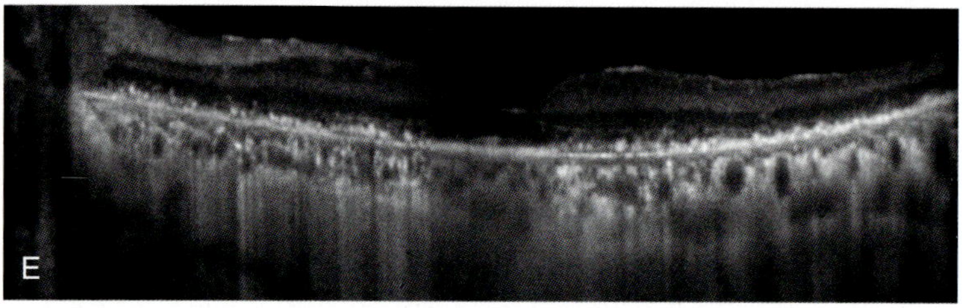

图 8-15(续) (E)严重的羟氯喹视网膜病变,SD-OCT 图像显示视网膜色素上皮萎缩和椭圆体带信号缺失。(Courtesy of the Wills Eye Hospital collection, Philadelphia, Pennsylvania.)

甲硫哒嗪视网膜病变

本病是指长期大剂量服用甲硫哒嗪引起的视力障碍和色素性视网膜病变。每日剂量比总剂量更能预测其对视网膜的毒性。

流行病学和病因学

- 精神疾病患者需服用甲硫哒嗪。
- 视网膜损伤的确切机制尚不清楚，但目前认为药物可蓄积于视网膜色素上皮细胞。

病史

- 每日服用量超过 800mg 与视网膜病变相关。

临床表现

- 急性中毒表现为突发视力异常、夜盲或色觉障碍（视物变红或变棕色）。即使停药，视网膜色素上皮改变仍会进展。
- 早期改变包括赤道后视网膜色素上皮点彩状改变。
- 中期可见硬币状视网膜色素上皮萎缩区（图 8–16）。
- 甲硫哒嗪中毒晚期的特征包括视神经萎缩、视网膜血管变细、弥漫性 RPE 及脉络膜毛细血管萎缩。

鉴别诊断

- 回旋状脉络膜视网膜萎缩、视网膜色素变性、癌症相关性视网膜病变、无脉络膜症、梅毒、病毒性脉络膜视网膜炎及外伤，可有类似于甲硫哒嗪中毒的表现。

诊断性评估

- Humphrey 视野计检查可发现旁中心暗点或视野缩小。
- FFA 可显示一连串视网膜色素上皮窗样缺损和脉络膜毛细血管层中断。视网膜电图早期可正常，晚期降低。

预后和处理

- 中毒早期停药视觉障碍可逆，但长期用药后即使停药视力仍进行性下降。

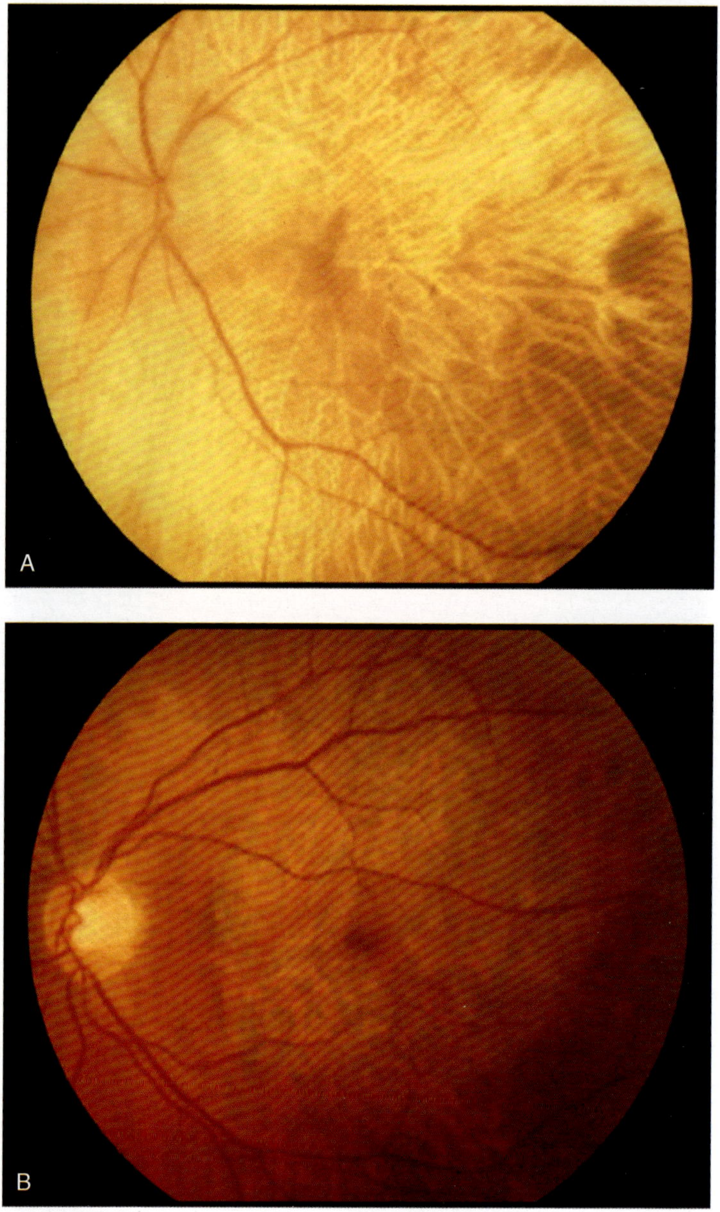

图 8–16 **甲硫哒嗪视网膜病变。**(A) 广泛的视网膜色素上皮及脉络膜毛细血管萎缩。(B) 不那么广泛的视网膜色素上皮和脉络膜毛细血管萎缩可被误认为年龄相关性黄斑变性的地图样萎缩，视力为 20/200。(待续)

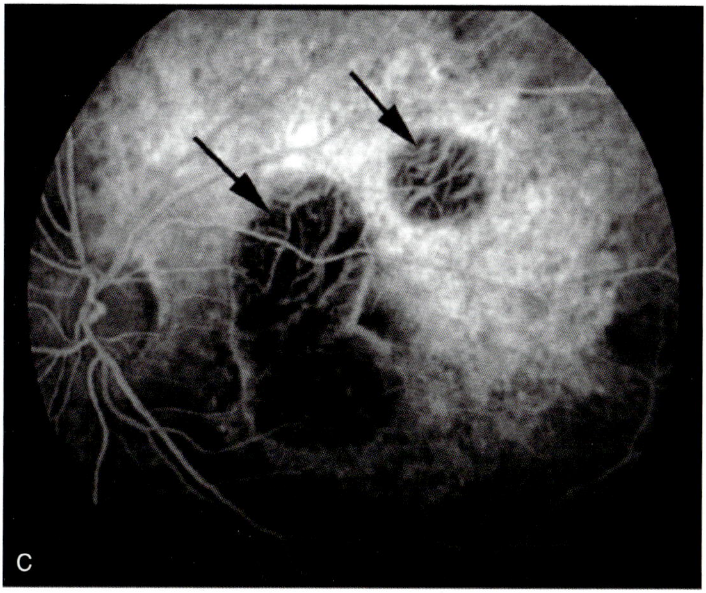

图 8-16（续）　(C)FFA 显示视网膜色素上皮萎缩区和硬币状脉络膜血管缺失区（箭头）。

（毛剑波 译　沈丽君 校）

第9章

周边部视网膜疾病

Ehsan Rahimy, James F. Vander

视网膜裂孔

视网膜破裂或撕裂是指视网膜出现全层缺损,一般位于视网膜周边部,但可发生在任何部位。玻璃体牵拉引起的视网膜裂孔被称为撕裂孔。

流行病学和病因学

- 视网膜裂孔常见,更常见于近视、人工晶状体眼/无晶状体眼、眼外伤后。
- 许多病例是双眼多发性裂孔。
- 视网膜撕裂孔由玻璃体牵拉引起,最常见伴有玻璃体变性、液化和玻璃体后脱离(PVD)(图 9–1)。其他视网膜裂孔(下文讨论)由发育异常、视网膜变性或眼外伤引起。

病史

- 视网膜裂孔常伴有飞蚊症和闪光感。
- 许多视网膜裂孔无症状。
- 若伴有视网膜脱离(RD),将有进行性视野缩小。

主要临床表现

- 视网膜裂孔的类型。
  - 马蹄形撕裂孔(带瓣):马蹄孔开口朝前,常存在玻璃体视网膜牵拉(图 9–2)。
  - 有盖撕裂孔:撕脱碎片与周围视网膜完全分离,并漂浮在裂孔之上,像个盖子,玻璃体牵拉得到松解(图 9–3)。
  - 萎缩性裂孔:通常为小圆孔,常见于格子样变性区内,不伴玻璃体牵拉(图 9–4)。
  - 锯齿缘离断:锯齿缘处视网膜断离,很多时候位于颞下方。鼻上方锯齿缘离断是眼外伤的特异性体征(图 9–5)。
  - 巨大裂孔:大于 90°(3 个钟点

位)的撕裂孔,可为自发或因外伤引起(图 9–6)。

■ 拉伸性/坏死性裂孔:各种大小的外伤性撕裂孔,裂孔朝向不规则且孔缘呈锯齿状,常有伴发病[如牵拉性视网膜脱离继发于增殖性糖尿病性视网膜病变或增殖性玻璃体视网膜病变(PVR)]。可有出血、炎症或其他眼外伤征象(图 9–7)。

相关临床表现

- 寻找诱因(见上文)。
- 前部玻璃体中出现色素细胞(“烟尘样”或 Shafer 征)高度提示撕裂孔的存在(90%)。
- 玻璃体积血(70%的出血性 PVD 患者中可发现撕裂孔)。
- 裂孔上方有视网膜血管桥预示今后可发生出血。
- 撕裂孔周围有视网膜下液。
- 视网膜裂孔基底部有色素沉着(提示陈旧性)。

鉴别诊断

- 玻璃体视网膜小簇。
- 子午线皱褶或复合体。
- 视网膜劈裂的外壁孔。
- 鹅卵石样视网膜变性。
- 格子样变性。

诊断性评估

- 裂隙灯检查前部玻璃体可明确玻璃体中有无色素。
- 间接检眼镜联合巩膜压陷检查至关重要。
- 三面镜检查视网膜周边部有助于明确有无裂孔及其性质。

预后和处理

- 发生 RD 的风险(因此具有预防性治疗的指征)取决于裂孔的类型。伴持续性牵拉的有症状裂孔(马蹄孔,巨大裂孔)随后发生 RD 的风险很高,一旦发现即应治疗。锯齿缘离断和非外伤性撕裂孔由于发生 RD 的风险很高,一旦发现一般也给予治疗。无症状带瓣撕裂孔的风险较低,但也常给予预防性治疗。同样,有症状的有盖撕裂孔发展为 RD 的风险较低,但也常给予预防性治疗。
- 对萎缩孔、无症状有盖撕裂孔和伴色素沉着裂孔的预防性治疗更有争议。这些裂孔通常不需要预防性治疗,但可有例外,包括对侧眼有 RD 病史、预期或将要做白内障手术,以及有视网膜裂孔或 RD 家族史。
- 治疗方法包括冷凝或激光光凝(图 9–8 至 9–10)。间接检眼镜下激光输送系统的发展促进了激光治疗的应用,减少了冷凝的需求,后者在治疗中一般更痛、炎症反应更重。屈光介质混浊(如玻璃体积血遮挡视野)或视网膜下液明显的患者可能最好采用冷凝治疗。

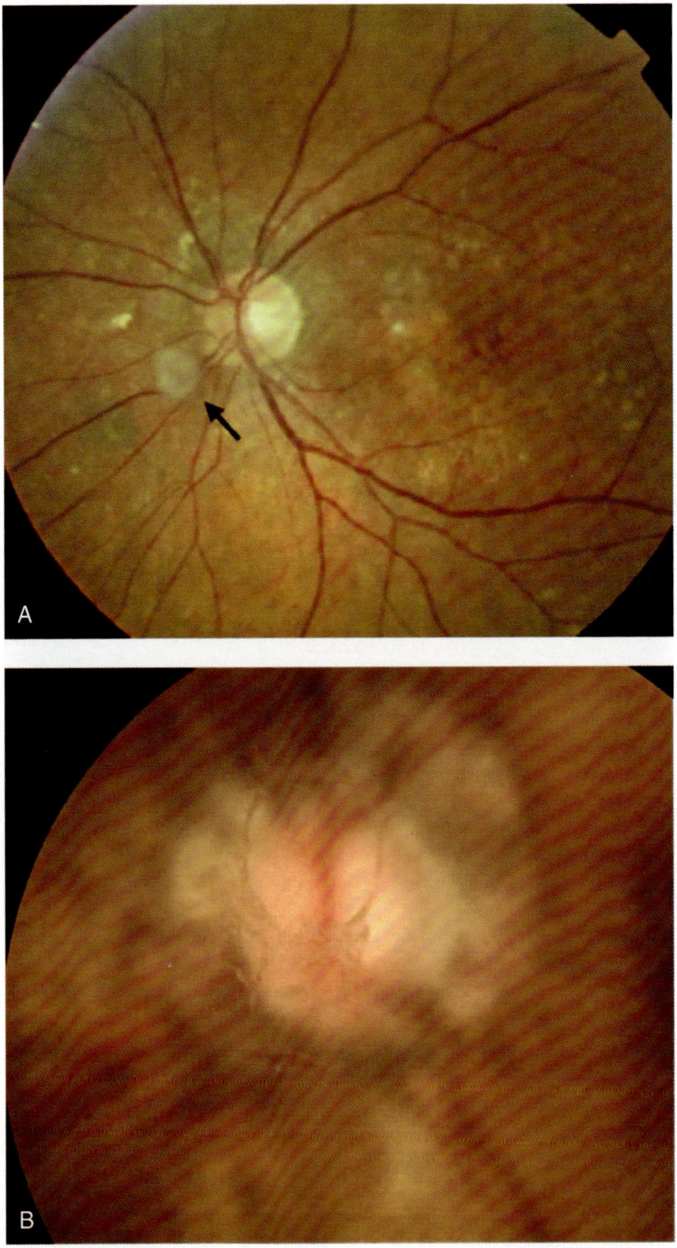

图 9-1 玻璃体后脱离(PVD)。(A)发生 PVD 后,环形的浓缩玻璃体(Weiss 环)(箭头)漂浮在视盘前。(B)Weiss 环的局部特写。

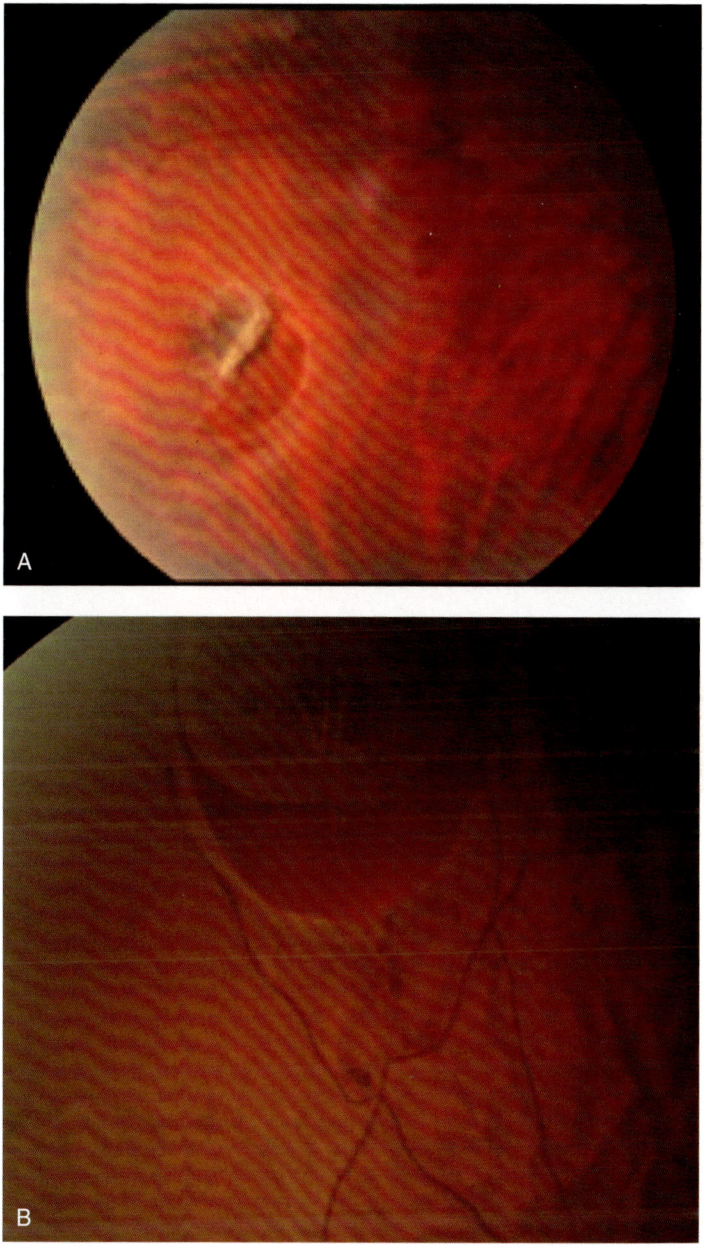

图 9–2　马蹄形撕裂孔。(A)马蹄孔伴少量出血点,孔周有少量视网膜下液。(B)大马蹄孔伴视网膜血管桥。(待续)

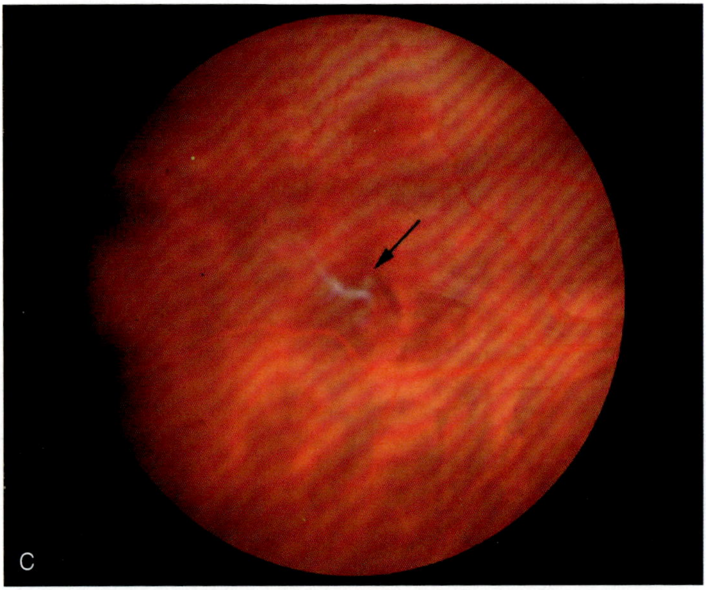

图 9-2(续) (C)马蹄孔伴视网膜出血(箭头)。玻璃体拉起裂孔瓣。

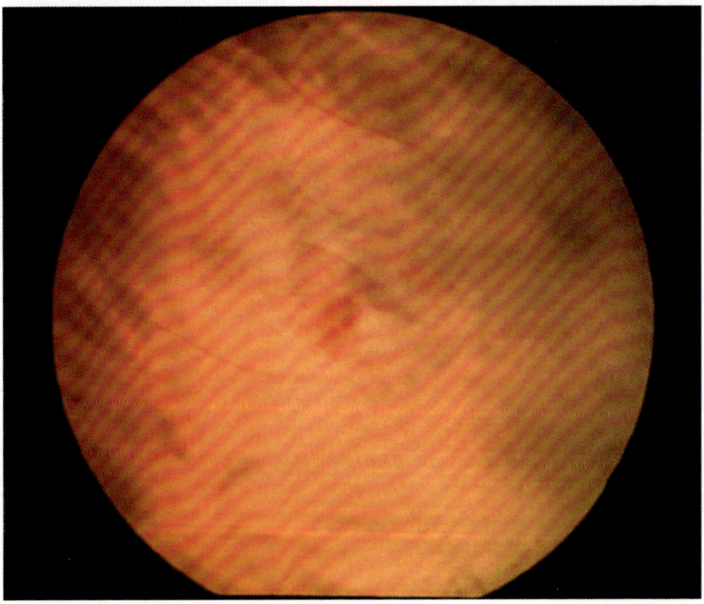

图 9-3 有盖撕裂孔。

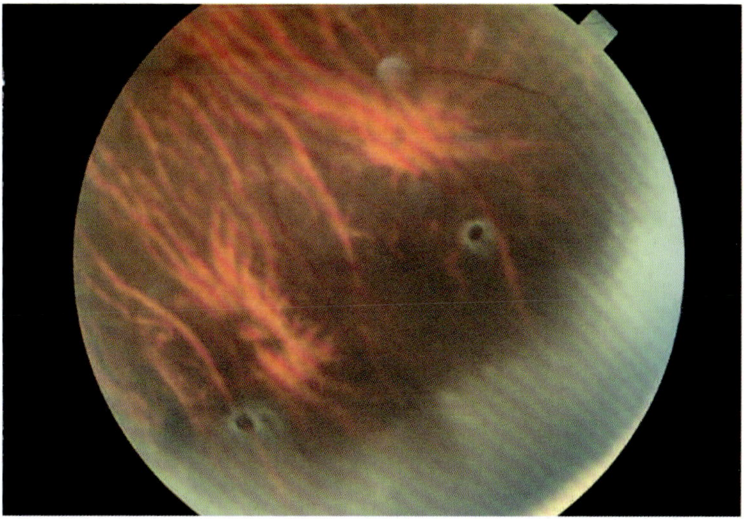

图 9-4　**周边部囊样变性**。周边部囊样变性伴视网膜萎缩孔。

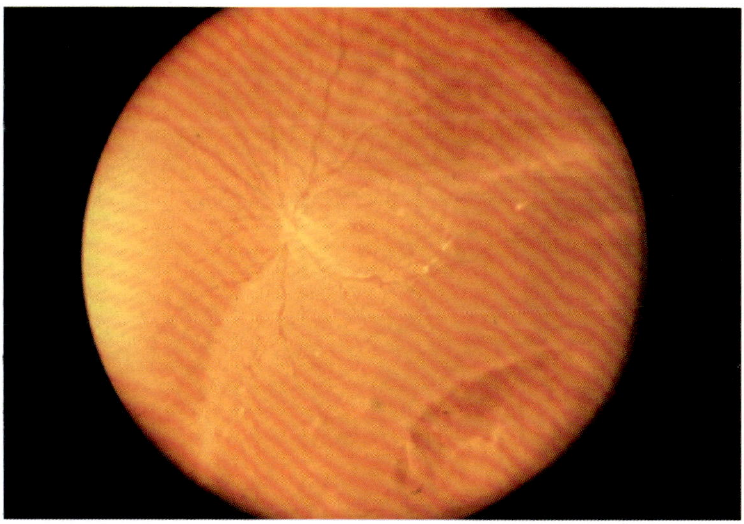

图 9-5　**锯齿缘离断**。广角镜下可见颞下方锯齿缘离断伴视网膜脱离。

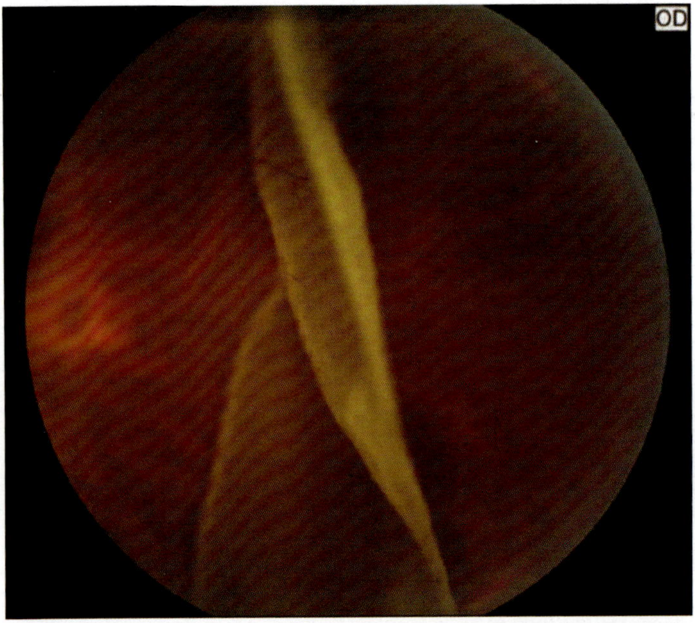

图 9-6 **巨大裂孔**。巨大裂孔缘卷边。

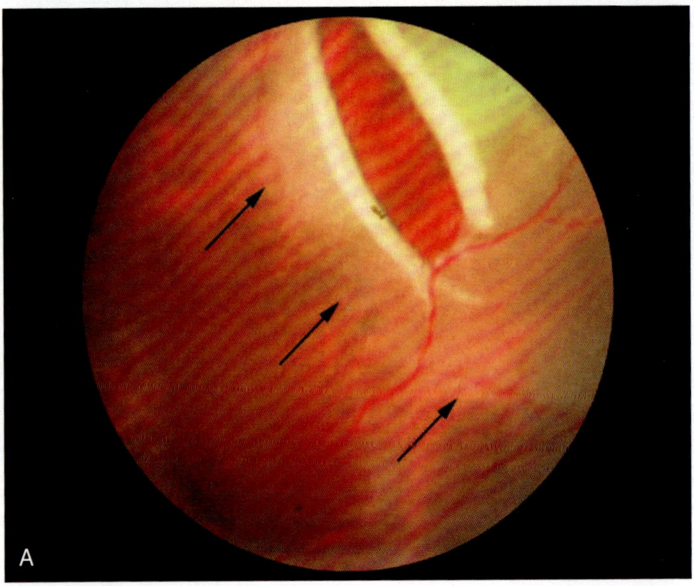

图 9-7 **外伤后视网膜裂孔**。(A)钝挫伤后拉伸性撕裂孔(箭头指示视网膜脱离)。(待续)

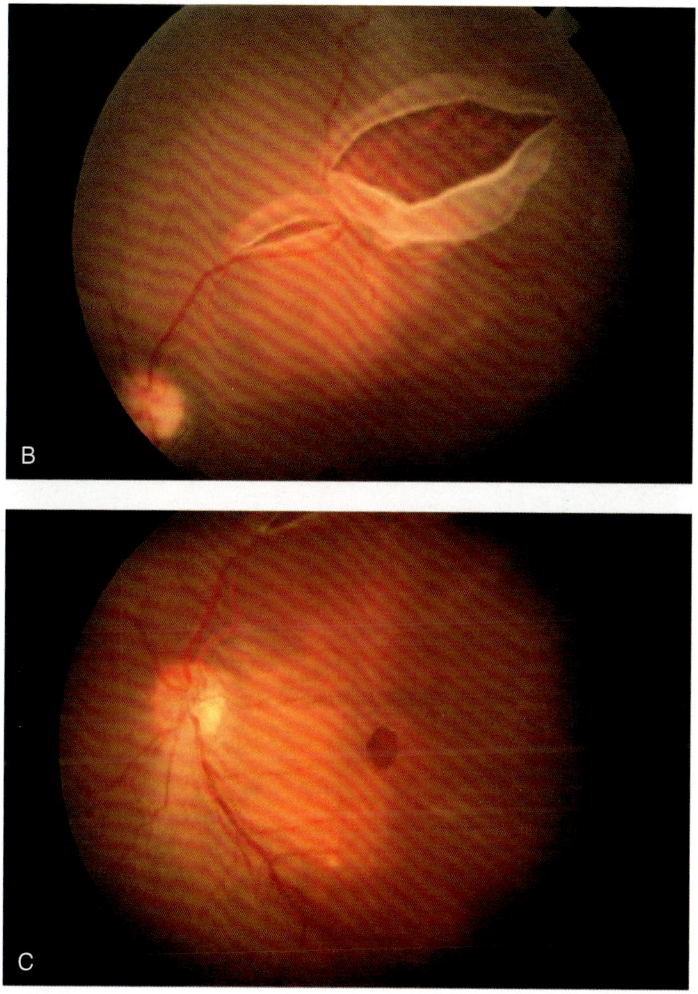

图 9–7(续)　(B)钝挫伤后出现两个拉伸性撕裂孔。(C)外伤性黄斑裂孔。

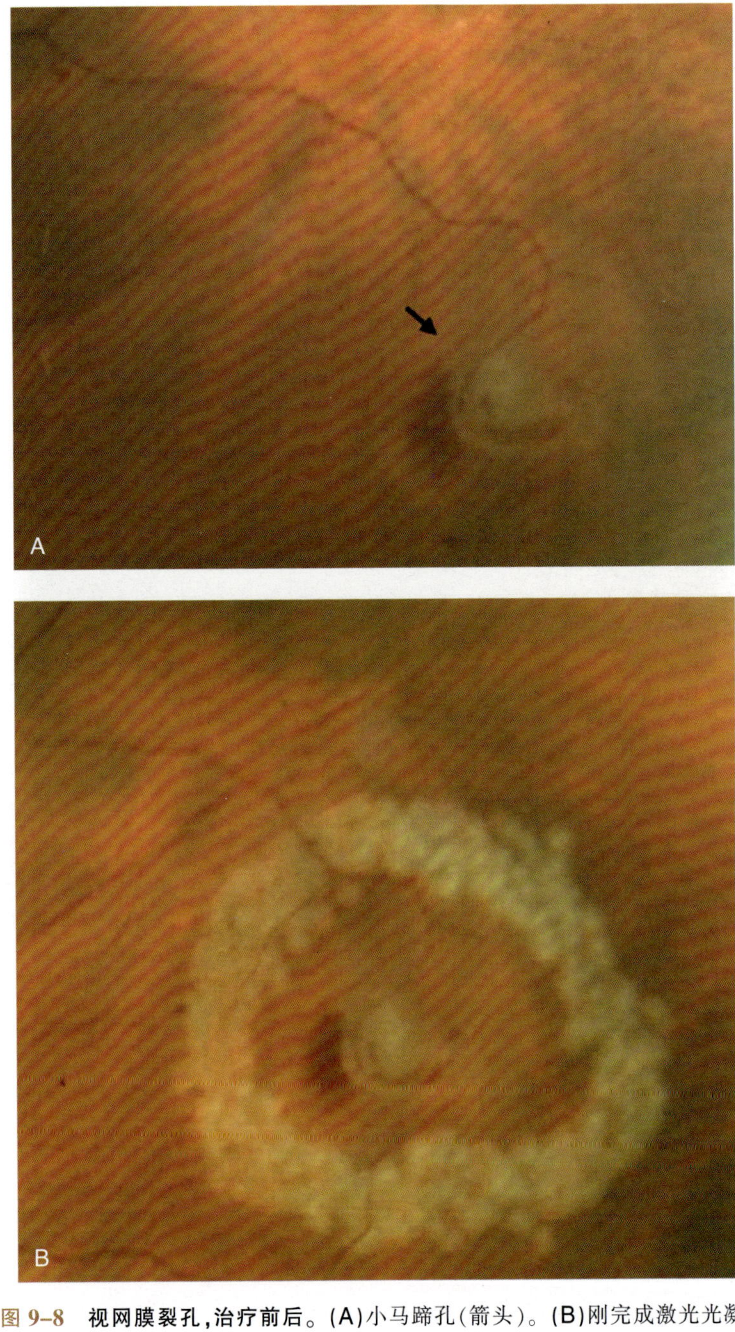

图 9-8 视网膜裂孔，治疗前后。(A)小马蹄孔(箭头)。(B)刚完成激光光凝。

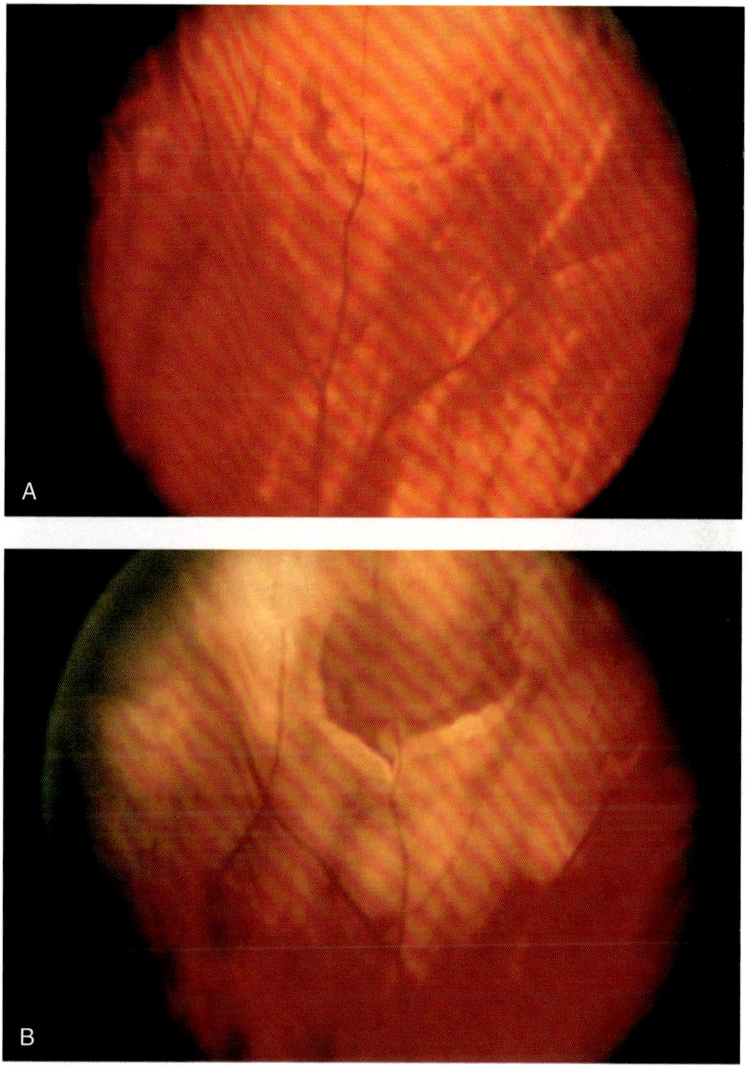

图 9-9　**视网膜裂孔，治疗前后。**(A)马蹄孔伴视网膜血管桥。(B)刚完成激光光凝。

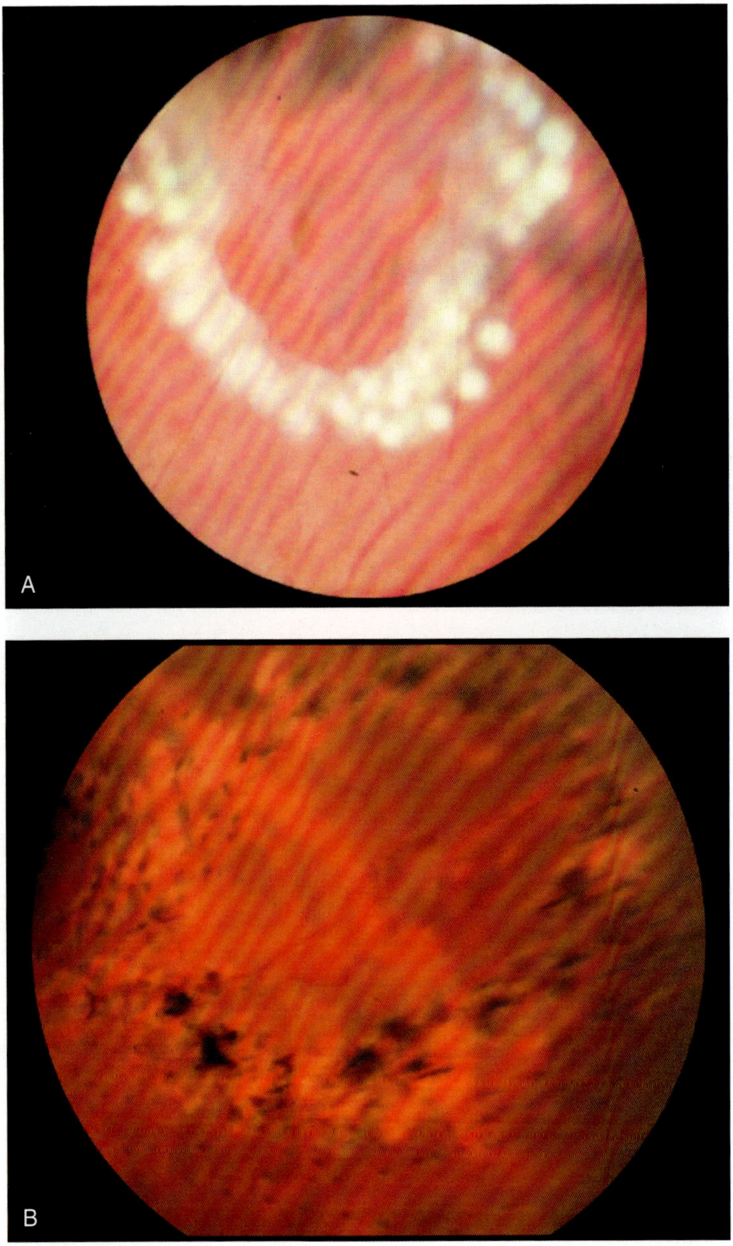

图 9–10 视网膜裂孔，治疗后。(A)马蹄孔刚完成激光光凝。(B)另一患者激光光凝数周后。激光斑已有色素沉着。

孔源性视网膜脱离

孔源性 RD 是指液体经一个或多个视网膜全层裂孔进入视网膜下腔，导致视网膜神经上皮层与其下的视网膜色素上皮层(RPE)分离。

流行病学和病因学

- 流行病学特点与视网膜裂孔相同,因为根据定义,孔源性 RD 必有视网膜裂孔,而且是发生 RD 的原因。
- 视网膜裂孔发展为孔源性 RD 是由于玻璃体视网膜牵拉和液体流动的联合作用，这种液体流动使玻璃体腔液体经裂孔流入感光细胞和 RPE 间的视网膜下腔,且超出了正常吸引力。

病史

- 进行性视野缺损（常描述为眼前窗帘或阴影遮挡),常先有或伴有飞蚊症和闪光感。
- 周边部 RD 患者可无症状，或仅有持续性闪光感和飞蚊症。

主要临床表现

- 找到病因性视网膜裂孔是关键。在 90%~95%的孔源性 RD 中，根据 Lincoff 规则，可发现一个明确的视网膜裂孔。在人工晶状体眼中,RD 常由玻璃体基底部针尖样小裂孔引起,眼底检查可能难以发现。
- 除了查找视网膜裂孔外，还可见视网膜下液使视网膜隆起(图 9-11)，呈凸起形状。视网膜透明度有不同程度下降,常变成半透明波浪状外观,随眼球转动而起伏。随时间推移，由于视网膜萎缩变薄，陈旧性孔源性 RD 可显得光滑、透明。

相关临床表现

- 色素:存在玻璃体中色素颗粒,伴或不伴玻璃体积血。
- 20%~30%的孔源性 RD 患眼中存在格子样变性。
- 相对于对侧眼的低眼压：并非总有低眼压,但它被假设为继发于 RPE 泵外流增多,可预示脉络膜脱离的发生。在陈旧性孔源性 RD 中,由于感光细胞节段和(或)RPE 细胞阻塞了小梁网，眼压可正常甚至出现高眼压(Schwartz-Matsuo 综合征)。
- RPE 水平的色素沉着或色素脱失均常见,尤其在陈旧性 RD 中。色素性线条(分界线)提示病变的长期性，并可有多条(图 9-12)。
- 陈旧性 RD 的其他特征：视网膜新生血管、虹膜红变、白内障、前部葡萄膜炎以及视网膜囊肿(图 9-13)。

鉴别诊断

- 视网膜劈裂。
- 渗出性 RD。
- 牵拉性 RD。

- 脉络膜脱离。

诊断性评估

- 间接检眼镜联合巩膜压陷检查是关键。三面镜检查有助于发现周边部小裂孔。
- 屈光介质混浊患者行 B 超检查可确认视网膜脱离。
- 检查对侧眼以查找视网膜劈裂。

预后

- 陈旧性无症状 RD 可保持稳定，无须治疗。
- RD 可自发消退，但罕见（图 9–14）。
- 大多数 RD 和基本上全部的有症状 RD 都会进展，如不治疗可导致严重的永久性视力丧失。视力预后与黄斑累及与否和时间长短直接相关(图 9–15)。
- 不累及黄斑的 RD 视力常可完全恢复。
- “黄斑脱离”的 RD 即便及时复位，也常有某种程度的中心视力永久性下降。视力恢复常需要数月时间，黄斑脱离时间越长恢复越差。

处理

- 激光光凝：单独使用时治疗作用有限。存在视网膜下液时，光凝通常不能封闭裂孔。激光光凝可用于建立一堤坝(隔离脱离区)以防止 RD 继续进展。这种方法特别适用于陈旧性下方 RD，或因全身性疾病无法手术复位者。
- 冷凝(见上文激光光凝的讨论)：偶有 RD 伴孔周很浅液体时，单独冷凝即可治愈。
- 注气视网膜固定术：玻璃体腔内气泡可用于暂时填塞封闭视网膜裂孔。视网膜下液将被吸收，然后用光凝或冷凝永久性封闭裂孔。本方法成功率高，但视患者选择条件而有差异。有晶体眼 RD，只有单个上方裂孔，且无玻璃体积血、广泛的格子样变性或早期 PVR 时，最适合本方法。这种相对非侵入性、低成本、恢复快的诊室操作正获得认可。
- 临时气囊：这种治疗是通过结膜小切口植入一个外部装置，气囊暂时压陷巩膜，使得冷凝或光凝诱发的脉络膜视网膜粘连得以形成。当注气视网膜固定术无法作为治疗选项时，本方法对下方视网膜脱离有效，但它不属于广泛应用的技术。
- 巩膜扣带术：这是一种广泛应用的技术，通过将有弹性的硅胶海绵或硅胶带永久缝在巩膜表面或巩膜层间，造成巩膜压陷，从而松解裂孔处玻璃体视网膜牵拉。一般用冷凝来造成永久性粘连，但也可采用术后光凝的方法。引流视网膜下液或玻璃体腔内注气或两者，有时也可用来辅助视网膜复位。据报道，对原发性 RD 的复位成功率达 95%以上。巩膜扣带术的副作用和并发症如下：

- 疼痛。
- 感染。
- 出血(尤其是联合视网膜下液引流术;图 9–16)。
- 放液口视网膜嵌顿(图 9–17)。
- 诱发近视。
- 复视。
- 垫压物的外露或侵入(图 9–18)。
- 眼前段缺血。
- 上睑下垂。

• 玻璃体切割术：这种技术最常用于治疗原发性 RD，可单独使用或联合巩膜扣带术。它可直接松解玻璃体视网膜牵拉。玻璃体腔注入气体或硅油填充，激光光凝或冷凝发挥封闭裂孔的作用。玻璃体切割术特别适用于 RD 伴后部裂孔、PVR、玻璃体积血或眼眶狭窄不适合巩膜扣带术时。副作用和并发症如下：

- 感染。
- 高眼压。
- 白内障。
- 晶状体脱位。
- 玻璃体积血。
- 视网膜前膜。
- PVR 伴复发性 RD。
- 术后可能需要特殊体位(如面朝下体位)。

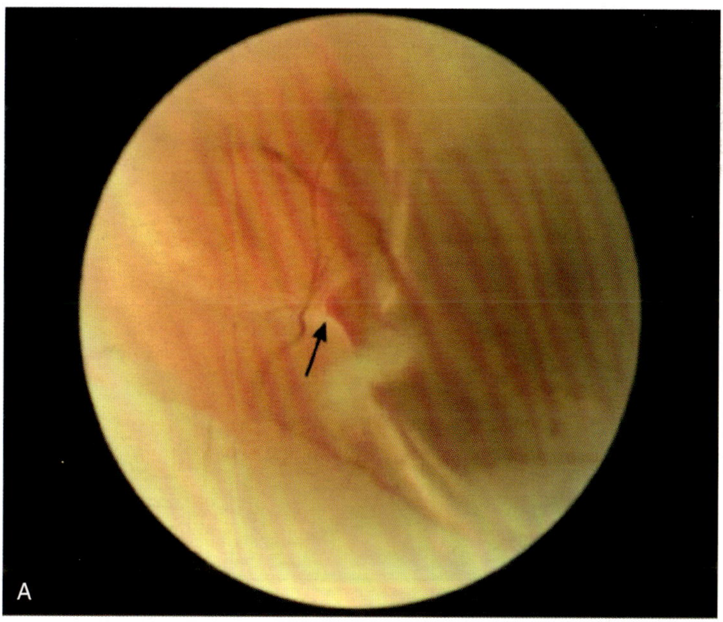

图 9–11　孔源性视网膜脱离(RD)。(A)孔源性 RD 伴小马蹄孔(箭头)。(待续)

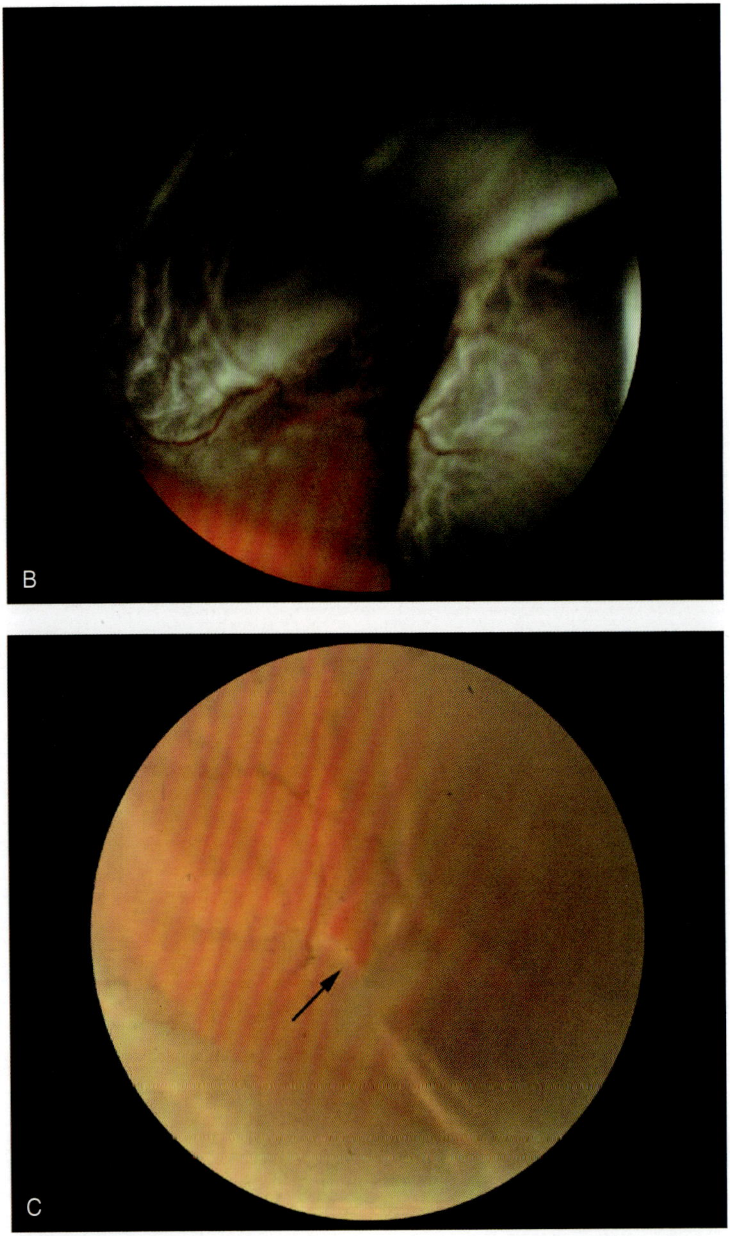

图 9-11(续) (B)视网膜脱离呈大泡状隆起,以及脱离视网膜的波浪状外观。(C)RD 伴小马蹄孔(箭头)。

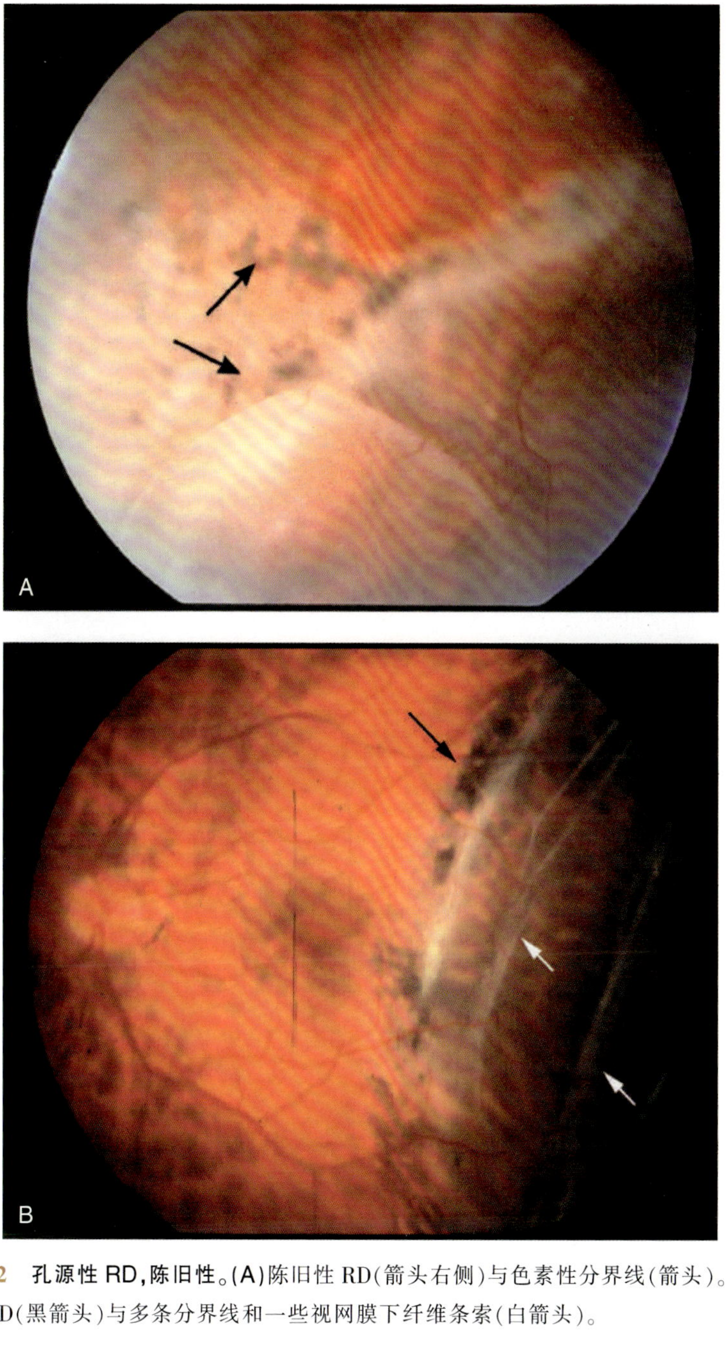

图 9-12　**孔源性 RD，陈旧性。(A)**陈旧性 RD(箭头右侧)与色素性分界线(箭头)。**(B)**陈旧性 RD(黑箭头)与多条分界线和一些视网膜下纤维条索(白箭头)。

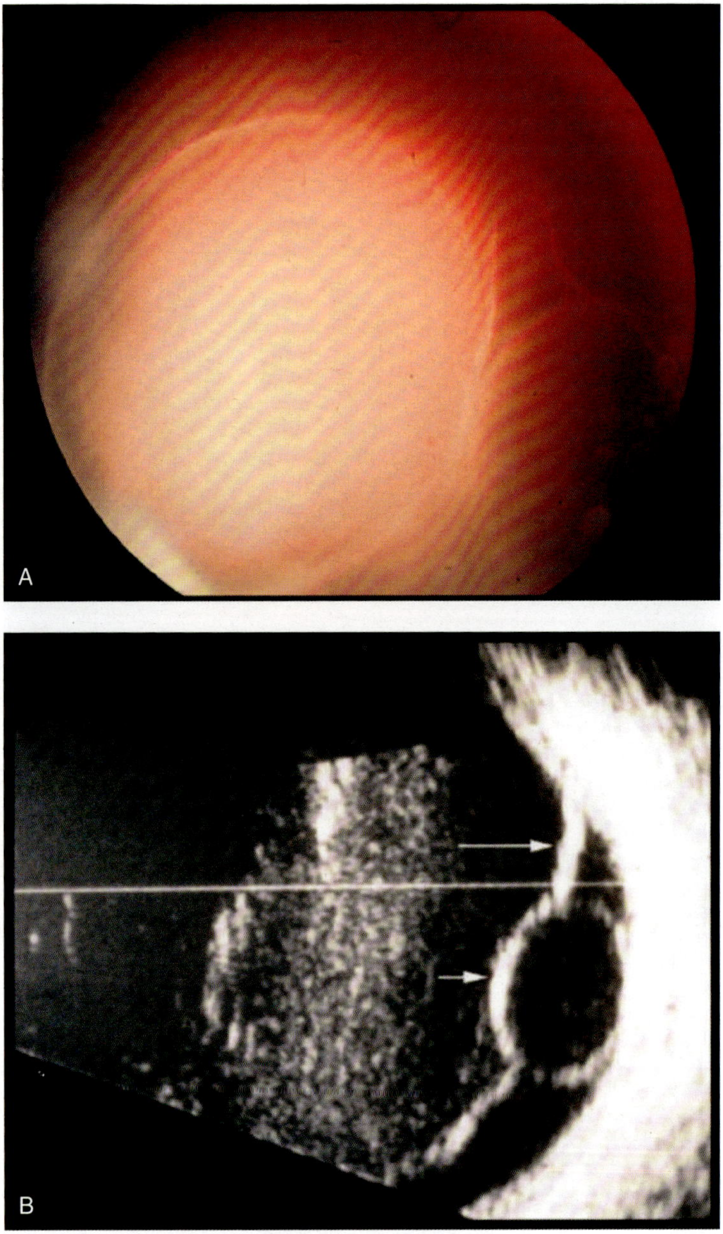

图 9-13 **孔源性 RD，陈旧性**。(A)陈旧性 RD 伴视网膜囊肿。(B)B 超显示视网膜囊肿(短箭头)和陈旧性 RD(长箭头)。

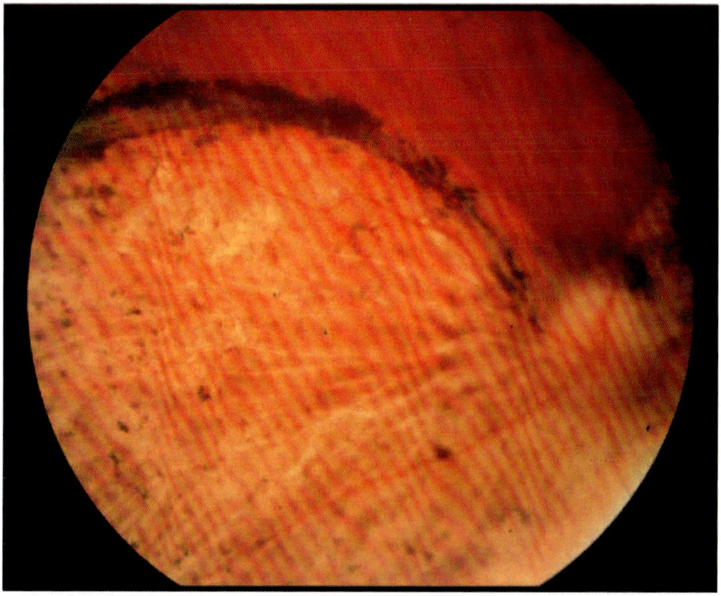

图 9-14 孔源性 RD，消退。RD 自发消退后的色素沉着。

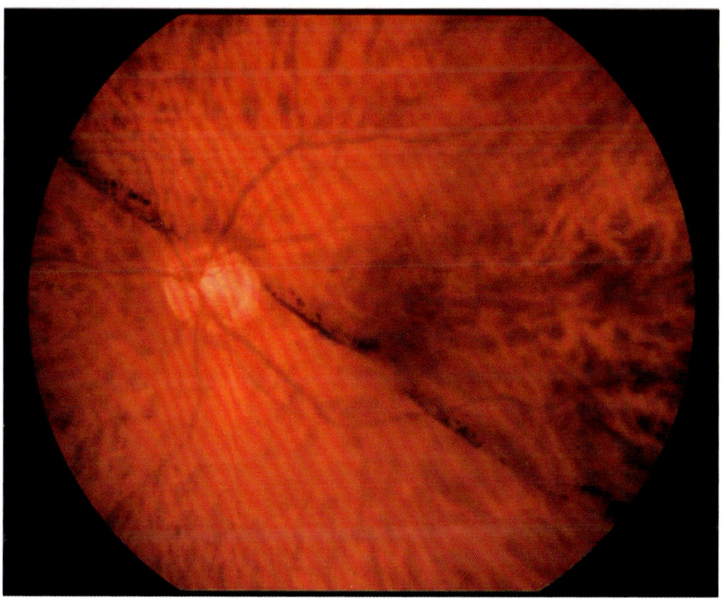

图 9-15 孔源性 RD，色素紊乱。RD 累及黄斑复位后可见视网膜下色素散布。

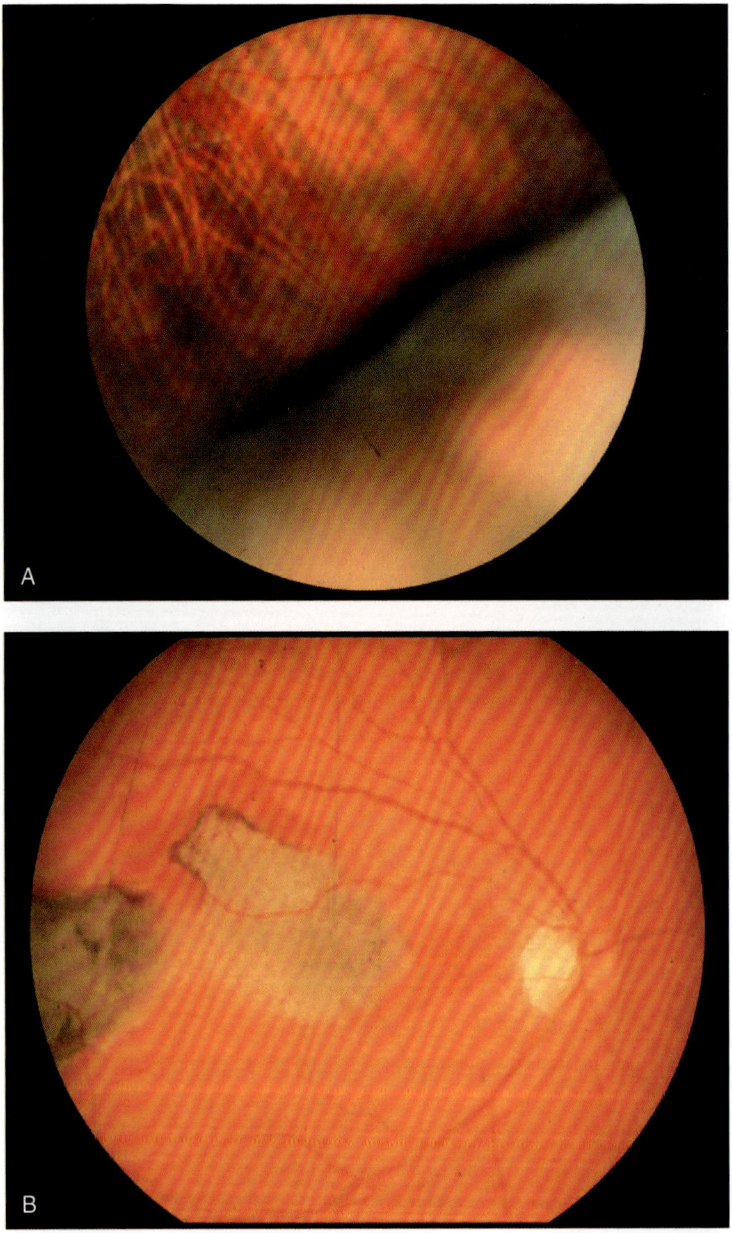

图 9–16 **孔源性 RD,视网膜下出血。**(A)贴附视网膜下的视网膜下出血,与巩膜扣带术中视网膜下液引流有关。(B)视网膜下液引流并发视网膜下出血,并蔓延至黄斑。

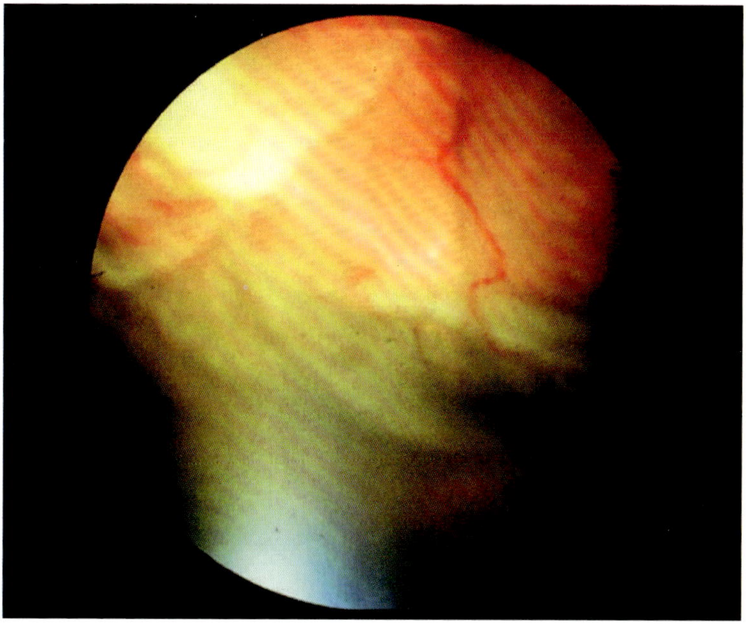

图 9-17　**孔源性 RD，视网膜嵌顿。**巩膜扣带术中视网膜嵌顿在引流口。

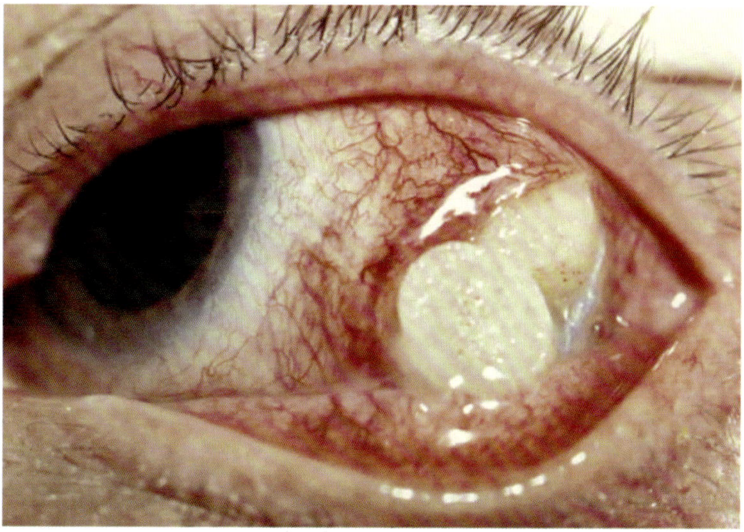

图 9-18　**巩膜扣带术。**垫压物外露。

增殖性玻璃体视网膜病变

增殖性玻璃体视网膜病变(PVR)是指存在RD前提下视网膜前、视网膜下,甚至视网膜内发生纤维增殖,引起视网膜牵拉和视网膜变形(表9-1)。

流行病学和病因学

- 存在RD时,玻璃体胶质细胞激活和视网膜色素上皮细胞化生产生纤维组织,在视网膜表面或视网膜下增殖。
- 尽管发病机制尚不完全清楚,但已知的危险因素包括RD伴多发,裂孔、大裂孔、长期视网膜脱离、玻璃体积血以及外伤。
- PVR可为原发性,或继发于RD复位手术后,它常发生在初次复位手术后3周至3个月。
- PVR是孔源性RD复位手术失败的最常见原因。

表9-1 增殖性玻璃体视网膜病变的分级

A级	玻璃体混浊,玻璃体中色素团块,下方视网膜表面色素簇集
B级	视网膜内表面皱褶,视网膜僵硬,血管扭曲,裂孔卷边,玻璃体活动度下降
C级	P(后部)——以所占钟点位表示(1~12)
	局部、弥漫或环形的全层皱褶,视网膜下条索
	A(前部)——以所占钟点位表示(1~12)
	局部,弥漫或环形的全层皱褶,视网膜下条索;玻璃体浓缩;玻璃体基底部移位,前方形成沟槽

病史

- 同RD。

主要临床表现

- 视网膜相对不活动并伴有固定皱褶。
- 裂孔卷边,玻璃体中、视网膜表面或视网膜下可见广泛的色素(图9-19)。
- 玻璃体中,色素/碎屑/条索比较明显。

相关临床表现

- 低眼压。
- 前房闪辉或葡萄膜炎。
- 虹膜红变。

鉴别诊断

- 纯粹的牵拉性RD(如糖尿病性视网膜病变;图9-20)。

诊断性评估

- 间接检眼镜检查即可诊断。
- 如果视网膜脱离不能直接观察

到，超声检查可显示其僵硬特性。

预后和处理

- PVR 几乎总是进行性发展，导致严重的视力丧失。视网膜复位很困难，尤其是比较晚期的 PVR(见表 9–1)。
- 复位手术几乎总包括玻璃体切割术，有时联合环扎术、剥膜术以及长效气体或硅油填充。
- 复发率高，严重 PVR 患者视力恢复优良的不常见(图 9–21 和图 9–22)。

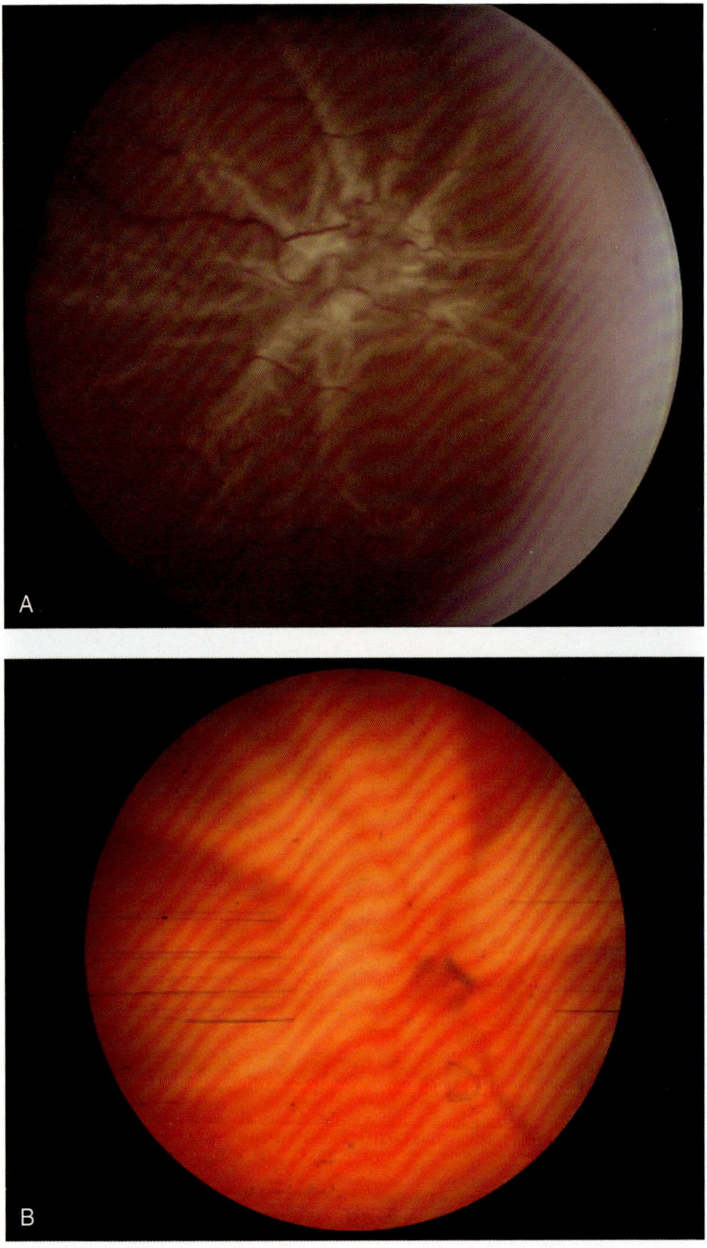

图 9-19 增殖性玻璃体视网膜病变(PVR)。(A)高倍镜视野下 PVR 伴放射状视网膜皱褶。(B)广域视野下可见自视盘发出的放射状视网膜皱褶。

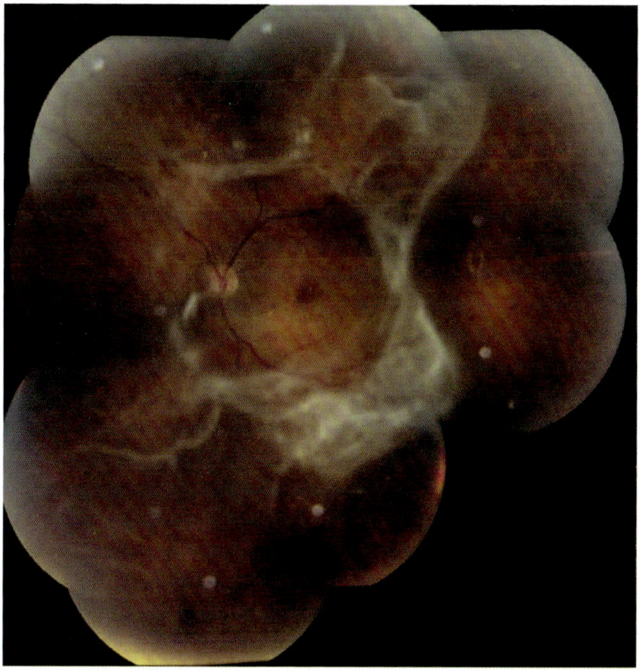

图 9-20　**增殖性糖尿病性视网膜病变伴牵拉性 RD。**广域视野下，牵拉性 RD 伴新生血管消退后产生的环状纤维牵拉。

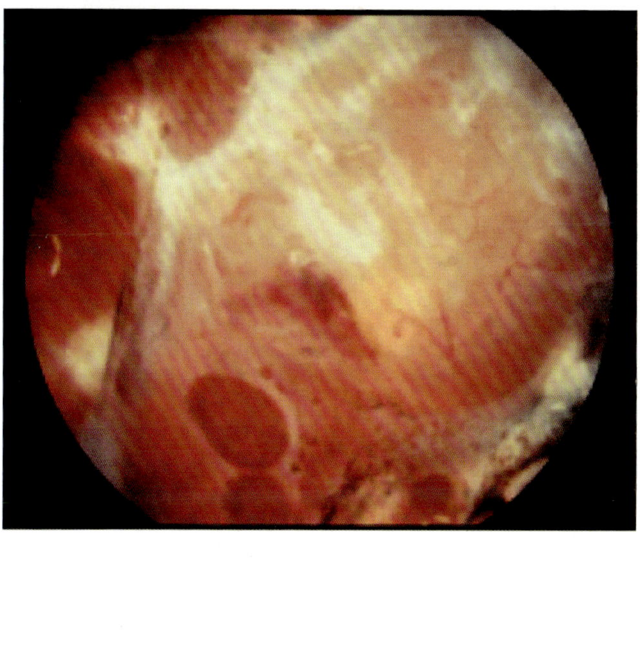

图 9-21　**PVR，复发性 RD。**复发性 RD 伴严重 PVR。注意视网膜表面和裂孔处的严重纤维增殖。

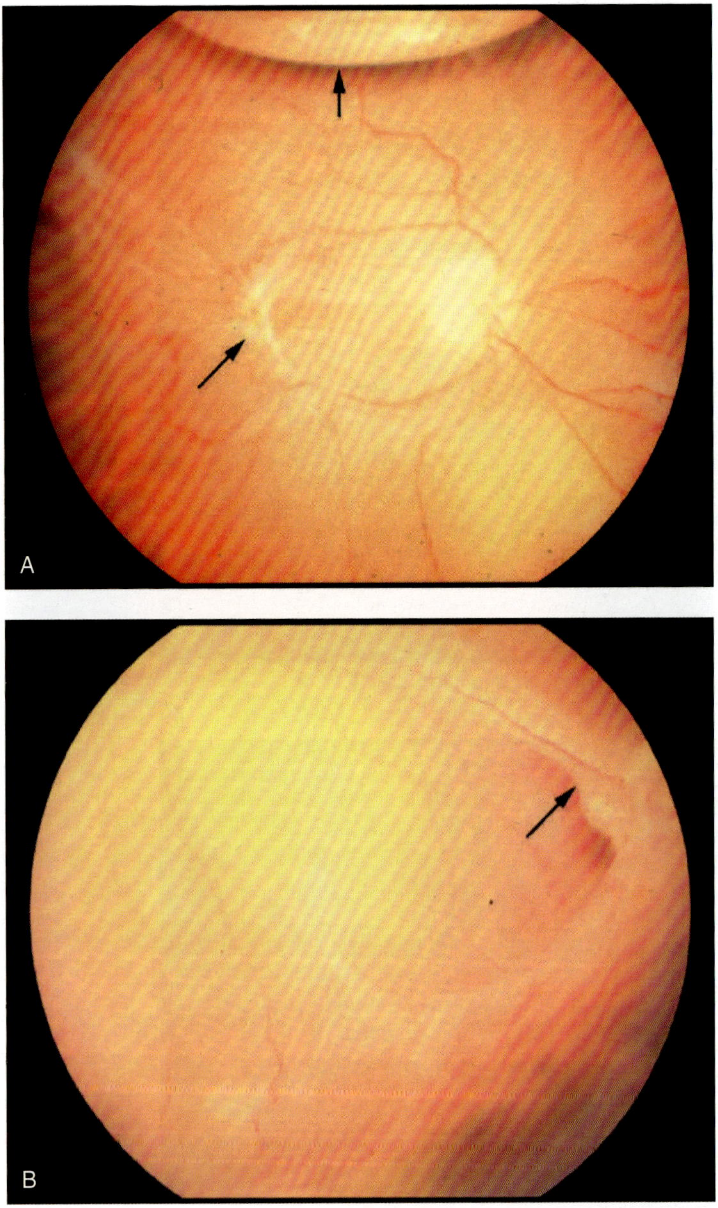

图 9-22 **PVR，视网膜固定皱褶。**(A)玻璃体切割术联合巩膜扣带术治疗 RD 后的 PVR 伴黄斑皱褶（长箭头）。注意缓慢吸收的玻璃体腔内气泡边界（短箭头）。(B)下方增殖导致视网膜受牵拉隆起（箭头）。

格子样变性

格子样变性是一种周边部眼底异常，包含视网膜变薄伴视网膜内层组织缺失，以及视网膜凹陷区边界处常有玻璃体视网膜强粘连。

流行病学和病因学

- 本病常见，人群发病率约为 8%。近视患者中更常见，且范围更广。
- 在 1/3~1/2 的患者中，格子样变性为双侧性。

病史

- 患者无症状，除非继发视网膜裂孔或出现视网膜脱离。

主要临床表现

- 格子样变性在色素深浅、环形范围和走向上存在差异(通常与锯齿缘平行，但也可呈放射状或沿血管周围分布)(图 9-23)。
- 使病变呈格子样外观的交叉白线常不存在。需要使用间接检眼镜才能观察到格子样变性。
- 动态巩膜压陷检查是鉴别视网膜内层凹陷的关键。

相关临床表现

- 近视。
- Stickler 综合征：该综合征为常染色体显性遗传，包含玻璃体视网膜病变、关节病和其他全身性表现。
- 视网膜裂孔：格子样变性区内常可见萎缩性圆孔，有时伴视网膜下液。可发生牵拉性带瓣撕裂孔，通常在格子样区域边缘(图 9-24)。

鉴别诊断

- 鹅卵石样变性。
- 囊样变性。
- 视网膜劈裂。
- 视网膜小簇。
- 色素性或萎缩性脉络膜视网膜瘢痕。
- 簇状色素沉着。

诊断性评估

- 间接检眼镜联合巩膜压陷检查。
- 三面镜检查周边部有助于确认有无相关裂孔。

预后和处理

- 本病常无临床意义。
- 随着格子样变性范围的扩大，RD 风险也随之上升。一般不需要预防性治疗(激光或冷凝)，除非对侧眼以前有 RD 病史。
- 其他考虑预防性治疗的情况包括：视网膜裂孔或 RD 的明确家族史，或预期做内眼手术。

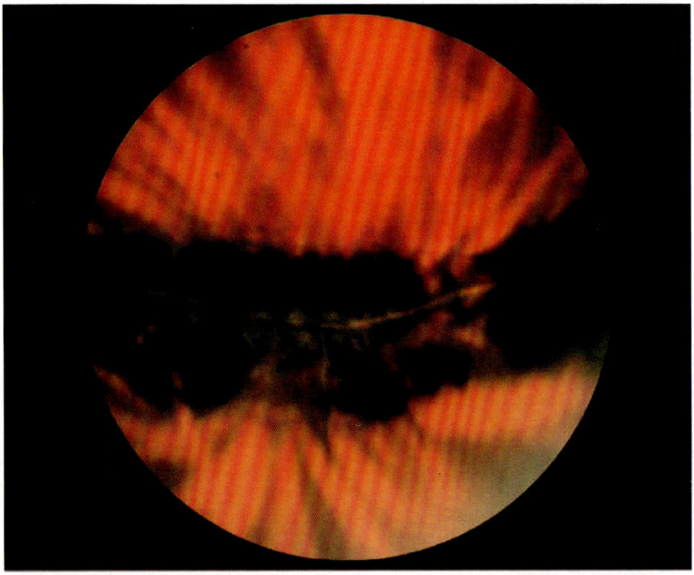

图 9-23 **色素性格子样变性**。注意色素增生区内的格子样网状结构。

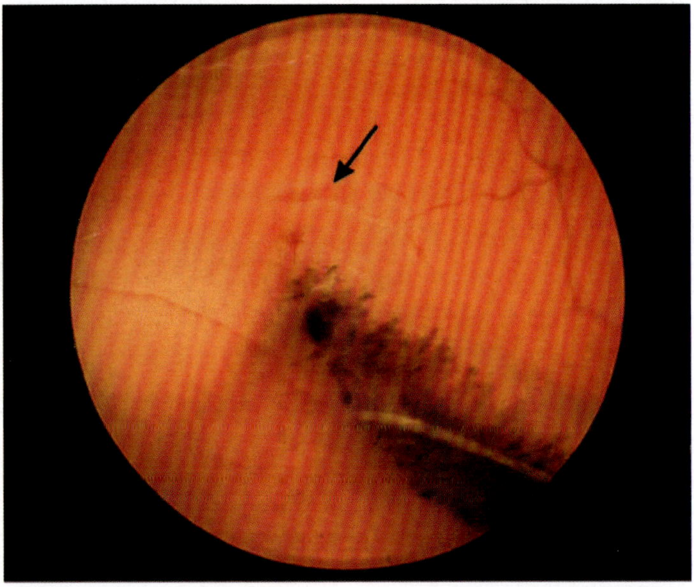

图 9-24 **格子样变性伴马蹄孔和 RD(箭头)**。格子样变性区边缘见马蹄孔,反映出格子样变性边缘存在牢固的玻璃体视网膜粘连。

视网膜小簇和子午线皱褶

视网膜小簇和子午线皱褶是视网膜极周边部的常见结构异常，通常伴有玻璃体视网膜强粘连。它们是孔源性 RD 的少见原因。

流行病学和病因学

- 视网膜小簇在一般人群中很常见,在 RD 病因中占比不到 1%。
- 子午线皱褶在一般人群中很常见,在 RD 病因中占比不到 1%。
- 它们属于发育异常。

病史

- 无症状,除非突然发生 RD。

主要临床表现

- 视网膜小簇是小范围的局灶性玻璃体牵拉产生的孤立视网膜隆起（图 9-25),病变周围可有色素。它常被误认为带瓣小撕裂孔，但却不存在视网膜全层缺损。
- 子午线皱褶是冗余视网膜的皱褶(图 9-26),最常见于鼻上方,垂直于并骑跨锯齿缘。病变后界处可发生小裂孔。

鉴别诊断

- 视网膜裂孔。
- “雪球”样或其他炎症性沉积物。

预后和处理

- 两种异常几乎总是偶然发现,临床上无重要意义。
- 极少数情况下，它们可能是 RD 患者中的唯一异常征象,从而被推定为 RD 的原因。
- 在 RD 复位手术中，一般顺便进行激光光凝或冷凝,但预防性治疗没有依据。

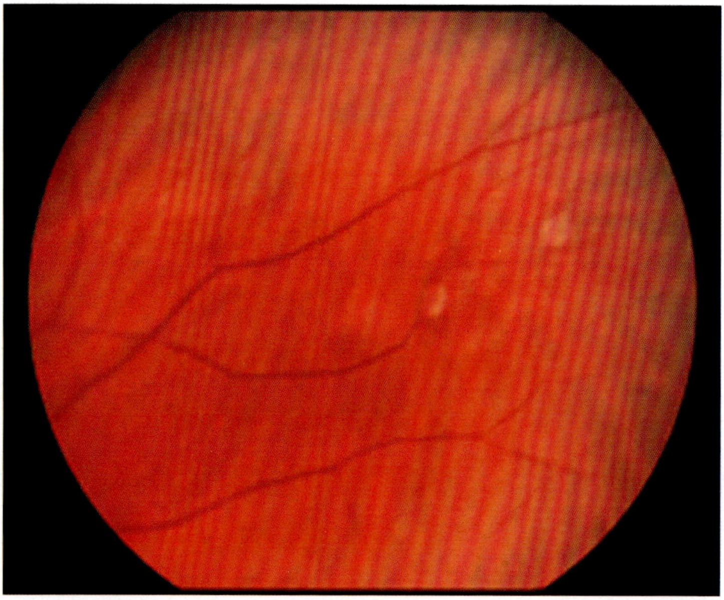

图 9–25 **视网膜小簇**。两个灰白色视网膜小簇处出现局灶性混浊和视网膜隆起。

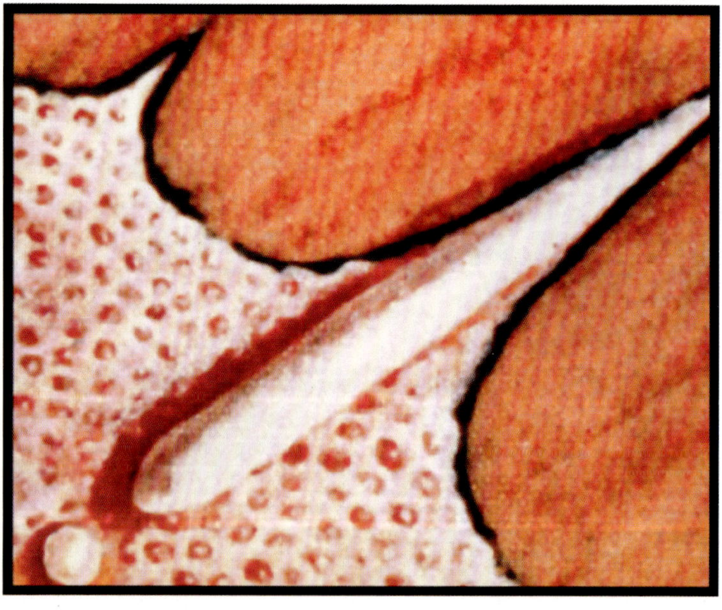

图 9–26 **子午线皱褶的图解**。两个相邻锯齿缘湾之间的一个子午线皱褶。

鹅卵石样变性

鹅卵石样变性也称为铺路石样变性，是指周边部散在的、圆形的视网膜、RPE 和脉络膜毛细血管萎缩区。

流行病学和病因学

- 这是一个病因不明的变性过程。
- 本病更常见于年长者。
- 20 岁以上者中发生率为 22%。

病史

- 患者常无症状。

主要临床表现

- 可见圆形视网膜变薄区伴有色素脱失(图 9–27)。
- 常可见一色素性晕轮。
- 这种变性最常见于下方视网膜，通常为双侧性。

鉴别诊断

- 视网膜裂孔。
- 格子样变性。
- 先天性 RPE 肥大。

诊断性评估

- 间接检眼镜检查即可诊断。

预后和处理

- 鹅卵石样变性无重要临床意义。它不是视网膜裂孔和 RD 的诱因，相反，它还可能限制 RD 的扩展。

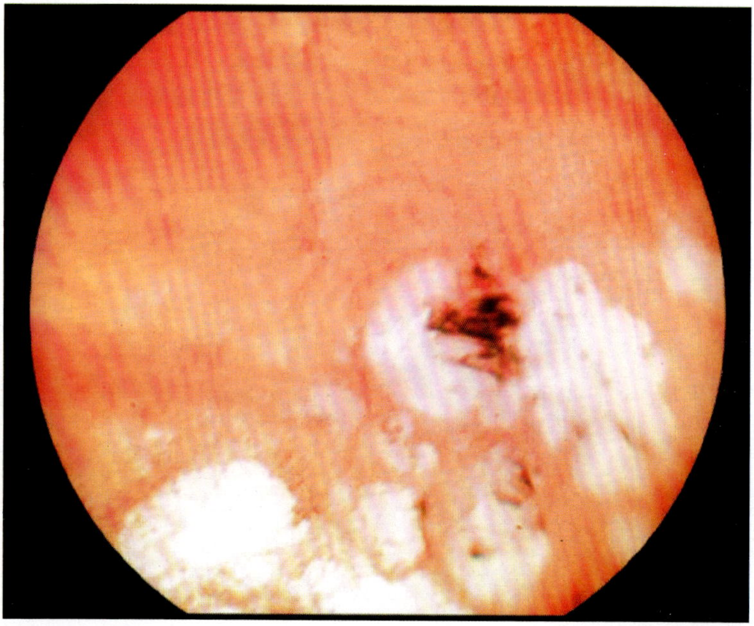

图 9-27 **鹅卵石(铺路石)样变性**。散在的脱色素区内可见色素沉着区。

周边视网色素群沉着

周边视网膜色素群沉着是指视网膜深部的一群扁平、散在的色素斑。

流行病学和病因学

- 可发生在任何年龄,无性别差异。
- 本病为先天性异常。

病史

- 患者常无症状。

主要临床表现

- 常可见一群扁平、颜色一致但大小不一的色素斑(图 9–28)。因为外观像熊的爪印，所以这种色素斑也被称为“熊迹”。双侧性罕见。

其他临床表现

- 无炎症、视网膜下液或视网膜隆起征象。

鉴别诊断

- 鹅卵石样变性。
- 脉络膜痣或黑色素瘤。
- 格子样变性。
- 脉络膜视网膜瘢痕。
- 要点：周边视网膜色素群沉着必须与家族性息肉病（Gardner 综合征）的眼底色素斑相鉴别。Gardner 综合征是常染色体显性遗传病,常无症状,眼底也常有扁平、颜色深浅不一的色素斑。Gardner 综合征的病灶更偏椭圆，带有不规则的色素性“彗尾”(图 9–29)；患者发生结肠癌的风险高。眼底病变通常早在婴儿期便可见。家族史阳性的患者，存在眼底病变事实上就可以诊断 Gardner 综合征。

诊断性评估

- 间接检眼镜检查即可诊断。
- 对可疑性病变(见前面讨论)应采集胃肠道恶性肿瘤的家族史，并考虑转诊肠胃科做结肠镜检查。

预后和处理

- 周边视网膜色素群沉着无临床意义,既不会发生 RD,也不会恶变。

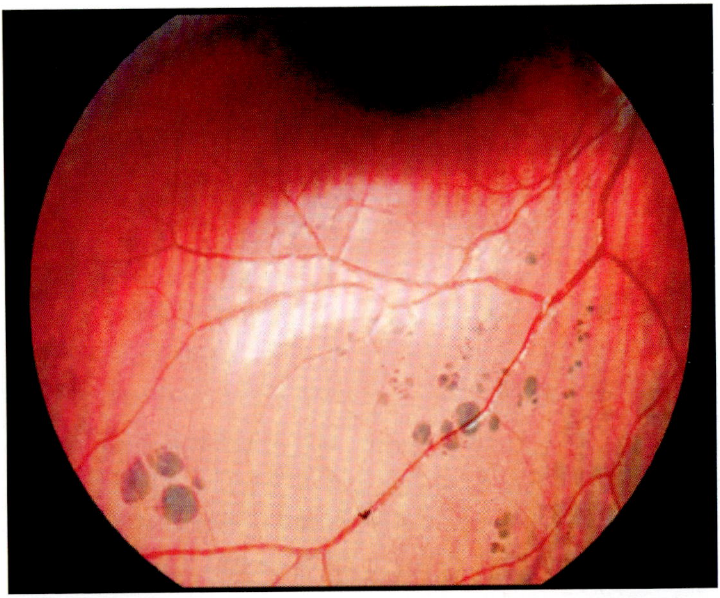

图 9-28 **色素群沉着。**色素群沉着中的小色素团块(“熊迹”;插图),恶变的风险很小。

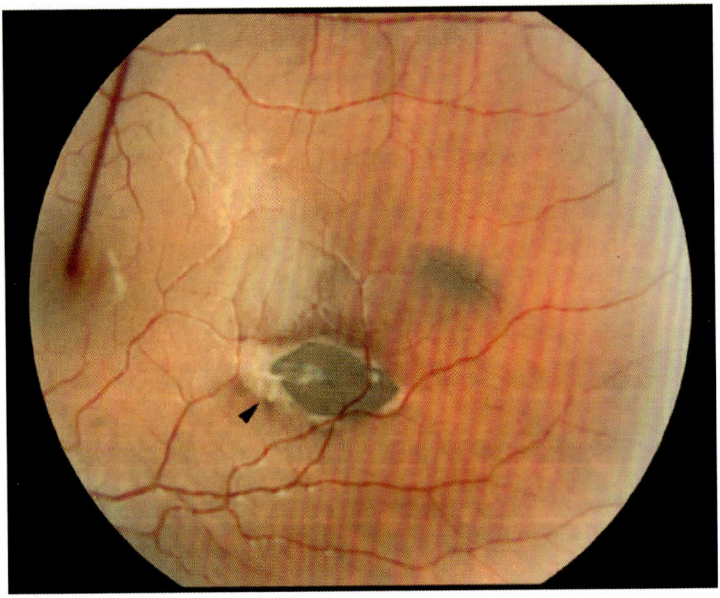

图 9-29 **Gardner 综合征眼底色素性病变。**注意脱色素晕轮(箭),病灶呈长椭圆形。

退行性视网膜劈裂症

退行性视网膜劈裂症是指视网膜层间劈裂，导致视网膜内层隆起，与视网膜脱离类似。

流行病学和病因学

- 本病属于变性过程，始于周边囊样变性，外丛状层进一步劈裂导致视网膜内层隆起，这在眼底检查中可见。
- 本病无性别和种族差异。

病史

- 除极少数(0.05%)发展为孔源性视网膜脱离的患者外，绝大多数患者无症状。当劈裂腔的内、外壁上均有裂孔时，玻璃体腔中的液体即可流入到视网膜下，引起视网膜脱离。

主要临床表现

- 透明的周边部视网膜圆顶状隆起容易被忽视(图 9–30)。
- 壁薄，外观呈囊样。
- 颞下眼底最常见。大部分患者都是双侧性(50%~80%的患者)。
- 视网膜活动度变差，但 RPE 无色素沉着或玻璃体中无色素颗粒。

相关临床表现

- 视网膜内层内面可见白色“雪花斑”或痘痕样外观。
- 外壁上常有裂孔，见于 11%~24% 的劈裂患者(图 9–31)。通常为大裂孔(>3PD)，呈圆形，位于后部，并常有卷边。如果裂孔存在时间长，孔缘下视网膜下液可产生一个色素沉着环。
- 观察外壁裂孔上方的视网膜血管走行，有助于检测视网膜内层的完整性。
- 相反，内壁裂孔通常为较小的圆孔，如同视网膜萎缩孔。
- 与视网膜劈裂区对应的视野为绝对缺损区，而 RD 则不同，为相对缺损区。

鉴别诊断

- 孔源性 RD：视网膜裂孔、波纹、起伏不定、玻璃体中有色素颗粒或分界线、有症状、低眼压以及对侧眼正常，以上表现均有助于与视网膜劈裂相鉴别。
- 渗出性 RD：相关的肿瘤或炎症征象，液体随体位变动以及症状均提示本病。
- 青少年性视网膜劈裂症(X 连锁)：这种遗传病中心凹呈轮辐状外观，劈裂发生在神经上皮的神经纤维层。它可表现为玻璃体积血，而且是青少年男性中玻璃体积血的最常见原因。

诊断性评估

- 包括间接检眼镜联合巩膜压陷检查和三面镜检查。
- 应检查对侧眼。

预后和处理

- 退行性视网膜劈裂症极少引起视

力丧失。病变扩展至后极部或发生孔源性 RD 均不常见。

- 外壁裂孔通常容易发现，但内壁裂孔很难识别。当劈裂很靠后极部且有进展时，可对外壁孔做激光包绕(图 9-32)。
- 视网膜外层发生脱离时，需要手术治疗，通常采用玻璃体切割术。

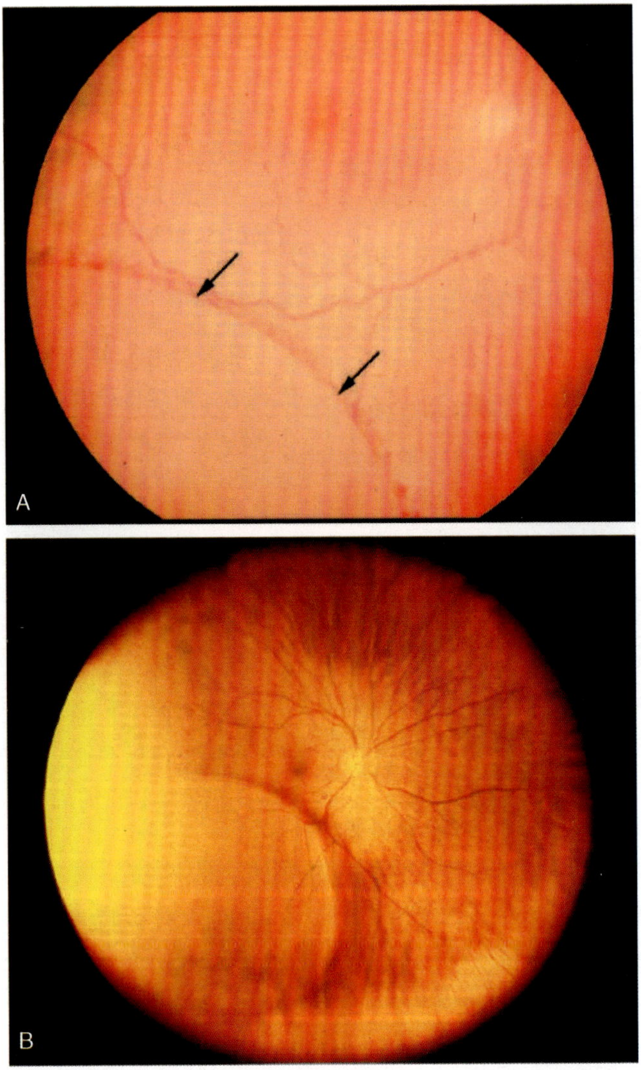

图 9-30 周边部视网膜劈裂。(A)注意颞下象限光滑的圆顶状隆起(箭头)。退行性视网膜劈裂症。(B)广角镜眼底彩照显示颞下方视网膜劈裂(左下)。可见外部透照(正左方)。

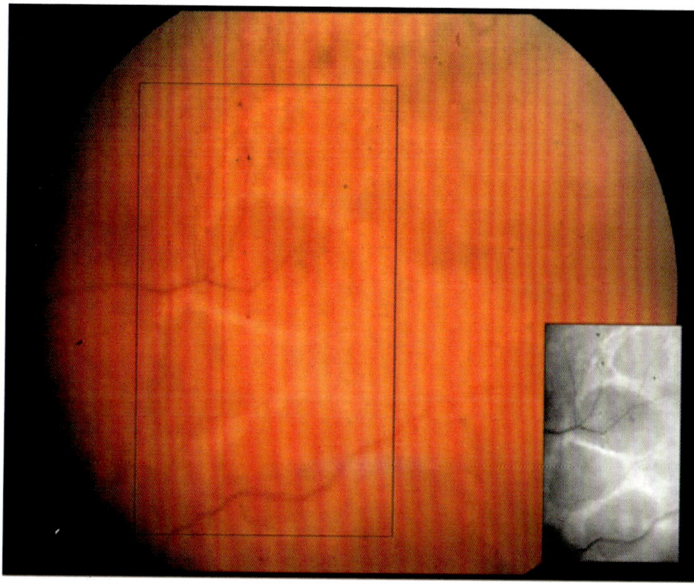

图 9–31 **退行性视网膜劈裂症，外壁裂孔。**视网膜劈裂发生 RD 必须有外壁裂孔（插图）。注意外壁裂孔上方的内层中视网膜血管走行。

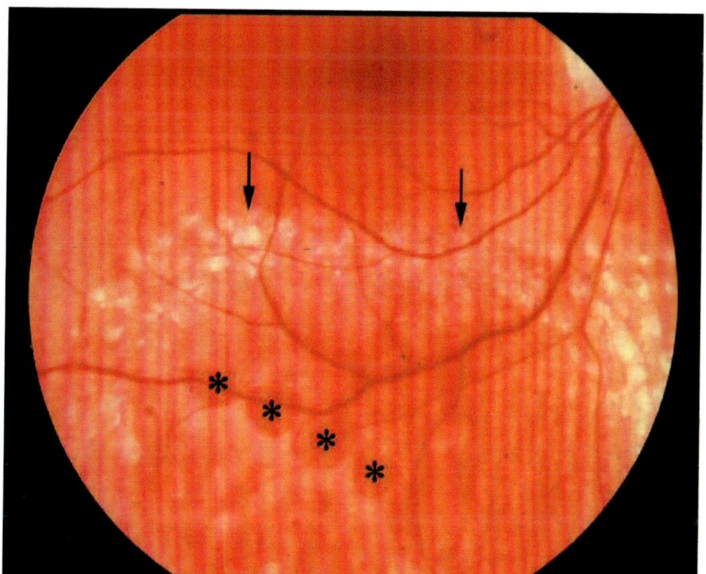

图 9–32 **退行性视网膜劈裂症，外壁裂孔。**激光治疗（箭头）包绕视网膜劈裂外壁裂孔（星号）。

渗出性视网膜脱离

渗出性 RD 是指来自视网膜内或视网膜下的液体渗漏导致的视网膜隆起。

流行病学和病因学

- 根据定义，视网膜隆起的原因不是视网膜裂孔。
- 正常血-视网膜屏障的内屏障(视网膜血管内皮细胞)或外屏障(RPE)受损致使液体渗出，视网膜隆起。
- 可分为以下四种类型：
  - 炎症性。
    - 后巩膜炎。
    - Vogt-Koyanagi-Harada 综合征(病变局限于眼部则为原田病)。
    - 交感性眼炎。
    - 眼眶假瘤和其他眼眶炎症。
    - 感染性视网膜脉络膜炎(如弓形体病、弓蛔虫病、梅毒、莱姆病)。
    - 血管炎或自身免疫性疾病(如红斑狼疮、结节性多动脉炎)。
  - 血管性。
    - Coats 病(图 9-33)。
    - 视网膜毛细血管瘤。
    - 脉络膜血管瘤(孤立性或弥漫性)。
    - 恶性高血压。
    - 先兆子痫、子痫、HELLP 综合征。
    - 弥散性血管内凝血(DIC)。
    - 肾功能衰竭。
  - 肿瘤性。
    - 脉络膜黑色素瘤(图 9-34)。
    - 脉络膜转移癌。
    - 视网膜母细胞瘤。
    - 双侧弥漫性葡萄膜黑色素细胞增生症。
  - 其他。
    - 大泡性中心性浆液性脉络膜视网膜病变。
    - 葡萄膜渗漏综合征。
    - 真性小眼球。
    - 眼组织缺损。
    - 医源性(广泛冷凝或电凝后)。

病史

- 患者有进行性周边视力丧失，但常有起伏，与孔源性 RD 类似，但病程常更多变。
- 视力可随体位变化而改变，因为视网膜下液随头位变化而移动。
- 若为炎症性疾病引起，可有头痛，但常无症状。

主要临床表现

- 视网膜呈圆顶状隆起，仍保持原有透明度(图 9-35)。
- 随患者头位改变，视网膜下液因重力作用而流动到最低处。
- 与孔源性 RD 相比，液体更混浊。

相关临床表现

- 可观察到原发病的临床表现，如炎症、血管改变或实性肿瘤(图 9–34)。

鉴别诊断

- 孔源性 RD(尤其是陈旧性 RD 伴小裂孔)。
- 视网膜劈裂。
- 脉络膜脱离。

诊断性评估

- FFA：常可显示视网膜下液的来源和原发病因(见“流行病学和病因学”)。
- B 超：巩膜增厚见于巩膜炎或眼眶炎症；钙化提示视网膜母细胞瘤；识别脉络膜肿瘤的特征或明确有无脉络膜增厚。
- A 超：短眼轴是真性小眼球或葡萄膜渗漏综合征的特点。

预后和处理

- 预后差异很大，主要取决于原发病。治疗也是针对原发病因。

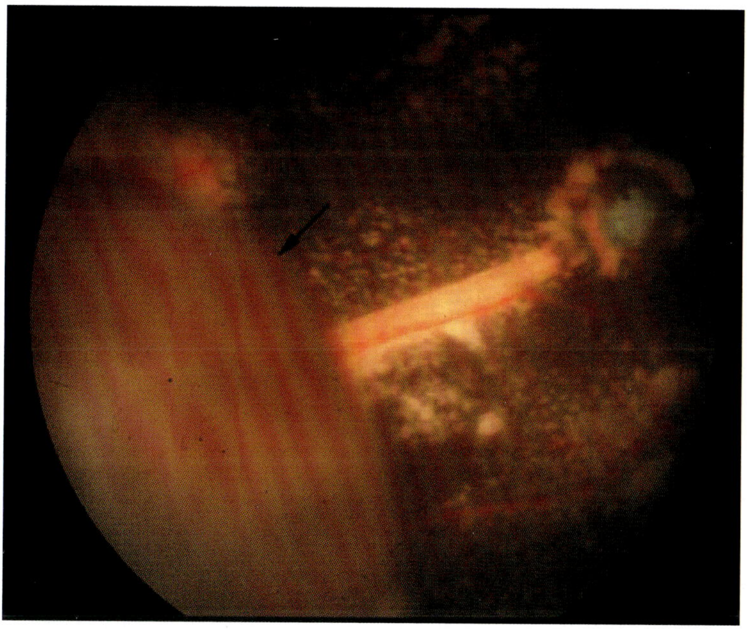

图 9–33　渗出性 RD 伴 Coats 病(箭头)。注意渗出性 RD 较浅处的视网膜下脂质沉积。

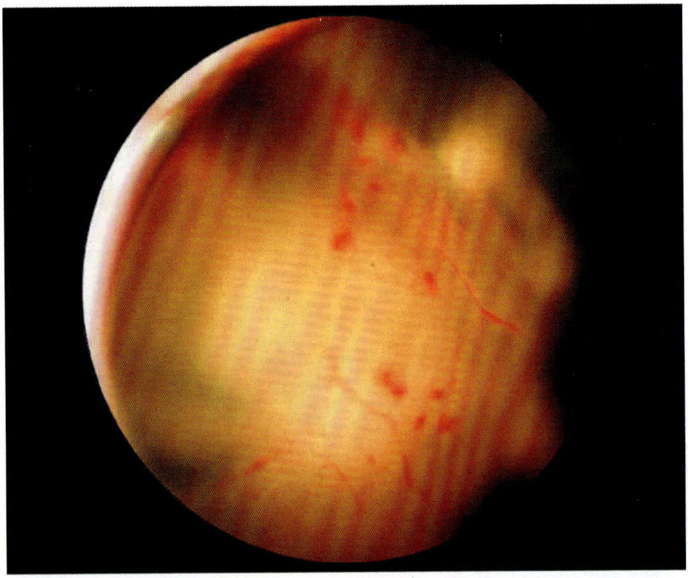

图 9-34 脉络膜黑色素瘤上方的渗出性 RD 伴视网膜出血。光滑的圆顶状隆起扩展至脉络膜黑色素瘤体外。

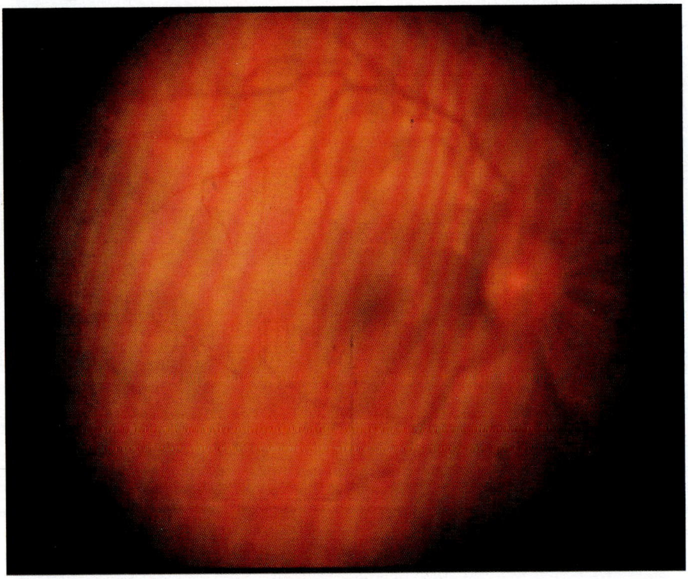

图 9-35 渗出性 RD。渗出性 RD 中视网膜下液随体位变化而变动。

脉络膜脱离

脉络膜脱离是指浆液性液体或血液积聚于脉络膜上腔，导致视网膜和脉络膜隆起。

流行病学和病因学

- 浆液性脉络膜脱离一般继发于其他病变。
- 病因如下：
  - 低眼压。
  - 伤口渗漏。
  - 青光眼术后。
  - 睫状体脱离。
  - 炎症。
  - 巩膜环扎过高。
- 出血性脉络膜脱离可为自发性；或发生在眼外伤手术中；或因血管异常引起，如脉络膜新生血管。

病史

- 出现视野缺损或眼前阴影，可为渐进性或突然发生。
- 如果是出血性脉络膜脱离，可伴有剧烈疼痛。

主要临床表现

- 可见视网膜和脉络膜呈圆顶状隆起。除了眼内相对位置外，视网膜和脉络膜其他各方面均可正常。
- 如果脱离范围很大，因其遮挡可使检查者看不到视盘和黄斑。如果脉络膜脱离隆起很高，可在玻璃体腔内相互接触（“脉络膜接吻征”）。

相关临床表现

- 低眼压。
- 眼压显著升高（出血性脉络膜脱离）。
- 玻璃体积血。
- 视网膜皱褶或脱离。
- 浅前房。

鉴别诊断

- 脉络膜黑色素瘤。
- 脉络膜转移癌。
- RD。
- 视网膜劈裂。
- 巩膜环扎。

诊断性评估

- 若脉络膜脱离伴低眼压，应查找病因（如前房角镜检查有无睫状体脱离）。
- B 超可明确诊断并有助于区分浆液性和出血性脱离，也可提供巩膜或眼眶炎症的证据，协助鉴别肿瘤引起的脉络膜脱离。

预后和处理

- 如果原发病变可以治愈，浆液性脉络膜脱离的预后一般较好。恢复正常眼压并消除炎症一般可使脉络膜脱离消退。

- 出血性脉络膜脱离可产生剧烈疼痛或眼压显著升高，需要及时手术引流。除此以外，本病一般只需要观察，脉络膜脱离将缓慢消退。
- 如果玻璃体或视网膜与眼前节结构粘连，如白内障切口，须做玻璃体切割术，否则当脉络膜脱离消退后将发生 RD。
- “脉络膜接吻征”通常推荐手术引流，但其必要性和最佳治疗时机仍有争议。

（刘忱怡 译 沈丽君 校）

索 引

R

S

T

W

X

Y

Z

其他